POSTOPERATIVE MANAGEMENT OF CARDIOVASCULAR IMPLANTABLE ELECTRONIC DEVICES

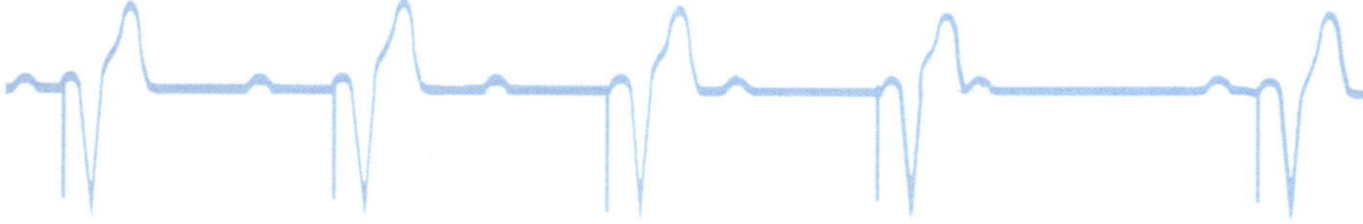

心血管植入型电子装置术后管理

主　编　宿燕岗　秦胜梅
副主编　汪菁峰　陈学颖
梁义秀

上海科学技术出版社

图书在版编目（CIP）数据

心血管植入型电子装置术后管理 / 宿燕岗，秦胜梅主编. —上海：上海科学技术出版社，2017.7

ISBN 978-7-5478-3529-6

Ⅰ. ①心… Ⅱ. ①宿… ②秦… Ⅲ. ①心脏血管疾病－电子设备－植入－外科手术－管理 Ⅳ. ①R654

中国版本图书馆CIP数据核字（2017）第078338号

心血管植入型电子装置术后管理

主　编　宿燕岗　秦胜梅

上海世纪出版股份有限公司
上海科学技术出版社 出版
（上海钦州南路71号　邮政编码200235）
上海世纪出版股份有限公司发行中心发行
200001　上海福建中路193号　www.ewen.co
浙江新华印刷技术有限公司印刷
开本889×1194　1/16　印张15.75
字数：380千字
2017年7月第1版　2017年7月第1次印刷
ISBN 978－7－5478－3529－6/R·1354
定价：149.00元

内 容 提 要

心血管植入型电子装置（CIED）近年来发展较快，临床应用也逐渐增多，而患者的术后管理成了一个较为薄弱的环节，影响了CIED的疗效，甚至产生了不良后果。本书是为加强患者术后随访管理而编写的临床参考书，详细介绍了CIED植入术后管理的常规内容和特殊问题，并针对普通心脏起搏器、植入型心律转复除颤器和心脏再同步化治疗起搏器等不同种类的装置具体介绍其术后管理的相关问题。

本书基于作者多年来丰富的植入与随访经验，结合相关指南编写，既体现了临床重点与规范，也反映了CIED领域的最新发展，是心血管专科医师学习CIED术后随访方法、提高CIED术后管理质量的参考书。

编 写 人 员

主 编

宿燕岗　秦胜梅

副主编

汪菁峰　陈学颖　梁义秀

参编人员

宿燕岗　复旦大学附属中山医院心内科

秦胜梅　复旦大学附属中山医院心内科

汪菁峰　复旦大学附属中山医院心内科

梁义秀　复旦大学附属中山医院心内科

陈学颖　复旦大学附属中山医院心内科

毛家亮　上海交通大学医学院附属仁济医院

前　　言

心血管植入型电子装置（cardiovascular implantable electronic device, CIED）主要是指目前临床上常用的普通心脏起搏器、植入型心律转复除颤器（implantable cardioverter defibrillator, ICD）和心脏再同步化治疗起搏器（cardiac resynchronization therapy, CRT）。与心血管其他植入物（如冠状动脉支架、封堵器等）不同，CIED具有电子程序和能源等，这些特点决定了它在发挥作用时存在与被植入患者是否相适应（输出参数个体化）、可能发生故障和电池耗竭等问题；另外，患者具有缓慢或快速型心律失常及基础心脏疾病（如心力衰竭），这些都要求对植入CIED的工作状态、输出参数以及患者的基础疾病等进行长期的动态管理和随访。因此，植入CIED只是疾病治疗的开始，术后的长期跟踪随访（实际上是终身随访）更加重要、不可或缺。然而，多年来相关从业人员对手术适应证、手术技术本身的重视程度往往远高于术后对患者及植入的CIED随访管理的重视程度。与国外相比，国内对CIED的术后随访工作还有很大差距，存在不重视、不系统、不规范、不主动等诸多问题；其原因复杂，包括植入医师日常临床工作繁忙、国内医疗机构无专职随访人员编制、植入医师对随访重视不够以及患者对术后随访的依从性不高等。虽然近年来这种局面有所改观，但术后随访工作还是做得很不够。目前业界也缺乏专门介绍CIED随访的相关专著。

本书的编写者多在复旦大学附属中山医院长期从事CIED的植入和随访工作，所在中心每年植入CIED 1 000余例，目前已植入超过1万例患者，积累了大量的植入经验和随访资料。结合相关指南、临床研究及编者的临床实践经验，我们撰写了此书。希望此书能够给心脏起搏相关从业者，包括植入医师、随访技术人员和相关企业的技术支持服务人员提供系统的有关CIED术后随访的参考，从而提高我国CIED术后管理水平。

本书共分为七章。第一章和第二章主要阐述了CIED术后的共性问题；第三章主要针对普通心脏起搏器术后管理进行了讨论；第四章和第五章分别对ICD及CRT术后管理的特殊问题系统地进行了分析；第六章阐述了对具有远程监测功能的电子装置的术后管理；而第七章则着重探讨了心血管植入型电子装置更换、升级的相关策略。

本书的编写得到了St. Jude Medical公司和Medtronic公司相关技术人员如蔡勇敏先生和刘东芹、刘丽仙女士等的协助，在此一并感谢。

宿燕岗　秦胜梅

2017年4月

目　录

第一章　**CIED 术后随访的常规内容**　1

第一节　CIED 分类及术后管理的必要性　2
第二节　随访目的、地点和方法　4
第三节　随访内容、时间和频度　7
第四节　资料管理　12
第五节　随访人员　14

第二章　**CIED 术后患者管理的特殊问题**　17

第一节　抗血栓药物的应用问题　18
第二节　抗生素使用问题　23
第三节　囊袋血肿的处理　28
第四节　术后体位、肢体活动及其他生活方式的调整　31
第五节　出院前患者教育　35
第六节　静脉血栓的处理　39
第七节　磁共振检查问题　44
第八节　心脏起搏器治疗相关心理障碍的识别、预防及处理　48

第三章 **普通心脏起搏器术后管理** 59

第一节 SSI（R）起搏器术后管理 60
第二节 DDD（R）起搏器术后管理 69
第三节 频率应答起搏器术后管理 89
第四节 术后常见并发症及处理 93
第五节 起搏器综合征的诊治 104
第六节 特殊临床情况下的装置管理 107
第七节 判断起搏系统功能正常与否的常用方法 117

第四章 **ICD 术后管理** 131

第一节 适当与不适当电击 132
第二节 减少不适当放电的临床试验 141
第三节 个体化程控参数的设置 144
第四节 高 DFT 的处置 153
第五节 电击后的处理流程 162
第六节 ICD 电风暴的处理 164
第七节 抗心律失常药物应用问题 168

第五章 **CRTP/CRTD 术后管理** 173

第一节 AV/VV 间期的术后调整 174
第二节 保证双室起搏的措施 178
第三节 特殊临床情况下的处理 184
第四节 重视脉冲发生器反映心功能参数的指标 186
第五节 CRT 无反应患者的处理 194
第六节 CRT 超反应患者的处理 202
第七节 加强 CRT 术后的药物管理 204

第六章 **有远程监测功能的 CIED 的术后管理** 209

第一节 CIED 的远程监测及其必要性和适应证人群 210
第二节 CIED 远程监测的临床试验 214
第三节 术后远程心电监测管理及其问题 218

第七章 **心血管植入型电子装置的更换问题** *223*

第一节 CIED接近更换日期时的随访 *224*

第二节 脉冲发生器及导线的更换建议 *226*

第三节 不再需要更换装置以及升级、降级装置的策略 *229*

第一章

CIED术后随访的常规内容

多数手术只要求在围手术期进行随访，其后多不需要再对手术本身或植入物进行定期监测，而心血管植入型电子装置的手术则不同，必须进行长期跟踪随访（实际上是终身随访）。随访的内容包括心血管植入型电子装置本身的运作情况，以及其是否与患者病程中的情况变化相适应等。本章就心血管植入型电子装置的分类，随访目的、方法、内容、频度，资料管理，以及随访人员等常规内容进行介绍。

第一节 CIED分类及术后管理的必要性

一、心血管植入型电子装置的分类

心血管植入型电子装置（cardiovascular implanted electronic device, CIED）是近年来开始使用的一个专用名称。顾名思义，CIED为植入心脏和（或）血管内的一种电子设备。其特点为：①植入式（“埋藏式”）而非放置在体外。②放置到心脏或血管内。③是一个电子产品。

CIED具有的电子产品特性决定了其与其他心血管植入物，如支架、各种封堵器［如针对结构性心脏病及心房颤动（简称“房颤”，AF）的左心耳封堵装置等］具有本质的区别。包括：①工作需要能源供应（装置内有电池），因此它不能无限期工作，即具有使用寿命，电池耗竭时需要更换。②具有电子电路，因此存在发生故障的可能。③其工作参数可以人为设置、更改（目前所有的CIED产品均可以在体外进行人机对话）。

目前临床上常用的CIED包括以下几种装置。

1. 心脏起搏器（pacemaker） 是最常用者，主要治疗症状性心动过缓。1958年世界上首次植入，中国第一例于1968年植入，临床应用已有50多年的历史。目前已开始使用无导线起搏器。

2. 植入型心律转复除颤器（implantable cardioverter defibrillator, ICD） 治疗（转复）室性心动过速（简称“室速”，VT）和心室颤动（简称“室颤”，VF）。1980年在美国植入首例，1991年开始在国内应用。近年全皮下ICD（S-ICD）系统也已开始应用于临床。

3. 心脏再同步化治疗起搏器（cardiac resynchronization therapy, CRT） 治疗伴有宽QRS波的收缩性心力衰竭（HF）。1995年首次应用，中国在1999年开始使用，临床应用历史相对较短。它包括两种类型，即心脏再同步化起搏器（CRTP）和心脏再同步除颤器（CRTD），前者只有起搏功能，后者尚有除颤功能。

4. 植入型心电记录仪（insertable loop recorder, implantable loop recorder, ILR） 主要用于诊断疑及心源性晕厥的患者。1995年开始用于临床，曾在国内植入数例患者。

5. 心脏收缩调节器（cardiac contractility modulator, CCM） 用于治疗非CRT适应证范围或CRT无效的晚期心力衰竭患者。2002年开始在临床应用。

6. 植入型压力监测器（implantable hemodynamic monitor） 植入肺动脉或外周动脉，用于监测肺动脉压力和外周血压变化（如目前使用的Cardio MEMS™）。1996年开始应用，目前尚未在国际上广泛开展，国内尚未使用。

7. 通过电刺激调节自主神经系统活性的各种

植入性器械 包括刺激迷走神经（如The CardioFit System）和脊髓神经等的器械。目前均在做临床研究，尚无随机对照研究证实其确切的改善症状或预后的作用。

相信随着医疗科技的发展，今后还会发明出新的CIED，不断充实CIED的“大家庭”。

实际上，以往临床上将植入体内、由脉冲发生器发出脉冲刺激心脏的装置都称为“心脏起搏器”，相关图书以及专业学会也都以“心脏起搏”来命名，如“心脏起搏电生理学会”。的确，“心脏起搏器”反映了该类装置的功能特点，而在这类装置中治疗心动过缓的起搏器也占据了最重要的位置，历史最长，且疗效最确切，时至今日，不少学会及图书仍采用“心脏起搏领域或专业”这样的称谓。

随着ICD等装置在临床上的广泛使用，用“心脏起搏器”这个概念来命名包括ICD及CRT的装置类别存在词不达意的弊端。而CIED充分概括了起搏器、ICD和CRT这些植入装置的特点，逐渐被该专业的从业人员所使用和接受，已逐渐成为业内使用的标准术语。近年来相关学会制定的指南等也都以CIED来命名。最早正式使用CIED是在2008年美国心律学会/欧洲心律学会（HRS/EHRA）制定的相关指南中，2012年在国内相关指南中也开始使用。

二、心血管植入型电子装置术后管理的必要性

如上述，CIED是一个电子装置，因此，它具有电子产品的一切特点。尽管CIED总体上是非常安全的医疗设备，但临床应用中亦面临发生故障的可能。对已植入CIED的患者进行定期随访是器械治疗过程中的重要环节。通过随访可了解器械治疗的效果，及时发现和处理手术及器械本身可能出现的并发症及其故障，了解植入器械是否处于最佳工作状态，从而使患者得到最大获益。

（一）对装置本身管理的必要性

CIED装置通常包括脉冲发生器和电极导线，前者主要由提供能源的电池和相关电路构成。

（1）具有能源，因此存在电池电量耗竭问题。显而易见，必须对装置存储的电量进行随访监测。

（2）具有相关电路元件，具体包括起搏电路、感知电路和除颤电路等，而这些电路本身存在发生故障的概率。

（3）具有起搏电极导线，负责连接脉冲发生器和接触的心肌。电极导线在体内的长期使用过程中可能会因磨损或疲劳等，其完整性出现问题，如绝缘层损伤或导体断裂。

无论是电池、电路还是起搏导线，一旦发生故障，将会导致植入的电子装置系统发生功能障碍，并由此影响患者的治疗，甚至导致患者出现危险。因此，不同于其他心脏植入型医疗器械，CIED手术的成功只是疾病治疗的开始，在某种程度上，植入术后的系统管理比手术本身更加重要。

（二）对患者/疾病管理的必要性

1. 针对患者的教育管理 除了对患者所患疾病的科普教育外，由于植入的是具有能源的电子装置，因此需要告知患者植入物的注意事项，例如应保护脉冲发生器囊袋周围的皮肤、避免进入强电磁场环境等。另外，应告知患者需定期对植入的CIED系统进行复查、随访。

2. 针对疾病的管理

（1）CIED不能治疗患者的原发疾病。除了起搏器对缓慢心律失常本身能彻底治愈而不再需要干预外，针对植入CRT及ICD的心力衰竭和器质性心脏病患者而言，需要对其基础疾病进行相

应治疗，如血运重建、瓣膜修复/更换及药物治疗等。实际上，不少患者以为植入的CIED可治疗其所患的所有心脏疾病，因此，应向患者解释清楚，疾病的治疗不能完全依靠植入的电子装置。

（2）CIED的参数需要个体化调整。现有的CIED具有多种智能化的程序和算法，后者是工程技术人员根据多数患者心律失常的共性与临床医师共同设计而成。但临床情况千差万别，出厂设定的默认工作参数并非适合每一个患者，需要在术后根据具体病情进行个体化调整。不同的患者参数设置不尽一致，且同一个患者在不同的病程中也需要做出相应的参数改变，尤其是针对植入CRT/CRTD/ICD患者的术后参数调整尤为重要，当患者发生心力衰竭、室性心律失常和电击治疗等病情变化后，必须对包括装置在内的所有治疗措施（包括药物治疗等）进行再评估或调整。

（宿燕岗）

第二节 随访目的、地点和方法

对已植入CIED的患者进行定期随访是器械治疗过程中的重要环节。通过随访可了解器械治疗的效果，及时发现和处理手术及器械本身可能出现的并发症及其故障，了解和评估植入器械是否处于最佳工作状态，从而使患者得到最大获益。相对于CIED植入器械数量的增长、复杂性的增加和技术性能的拓宽，人们对于CIED随访重要性和复杂性的关注程度仍显不足。改变这种状态十分必要。

一、随访目的

如上述，CIED术后必须进行有效的随访和管理。随访的主要目的有三个。

1. 保证装置的正常工作状态　这是CIED术后随访的最主要目的。

2. 个体化调整CIED工作参数至最佳　根据患者具体病情，通过随访达到CIED的最优化治疗和诊断功能。

3. 更好管理患者及其疾病　CIED只能对相关心律失常及协调心肌收缩等有帮助，不能治疗其原发疾病。需通过随访教育患者，使CIED与其他疗法相辅相成，更好地全面管理患者及其疾病。

二、随访地点

1. 诊室随访　是目前国内的主要随访方式。即由植入医师/专科医师和（或）从事CIED的医护技术人员和（或）制造商技术服务人员（technical service representative, TSR）在诊室对患者及CIED进行随访，适用于定期或病情需要时对CEID进行的程控随访。通过程控仪询问脉冲发生器能够获取CIED的存储数据，并能实时测量其工作参数，同时可以了解患者的病情、用药和生活工作情况，最后决定是否调整治疗方案（包括器械治疗参数和药物等的治疗措施）。所有具有植入CIED的医疗机构都应建立专门的起搏器随访门诊。作为器械随访门诊的设备要求，应包括心电图（electrocardiogram, ECG）监护及记录装置、各公司产品程控仪、打印纸张和必要的抢救设备等。建议CIED患者每年至少进行一次诊室随访。

2. 远程随访 近年来应用的CIED具有能被远程询问评估的功能，随访时不再需要患者到诊所与医师面对面地进行评估，即可以做到所谓的远程监测（remote monitoring）。患者可以在家中，也可在其他场所，只要有可用的通信网络。远程监测能提供及时、准确的CIED的工作数据及储存的信息，后者与在诊室程控所获得的资料一致。因此，远程随访在某种程度上具有与传统的诊室随访相当的功能。远程监测可方便患者并能及时发现问题，可以询问和传输CIED贮存的器械相关的参数及反映患者心律失常及心功能指标的数据。不过，远程随访有其局限性，如不能像诊室随访那样对患者的临床状态等做出全面的评估、患者不能面对面与医师直接交流等；另外，目前尚不能做到远程程控（即不能远程更改CIED的工作参数）。在以下情况中远程监测尤其有应用价值：CIED稳定阶段（器械功能稳定）的随访、接近器械择期更换指征（elective replacement indicator, ERI）需要增加随访时、出现安全警报而需要增加随访频率以便能及时发现CIED的功能是否存在异常时，详可参见本书第六章。

三、随访方法

诊室随访包括以下几种常用的方法。

1. 问诊 是最方便和直接的随访方法，不可或缺。主要包括以下内容。

（1）既往症状是否减轻？①心律失常症状，包括头晕、黑矇和心悸等是否缓解或消失。②心功能不全症状，对植入CRTP/CRTD的患者应询问活动耐量是否增加，气短、浮肿等心力衰竭症状是否减轻或消失或再现。另外，个别起搏依赖患者出现起搏器综合征（pacemaker syndrome）时也会出现心功能不全的症状。

（2）是否出现了新的症状？如有，判断是否与起搏（pace）相关。

1）如出现植入前从未有过的心悸症状时应考虑：①起搏介导性心动过速（PMT）可能，应通过程控随访明确PMT是否存在，或可开启预防及治疗PMT的程序。②三度房室传导阻滞（AVB）患者在刚植入起搏器后的一段时间内也可能经常会出现心悸。这是由于患者已适应缓慢心室率，而由于心输出量的下降，患者在植入起搏器前往往已经存在窦性心动过速，因此，当植入双腔起搏器（DDD）后，会发生心室跟踪过快窦性心率而出现暂时的心悸等不适（VAT起搏模式），此时应向患者进行解释，或在短期内使用β受体阻滞剂，或可降低上限跟踪频率（MTR，较少采用）。③房颤伴三度AVB患者。在植入起搏器前由于存在三度AVB，患者不会出现不规则的快速房颤心室律，因此患者可能并无心悸等不适；植入DDD后，在成功发生起搏模式自动转换（automatic mode switch, AMS）前，或由于心房感知（AS）功能低下造成不能发生模式转换时，由于心室的不规则快速起搏反而会导致患者的心悸不适。阵发性房颤比持续性房颤发生心悸的可能性更大。④患者出现了新的快速心律失常，是常见原因。

2）新出现的心力衰竭症状，如活动耐量下降、活动后气急等，应注意患者的心室起搏（VP）情况，判断是否存在起搏器综合征可能。如是，应努力采取减少心室起搏的策略，具体详见本书相关章节。

3）膈肌刺激，尤其是植入CRTP/CRTD后，患者时常能发现术后膈肌刺激症状。如确定存在植入CIED后的膈肌刺激，首先应除外导线移位（包括心脏穿孔等），如是，应手术解决。另外，针对植入CRT患者，也可尝试通过程控（降低电压输出，同时增加脉宽）或更改起搏位点［植入的左心室（LV）导线非单极时］或改变体位等无创方式来解决。

4）是否发生电击事件。植入ICD/CRTD的患者应询问是否曾发生过电击事件。如有，应问询电击前是否有心悸、黑矇或近似晕厥等情况发生，如有，多为适当电击，否则多为不适当电击，并应针对ICD相关参数进行适当调整，包括其他治疗措施的加强，详可参见本书相关章节。

2. 体格检查　主要包括起搏器刀口/囊袋、植入侧静脉回纳的区域和心脏体征。

（1）起搏器刀口/囊袋。观察刀口是否愈合良好、有无瘢痕，囊袋局部有无红、肿、渗液、破溃以及脉冲发生器是否移位，起搏时脉冲发生器周围肌肉是否抽动等。

（2）植入侧静脉回纳的区域。即头臂干静脉回纳的区域，包括植入侧上肢和颈部。需要观察植入侧上肢、颈部有无肿胀及静脉曲张（多由静脉血栓形成所致）。伴有临床症状的静脉血栓形成属于少见的术后并发症，其处理详见本书相关章节。

（3）心脏体征。偶可听到“起搏音”，类似喀喇音，在心尖部或胸骨左缘第4、5肋间可闻及，产生机制不清，并无确切临床意义。另外，个别患者在多年后会因导线所致的严重三尖瓣关闭不全而产生右心衰竭体征，包括下肢水肿、肝大和颈静脉怒张等。

3. 心电图　常规心电图能够大概判断植入起搏器的类型（DDD或VVI）以及起搏和感知功能是否正常等。值得注意的是，植入起搏器的患者常规心电图未发现起搏脉冲信号是一个很常见的现象，此时至少说明心室感知（VS）功能正常；当然，起搏器电池耗竭也会出现看不到起搏信号的现象，只是远不如前者常见。个别心电图工作者将看不到起搏信号的心电图误解读为起搏器故障是极为不妥的，这在实际临床工作中并非罕见。应加强基层医院心电图室工作人员对起搏心电图基础知识的培训。

4. 程控仪　利用程控仪进行CIED的询问是判断植入的CIED功能正常与否的最确切方法。起搏器程控仪是制造商设计和生产的专门用于遥测接收CIED信息并能无创改变CIED工作参数的一个供体外使用的电子设备。程控仪一般包括一台特殊改良的微电脑和一个与CIED通信对话的程控头或天线，并配备打印机、存储设备（如硬盘）和通信端口如以太网、USB、无线网络、红外线、平行及串行接口输出端等以连接网络。

通过程控仪可以对CIED进行：①器械询问，应用遥测技术读取CIED可程控参数及存储于CIED记忆库中的数据。CIED程控仪可以在一台专用计算机上直接读出和存储这些数据，或在一台服务器上遥测读出和存储这些信息，并在网络上查看，以评估CIED系统性能和寿命。②器械程控，指通过无创方法改变CIED上的可程控参数，使医师及随访人员能够合理进行CIED的参数设置和优化，满足患者个体化需求。

具体地，通过程控仪可以：①询问起搏器当前工作参数，包括起搏模式、起搏频率、各时间间期［房室（AV）间期、心室后心房不应期（PVARP）等］的设置和特殊功能（频率应答、模式转换、PMT及室早后反应等）是否开启等。②测试目前CIED系统的参数是否正常，如房/室电极导线的起搏阈值、P波/R波振幅及导线和电池阻抗（包括ICD系统的高压阻抗）、电池电压等。③改变CIED的工作参数：通过人机对话个体化的无创改变CIED的输出工作参数。

5. 胸片检查　并非常规。对判断起搏术后并发症，如气胸、液气胸、导线移位（与术后即刻的胸片对比）、心肌穿孔、有无导线被挤压甚或断裂以及导线与脉冲发生器是否连接紧密等具有诊断意义。

6. 磁铁　是一个快速、粗略判断起搏器功能是否正常的重要方法，尤其在没有相应起搏器程控仪的前提下。此时起搏器的工作方式变为VOO（或AOO）及DOO。结合实时心电图可基本准确判断起搏器的起搏功能是否正常、电池功能状态以及CIED系统（电极导线＋脉冲发生器）的完整性有无问题等。实际上，心电图室及参与起搏系统植入和随访的医技人员应该常规随身配备一个小型磁铁，以备需要时随时取用。

当然，如不连接心电图及程控仪，单纯听诊或测试脉搏，则只能判断VVI起搏器及DDD起搏器的心室通道功能正常，不能判断DDD起搏器的心房通道是否正常，因为此时的DOO工作方式无论心房起搏功能正常与否，只要心室起搏功能正常，所测得的脉搏或心率都是一样的。

7. Holter检查 并非必须，通常可用程控仪存贮的信息了解患者发生心律失常的情况，包括心律失常性质、何时发生和持续时间等。植入起搏器的患者在进行Holter结果分析时较未植入起搏器的患者明显复杂、耗时。

当疑及植入起搏器的患者存在间歇起搏或感知功能故障或PMT等时，如出现间歇性心悸、黑矇等，可进行Holter检查。检查申请单上最好注明患者的起搏型号和起搏参数，以利于心电图工作者对起搏心电图的解读。另外，应告知患者佩戴Holter时要记录心悸等不适发生时的具体时间，在交还Holter时告知心电图室医师，以便有的放矢地注意此刻的心电图变化，便于查找其原因可能来自自身心律失常或CIED本身或其他。

8. 心脏超声心动图（UCG） 非必需。UCG对了解心脏功能、心脏结构、三尖瓣反流、导线情况（如是否附有赘生物等）具有确定意义。另外，对植入CRTP/CRTD的患者，UCG也是评价其术后有无反应的最重要指标。

9. 活动平板 对某些患者，如植入频率应答起搏器后自感活动后心悸不适，可以尝试在活动平板过程中观察自身及起搏频率的变化，针对患者自我感受个体化调整频率应答的参数。

（宿燕岗）

第三节 随访内容、时间和频度

一、随访内容

随访的内容包括患者的临床状况和CIED的功能状况两部分。

（一）患者的临床状况

基本内容同本章第二节随访方法中问诊、体格检查和相关的辅助检查部分。需要注意的是：

1. 解释患者植入的CIED的功能及其局限性 一个很常见的现象是患者大多高估了所植入的CIED的功能。例如：①不少植入普通起搏器的患者仍然有心悸现象，并由此抱怨起搏器的功能有问题。实际上不少病态窦房结综合征（SSS）患者多合并房性快速心律失常（即慢快综合征），或在疾病发展过程中出现了新发的房性/室性快速心律失常。植入起搏器后只能杜绝心率慢，但不能根治其存在的快速房性/室性心律失常，而后者是引起患者心悸的原因。②植入ICD的患者再发生室速，患者会怀疑ICD无效。实际上，ICD只能治疗而不能预防室性心动过速或室性期前收缩（PVC）的发生。在植入CIED时就应向患者及其家属说明所植入的CIED的作用及其局限性，避免引起患者误解。当然对症状性心动过速应给予相应的治疗。③CRTP/CRTD后再发生气急等心力衰竭症状。应在植入CRT前告知患者及其家属心力衰竭的严重性和不良预后（50%的患者生存期<5年）以及CRT疗法的局限性（20%～30%患者无反应）。CRT如同药物一样，只是改善患者症状及预后的综合治疗措施之一，并非根治心力衰竭的方法，应让患者及家属理解，以避免不必要的纠纷。

2. 告知患者需要/不需要注意的事项　尤其是后者。很多患者由于植入医师未能详细介绍术后注意事项或自身过于小心，往往术后植入侧上肢长期制动，由此导致植入侧上肢活动受限、功能障碍或明显疼痛，这在临床上比较常见。另外，不少患者植入CIED后对所有家用电器不敢接近，包括不敢使用移动电话（手机）、计算机以及安检设备等，造成了患者生活质量的明显下降。实际上，除了应避免接近强磁场外，日常生活中的电子设备通常并不会影响CIED的功能，植入医师应向患者做出解释。当然，过分活动植入侧上肢（如每天打网球等）也应避免，以防长期过分活动导致导线磨损。另外，不少患者术后会出现对植入物的心理障碍，应及时发现并进行相关的解释、疏导工作，详见本书相关章节。

3. 根据患者的病情个体化调整治疗方案　这些治疗方案包括针对本身疾病的治疗和针对CIED输出参数的个体化调整等。CIED并不能治疗原发疾病，只能针对发生的心律失常（起搏器预防缓慢心律失常，ICD治疗快速室性心律失常）和心力衰竭（CRTP/CRTD）进行干预。应告知患者不能因植入CIED而忽略对原发疾病的治疗。临床上时常能遇到植入ICD或CRT后患者停用原来所有药物的情况，并由此导致病情加重或反复，对此应避免。

另外，CIED的默认输出参数并不能适应每一个患者，应根据患者的具体病情调整这些参数，包括起搏频率、频率应答参数、VT/VF识别和治疗方案以及房室（AV）/左右心室（VV）间期等，详可参见本书相关章节。

（二）CIED的功能状况

如果说其他心内科医师也都能解决患者临床状况的话，那么植入的CIED的功能状态则只能依赖植入医师对其进行检测，因此，这也是随访的最主要内容。CIED随访评估的内容依植入CIED类型的不同而不同。具体应包括以下几个方面。

1. 反映起搏系统功能是否正常的基本工作参数　包括电池电压（和阻抗）、磁频、所有植入导线的起搏阈值、感知阈值、阻抗、电容器充电时间和除颤导线的高压阻抗等。

2. 起搏系统的参数设定情况　包括各种时间间期的设置、频率应答和一些特殊功能（如起搏模式转换、AV间期搜索、心房/心室阈值管理、PMT预防和终止程序等）的启闭等。

3. 反映起搏系统收集的起搏、诊断的相关信息　包括每个心腔起搏/感知百分比、器械检测到的心律失常事件（如心房和心室高频事件、模式转换次数、房颤负荷等）、终止室速/室颤的治疗情况、所有器械触发的报警和一些心功能指标，如患者活动量、经胸阻抗（反映肺水肿）、夜间心率和心率变异性（heart rate variability, HRV）等。

二、随访时间

实际上，针对CIED术后的随访时间并无严格规定。它依植入器械的类型（普通起搏器还是ICD/CRT）和患者的具体病情等而定。通常可分为约定式和非约定式随访两种。前者主要分为术后出院前的随访和出院后的定期随访；而后者主要是由于患者在发生不适时（如心悸、心力衰竭、电击等）主动要求的随访，或远程监测发现患者和（或）器械异常时医方要求的随访。非约定式随访因各个植入医疗中心的不同实际情况差别较大，可到急诊室随访，或由植入医师/随访医师电话与患者约定具体随访地点等。约定式随访形式相对固定，现介绍如下。

（一）植入术后出院前随访

通常建议每个CIED植入后在出院前做一次随访。主要随访内容包括观察是否存在手术并发症、患者及家属的教育和利用程控仪对CIED进行测试。

1. *判断是否存在手术并发症* 这是出院前随访的最重要内容。通常可通过术后胸片（协助判断有无气胸/液气胸及导线是否脱位）和ECG（判断起搏系统起搏和感知功能）进行准确的判断。这应该是所有植入CIED患者在出院前必须进行的检查。

2. *患者及家属的教育* 详见"随访内容"所述。该内容往往不被重视或被忽略，但的确很重要，不可或缺。本节附上复旦大学附属中山医院给植入CIED术后患者/家属的术后备忘录，供读者参考。

3. *利用程控仪对CIED进行测试* 并非所有患者出院前都需要用程控仪对植入的CIED进行测试。实际上，通过术后胸片及心电图，大多数情况下都能准确判断起搏系统（主要是电极）位置及工作正常与否，并不需要常规利用程控仪进行判断。尤其是针对持续性心动过缓，如持续三度房室传导阻滞或持续严重窦性心动过缓者，通常仅依赖测试患者脉搏或询问患者主观感觉就能知晓起搏功能是否正常。当患者为非持续性心动过缓而平素自身心率较快时（如偶发的阵发性传导阻滞或三分支传导阻滞等），依据常规的心电图往往并不能准确判断心房、心室导线的起搏功能，也不能根据胸片除外存在的电极微脱位，此时可以利用程控仪准确测定起搏系统的感知和起搏功能。

通常，针对植入普通起搏器患者，出院前的随访多不需要更改出厂的默认输出参数，包括常规的60 bpm（次/分）输出频率、感知设置、3.5 V的常规输出电压及各种时间间期设置，绝大多数患者都能适应这些出厂默认的参数设置。而对于植入ICD/CRTP/CRTD的患者，多需要依据患者病情，例如根据患者是心脏性猝死（sudden cardiac death, SCD）的一级预防还是二级预防，对VT/VF的识别频率、识别间期、抗心动过速起搏（antitachycardia pacing, ATP）治疗策略等进行个体化调整，并对CRT的AV/VV间期进行调整。很多公司的产品可以在程控仪上对AV/VV间期进行一键式自动优化。实际上，对上述参数的修正多是在手术结束后即刻在导管室内完成的。

（二）出院后的定期随访

出院后的随访是一个长期的过程，需要贯彻患者的终身，是一个非常"繁琐"的经历，这也是很多医师不愿意从事CIED植入和管理工作的重要原因。每植入一个患者，植入医师肩上就又多了一份需要为该患者终身随访的义务和责任。通常出院后的随访可分为三个阶段。

1. *早期* 植入后的3个月内。此阶段很重要，通常要求患者在植入后3个月时一定要前往医院进行随访和评估。原因：①多数并发症都发生在这个时期。②这个时期也是患者和植入的CIED的"磨合期"，一方面患者需要适应植入的器械，包括身体和心理上；另一方面，需要对CIED出厂设定的默认参数进行个体化调整。③通常认为术后3个月时起搏电极与心肌接触部位的水肿已消失，此时的诸多参数，如起搏阈值等已经度过了植入后4～6周时的起搏阈值高峰期并已恢复到稳定的状态（图1-3-1），应对起搏输出电压进行下调。当然，随着植入具有阈值自动管理功能起搏器的逐渐增多，输出电压已不再需要人工进行调整。

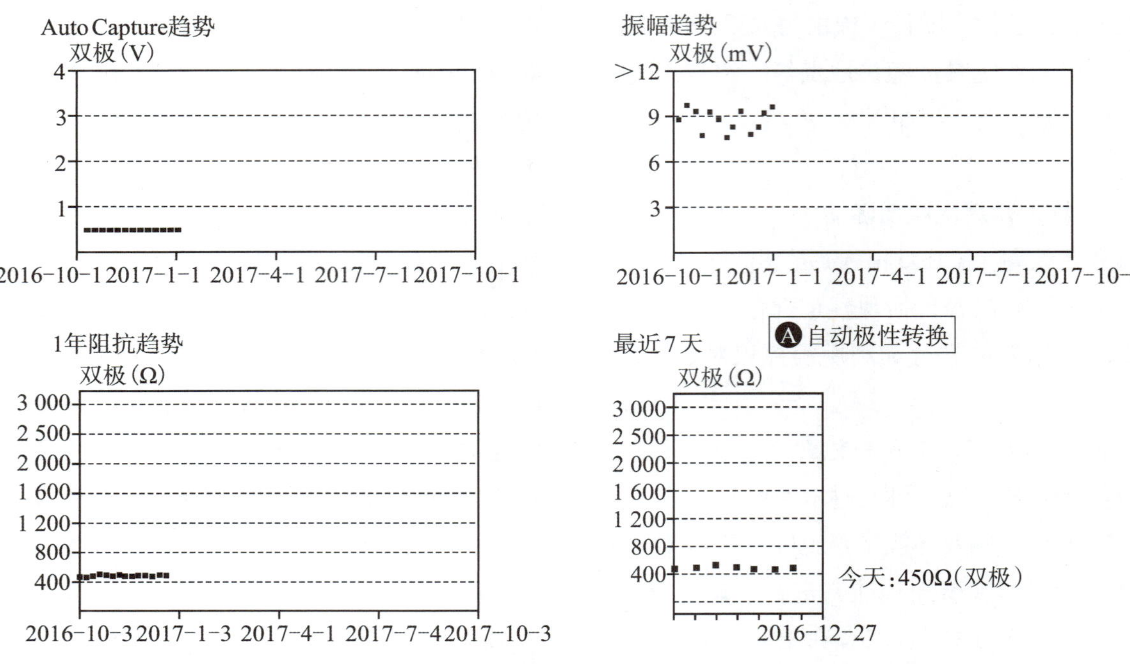

图 1-3-1 起搏参数随植入时间变化

随访的内容包括：①确定有无并发症。如刀口愈合情况、囊袋有无积血和导线是否脱位等。如证实，应根据具体情况尽快及时处理（详见本书相关章节）。②评估CIED的功能正常与否。通过程控仪测试起搏阈值、感知和阻抗变化，判断是否在正常范围内。另外，应对器械的诊断信息进行分析，是否发现心律失常及其频率等，例如是否发现新发房颤等，并应结合患者具体病情进行诸如是否抗凝等治疗的选择。③个体化程控。通常需要将起搏输出电压降低到起搏阈值的2倍，多应为≤2.5 V。目前起搏器使用寿命的担保条款中都是以输出2.5 V进行计算的，如输出电压明显增高且为起搏依赖时，会明显缩短起搏器的使用寿命。现在很多起搏器都具有起搏阈值自动监测和调整功能，则不需要对该参数进行调整。另外，应根据具体病情，开启起搏器的其他特殊功能（如频率应答等）及对某些时间周期进行调整以优化患者CIED功能及器械寿命。如发现ICD有治疗事件，应结合患者的主诉进行相关诊断/治疗参数的调整。④确定患者对CIED的反应。包括评价CIED的疗效（症状的改善）、有无不适症状，判断这些不适症状与CIED的因果关系等。另外，应对患者的生活方式等进行指导。对于部分心脏再同步治疗的患者，如术后效果不佳应进行CRT的参数优化并进行药物的调整。

2. 中期 依据患者临床情况和CIED类型，每6～12个月应进行一次诊室或远程随访，保持植入器械处于最优工作状态。①普通心脏起搏器可根据个体情况延长随访间期。如果植入具有远程随访功能的起搏系统，也可再延长诊室随访间期。②针对植入ICD/CRTP/CRTD患者，随访间期通常不应超过6个月，因为这些患者多需要同时服用治疗冠状动脉粥样硬化性心脏病（简称“冠心病”）、心力衰竭及心律失常等的药物，这些药物也需要定期随访其正、副作用并进行相应调整。另外，由于病情的多变等，应定期随访CIED的功能，ICD对快速室性心动过速识别/治疗频率是否合适、心室R波振幅、CRTP/CRTD的双室起搏（BIV）比例、左室起搏是否夺获等都需要及时了解。如植入的CIED具有远程监测功能，而后者并未发现患者器械、心律失常及心力衰竭指标参数的变化时，也可适当延长随访间期。另外，此期内如患者感觉不适或远程监测发现问题时应随时门诊随访（非约定随访），不能拘泥于设定的随访时间。

3. 后期　当CIED接近择期更换指征(ERI)，如单腔起搏器［SSI（R）］7～8年、DDD（R）6～7年、ICD/CRTP/CRTD超过4年时，应告知患者前往医院随访（近年来大容量电池的起搏器开始广泛应用，普通起搏器的使用寿命已超过10年，ICD/CRT的使用寿命也可达8年左右）。目前的CIED都能在程控仪上显示该装置在当前起搏参数设定下的预计使用时间，可依据此来个体化设定下次随访的时间，同时需要依据患者的具体病情进行随访间期或建议更换时间的设定。如心室起搏依赖（如三度AVB患者）患者可能更需要及时更换以免因电池耗竭而产生严重后果；而病态窦房结患者发生持续房颤而房室传导功能正常的患者，在接近ERI时随访间期并不一定要增加，因为不少患者此时都不再需要心室起搏。

另外，如怀疑导线或CIED功能障碍者，或出现临床安全纠正措施/安全报警时也应增加随访频度。

三、随访频度

决定随访频度的因素包括患者基本心脏病情况、植入器械的种类、植入时间、患者居住地医疗情况、与随访门诊的路途远近及方便情况等。如心力衰竭患者、植入ICD/CRTP/CRTD者、新植入或接近更换日期、医疗条件好及与随访诊所距离近、随访方便时可适当增加随访次数，反之亦反。实际上，对随访频度已有共识，如2008年HRS/EHRA与2012年中华医学会心电生理和起搏分会（CSPE）分别制定的《心血管植入电子设备监测的专家共识》和《心血管植入型电子器械术后随访的专家共识》中都对随访频度提出了适当的建议。相对于其他诸如随访内容等，随访频度并无绝对的固定标准，应根据临床医师的判断以及具体患者的病情进行个体化的决定。通常的建议原则如下。

（1）植入后出院前应进行床旁随访1次。

（2）出院后3个月左右必须诊室随访1次。

（3）普通起搏器随访：建议每6～12个月随访1次（诊室或远程）。

（4）ICD/CRTP/CRTD随访：建议每3～6个月随访1次（诊室或远程）。

（5）所有CIED至少每年1次诊室随访。

（6）需要增加随访（诊室或远程监测）频率的因素：①起搏参数不稳定时，尤其是起搏依赖者。②电池接近ERI时，尤其是心室起搏依赖患者。③若怀疑导线或CIED功能障碍者，或出现临床安全纠正措施/安全报警时。④植入CRTP/CRTD的患者心功能恶化时。

（7）可适当减少诊室随访频率的临床情况：①普通起搏器植入稳定期（如术后3个月至5年），尤其是非起搏依赖者。②具有远程随访功能且能正常工作者。

附：

复旦大学附属中山医院心内科
植入心脏起搏器（包括除颤器）术后备忘录

1. 术后1～2天多会出现低热及安置起搏器部位的局部疼痛等，通常数日后会逐渐消失。若伤口出现发热、红、肿、疼痛、有液体流出等现象时应立即前往起搏器门诊就诊。

2. 植入侧上肢肘关节下可正常活动，3个月内肩关节处应避免突然剧烈的甩手、外展和高举等动作。3个月后植入侧上肢可恢复正常活动，但应注意避免持续过度使用植入侧上肢的健身活动（如小球类运动）和直接碰撞起搏器埋置部位，避免造成对起搏系统的损伤。

3. 民用电器（电视遥控器、微波炉、电动剃须刀、卷发器、电热毯等）和办公设备（计算机、复印机、传真机、电话座机等）都可正常使用。不要将手机放置在植入起搏器侧的上衣口袋，接、打手机可使用植入起搏器对侧耳朵。应尽量避免使用涉及上身的电动按摩床、电动治疗仪等带电脉冲仪器，也应避免走进高压电流、变电所、发射塔等强磁场处，以免干扰起搏器的正常工作。

4. 除非植入具有磁共振兼容的起搏器，否则通常禁做磁共振检查，但可正常进行X线摄片、CT、同位素和超声等检查。

5. 在通过机场、超市等场所的安检门时可能会探测出您的起搏器，可告知检查人员或出示您植入心脏起搏器的证明（起搏器卡会在植入术后3个月左右邮寄到您的住处）。

6. 植入心脏除颤器（包括植入带有除颤功能的三腔起搏器，即CRTD）者应避免游泳、高空作业及驾驶除私人轿车外的其他公共交通车辆，以免期间发生放电治疗而导致危险。如有电击治疗事件发生，应尽快前往医院检查。

7. 植入起搏器患者应继续对原发疾病如高血压病等的治疗，尤其是植入三腔起搏器或心脏除颤器的心力衰竭患者，依然要坚持长期服用治疗心力衰竭的药物并定期前往起搏器门诊随访，医师会根据心脏超声等检查优化起搏器的工作状态。

8. 植入心脏起搏器的患者应于术后1个月、3个月、半年及此后的每半年至1年前往中山医院起搏器专科门诊随访，以便医师了解起搏器的工作情况并根据具体病情对起搏器参数做出适当的调整。在接近起搏器使用寿命时应3～6个月随访一次以策安全。

9. 起搏器专科随访门诊时间：每周二、四上午，16号楼3楼。

（宿燕岗）

第四节　资料管理

心脏起搏器植入后随访大多在门诊进行，规范的资料管理可以随时提供相应的资料，为后续的随访、资料的分析和总结等带来很大的方便。所有开展器械治疗的医院均应建立规范的CIED资料登记和管理制度。

一、资料登记

登记的资料应包括以下几个方面。

1. 患者人口学资料　包括患者姓名、性别、出生年月日、职业等人口学资料，以及患者的详细联系地址、联系方式等。

2. 患者的临床疾病信息　包括心律失常、基础心脏疾病、药物治疗情况以及其他重要的临床信息，如胸片、心脏超声等。

3. 患者的手术植入信息　包括手术适应证、植入日期、植入手术记录（包括植入部位、血管入径、囊袋位置、电极导线植入部位、术中/术后并发症等）以及植入的起搏器基本资料，后者包括起搏器厂家、型号、脉冲发生器序列号，导线型号及序列号，植入相关参数［如心房及心室起搏阈值、脉宽、阻抗、高压阻抗、除颤阈值（DFT）］等。

4. 患者的随访信息　包括随访日期及测试的

各参数、每次调整的参数、辅助检查结果。每次随访测试所得参数以数据形式列表，便于对照并及时发现阈值的变化、起搏依赖程度及电池衰减速度等。

二、资料管理

资料管理的主要内容包括以下几个方面。

1. 知情同意书　除手术常规谈话项目外，还应包括相关费用及医保支付规定等内容。

2. 产品质量相关证明书　国家食品药品监督管理总局签发的“中华人民共和国医疗器械注册证”及“医疗器械经营许可证”、国家质量监督检验检疫总局签发的“进口商品安全质量许可证”、制造商确认的“授权代理证明”、地方工商行政管理局核发的“营业执照”、植入式医疗器械招投标相关资料等文件，由医疗仪器管理科严格把关。术前按照型号、序列号核对国家医疗器械质量监督检验中心签发的“进口置入式心脏起搏器检验报告单”的原件，手术完成后原件交医疗仪器管理科统一管理。

3. 植入性材料验收单　包括植入性材料外包装完整性、消毒有效期、产品序列号、供货单位及送货人、收货人及植入术前核对者签名等内容。

4. 起搏器植入患者档案　包括个人书面档案及起搏中心数据库系统，具体内容见本节资料登记。为了更有效管理患者，尤其是发生临时的起搏故障、安全报警或需要临床安全纠正措施时，能及时有效处理相关事件。器械植入的登记资料必须尽可能完整。目前国内器械登记和数据库资料的管理涉及医院、CIED 制造商和政府三个方面。CIED 制造商通过回执单收集患者的信息和植入器械信息。医院必须建立有效的器械植入登记数据库。另外，医院在建立数据库的同时，应完成国家要求的心律失常介入治疗信息网络直报系统，这有利于政府对植入器械的管理。心血管疾病介入诊疗管理信息网：http://www.mta.org.cn/

5. 器械植入卡　制造商应为每一名 CIED 患者提供植入卡。植入卡应包括以下信息：患者姓名、出生日期、器械植入日期、器械植入医院、植入医师以及器械标识（脉冲发生器和导线的型号和序列号）。患者应在 CIED 植入后一定时间内收到此植入卡。患者需随身携带此卡，以利于其他医师，尤其是其他医院的医师及时了解患者器械相关信息；另外，在通过机场安检等场所时有时需要提供植入起搏器的证明。

6. 资料管理人员　植入/随访医师或医院应该负责随访资料的管理。CIED 植入登记资料和随访门诊资料最好在一个数据库中管理。在随访中，随访医师及技术人员要准确记录随访数据并及时更新患者的联系信息。

对于具有远程监测功能的植入器械，制造商（或制造商授权第三方）、医院均需有专门的人员管理此类患者的数据库，包括定期回顾患者的网上事件信息和整理归档。若有事件则需与患者联系并及时进行处理。即使远程随访正常的患者，每年也需要至少一次诊室随访。

另外，当发生安全报警、临床安全纠正措施（以往称“召回”）事件时，CIED 制造商需及时报告政府相关部门及医院，并获取患者的植入登记、随访资料和联系方式。对于所有发生安全报警、现场安全纠正措施或“召回”的患者的处理及转归均需要进行记录，包括严密随访观察或器械置换等记录。

大的医疗中心应设置专门的定期起搏器随访门诊（复旦大学附属中山医院为每周二上午和每周四上午），具有固定的随访诊室和储存相关资料及各公司程控仪的房间。相关患者的登记和随访资料不能仅仅只是纸质的形式，最好同时采用数据库的形式进行电子化管理。

（陈学颖）

第五节 随访人员

参与CIED监测与随访的人员包括植入医师、随访医师、随访技师或护师以及器械制造商技术代表。应该由经过专门培训的专业人员从事此项工作，以保证安全有效地对患者进行随访服务。目前国内大部分开展起搏疗法的医院没有专门负责CIED随访的医务人员，医院也没有这些人员的编制。改变这些情况对中国起搏疗法的持续有效发展、积累和分析国内的相关数据等都是非常必要的。

参考欧美国家的经验并结合我国国情，对CIED随访工作人员提出以下要求。

1. 植入医师　需要进行培训、考核和认证。各个国家和地区的要求不一，在美国，需要在心血管专科医师培训合格后再接受1～2年的电生理专业培训，经培训中心考核合格后，再通过美国心内科电生理专业考试或国际心律学考试委员会的考试，方可申请从事起搏器有关植入和随访工作。目前，我国卫生和计划生育委员会已经颁布了《心血管疾病介入诊疗技术管理规范》，从事心电生理专业和器械植入的医师也已有规范化的培训和准入制度。心血管病医师在国家批准的培训基地完成1年专业培训，并通过统一考核且取得相应的资质后才可以从事起搏器有关的植入和随访工作。植入医师应在患者出院前做好健康教育，使患者能够真正认识到随访的重要性，主动配合医务人员做好起搏器术后的随访。

2. 随访医师　随访医师可以是植入医师，也可以是专门从事随访的医师。整个随访过程中，随访医师决定CIED患者的诊治方案，包括制定个体随访计划，判断器械工作状态及与患者进行沟通等。另外，随访医师还参与其他随访人员的培训和指导。随访医师的职责包括以下几个方面。

（1）根据患者的症状、体征、辅助检查及起搏器程控结果，对患者做出药物治疗调整和起搏器参数调整。

（2）按照随访时间要求，通过电话或信件主动访问患者。这对于自觉症状尚好、路途较远或随访依从性较差的患者尤显重要。

（3）利用随访，对患者进行起搏器知识的强化宣教。

（4）对于临床应用已逐渐增加的CIED远程随访，随访医师应对远程监测中发现的“紧急”CIED报警信息给予快速临床处理意见和建议。

（5）对于制造商发布的产品纠正或者召回活动，须由随访医师及其医疗机构最终决定如何通知及管理随访患者。

（6）随访医师及其医疗机构有责任保留患者随访档案。

3. 随访技师或护师　指专门从事CIED随访工作的技师或护师。欧美国家的医院为其设有专门岗位，大量随访工作由他们完成。电生理专业学会有专门的培训和考核规范，以保证CIED患者治疗的安全和有效。目前，国内医院尚无此类专门岗位，也缺乏专门的培训和认证。此项工作多由长期从事电生理临床专业的技师或护师承担，通过医院内和学会培训以满足专业需求。参照国外经验，今后国内也应在医院内设立专门岗位，并对从事该项工作的人员进行相应专业培训和考核，以规范临床诊疗工作。随访技师或护师的主要职责包括以下方面。

（1）负责CIED的日常门诊随访程控工作，遵守随访医师对CIED植入患者的医嘱和参数设置建议，并具体实施。

（2）负责维护CIED植入患者随访档案管理，以便随访医师能够快速高效的调阅既往患者随访报告。

（3）对于制造商发布的产品纠正或者召回信息，随访技师或护师将协助随访医师和器械制造商的技术服务人员对患者进行沟通和管理。

（4）对于CIED远程随访，随访技师或护师有责任维护日常的CIED远程监测过程，将“紧急”CIED报警信息及时通知随访医师，并协助随访医师进行患者的沟通和管理工作。

4. 器械制造商技术服务人员　TSR在随访中的作用是提供专业技术支持，使用和操作其公司的设备，对患者进行程控检查。TSR的职责包括：①协助医师对患者进行起搏器相关知识的宣教，强化定期随访的必要性。②完成起搏器各项参数的测定，及时发现问题，并及时反馈给随访医师，协助医师根据患者的情况调整起搏器参数。③对植入带有远程监测功能起搏器的患者，指导患者学会使用数据传输的设备。

TSR的工作非常重要，是患者随访程控中不可或缺的一部分，在国内外均如此。但TSR在从事CIED患者随访工作时必须遵循以下规定。

（1）TSR的工作仅在医院负责医师的要求下进行，其任务是为医师和随访技术人员提供技术支持。

（2）在临床环境中，TSR不能单独一人对患者进行程控检查。

（3）在患者家中，当没有责任医师和随访技师或护师在场时，TSR不能提供技术支持。

（4）罕见或紧急情况下，在责任医师的书面指令下，TSR可对患者实施处理。

（5）除了紧急情况，TSR不能为竞争制造商的器械提供技术支持。

当前，国内的随访人员大多只有植入医师及TSR，这种局面迫切需要更改。因为植入医师都有繁重的临床及其他工作，难以再对起搏器术后的随访花费更多精力，而TSR由于职能范围等的限制，也不可能全面、独立负责患者的随访及资料的管理。很多国内医疗中心疲于应付CIED的术后随访，并未建立系统的主动、可持续的随访体系。目前迫切需要建立随访专职人员（随访技师或护士）培训系统，尤其是在大的植入中心。这有待于相关科室、医院及学会今后的共同努力。

（陈学颖）

参考文献

[1] 张澍，陈柯萍，黄德嘉，等. 心血管植入型电子器械术后随访的专家共识[J]. 中华心律失常学杂志，2012，16(5)：325-329.

[2] Wilkoff B L, Auricchio A, Brugada J, et al. HRS/EHRA expert consensus on the monitoring of cardiovascular implantable electronic devices(CIEDs): description of techniques, indications, personnel, frequency and ethical considerations[J]. Europace, 2008, 10: 707-725.

[3] Slotwiner D, Varma N, Akar J G, et al. HRS Expert Consensus Statement on remote interrogation and monitoring for cardiovascular implantable electronic devices[J]. Heart Rhythm, 2015,12: e69-e100.

第二章

CIED术后患者管理的特殊问题

第一章中介绍了CIED术后管理随访的常规内容。本章就CIED植入术后的一些特殊问题，包括抗血栓药物的应用、抗生素的使用、囊袋血肿的处理、静脉血栓的处置以及术后生活方式的改变等，结合近年来国内外相关文献及指南进行阐述。

第一节　抗血栓药物的应用问题

随着起搏技术的日益发展，起搏器植入适应证的逐步放宽，其中需要长期接受抗栓（包括抗凝及抗血小板）治疗的患者也越来越多，如心脏瓣膜置换术后、血栓栓塞高危的心房颤动患者、肺动脉栓塞（pulmonary embolism, PE）后、冠心病接受经皮冠状动脉介入治疗（PCI）的患者等。围手术期继续应用抗凝和抗血小板药物有可能增加起搏器植入术后发生囊袋血肿的风险；但若停用上述药物，又可能导致严重的血栓事件。围手术期能否应用这些药物以及如何应用一直是学术界争论的焦点。

2012年美国胸科医师学会（ACCP）公布了第9版《抗栓治疗和血栓栓塞预防指南》，对于一些抗凝和抗血小板药物在围手术期应用和停用的时间进行明确界定。对于这类需要手术的人群必须准确评估围手术期血栓栓塞和出血的风险，并据此决定是否在围手术期停用药物、是否采用低分子量肝素（LMWH）抗凝桥接治疗。

相对于外科大的手术创伤，CIED的手术创伤实在微不足道，且损伤均在表面（囊袋），如出血也容易进行相应处理。但由于CIED是一个长期植入体内的异物，出血/血肿等容易诱发感染，而一旦感染则会给患者巨大危害。因此，囊袋出血问题是一个很重要的临床问题，虽然其本身处理并不困难。目前尚没有专门针对CIED植入围手术期抗栓治疗的指南，临床多采用“外科”围手术期抗栓治疗指南的推荐。笔者结合多年的手术经验，并参阅近年国内外相关文献，对CIED围手术期抗栓药物的治疗问题做一简单总结。

一、血栓栓塞风险及出血风险评估

由于高危患者的血栓栓塞可造成灾难性的事件，故CIED围手术期对患者进行危险评估和分层非常重要。冠心病患者支架植入术后30天内为血栓的高危患者；其他高危患者包括：①二尖瓣或三尖瓣机械瓣置换术后。②房颤患者合并二尖瓣狭窄或卒中或短暂性脑缺血发作（TIA）病史。③存在深静脉血栓、肺栓塞、左室或左房血栓的患者。④合并明确高凝状态的疾病。⑤房颤患者CHA_2DS_2-VASc评分≥2分者。低危患者是单纯主动脉瓣机械瓣置换术后或房颤患者CHA_2DS_2-VASc评分＜1分者。

目前没有循证医学证据证明哪类手术或操作出血风险较低，大多数分层方法来自于主观判断，涉及血供丰富器官的手术，如肝脏、脾脏、肾脏等手术，即使没有围手术期抗栓药物的使用，其出血风险也较高。而对于CIED相关手术，尽管操作本身引发出血风险并不高，但由于CIED手术需要在体内留下异物（脉冲发生器及电极导线），因此，局部即使少量的额外出血也可能导致不良后果。实际上，抗栓治疗影响CIED术后出血的危险多有争议。慢性肾病可导致抗栓药物在体内蓄积时间延长，是术后囊袋血肿的独立危险因素；高体质指数或肥胖是CIED术后出血并发症的保护因素。而电极导线路径、植入器械类型、患者性别等与术后出血风险的相关性不明确，研究结果亦不一致。笔者认为术者操作经验起着至关重要的作用，如锁骨下静脉穿刺的成功率、组织钝性分离的熟练度、术中止血的充分性、手术时间的长短和术后及时的局部压迫止血等，均可明显影响术后出血风险。

为了最大限度地降低CIED围手术期血栓栓塞和出血风险，应该至少在术前7天开始对患者进行评估，以便有足够的时间计划围手术期的抗栓方案抉择；同时根据患者所用药物的药代动力学特点及患者血栓栓塞风险和出血风险，给患者及术者提供明确的华法林和抗血小板药物停用与复用的时间、低分子量肝素过渡治疗的剂量和时间以及国际标准化比值（INR）监测的日期等。

二、CIED围手术期的抗凝策略

目前国内不少心脏介入中心仍沿用传统的“外科”围手术期抗栓指南推荐。2007年欧洲心脏病学会（ESC）瓣膜心脏病治疗指南推荐：血栓高危患者可停华法林，当INR＜2.0时开始应用普通肝素（UFH）或低分子量肝素桥接治疗，外科术前4～6 h停用肝素，术后根据伤口出血情况尽可能早地开始肝素和华法林重叠治疗，直至INR达标。对于房颤血栓高危患者，2010年ESC房颤治疗指南也推荐在停用华法林期间给予肝素或低分子量肝素桥接治疗，术后当晚或第二天应尽早开始维持剂量口服华法林治疗。对于栓塞低危患者，美国心脏学会/美国心脏病学会（AHA/ACC）瓣膜性心脏病治疗指南推荐可在外科手术前48～72 h停用华法林治疗，在术后24 h内重新使用抗凝药物治疗，通常不需要肝素桥接治疗；2010年ESC房颤指南推荐在外科手术时INR可不达标持续48 h，且不需要肝素桥接治疗。

然而越来越多临床数据表明，围手术期使用低分子量肝素或肝素桥接治疗有高达10%～25%的出血风险，尤其是囊袋内血肿，高于持续应用华法林2%～5%的出血风险。肝素替代治疗不能降低反而增加了囊袋内出血的风险，因此并不是处理起搏器植入围手术期抗栓问题的最安全合理的方法。在Tompkins的大样本（n=1 388）回顾分析中，围手术期肝素桥接治疗患者，由于囊袋出血需行囊袋切开、引流减压、输血等主要终点事件的发生率为14.3%；而继续服用华法林，INR调整至＜1.5者，其发生率仅4.3%，即使INR≥1.5者发生率亦仅为6.5%，远低于接受肝素桥接治疗的患者。与此同时越来越多的证据表明，在起搏器植入围手术期继续使用华法林并维持INR在治疗范围（1.9～2.6）是安全的。有研究表明，与暂停华法林相比，围手术期若将INR控制在1.7左右，持续应用华法林并不增加出血风险。芬兰学者进行的FinPAC研究将213例拟植入起搏器或ICD的患者随机分为不间断服用华法林与间断华法林治疗（2天）2组，前者术前INR 2.3±0.4，后者术前INR 1.9±0.4，结果显示两组囊袋积血发生率并无差异，而间断华法林组有1例患者发生卒中事件。该研究认为心脏起搏器或ICD埋藏术围手术期继续服用华法林是安全的。

尽管研究显示围手术期出血风险仍与INR显著相关，但关于CIED术前INR应控制在怎样合理的范围目前尚缺乏相关临床资料。基于现有的临床研究结果，目前不支持CIED围手术期肝素桥接治疗，推荐继续口服抗凝药物治疗。应强调术前血栓栓塞危险评估，血栓低危患者可于术前2～3天停用华法林（紧急情况下可术前1天停用华法林），使INR降至1.5以下，停用华法林期间不必临时应用肝素替代，术后1天即可恢复口服抗凝药物；而高危患者可继续应用华法林但调整INR至较低水平。

至于CIED围手术期新型抗凝药（如达比加群、利伐沙班等）的应用目前尚缺乏大型临床研究证据。Kosiuk等对176例行心脏起搏器、ICD或CRT治疗的患者行前瞻性观察分析，93例接受达比加群抗凝（术前24 h停用药物），83例接受利伐沙班抗凝（术前36 h停用药物），达比加群组2例（2%）术后30天内发生囊袋积血，略低于利伐沙班组4例（5%），但无统计学差异（$P=0.33$）。达比加群组有1例发生短暂性缺血发作。作者认为CIED围手术期应用新型抗凝药物血栓栓塞与出血发生率低，与BRUISE CONTROL研究中连续应用华法林的发生率相当。美国学者Rowey等研究认为，CIED围手术期不中断地应用达比加群是安全的。作者对25例患者行前瞻性观察性分析，其中11例未停用达比加群，其余14例仅短时停用达比加群（术前26 h±16 h，术后27 h±19 h）。结果发现，所有患者住院期间无任何血栓栓塞及出血事件发生。术后30天随访，无严重出血事件；仅1例患者出现囊袋血肿，但无须特殊处理，亦未停用抗凝药，且该患者合并应用了双联抗血小板药物。由于新型抗凝药物缺乏类似INR等监测指标，药物体内蓄积浓度受肾功能等多因素影响，加之缺乏大型临床试验证据，笔者认为CIED围手术期应用新型抗凝药更需充分评估患者血栓栓塞与出血风险，并结合患者肾功能、年龄、药代动力学特点以及术者经验等多方面因素来决定新型抗凝药物的治疗策略。

三、CIED围手术期的抗血小板策略

双联抗血小板治疗对于急性冠脉综合征患者及拟行或已行经皮冠脉成形术及支架置入术的患者非常重要，其中阿司匹林和氯吡格雷是两种常用的药物，而此类患者并发高度房室传导阻滞、病窦综合征或恶性心律失常、心力衰竭等必须行心脏器械植入者并不少见。多数研究显示CIED围手术期双联抗血小板治疗出血并发症都在20%以上，这就使PCI术后患者CIED围手术期抗血小板治疗成为一个值得探讨的问题。

AHA/ACC围手术期指南建议：如此类患者行择期非心脏外科手术，应推迟手术直至球囊血管成形术后14天，金属裸支架置入术后30～45天，药物洗脱支架置入术后12个月，随后围手术期推荐停用氯吡格雷继续应用阿司匹林。而在金属裸支架置入术后6周内或药物洗脱支架置入术后6个月内需要外科手术时，推荐在手术前继续双联抗血小板治疗。

同样地，对于CIED围手术期的抗血小板治疗目前亦缺乏相关指南。Said等研究发现起搏器植入围手术期使用双联抗血小板药物出血风险（11.1%）远高于单用阿司匹林组（3%），而后者出血风险与不使用抗血小板药相当（2%），提示CIED围手术期使用双联抗血小板药物将显著增加出血风险，而单用阿司匹林似乎并不增加出血风险。此外尚有多项临床试验亦得到了类似的结果，且使用双联抗血小板囊袋出血风险高于口服华法林治疗，可能由于双重抗血小板药物治疗从多途径抑制了血小板活性，因此导致出血风险增加。此外，即使单用氯吡格雷治疗亦较单用阿司匹林显著增加囊袋血肿危险，这可能与不同抗血小板药物对血小板功能恢复的影响有关。

通常情况下，血小板聚集功能在停用阿司匹林2～3天后恢复，而氯吡格雷需停用5～7天血小板聚集功能方逐步恢复。结合近年来临床研究结果，美国John Hopkins医院电生理中心提出对于心血管事件一级预防患者，可直接停用抗血小板治疗5～7天，术后1天恢复原抗血小板治疗；如果是二级预防，则根据危险评估分为高危和低危患者，高危患者继续抗血小板治疗，低危患者停用5～7天。如果PCI术后双联抗血小板治疗小于AHA指南推荐的治疗时间或为高危患者（如复杂冠脉病变PCI术后），停用抗血小板药物导致

的血栓风险显著高于出血风险且是致命的，因此建议围手术期继续双联抗血小板治疗并告知患者出血风险增加，必要时可局部使用止血药物或延长伤口压迫时间。对于双联抗血小板治疗已到推荐时间或低危患者，可停用氯吡格雷5～7天同时继续阿司匹林治疗，术后1天恢复双联抗血小板治疗。

国内亦有学者对经皮冠状动脉介入治疗术后短期行永久起搏器治疗的安全性进行了探讨，认为起搏器手术尽量推迟至PCI术后1个月以上，术前停用抗血小板药（3～5天），无相关血管闭塞事件，再狭窄率为26%，接近国外的平均水平25%，故认为是安全的。但由于该组资料中仅是临床或负荷试验提示可疑再狭窄患者而非全部病例进行冠状动脉造影随访，且观察数量小，其结果可能并不能真正反映再狭窄的实际发生率，故笔者不主张PCI术后1年内停用抗血小板药。

对于新型P2Y12受体拮抗剂如普拉格雷、替格瑞洛等在CIED围手术期的应用目前尚缺乏相关临床资料。普拉格雷需要经过肝药酶代谢活化发挥抗血小板作用，一般在停药4～5天后其抗血小板作用大部分消失。相比而言，替格瑞洛不需要代谢活化就具有抗血小板活性，起效快，停药后血小板功能恢复亦更为迅速。ONSET/OFFSET研究提示，替格瑞洛停药3天，血小板聚集抑制率（IPA）已下降至20%左右（与氯吡格雷停药5天相当），停药5天，IPA则降至10%左右（与氯吡格雷停药7天相当）。

鉴于上述药物的药代动力学特点，在目前缺乏相关临床证据的情况下，笔者建议，口服普拉格雷患者可参考氯吡格雷决定CIED围手术期的抗栓策略；而服用替格瑞洛者可较氯吡格雷适当缩短停药时间。

四、笔者所在中心的经验

笔者所在中心近年每年植入CIED 1 000余台，囊袋出血并发症<2%。以往也采取在植入CIED前停用抗栓治疗，或采取低分子量肝素桥接等方法，而近年来已采取不再停用已在服用的抗栓治疗。笔者发现这样做的益处：①明显减少了患者的住院天数（多数患者住院3～4天）。②打消了停用抗栓药物后对血栓栓塞的顾虑与担忧。③多数患者并未见术中渗血增加。④总体术后囊袋血肿发生率无增加。针对个别术中皮下组织渗血较多的患者，我们采取的主要措施是：①钳夹止血（多不需要缝线结扎）。②术中空隙时（如测试电极参数时）注意用纱布持续按压伤口以利止血。③缝合皮肤后术者即刻用手按压囊袋上方5～10 min（超过出血时间的按压多能止住静脉渗血）。④局部加压包扎。经过上述处理后绝大多数患者都能停止继续渗血并防止术后囊袋内积血。

围手术期需要注意的其他事项包括：①应综合权衡患者所患心脏疾病处理的先后流程。例如患者既需要冠脉的诊断或治疗，又需要植入起搏器时，应先植入起搏器，后进行冠脉诊治。②对非常消瘦预计做肌肉下囊袋的患者（如心力衰竭患者需要植入ICD/CRTD者），对是否停用抗栓药物需要权衡或与患者/家属沟通，因为术后肌肉下囊袋积血的处理相对复杂很多。③在穿刺锁骨下静脉成功留置导引钢丝后，即开始制作起搏器囊袋，并填塞无菌干纱布以使囊袋保持一定张力，这有助于囊袋内渗血的终止。④努力避免误伤及锁骨下动脉（易导致肌肉内血肿）。⑤手术解剖层次要清晰，避免损伤胸大肌（容易发生出血）。⑥囊袋避免制作过大，缝合不要留有过多无效腔。

五、总结

植入CIED时针对术前的抗凝治疗多倾向于不采用华法林与肝素的桥连过渡，血栓形成高危患者建议不停用华法林；针对应用双联抗血小板治疗的患者，最好能延期到单用阿司匹林时，否则不建议停用双联抗血小板药物。除了抗栓药物，手术操作本身也是能够显著影响术后囊袋积血的一个重要原因。

（汪菁峰）

参考文献

[1] 樊晓寒，华伟. 心血管植入性电子器械围手术期的抗栓治疗现状分析[J]. 中国循环杂志，2012，27(4)：319–321.

[2] Ahmed I, Gertner E, Nelson W B, et al. Chronic kidney disease is an independent predictor of pocket hematoma after pacemaker and defibrillator implantation[J]. J Interv Card Electrophysiol, 2010, 29(3): 203–207.

[3] Birnie D H, Healey J S, Wells G A, et al. Pacemaker or defibrillator surgery without interruption of anticoagulation[J]. N Engl J Med, 2013, 368(22): 2084–2093.

[4] Michaud G F, Pelosi F Jr, Noble M D, et al. A randomized trial comparing heparin initiation 6 h or 24 h after pacemaker or defibrillator implantation[J]. J Am Coll Cardiol, 2000, 35(7): 1915–1918.

[5] Ahmed I, Gerber E, Nelson W B, et al. Continuing warfarin therapy is superior to interrupting warfarin with or without bridging anticoagulation therapy in patients undergoing pacemaker and defibrillator implantation[J]. Heart Rhythm, 2010, 7(6): 745–749.

[6] Cheng A, Nazarian S, Brinker J A, et al. Continuation of warfarin during pacemaker or implantable cardioverter-defibrillator implantation: a randomized clinical trial[J]. Heart Rhythm, 2011, 8(4): 536–540.

[7] Tompkins C, Cheng A, Dalal D, et al. Dual antiplatelet therapy and heparin "bridging" significantly increase the risk of bleeding complications after pacemaker or implantable cardioverter-defibrillator device implantation[J]. J Am Coll Cardiol, 2010, 55(21): 2376–2382.

[8] Han Z H, Ren X J, Wang Y. Anticoagulation management of patients with long-term warfarin therapy after valve replacement during the perioperative period of pacemaker implantation[J]. Int J Clin Exp Med, 2013, 6(7): 594–598.

[9] Airaksinen K E, Korkeila P, Lund J, et al. Safety of pacemaker and implantable cardioverter-defibrillator implantation during uninterrupted warfarin treatment—the FinPAC study[J]. Int J Cardiol, 2013, 168(4): 3679–3682.

[10] Tompkins C, Henrikson C A. Optimal strategies for the management of antiplatelet and anticoagulation medications prior to cardiac device implantation[J]. Cardiol J, 2011, 18(1): 103–109.

[11] Kosiuk J, Koutalas E, Doering M, et al. Treatment with novel oral anticoagulants in a real-world cohort of patients undergoing cardiac rhythm device implantations[J]. Europace, 2014, 16(7): 1028–1032.

[12] Rowley C P, Bernard M L, Brabham W W, et al. Safety of continuous anticoagulation with dabigatran during implantation of cardiac rhythm devices[J]. Am J Cardiol, 2013, 111(8): 1165–1168.

[13] Thal S, Moukabary T, Boyella R, et al. The relationship between warfarin, aspirin, and clopidogrel continuation in the peri-procedural period and the incidence of hematoma formation after device implantation[J]. Pacing Clin Electrophysiol, 2010, 33(4): 385–388.

[14] Przybylski A, Derejko P, Kwaśniewski W, et al. Bleeding complications after pacemaker or cardioverter-defibrillator implantation in patients receiving dual antiplatelet therapy: results of a prospective, two-centre registry[J]. Neth Heart J, 2010, 18(5): 230–235.

[15] Fleisher L A, Beckman J A, Brown K A, et al. 2009 ACCF/AHA focused update on perioperative beta blockade incorporated into the ACC/AHA 2007 guidelines on perioperative cardiovascular evaluation and care for noncardiac surgery[J]. J Am Coll Cardiol, 2009, 54(22): e13–e118.

[16] Said S M, Esperer H D, Hahn J, et al. Influence of oral antiplatelet therapy on hemorrhagic complications of pacemaker implantation[J]. Clin Res Cardiol, 2013, 102(5): 345–349.

[17] Wiegand U K, LeJeune D, Boguschewski F, et al. Pocket hematoma after pacemaker or implantable cardioverter defibrillator surgery: influence of patient morbidity, operation strategy, and perioperative antiplatelet/anticoagulation therapy[J]. Chest, 2004, 126(4): 1177–1186.

[18] 俞宙，丁力，梁化达. 经皮冠状动脉介入治疗术后近期行永久起搏器治疗的安全性探讨[J]. 中国心脏起搏与心电生理杂志，2004，18(5): 350–351.

[19] Niitsu Y, Jakubowski J A, Sugidachi A, et al. Pharmacology of CS- 747(prasugrel, LY640315), a novel, potent antiplatelet agent with in vivo P2Y12 receptor antagonist activity[J]. Semin Thromb Hemost, 2005, 31(2): 184–194.

[20] Gurbel P A, Bliden K P, Butler K, et al. Randomized double-blind assessment of the ONSET and OFFSET of the antiplatelet effects of ticagrelor versus clopidogrel in patients with stable coronary artery disease: the ONSET/OFFSET study[J]. Circulation, 2009, 120(25): 2577–2585.

第二节 抗生素使用问题

随着CIED使用日益增多，由此引起的植入系统感染亦逐渐增加。国外文献报道起搏器术后感染的发生率为0.13%～19.9%，国内报道感染发生率为2.1%。CIED术后感染处理非常棘手，尤其是感染累及心脏者（感染性心内膜炎）可明显引起致残率和死亡率的增加，同时带来高额医疗花费，成为困扰广大起搏工作者的一大难题。因此，预防感染显得尤为重要。本节就抗生素在起搏系统感染中的预防与处理进行阐述。

一、围手术期预防性抗生素的应用

1. 起搏系统感染的高危因素　包括免疫功能低下、口服抗凝药物、合并糖尿病/肾功能不全或肾透析等、植入装置的调整或更换、术者经验和是否已存在血液感染等。有研究显示，更换起搏器的患者比初装起搏器的患者因感染需取出植入装置的事件要高3倍（2.06%对0.75%）。因此在选择抗生素的种类、开始时机和持续时间等方面应充分考虑到上述相关因素。

2. 围手术期预防性应用抗生素的必要性　起搏器术后感染是可能危及生命的严重并发症，一旦发生感染性心内膜炎，死亡率可高达27%。纵观近30年来国内外相关文献，除早期极少数研究因病例数少且起搏器植入术后囊袋感染发生率低（＜1%），预防性应用抗生素未能显示出有益效果外，绝大多数研究均支持围手术期预防性应用抗生素，以期降低术后感染发生率。新近de Oliveira等对1 000例行起搏器/ICD植入或更换的患者行前瞻性随机对照研究，发现术前即刻应用1 g头孢唑林1次，术后随访半年感染发生率显著低于安慰剂组（0.63%对3.28%，$P=0.016$）。因中期结果已经显示出预防性使用抗生素的良好效果，该研究于入选至649例患者时即提前终止。法国的PEOPLE研究亦显示预防性使用抗生素和感染发生呈负相关（校正*OR*：0.37，95% *CI*：0.20～0.70，$P<0.01$），所以研究者建议在植入CIED前后均应该使用抗生素。有鉴于此，2010年AHA《心血管置入电子装置感染和处理最新共识》也指出CIED可预防性使用针对葡萄球菌的抗生素，如头孢唑林，术前1 h静脉滴注（Ⅰ，A类）；耐甲氧西林金黄色葡萄球菌（MRSA）感染高危患者，可预防性使用万古霉素，术前2h静脉滴注（Ⅰ，A类）。我国2012年5月8日发布的《抗菌药物临床应用管理办法》规定：介入手术原则上不预防使用抗菌药物，对于Ⅰ类切口（CIED等）手术患者预防应用抗菌药物时间控制在术前30 min至2 h，预防使用抗菌药物时限不超过24 h。

3. 围手术期预防性应用抗生素种类的选择　多年来研究已经证实，葡萄球菌，尤其金黄色葡萄球菌是起搏器术后感染的主要致病菌，故可选择青霉素类或第一代头孢菌素类作为预防性用药。前述临床研究大多使用氟氯西林、氯唑西林或头孢唑林等作为预防性用药。我国外科围手术期抗生素预防应用指南中明确指出，对于Ⅰ类切口常用预防抗菌药物为头孢唑林或头孢拉定，如β-内酰胺类抗菌药物过敏，可选用克林霉素预防葡萄球菌感染，严格控制氟喹诺酮类抗菌药物作为手术预防用药。鉴于细菌耐药性问题极为严峻，应限制预防应用抗生素的选择级别。

4. 围手术期预防性应用抗生素的开始时机和持续时间　外科领域就预防性应用抗菌药物的时间和有效性曾进行大量研究。研究显示预防性应用抗生素开始时机不同，感染发生率明显不同。术前1 h应用感染发生率为0.6%，术中应用感染发生率为1.4%，术后应用则感染发生率升高至3.3%，如果应用的时间在术前>3 h但<24 h，则感染发生率为3.8%；而术前应用1次预防抗生素与术后持续应用疗效相当。目前相关研究大多于CIED术前1 h左右开始静脉应用抗生素，且多选择术前应用1次，术后不再使用。

根据2010年AHA指南推荐，使用头孢唑林作为预防性抗生素，应于术前1 h内静脉滴注，使用万古霉素者，应于术前2 h内静脉滴注。至于CIED术后预防应用抗生素的持续时间尚有争议，且研究很少，国外介入中心多选择术前1 h内单次应用抗生素。Senaratne等研究显示围手术期应用抗生素，可使起搏系统相关感染发生率由3.6%降至2.9%，而术后继续口服头孢氨苄或克林霉素4天可使感染发生率进一步下降至0.4%。

结合我国抗菌药物管理办法及笔者所在中心经验，笔者建议CIED术前1 h内单次应用抗生素即可；若患者存在严重免疫功能低下、手术时间过长、术前已存在感染等高危因素，可适当延长抗生素应用时间至术后72 h。

5. 围手术期抗生素应用途径　目前国内外文献大多支持围手术期静脉应用抗生素。日本有一个小样本（n=39）研究显示，术前2 h口服左旋氟氯西林200 mg，术后5天再连续应用400 mg，每天1次，与术后5天连续静脉应用头孢唑林2 g，每天1次相比，预防起搏系统感染效果相当。至于抗生素液冲洗囊袋是否可降低囊袋感染发生率尚无随机对照临床试验的证据。国内只有35.6%的中心在术中用庆大霉素注射液冲洗囊袋，而年植入量>500台的6个大中心均不进行抗生素液囊袋冲洗。国内学者研究认为，在关闭切口前常规采用抗生素液冲洗起搏器囊袋和切口对围手术期囊袋感染发生率无明显影响；国外曾有研究在植入起搏器或ICD术中应用聚维酮（聚乙烯吡咯酮）冲洗囊袋，发现该方法亦未能减少囊袋感染的发生率。

二、起搏系统感染抗生素的治疗

1. CIED术后感染的常见原因和病原菌　起搏器术后感染最常见的来源为术中囊袋局部皮肤污染，也有一些病例报道起搏器电极污染直接导致感染性心内膜炎。其他部位感染经血源性播散是起搏器感染的另一常见来源，并且可能是植入术后晚期感染的主要原因。CIED感染最常见的病原体是皮肤细菌，其中85%为葡萄球菌感染，包括金黄色葡萄球菌、凝固酶阴性葡萄球菌如表皮葡萄球菌以及革兰阴性杆菌。关于CIED相关心内膜炎的研究中，表皮葡萄球菌及金黄色葡萄球菌均为最常见的病原体，其他的还有棒状杆菌、铜绿假单胞杆菌等，多重感染也较常见，约为18.1%。应用抗生素需充分考虑覆盖相关病原菌。

2. CIED术后感染抗生素使用原则　CIED相关感染包括囊袋感染、血行感染和严重感染（包括感染性心内膜炎、感染性血栓性脉管炎或骨髓炎、装置移除及抗感染治疗后血培养持续阳性者）。起搏系统一旦发生感染，非常棘手，需尽快处理，包括囊袋清创、起搏系统移除与再植入等，而应用抗生素是最基本的处理手段。应尽早用药，首先选用广谱、有效、覆盖主要致病菌的革兰阳性菌，尤其是葡萄球菌属的抗菌药物；然后根据病原菌检测结果，选用相对窄谱、针对致病菌的抗菌药物，足量、足疗程，同时注意检测药物副作用。

（1）囊袋感染。“起搏器囊袋感染”的定义为起搏器囊袋局部红肿、疼痛，伴或不伴破溃或炎性分泌物，脉冲发生器或导线有时可以外露（图2-2-1）。关于CIED感染者抗生素使用疗程，目前缺乏相关临床研究资料。根据2010年AHA《心血管置入电子装置感染和处理最新共识》建议，囊袋处浅表或切口感染如不累及装置则不需要进行起搏系统移除。对于无病原学证据者局部清创处理后口服抗葡萄球菌抗生素7～10天；而对于有病原学证据者，则根据药敏试验选择合适的抗生素口服7～10天。若囊袋感染累及起搏系统装置，《共识》推荐的处理方法是完全移除所有装置，并使用抗葡萄球菌抗生素10～14天。如果可获得药敏试验结果并有有效的口服剂型，移除感染的起搏系统后可改为口服药物治疗。

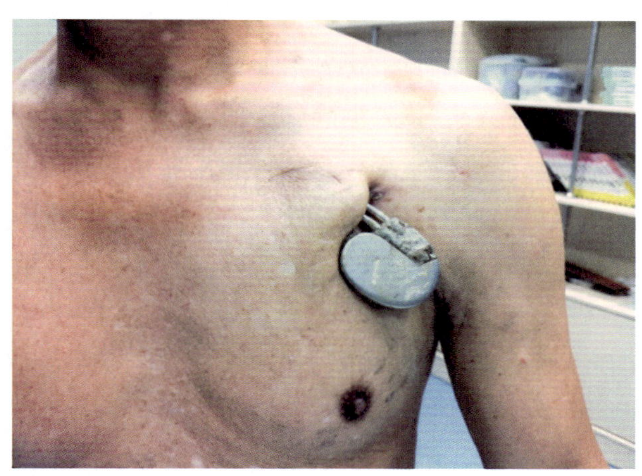

图2-2-1　起搏囊袋感染破溃，起搏导线及脉冲发生器外露

尽管有少量文献报道不移除起搏装置，仅予清创术后应用万古霉素/庆大霉素混合液持续灌流72 h成功治疗囊袋感染者；或仅剪断感染电极、彻底清除感染组织、起搏器以环氧乙烷消毒后重新植入、术后抗生素应用1～2周，取得良好疗效者，但多限于个案报道。当感染累及起搏系统，遗留的任何部分（电极导线等）都会导致感染复发率升高。研究显示，即使感染仅限于囊袋，血管内导线细菌培养阳性率仍高达72%，保留导线者感染复发率（50%左右）远高于移除导线者（1%）（$P<0.001$），严重者可危及生命。因此目前相关共识认为累及起搏装置的感染，无论其临床表现仅限于局部抑或全身系统，均应移除整个起搏系统。移除装置后所有患者应行血培养。

至于抗生素应用途径，目前亦缺乏相关临床证据。根据指南意见，移除起搏装置前，应予静脉应用抗生素，清创术中可辅以抗生素局部灌流；而移除起搏装置后，可根据感染具体情况选择静脉或口服抗感染药物。

（2）血行感染。所有疑为起搏系统感染患者均应行血培养（至少2次）。血培养阳性的CIED感染者（血行感染）应尽早移除整个起搏系统装置，移除感染装置后至少静脉应用抗生素2周。不伴囊袋感染的菌血症者往往容易延误CIED相关感染的诊断。Tarakji等对412例CIED相关感染并予装置移除的患者行回顾性分析，结果提示41%的患者尽管存在血液感染，却无囊袋感染征象，糖尿病、肾功能不全、风湿性心脏病、人工心脏瓣膜者更易发生血行感染；而囊袋感染的患者中约21%血培养阳性。其主要病原菌为葡萄球菌，其中将近一半为MRSA。移除装置辅以积极抗感染治疗后，感染复发率仅1.9%。对于无局部感染征象的金黄色葡萄球菌血症者，以下情况提示CIED相关感染：经合理抗感染治疗后反复菌血症发作而无其他明确感染源者；菌血症持续超过24 h者；植入装置为ICD者；具有人工心脏瓣膜者；CIED植入术后3个月内发生的菌血症者。其他革兰阴性杆菌或真菌引起的CIED感染极为少见。

对于CIED相关血行感染者，移除装置则更为重要，移除装置后应再次行血培养。Margery等对39例明确的CIED感染者行回顾性分析，结果显示移除装置者均无感染复发，而部分移除或保守治疗者感染复发率高达67%，其主要病原菌为甲氧西林敏感葡萄球菌（30.8%），凝固酶阴性葡萄球菌次之（20.5%），而MRSA则是感染病死率的预测因子（$P=0.004$，*RR*：37，95% *CI*：

5.3～250）。

有关抗生素种类的选择，国外学者做出以下推荐：对甲氧西林敏感菌株，首选苯唑西林、头孢唑林、阿莫西林-克拉维酸钾等耐青霉素酶类药物；MRSA菌株则应选用万古霉素、替考拉宁、利奈唑胺等；而达托霉素两者均适用。对于革兰阴性杆菌属，应选用头孢他啶、哌拉西林-他唑巴坦及碳青酶烯类药物。严重感染者可联合应用针对革兰阳性和阴性细菌的抗生素。而对于真菌感染者宜首选棘球白素类抗真菌药（如卡泊芬净、米卡芬净等），长期口服可选用氟康唑或伊曲康唑。具体剂量应结合患者肝肾功能情况给予足量使用。

至于抗生素应用疗程以及何时由静脉用药过渡至口服用药，目前尚缺乏相关临床依据。AHA的专家共识建议在拔除起搏系统且第一次血培养阴性之后，再继续静脉应用抗生素治疗至少2周，金黄色葡萄球菌感染者可延长至4周；而对于持续血培养阳性者（>24 h），即使经食道超声心动图（TEE）显示无瓣膜赘生物，也应静脉使用致病菌敏感的抗生素4～6周。此外，指南还推荐凡血行感染或血培养前已应用抗生素者均应行TEE检查，一旦发现瓣膜赘生物或导线赘生物合并感染性血栓性脉管炎、骨髓炎等，一律按严重感染处理（详见下文）；单纯导线赘生物而无其他合并症者按常规血行感染处理。

（3）严重感染。根据血培养及TEE结果，凡合并感染性心内膜炎、感染性血栓性脉管炎或骨髓炎、装置移除及抗感染治疗后血培养持续阳性者，均视为严重感染。一旦发生应尽早移除整个起搏系统装置，静脉应用抗生素至少4～6周。

CIED相关感染性心内膜炎是CIED植入术后的一种罕见而严重的并发症，发病率为0.5%～2.0%，一旦发生，自然死亡率可达10%～30%。文献报道32%～43%的CIED相关感染性心内膜炎的患者有肺部受累的表现，包括胸腔积液、肺炎、肺脓肿、反复发生的肺栓塞及支气管炎。与瓣膜病或人工瓣所致感染性心内膜炎不同的是，脾大、血栓现象以及心脏杂音的改变在CIED相关心内膜炎中少见。因此CIED植入术后患者如果出现持续发热、心功能不全、起搏器工作异常或反复发生支气管炎及肺部感染等，均应考虑到CIED相关感染性心内膜炎的可能。其诊断手段主要是超声心动图和外周血培养。

CIED相关感染性心内膜炎分期多以感染发生于CIED植入术后12个月以内为标准，分为早发型和迟发型，也有学者以植入后3个月为分期标准。早发型通常于CIED植入6周内发生，多呈急性临床过程，金黄色葡萄球菌感染多见，其次为凝固酶阴性葡萄球菌，预后较迟发型差。迟发型多呈慢性迁延，反复发作，病原菌与一般自然瓣膜心内膜炎相似，草绿色链球菌等细菌多见，预后相对较好。早发型的感染性心内膜炎由于葡萄球菌属感染发生率较高，因此在没有明确病原学依据的情况下，可经验性选择万古霉素抗感染治疗，在获得药敏试验结果后再调整抗生素。根据AHA相关指南推荐，自身心脏瓣膜者发生CIED相关感染性心内膜炎应于CIED移除后继续静脉应用抗生素4～6周，人工心脏瓣膜者则需延长至6～8周，多重耐药的肠球菌属感染者（对氨基糖苷类、β-内酰胺类、万古霉素均不敏感），抗生素应用时间可≥8周，抗生素类别可选用利奈唑胺、亚胺培南联合氨苄西林或头孢曲松联合氨苄西林。Kim等对80例CIED相关感染性心内膜炎患者进行回顾性分析，总死亡率高达36%，其中感染相关死亡占52%。多因素回归分析，MRSA感染（*OR*：0.158，95% *CI*：0.047～0.534，*P*=0.003）与心脏瓣膜受累（*OR*：0.141，95% *CI*：0.041～0.491，*P*=0.002）是病死率的独立预测因子。84%的患者接受全部装置移除，所有患者均予静脉应用抗生素，首选万古霉素（83%），其次为利福平、庆大霉素、达托霉素等。有文献报道，起搏器相关感染性心内膜炎若不移除起搏装置，病死率高达31%～66%，而移除装置继以积极抗感染治疗，病死率降至18%。尽管有个别单纯应用抗生素“治愈”CIED相关感染性心内膜炎的报道，但目前仍主张尽可能完全彻底地清除包括心脏电极在内的整个置入系统。对于各种原因不能通过外科手术或经静脉途径完全将起搏系统取出者，建议长期应用抗生素。Baddour等回顾性分析了51例不愿意或不能外科手术的CIED相关感染性心内膜炎患者，在正规6～8周抗感染治疗后继续行长期慢性抑菌治疗，其中39.2%使用β-内酰胺类抗生素，疗程3个月至10年不等，41例随访资料齐全的患者中，3例（7.32%）囊袋感染复发，但目前缺乏这方面的前瞻性研究。

其他合并感染性血栓性脉管炎或骨髓炎、移除装置并予抗生素治疗后仍持续血培养阳性（>24 h）者均认为是CIED相关严重感染，根据AHA指南，均应于移除装置后静脉应用抗生素4～6周。血栓性脉管炎或骨髓炎的相关报道较少，多为个案报道，前者往往需联合抗栓治疗，而后者致病菌往往罕见，如人心杆菌、毗邻颗粒链菌、铜绿假单胞菌等，相关病原学检测和敏感抗生素的应用显得尤为重要。

总之，CIED植入术后感染处理较为棘手，围手术期预防性应用抗生素可有效降低CIED相关感染的发生率；一旦发生感染，应根据分泌物及血培养结果，确定病原菌，选择敏感抗生素进行积极治疗，抗生素应用疗程取决于感染类型及感染严重程度。此外，凡累及起搏系统装置的感染，应在移除整个装置的基础上加强抗感染治疗，以降低感染复发率及病死率。

（汪菁峰）

参考文献

[1] Johansen J B, Nielsen J C, Arnsbo P, et al. AB49-5: higher incidence of pacemaker infection after replacement than after first implantation: experiences from 36076 consecutive patients[J]. Heart Rhythm, 2006, 3(5): S102-S103.

[2] Ramsdale D R, Charles R G, Rowlands D B, et al. Antibiotic prophylaxis for pacemaker implantation: a prospective randomized trial[J]. Pacing Clin Electrophysiol, 1984, 7(5): 844-849.

[3] Muers M F, Arnold A G, Sleight P. Prophylactic antibiotics for cardiac pacemaker implantation. A prospective trail [J]. Br Heart J, 1981, 46(5): 539-544.

[4] Bluhm G, Jacobson B, Julander I, et al. Antibiotic prophylaxis in pacemaker surgery—a prospective study[J]. Scand J Thorac Cardiovasc Surg, 1984, 18(3): 227-234.

[5] Mounsey J P, Griffith M J, Tynan M, et al.Antibiotic prophylaxis in permanent pacemaker implantation: a prospective randomised trial[J]. Br Heart J, 1994, 72(4): 339-343.

[6] Da Costa A, Kirkorian G, Cucherat M,et al. Antibiotic prophylaxis for permanent pacemaker implantation: a meta- analysis [J]. Circulation, 1998, 97(18): 1796-1801.

[7] de Oliveira J C, Martinelli M, Nishioka S A, et al. Efficacy of antibiotic prophylaxis before the implantation of pacemakers and cardioverter- defibrillators: results of a large, prospective, randomized, double- blinded, placebo- controlled trial[J]. Circ Arrhythm Electrophysiol, 2009, 2(1): 29-34.

[8] Klug D, Balde M, Pavin D, et al. Risk factors related to infections of implanted pacemakers and cardioverter-defibrillators: results of a large prospective study [J]. Circulation, 2007, 116(12): 1349-1355.

[9] Baddour L M, Epstein A E, Erickson C C, et al. Update on cardiovascular implantable electronic device infections and their management: a scientific statement from the American Heart Association[J]. Circulation, 2010, 121(3): 458-477.

[10] Da Costa A, Lelièvre H, Kirkorian G, et al. Role of the preaxillary flora in pacemaker infections: a prospective study[J]. Circulation, 1998, 97(18): 1791-1795.

[11] Classen D C, Evans R S, Pestotnik S L, et al. The timing of prophylactic administration of antibiotics and the risk of surgical-wound infection[J]. N Engl J Med, 1992, 326(5): 281-286.

[12] Senaratne J M, Jayasuriya A, Irwin M, et al. A 19-year study on pacemaker-related infections: a claim for using postoperative antibiotics [J]. Pacing Clin Electrophysiol, 2014,37(8): 947-954.

[13] Morito N, Yamanouchi Y, Kodama S, et al. Orally administered levofloxacin as prophylaxis against pacemaker infection [J]. Exp Clin Cardiol, 2006, 11(1): 21-24.

[14] 陈柯萍，樊晓寒，华伟 等. 心脏起搏器围术期预防性应用

抗生素现状调查[J]. 中华心律失常学杂志，2013，17(2): 87-90.

[15] 卢才义，王士雯，胡桃红，等. 抗生素液冲洗起搏器囊袋对感染发生率的影响[J]. 中华心律失常学杂志，2003，7(2): 100-102.

[16] Lakkireddy D, Valasareddi S, Ryschon K, et al. The impact of povidone-iodine pocket irrigation use on pacemaker and defibrillator infections [J]. Pacing Clin Electrophysiol, 2005, 28(8): 789-794.

[17] Lopez J A. Conservative management of infected pacemaker and implantable defibrillator sites with a closed antimicrobial irrigation system[J]. Europace, 2013, 15(4): 541-545.

[18] Duan J B, Li X B, Zhang P, et al. Reuse of infected cardiac rhythm management devices in the same individual[J]. J Interv Card Electrophysiol, 2012, 35(1): 109-114.

[19] Klug D, Wallet F, Lacroix D,et al. Local symptoms at the site of pacemaker implantation indicate latent systemic infection [J]. Heart, 2004, 90(8): 882-886.

[20] Parry G, Goudevenos J, Jameson S,et al. Complications associated with retained pacemaker leads[J]. Pacing Clin Electrophysiol, 1991, 14(8): 1251-1257.

[21] Sohail M R, Uslan D Z, Khan A H, et al. Management and outcome of permanent pacemaker and implantable cardioverter-defibrillator infections[J]. J Am Coll Cardiol, 2007, 49(18): 1851-1859.

[22] Tarakji K G, Chan E J, Cantillon D J, et al. Cardiac implantable electronic device infections: presentation, management, and patient outcomes[J]. Heart Rhythm, 2010, 7(8): 1043-1047.

[23] Chamis A L, Peterson G E, Cabell C H, et al. Staphylococcus aureus bacteremia in patients with permanent pacemakers or implantable cardioverter-defibrillators[J]. Circulation, 2001, 104(9): 1029-1033.

[24] Margey R, McCann H, Blake G, et al. Contemporary management of and outcomes from cardiac device related infections [J]. Europace, 2010, 12(1): 64-70.

[25] Durante-Mangoni E, Mattucci I, Agrusta F, et al. Current trends in the management of cardiac implantable electronic device(CIED) infections[J]. Intern Emerg Med, 2013, 8(6): 465-476.

[26] Klug D, Lacroix D, Savoye C, et al. Systemic infection related to endocarditis on pacemaker leads: clinical presentation and management[J]. Circulation, 1997, 95(8): 2098-2107.

[27] Cacoub P, Leprince P, Nataf P, et al. Pacemaker infective endocarditis[J]. Am J Cardiol, 1998, 82(4): 480-484.

[28] Kim D H, Tate J, Dresen W F, et al. Cardiac implanted electronic device-related infective endocarditis: clinical features, management, and outcomes of 80 consecutive patients[J]. Pacing Clin Electrophysiol, 2014, 37(8): 978-985.

[29] Erdinler I, Okmen E, Zor U, et al. Pacemaker related endocarditis: analysis of seven cases[J]. Jpn Heart J, 2002, 43(5): 475-485.

[30] Baddour L M, Infectious Diseases Society of America's Emerging Infections Network. Long-term suppressive antimicrobial therapy for intravascular device-related infections[J]. Am J Med Sci, 2001, 322(4): 209-212.

[31] Noma M, Ueno Y, Mizushima A, et al. Recurrent forearm thrombophlebitis after transvenous permanent pacemaker insertion[J]. Jpn Heart J, 1993, 34(6): 809-813.

[32] Mugnai G, Pesarini G, Vassanelli C. Osteomyelitis of the clavicle following to a pacemaker implantation[J]. Europace, 2014, 16(11): 1618.

[33] Nurnberger M, Treadwell T, Lin B, et al. Pacemaker lead infection and vertebral osteomyelitis presumed due to Cardiobacterium hominis[J]. Clin Infect Dis, 1998, 27(4): 890-891.

[34] Rosenthal O, Woywodt A, Kirschner P, et al. Vertebral osteomyelitis and endocarditis of a pacemaker lead due to Granulicatella(Abiotrophia) adiacens[J]. Infection, 2002, 30(5): 317-319.

第三节　囊袋血肿的处理

CIED术后囊袋血肿是与装置植入相关的最常见的并发症之一，其发生率为1.4%～6.2%，可表现为局部疼痛、肿胀隆起，触诊可及囊袋张力增加，有波动感。血肿形成后便发生溶解和机化，多数情况下都能被逐渐吸收，少数情况下随着出血性渗出的增加，囊袋内张力不断升高可致囊袋沿夹层扩展或致缝合的切口裂开并由此导致感染。

一、CIED术后囊袋血肿的常见原因

1. 手术操作问题　应是术后囊袋血肿的最主要原因。包括未局限在筋膜层制作囊袋而是累及筋膜下肌肉、多次穿刺锁骨下静脉或误穿入过锁

骨下动脉、导线进入锁骨下静脉处缝扎不牢固、术中选用的外鞘过大（如≥8 F）、术中止血不彻底以及血管结扎不牢固或结扎丝线松脱等。另外，囊袋过大或皮肤过于松弛而不能有效固定起搏器，也可导致牵拉或摩擦肌纤维而出血。

2. 患者原因 ①自身凝血机制障碍或围手术期应用抗凝和（或）抗血小板药物。②老龄体弱、体形消瘦、皮下组织松弛（不能产生压迫止血作用）、渗血渗液吸收能力差者。

二、预防囊袋血肿的注意事项

囊袋血肿是起搏系统感染的常见原因，应积极预防。具体注意事项：①术中需严格按照手术操作的基本要求进行钳夹或结扎止血，尽量避免肌肉损伤。②穿刺锁骨下静脉或切开头静脉成功留置导引钢丝后，即开始制作囊袋，并于囊袋内填塞无菌干燥纱布以使囊袋保持一定张力以产生局部压迫止血作用，待准备放入起搏器时再取出纱布，能减少囊袋出血机会。③起搏导线进入静脉的穿刺口处需妥善缝扎。④在确认无积血或活动性出血后，再植入脉冲发生器并逐层缝合。⑤对更换新式小型起搏器者，需适当缝扎部分原囊袋空间。⑥对渗血相对明显的患者，在缝合皮肤前，术者可用手掌局部按压5 min左右，以协助局部静脉渗血部位的止血，通常很奏效。⑦囊袋处术后予弹力绷带加压包扎辅以沙袋压迫6 h左右。注意上述步骤后一般均能有效地预防囊袋血肿形成。

引流条的放置问题：有研究发现，常规放置引流条可充分引流囊袋内积血与渗出物，使囊袋与起搏器紧密贴合，有利于止血及囊袋闭合；留置引流条还有助于早期观察与判断囊袋内有无活动性出血，为及早处理提供依据。笔者所在中心也曾常规放置引流条，但近年已不再常规放置，如此则减少了术中及术后囊袋局部的操作，同时也并未见囊袋血肿发生率增加。当然，对个别术中渗血较重者，可选择性放置引流条，但要注意术后引流条不能久留：一方面容易造成局部小量渗血的持续，另一方面也影响伤口的愈合。

三、囊袋血肿的处理

囊袋血肿一旦发生，需及时做出适当处理。其处理方法主要依据出血量、出血速度和囊袋张力的大小而定。

1. 仅观察随访而不做处理 对于积血不多、张力不大者，尽量采取保守观察的方法，大多数情况下囊袋内的积血均能自行吸收（术后2～3周内）。囊袋的积血会产生一定的张力，而后者本身能有效防治囊袋内的继续渗血，产生“自压迫止血”作用。对血肿过于积极的处理容易导致感染概率增加和引发新出血点可能（清除囊袋积血本身的有创操作）等弊端，反而延长了囊袋积血的吸收，甚或使囊袋积血反复发生。

2. 切开挤压积血 对于囊袋积血量较大、起搏器囊袋张力较高和（或）患者因局部张力过高产生明显疼痛时，可在严格无菌操作的前提下用注射器抽出血液，再行局部加压包扎。然而大多数情况下，血液黏稠或已形成血凝块，注射器很难抽出这些积血。

笔者所在中心的处理方法：在严格无菌操作的前提下，于囊袋下端脉冲发生器上方（通过触摸确定）切开0.5 cm左右的切口，然后将止血钳沿切口塞入囊袋内脉冲发生器上方进行钝性分离，同时自上至下挤压囊袋，使囊袋内血凝块自小切口处排出。待黑色血凝块排干净后，术者在囊袋上方用手掌局部加压10 min左右，然后以无菌弹力创可贴拉紧切口两端皮肤，使切口闭合。最后加压包扎，同时配合口服抗生素预防感染。整个操作过程中需避免伤及囊袋内的电极导线（导线都应在脉冲发生器下方，而本操作均在囊袋上方进行，通常不会接触碰到电极导线)。偶遇渗血不止者，增加局部压迫的持续时间非常重要。有些术者喜欢拆开原切口缝线进行引流，优点是不给患者造成新的创口，但该方法的弊端也是显而易见的：①容易损伤植入的导线（因就在原切口下方)。②向上挤压不如向下挤压（笔者所在中心方法）容易使血凝块排出。③原切口再次愈合能力不及新切口（囊袋下方的新切口)。④容易使血凝块残留在原切口中间，后者会导致原切口的愈合不良；后者并不少见，是切开挤压积血后导致刀口愈合不良的常见原因。

通常不采取切开引流的方法：一方面容易增加感染机会，另一方面血凝块很难被单纯引流的方法排出。当出现下列情况时应考虑至手术室打开囊袋引流清创：①当出血量较大、出血速度快，尤其是怀疑存在动脉性出血时。②怀疑或证实起搏器囊袋血肿合并感染时。若发生囊袋感染者，应根据2010年AHA《心血管置入电子装置感染和处理最新共识》进行处理（详见本章第二节)。

在临床上偶能遇到由于囊袋积血张力的增加导致原切口产生愈合不良的现象，此时的切口不能闭合，中间多存在积血将切口两边的皮肤分开（对合不良的切口当然难以愈合)，这时刀口的裂开并非感染所致。其处理方法是在挤压出积血后，原切口应该重新进行适当剪切（看到新鲜渗血的组织）后再缝合，否则直接缝合原切口不容易闭合。

四、发生囊袋血肿后抗栓药物的应用

CIED围手术期抗凝或抗血小板药物的应用是囊袋血肿的一大诱因，关于围手术期抗栓药物的治疗策略已于本章第一节中讨论，此处不再赘述。然而，在出现囊袋血肿后，正在服用的抗栓药物是否应该停用目前尚缺乏临床研究，亦无相关共识意见。笔者结合多年来处理囊袋血肿的经验认为：人工心脏瓣膜或房颤卒中高危患者，可停用华法林2～3天，使INR调至较低水平。对于低危冠心病或PCI后双联抗血小板治疗已达到推荐时间者，可停用抗血小板药物直至囊袋血肿消退。而对于ACS或PCI后双联抗血小板治疗小于AHA指南推荐的治疗时间者，由于停用抗血小板药物导致血栓栓塞风险往往是致命的，故不主张该类患者停用抗血小板药物，必要时可打开囊袋，清除血肿，并找到出血的血管严密结扎止血。压迫后加压包扎是一个防止进一步渗血的有效、可行的方法。

囊袋血肿可能是囊袋破溃、感染的“前奏”，因此一旦发生，应根据血肿的严重程度等做出适时、恰当的处理，同时需密切观察、随访，及时调整处理措施，最大限度地减少囊袋破溃及感染的发生。当然囊袋血肿重在预防，术中仔细操作、围手术期抗栓药物使用的合理策略等是减少囊袋血肿发生的关键因素。

（汪菁峰）

参考文献

［1］Tolosana J M, Berne P, Mont L, et al. Preparation for pacemaker or implantable cardiac defibrillator implants in patients with high risk of thrombo- embolic events: oral anticoagulation or bridging with intravenous heparin? A prospective randomized trial[J]. Eur Heart J, 2009, 30(15): 1880-1884。

［2］杨杰孚，佟佳宾，邹彤，等. 置入起搏器手术方法的改进与减少相关并发症[J]. 中国心脏起搏与心电生理杂志，2002，16(4): 313-315.

［3］徐文莉，郭新贵，林宪如，等. 老年患者起搏器术中安置引流条防止囊袋血肿的对比研究[J]. 中国心脏起搏与心电生理杂志，2001，15(2): 94.

第四节 术后体位、肢体活动及其他生活方式的调整

人工心脏起搏技术自1958年应用到临床以来，已挽救了上百万患者的生命。但作为一种创伤性的治疗方法，患者往往对植入的CIED存在一定的“畏惧”感，一方面担心其对今后日常生活造成较大影响；另一方面，国内起搏相关工作者及护理人员对接受CIED手术的患者宣教力度不够，或者相关的健康教育模棱两可，患者无法正确地认识起搏疗法，对于术后肢体活动、生活方式等缺乏正确、合理的认识，且大多数患者处于一种“过分谨慎”的状态，影响了其生活质量。本节参考了国内外相关文献，结合笔者自身经验，就CIED术后体位、肢体活动及其他生活方式的调整等方面做一叙述。

一、术后体位对CIED术后患者功能恢复的影响

为预防起搏器植入术后并发症如电极移位、出血等的发生，目前国内多数医院的传统做法是：术后伤口部位放置沙袋压迫，绝对平卧24 h后方可下床活动，并要求术侧肩关节制动以防起搏电极移位。但大量临床实践表明，术后长时间强迫卧位及肩关节制动可造成切口疼痛、腰背酸痛、腹胀、肩关节活动障碍等不适感觉，严重者可发生下肢静脉血栓形成、尿潴留甚至肠梗阻和肺栓塞等严重并发症，明显影响了患者的生活质量，甚至恶化了患者的预后，尤其是针对CIED手术适应证的广大老年患者。

术后绝对卧床24 h是否真的有必要？是否真的能减少电极的脱位？早在20世纪80年代，国外即有学者开始尝试行门诊起搏器植入术。多项研究表明门诊行单腔或双腔起搏器植入手术是安全可行的，术后观察3～4 h即可离院，大大节省了医疗资源，减少了交叉感染的发生。鉴于此，Miracapillo等将134例行单腔或双腔起搏器植入手术的患者随机分成术中制动3 h（n=57）和制动24 h（n=77）两组，以电极脱位、感知或起搏功能异常、囊袋血肿等作为终点事件，随访2个月后显示两组终点事件发生无统计学差异。而制动24 h组有1例发生锁骨下静脉栓塞，作者认为其与制动时间较长所致局部血流缓慢有关。国内亦有多项研究显示，起搏器植入术后缩短卧床时间至4～6 h并未增加出血及电极脱位的发生率，却增加了患者的舒适度，消除恐惧心理、改善睡眠，有效降低了术后并发症的发生率，还缩短了住院天数，节省了住院费用。

CIED植入术后究竟应卧床制动多长时间目前尚无相关指南，且各中心采取的策略亦不相同，目前国内起搏器植入术后卧床制动时间往往偏长（24 h左右甚或更长）。究其原因大多是担心电极脱位和囊袋出血。实际上，电极脱位与否主要与术者手术操作经验、术中电极放置部位的固定可靠性、主动被动电极导线和患者的心腔大小及其压力等有关，而与患者的术后体位无关。电极在连续不停搏动的心腔中其实根本无法“制动”，体位的变化（站、坐或卧）很难与电极在心腔中的位置及固定可靠性相关联。此外，术后卧床制动和沙袋压迫亦不能完全预防囊袋血肿的发生，而术中彻底止血及局部加压包扎是减少囊袋血肿发生的关键。起搏器植入术后卧床制动更

多的是缘于术者的手术习惯，或“师傅教徒弟”的手术常规而已，相信绝大多数植入中心并未对术后体位对电极导线脱位率或囊袋积血进行过相关的研究，只是依据以往的习惯。当然，患者术后进行适当的卧床休息（≤6 h）对缓解患者手术时紧张情绪和精神压力、恢复体能等也有益处。只是刻意平卧时间过长会带来很多弊端，弊远大于利。同时，平卧会减少电极脱位的认识也是想当然的习惯思维，是没有科学依据的。

笔者所在中心的患者均是术后适当平卧数小时（根据患者意愿，也可选择不平卧），正常坐立、吃饭及正常进行大小便。术后次日即可出院。

至于ICD和CRT植入术后卧床时间如何确定，目前尚缺乏相关文献报道。一般情况下，其术后卧床制动时间与传统起搏器基本一致，尤其是针对心力衰竭患者，他们通常也不能耐受术后长时间的平卧。

尽管CIED术后3～6 h下床是安全的，但由于电极脱位在术后24 h内发生率最高（2%～3%），对于起搏依赖患者存在较大风险，甚至可产生晕厥等［一段时间的持续心房/心室起搏后患者心脏的自主兴奋点被抑制，“苏醒”需要时间，当突然失去起搏或不能夺获（capture）时，患者比不植入起搏器前更容易发生晕厥］。因此，笔者仍然建议术后继续住院观察24 h，但可早期下床活动，有助于机体功能恢复并避免诸如血栓形成及栓塞等严重并发症。

二、肢体活动及其他生活方式的调整

研究表明，过度约束肢体活动可导致相关肢体肌肉失用性萎缩，关节韧带粘连及僵硬度增加，静脉血栓形成概率增加，影响正常肢体功能，使患者康复时限延长。早期功能锻炼有利于局部血液循环，促进切口愈合，并可防止肢体功能障碍。相当一部分患者由于缺乏CIED的相关医疗知识，过分限制了手术侧的肢体活动及日常生活，甚至对起搏器心存“畏惧感”，影响了生活质量，不利于机体和心理状态的恢复。国外研究显示，有1/3左右患者认为起搏器术后不可向植入侧卧位，不可前向弯腰，不可驾车、爬楼梯，甚至认为植入侧肢体不宜活动等。实际上，这些肢体的日常活动对于植入CIED患者而言是安全可行的。

那么起搏系统植入术后多长时间植入侧上肢可以恢复正常活动？美国运动医学学院认为2～3周后植入侧上肢可高举过头，而肘关节则于术后即可正常活动。Naffe等对10例植入起搏器/ICD的患者于术后2～24 h内即行植入侧上肢的持重活动［1～2 lb（1 lb=0.4536 kg）］，包括高举过头、外展、前伸等动作（图2-4-1），然后予程控

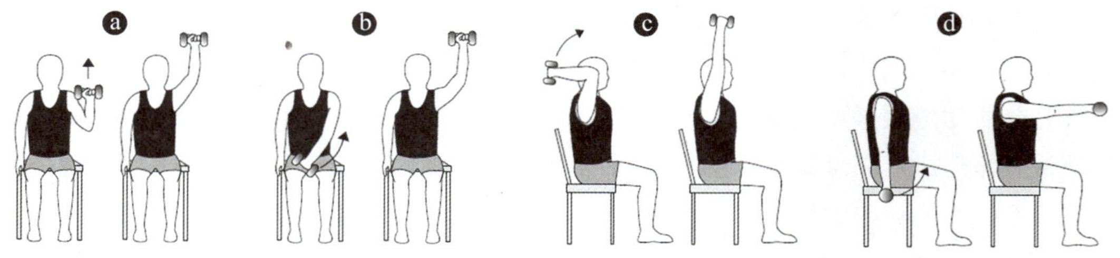

图2-4-1 CIED植入术后术侧上肢高举过头，外展、前伸等动作

四种锻炼方式：a. 哑铃肩部推举；b. 哑铃对角线高举；c. 三头肌高举过头拉伸；d. 哑铃向前抬举。［资料引自Naffe A, Iype M, Easo M, et al. Appropriateness of sling immobilization to prevent lead displacement after pacemaker/implantable cardioverter-defibrillator implantation［J］. Proc （Bayl Univ Med Cent）, 2009, 22(1): 3-6.］

仪检测相关起搏参数，无一例发生电极脱位。患者于活动开始时显得焦虑不安，而活动结束后恐惧感完全消除，重获信心。该作者认为术后过分限制肢体的活动将导致肌肉萎缩、关节粘连；不利于局部血液循环，建议尽早恢复肢体的抗阻力活动。

笔者认为，在电极预留的长度恰当、囊袋内电极固定良好的情况下，恰当地活动肩关节，不至于引起电极脱位，而肘关节及前臂的活动与电极脱落更没有相关性。因此，一般CIED术后6 h如无不适即可下床，适当活动术侧肩关节，包括术侧上肢及肩关节的前后、伸屈、内旋运动及轻度的提肩动作。24 h以后活动幅度逐渐加大，如洗漱、梳头等动作。至于术侧上肢高举过头，尽管有文献报道24 h内术侧上肢高举并未导致电极脱位，但缺乏大型临床研究证据，笔者建议遵循美国运动医学学院相关推荐，2～3周后恢复术侧上肢高举过头的活动，但术侧上肢及肩关节应避免突然剧烈的上举、甩手及外展动作。

CIED植入术后患者应加强生活护理，进食低盐、低脂、高蛋白、高维生素、多纤维、易消化的食物，以提高机体的抵抗力，促进伤口愈合；保持起搏器埋植处皮肤清洁、干燥、避免撞击等。电极导线脱位大多数在植入后1周内发生，尤其是最初24 h内发生率最高，以后发生脱位很少，当然，极个别患者也可发生于手术后3～6个月内。ESC推荐CIED术后可进行的体育活动较为保守，限于低强度的静态运动，如桌球、板球、保龄球、高尔夫、射击等，该指南主要针对存在心源性猝死潜在风险而植入ICD的运动员人群，故其推荐较为保守。临床实践表明，普通起搏器植入术后适当的有氧运动是安全的，如慢跑、跳舞、游泳、网球、骑车、太极等，有助于保持良好的心肌收缩功能；在心脏专科医师的指导下甚至可以进行部分高强度的运动，如马拉松赛跑、潜水等。对于潜水者而言，在深达18 m的海水下，起搏器仍可正常工作，在40 m深的水压下起搏器开始变形，故一般植入起搏器者潜水深度不应超过30 m。需避免撞击胸部或发生肢体冲撞的运动，如拳击、武术、橄榄球等，避免做突发的剧烈活动，如剧烈重复甩手、高处往下跳等。

植入ICD或CRTP/CRTD的患者，其活动强度则受到较多限制，更多的是源于其本身心脏疾病，以防过度劳累诱发心力衰竭急性发作或恶性室性心律失常发生以及ICD电除颤等，而非受植入器械本身的限制。但植入ICD的患者可能不适合驾驶公共交通工具、游泳或高空作业等，以避免在这些活动情况下一旦发生电击产生的危险(如溺水等)。

现代起搏器在设计时都具有抗干扰性能，因此对日常生活经常接触的民用和办公用电器不必担心，可以照常使用，如电插座、电视、音响、微波炉、电热毯、传真机、复印机和计算机等。现代起搏器的设计中安置了特殊的电容式滤波器，可以阻挡大多数移动电话对其产生的影响；移动电话对ICD的影响尚不明确，曾有体外研究显示将手机靠近ICD（<6 cm）时，可出现起搏抑制及异常高能放电，但亦有研究表明移动电话对ICD无干扰作用。为安全起见，建议在起搏器（或ICD）植入部位的对侧耳边使用移动电话呼叫或接收信息，起搏器（或ICD）与移动电话之间保持15 cm的距离。电子防盗装置、金属探测器等产生的磁场场强相对较小，一般不会干扰起搏器功能，亦不会引起ICD误感知、误放电。植入心脏电子装置者可乘坐地铁、火车、轮船、飞机等交通工具，均是安全的。

笔者所在中心研究还证实植入心脏起搏器患者乘坐上海磁浮列车是安全的；当然，这并不能说明磁场对起搏系统无干扰作用，只能说明磁浮列车具有良好的屏蔽作用，其泄漏的磁场不足以干扰起搏系统的正常工作。但对于高压变电站、电台发射站、雷达发射站等具有强磁场及强电场的环境，应避免接近。

植入心脏电子装置的患者往往会处于各种医疗环境中，就医时应告知接诊医师自己植入了心脏起搏器。X线摄片、CT、同位素检查、治疗性超声和电器设备等都不会干扰起搏系统工作。高频短波（13.5 MHz或27 MHz）及微波（2 450 MHz）的透热疗法可在电极导线上产生电流，引起电极发热；而其产生的强电磁场，会干扰起搏器工作，包括部分或完全性起搏抑制、过度感知以及ICD不恰当放电等，因此对于植入起搏器或ICD的患者不推荐应用透热疗法。

既往植入心脏起搏器的患者严禁接受磁共振成像（MRI）检查，MRI检查可使心脏起搏器产生移位，电极产热和起搏、感知功能紊乱等不良影响。MRI兼容性起搏器的诞生打破了植入起搏器或ICD患者接受MRI检查的禁忌，为广大植入起搏系统患者安全地进入磁场环境带来了新希望，其目前的主要产品包括Medtronic公司的EnRhythm MRI™ SureScan起搏系统、St. Jude Medical公司的Accent MRI™起搏系统和Biotronik公司的ProMRI™起搏系统。其MRI检查条件为：静态磁场强度1.5 T，全身吸收辐射率≤2.0 W/kg，最大梯度扭转率≤200 T/（m・s）。目前已有多项研究证明了起搏系统在MRI检查中的安全性。目前国内植入MRI兼容起搏器也已逐渐开展，且正在进行一项全国的临床研究，主要目的是推进心内科、放射科对兼容MRI起搏器的知晓，熟悉进行MRI检查的流程以及确定MRI检查对起搏系统是否存在影响等。

植入CIED后无疑将对患者的肢体活动、日常生活、就医诊治等造成一定影响。起搏工作者及护理人员应充分知晓相关事宜，并告知患者，保证起搏系统安全、正常的工作，同时避免不必要的紧张与过分谨慎，提高患者的生活质量。

（汪菁峰）

参考文献

[1] Zegelman M, Kreuzer J, Wagner R. Ambulatory pacemaker surgery — medical and economical advantages [J]. Pacing Clin Electrophysiol, 1986, 9(6 Pt 2): 1299–1303.

[2] Haywood G A, Jones S M, Camm A J,et al. Day case permanent pacing [J]. Pacing Clin Electrophysiol, 1991, 14(5Pt1): 773–777.

[3] Belott P H. Outpatient pacemaker procedures[J]. Int J Cardiol, 1987, 17(2): 169–176.

[4] Miracapillo G, Costoli A, Addonisio L,et al. Early mobilization after pacemaker implantation [J]. J Cardiovasc Med(Hagerstown), 2006, 7(3): 197–202.

[5] 张秋霞，李燕旋，黄淑萍. 永久性心脏起搏器植入术后卧床时间的探讨[J]. 岭南心血管病杂志，2012年增刊：300–301.

[6] 周娟华，张珠风. 老年患者永久起搏器安装术后卧床时间对并发症的影响[J].浙江实用医学，2012，17(4)：313–314.

[7] 方红薇，刘怀莉. 改良护理方法对永久起搏器置入术后的患者舒适度的影响[J]. 心脑血管病防治, 2011，11(6)：490–491.

[8] De Deyne P G. Application of passive stretch and its implications for muscle fibers[J]. Phys Ther 2001, 81(2): 819–827.

[9] Aqeel M, Shafquat A, Salahuddin N. Pacemaker patients' perception of unsafe activities: a survey[J]. BMC Cardiovasc Disord, 2008,8:31.

[10] Whaley M H, Brubaker P H, Otto R M. American College of Sports Medicine: ACSM's guidelines for exercise testing and prescription[M]. 7th ed. Philadelphia: Lippincott Williams & Wilkins, 2006.

[11] Naffe A, Iype M, Easo M, et al. Appropriateness of sling immobilization to prevent lead displacement after pacemaker/implantable cardioverter- defibrillator implantation [J]. Proc (Bayl Univ Med Cent), 2009, 22(1): 3–6.

[12] Pelliccia A, Zipes D P, Maron B J. Bethesda Conference #36 and the European Society of Cardiology Consensus Recommendations revisited a comparison of U.S. and European criteria for eligibility and disqualification of competitive athletes with cardiovascular abnormalities[J]. J Am Coll Cardiol, 2008, 52(24): 1990–1996.

[13] Israel C W. Sport for pacemaker patients[J]. Herzschrittmacherther Elektrophysiol, 2012, 23(2): 94–106.

[14] Wood M A, Ellenbogen K A. Cardiology patient pages. Cardiac pacemakers from the patient's perspective[J]. Circulation, 2002, 105(18): 2136–2138.

[15] Tandogan I, Temizhan A, Yetkin E, et al. The effect of mobile phones on pacemaker function[J]. Int J Cardiol, 2005, 103(1): 51–58.

[16] Tandogan I, Ozin B, Bozbas H, et al. Effect of mobile telephones on the function of implantable cardioverter defibrillators[J]. Ann Noninvasive Electrocardiol, 2005, 10(4): 409–413.

[17] Santucci P A, Haw J, Trohman R G, et al. Interference with an implantable defibrillator by an electronic antitheft surveillance device[J]. N Negl J Med, 1998, 339(19): 1371–1374.

[18] Kolb C, Schmieder S, Lehmann G, et al. Do airport metal detectors interfere with implantable pacemakers or cardioverter-defibrillators? [J] J Am Coll Cardiol, 2003, 41(11): 2054–2059.

[19] De Rotte A A, Van Der Kemp P. Electromagnetic interference in pacemakers in single-engine fixed-wing aircraft: a European perspective[J]. Aviat Space Environ Med, 2002, 73(3): 179–183.

[20] 宿燕岗，王蔚，柏瑾，等. 磁悬浮列车对心脏起搏系统的影响[J]. 中国心脏起搏与心电生理杂志，2010，24(1)：16–20.

[21] Forleo G B, Santini L, Della Rocca D G, et al. Safety and efficacy of a new magnetic resonance imaging-compatible pacing system: early results of a prospective comparison with conventional dual-chamber implant outcomes[J]. Heart Rhythm, 2010, 7(6): 750–754.

[22] Wilkoff B L, Bello D, Taborsky M, et al. Magnetic resonance imaging in patients with a pacemaker system designed for the magnetic resonance environment[J]. Heart Rhythm, 2011, 8(1): 65–73.

第五节 出院前患者教育

CIED可有效治疗缓慢型和快速型心律失常(ICD)，改善部分顽固性心力衰竭患者的心功能(CRT)。但由于其是一项有创治疗，难免会对患者生理和心理带来一定影响，少部分患者甚至对其产生一定"恐惧"感。对CIED携带者进行正确的、合理的宣教，可避免产生不必要的过分谨慎，同时确保起搏器安全有效的工作，提高生活质量。以下就CIED术后患者的健康宣教问题做一叙述。

一、重视原发病及其他相关心血管疾病的治疗

埋藏式起搏器是缓慢型心律失常唯一而有效的治疗方法，不少患者认为植入心脏起搏器后心脏问题就解决了，不再服用心血管相关药物。的确，植入起搏器后患者的缓慢心律失常已经彻底解决，不再需要为此进行任何干预治疗（包括服用药物）。然而，不少患者术前存在慢快综合征或其他快速性心律失常，术后应继续服用相关抗心律失常药物以改善症状。对于植入ICD和CRT者，更应加强包括基础疾病的治疗。目前指南肯定了在各种器质性心脏病中，β受体阻滞剂是减少心源性猝死安全而有效的一线药物，可减少快速性心律失常发生，避免ICD放电。CRT术后更应强调优化药物治疗，最大限度改善患者心功能。其他针对高血压病、高脂血症、冠心病和糖尿病等的相关治疗则多需要贯穿患者的终身，必须向患者说明，植入的起搏器不能解决这些问题。

二、指导自我观察病情变化

要告知患者出院后需经常观察皮肤切口处有无红、肿、热、痛甚至破溃等异常情况出现，特别是针对消瘦患者，因其皮下组织薄容易导致囊袋破溃而引起感染，一旦出现异常应及时就诊。需保持局部清洁、干燥，洗澡时勿用力揉搓埋藏

起搏器及导管处的皮肤，避免有意或无意地触弄脉冲发生器，减少旋弄综合征（twiddler's syndrome）的发生。对于营养状况差的患者，指导其出院后摄入高蛋白饮食，如鱼、蛋、肉等以补足营养。

部分植入VVI起搏器的患者，由于房室收缩不同步，产生室房分离，可能导致起搏器综合征，最常见的症状有气短、心悸、头晕、乏力、咳嗽、运动耐力下降和焦虑等；此外尚有心室起搏时血压下降等表现。出院宣教时应告知患者注意有无上述临床表现。起搏器综合征可通过程控AV间期、降低心室起搏比例、鼓励自身下传等方法来缓解，应告知患者不必紧张，必要时升级为DDD。若出现与起搏器频率一致的呃逆和胸腹局部抽动，多为电极刺激膈肌所致（尤其多见于植入CRT者）；而囊袋局部肌肉跳动可能与脉冲发生器埋置太深（接触胸大肌）、导线绝缘层破损引起漏电或输出电压过高有关。需告知患者出现上述症状时应及时就诊，大多可通过调整电极极性和参数来解决，少数情况下需重新手术调整电极位置。

起搏依赖患者一旦发生电极脱位、导线断裂或起搏电池耗竭等情况，其心率可发生明显变化，自测脉率是CIED携带者必须掌握的基本的自检方法。如发现脉率低于起搏器设定的参数，或者出现一过性黑矇、头晕或有原发病加重等现象时，要及时就医，检测起搏相关参数。当然，也应让患者知晓脉搏并非一定反映心脏实际跳动的次数：例如发生房性或室性期前收缩、心房颤动时都可能发现脉搏不整齐或小于60 bpm的情况，此时并非说明起搏器工作不正常，而这在植入起搏器的患者（如SSS或慢快综合征）中很常见。应向患者及家属说明，不必太紧张，可择期到医院起搏器门诊就诊、咨询。

三、指导CIED携带者的活动方式及可进入的场所

CIED植入术后应尽早恢复正常日常生活，2～3周后恢复术侧上肢高举过头的活动，以后逐渐进行散步、钓鱼、打保龄球等活动。对那些活泼好动的年轻携带者，要嘱其尽量避免可能致使导线发生移位、断裂的动作，如从高处往下跳、剧烈的重复甩手等（见本章第四节）。

所有CIED术后患者都要参与社会活动和日常生活，对于哪些是禁区应该明确，以保证起搏器的正常功能和携带者的生命安全。现有起搏器在设计时都具有抗干扰性能，因此对日常生活经常接触的民用和办公用电器不必担心，可以照常使用。但对雷达发射站、高压变电站、电焊机，高频短波理疗等具有强磁场、强电场的地方应禁止接触（详见本章第四节）。

MRI兼容性起搏器的诞生使得磁共振检查不再成为CIED携带者的禁忌，但必须确保所植入的起搏系统确为MRI兼容，且需满足厂家所推荐的MRI检查的磁场环境及可检查的部位。建议患者就医时携带起搏器识别卡，供MRI检查人员和起搏专科医师参考。

四、外出时携带起搏器植入识别卡

告知患者外出时应携带起搏器识别卡，如就医或通过机场安全门时，将识别卡出示给医师或检查人员，便于进行医源性的预防措施或解除金属警报以通过检查。此外，建议卡上同时注明患者姓名、住址、电话号码、起搏器型号、品牌、植入日期等，一旦发生起搏器失灵等紧急情况，便于及时联络与就医。

五、告知CIED携带者定期随访

针对国内普遍存在重植入、轻随访的现象，应加强对CIED携带者定期随访意识的宣教。2008年HRS/EHRA针对CIED术后随访和管理制定了专家共识，国内于2012年也制定了CIED术后随访的共识意见。CIED（包括普通起搏器、ICD、CRT）植入术后出院前做1次随访，术后2～12周诊室随访1次。之后，普通起搏器/CRTP者每3～12个月随访1次（诊室随访或远程监测），ICD/CRTD者每3～6个月随访1次（诊室随访或远程监测）。所有CIED植入者至少每年1次诊室随访直至电池耗竭。出现电池耗竭征象时，每1～3个月随访1次（诊室随访或远程监测）。对已接受CIED治疗的患者进行定期随访是CIED治疗过程中的重要环节，通过随访可了解CIED治疗的效果，及时发现和处理手术及CIED本身可能出现的并发症及故障，使患者得到最优治疗效益。

六、带有远程监控功能CIED植入患者的宣教

随着植入式心脏电子装置数量的逐年增加，传统的定期门诊随访模式给医院和患者带来了诸多不便和负担，远程监测技术（remote monitoring）的应用很好地弥补了常规门诊随访的不足。目前多个公司都具有远程监测功能的CIED，如德国Biotronik公司的Home Monitoring™、美国Medtronic公司的CareLink Network™、美国Boston Scientific公司的Latitude Patient Management System™以及美国St. Jude Medical公司的Merlin.net™，其中国内最早得以广泛应用的是Home Monitoring™系统即家庭监护系统。2015年HRS专家共识中指出，CIED中远程监测功能可以用于及早发现CIED工作异常，进而为更好地评估各制造商的产品质量提供更完备的数据支持。

远程监测系统包括终端设备、公共移动电话系统（GSM无线网络）和数据处理中心三个部分。其中终端设备由具有无线传输功能的起搏器和收集数据的移动信息发射器组成，其接收起搏器发送的数据经过数字压缩后通过GSM或电话线路传输至数据信息处理中心进行分析。该部分与患者密切相关，也是远程随访系统中最重要的组成部分。终端设备一般只有开关键和患者手动触发键，需告知患者确保终端设备的开启和充电。不同厂家设备连接、充电与信号灯意义略有不同，可请相关公司技术员对患者进行出院前宣教。起搏器的数据传输完全自动化，患者需与终端设备保持有效距离，一般在20 cm至3 m。终端设备传输数据时间一般在夜间睡眠中，所以，睡前一定要将终端设备放置在床头附近，并注意远离电视机、音响、微波炉等可产生磁场的电子设备。起搏器发送信息时耗电很少，应予告知以打消患者顾虑。远程监护系统不但每天定时传输起搏器电池状态、电极导线状态等，还将诸多信息包括心律失常等疾病事件（如心房颤动、心力衰竭加重等）、起搏器治疗情况（如起搏比例、ICD工作等）及时通过无线网络传输给植入或随访医师。一旦有意外事件，会发出报警信息，及时告知患者到院就诊处理，保障了早期无症状患者的安全。因此应确保患者掌握正确使用该系统的方法，以便保证移动信息发射器24 h都可以接收和发射患者信息，真正做到实时监控。

值得注意的是，远程监控系统只是一个监测工具，它不是一个治疗工具，不能更改起搏器参数的设定，因此患者如出现任何不适，仍需到医院进行程控检测。尤其当发生“紧急”CIED报警事件后，应及时行诊室随访，适时调整药物及相关参数，以保证起搏装置安全有效的工作。

七、植入ICD及CRT起搏器患者的健康宣教

对快速性心律失常患者来说，植入ICD无疑是一件重大的生活事件。对于ICD治疗过程中产生的躯体不适，如果患者心理适应不良，则会产生一定的心理问题。国外有报道，植入ICD后有13%～46%的患者存在焦虑和抑郁等心理障碍，其更多地来自对ICD治疗的畏惧，甚至超过了ICD电击本身造成的痛苦。因此应做好对ICD患者的健康宣教工作，尽快调整心理适应状态，回归日常生活。首先应让患者知晓ICD的作用是终止快速性心律失常，预防心脏性猝死，无论抗心动过速起搏（ATP）还是ICD电击，都是对患者的一种保护性措施；同时需强调ICD并不能对疾病本身进行治疗，应重视基础疾病和心律失常的控制。目前指南强调了β受体阻滞剂在预防心源性猝死中的重要地位，而胺碘酮可有效控制心律失常发生，减少ICD频繁放电。需告知患者一旦ICD频繁放电，应立即就诊，除了加强药物治疗外，还应调整ICD参数，采用分层诊断和治疗技术，提高ATP功效，减少电击和可能存在的误放电，必要时尚需考虑导管消融治疗。

对于植入CRT起搏器的患者而言，应让患者充分知晓完成CRT装置的植入不是治疗方案实施完成，而是治疗刚刚开始。术后需要将药物治疗方案和剂量进行调整；通过规范的装置随访，对各项参数进行检测设置，可及早发现术后并发症并予以处理；可利用超声检测或脉冲发生器的自带程序进行AV间期和VV间期的优化，使CRT疗效更大化。若植入具有远程监测功能的CRT起搏器，还可远程监测患者心力衰竭状况的变化并及时做出处理。如Medtronic公司的Cardiac Compass、OptiVol™等，可协助植入CRT的患者及时发现肺水肿的先兆，避免心力衰竭加重，打断心力衰竭时血流动力学的恶性循环过程，降低再住院率。

现代植入性心脏电子装置的功能已远远超过了避免心脏停搏的作用，装置的植入仅仅是治疗的开始，正确的术后管理更为重要。应加强对CIED携带者术后宣教，指导正确合理的生活方式，使患者正确认识装置功能，定期随访、及时调整，以达到最佳治疗效果。

（汪菁峰）

参 考 文 献

[1] Pedersen C T, Kay G N, Kalman J, et al. EHRA/HRS/APHRS expert consensus on ventricular arrhythmias[J]. Europace, 2014, 16(9): 1257-1283.

[2] Wilkoff B L, Auricchio A, Brugada J, et al. HRS/EHRA expert consensus on the monitoring of cardiovascular implantable electronic devices(CIEDs): description of techniques, indications, personnel, frequency ethical considerations[J]. Europace, 2008, 10(6): 707-725.

[3] 张澍，陈柯萍，黄德嘉，等. 心血管植入型电子器械术后随访的专家共识[J]. 中华心律失常学杂志，2012，16(5)：325-329.

[4] Slotwiner D, Varma N, Akar J G, et al. HRS Expert Consensus Statement on remote interrogation and monitoring for cardiovascular implantable electronic devices[J]. Heart Rhythm, 2015, 12(7): e69-e100.

[5] Bilge A K, Ozben B, Demircan S, et al. Depression and anxiety status of patients with implantable cardioverter defibrillator and precipitating factors[J]. Pacing Clin Electrophysiol, 2006, 29(6): 619-626.

[6] Pedersen S S, van Domburg R T, Theuns D A, et al. Concerns about the implantable cardioverter defibrillator: a determinant of anxiety and depressive symptoms independent of experienced shocks[J]. Am Heart J, 2005, 149(4): 664-669.

[7] Sears S F, Matchett M, Conti J B. Effective management of ICD patient psychosocial issues and patient critical events[J]. J Cardiovasc Electrophysiol, 2009, 20(11): 1297-1304.

第六节 静脉血栓的处理

近年来ICD、CRT及CRTD植入病例持续增长，起搏系统升级以及需行起搏导线更换的病例增加，起搏器植入术后静脉血栓形成的病例也逐渐被术者发现和重视。大多研究表明起搏电极导线的数量、激素的应用、深静脉血栓病史、心脏转复除颤器的双线圈、术前应用临时起搏导管和房颤等与深静脉血栓形成（DVT）密切相关。与起搏系统植入相关的静脉系统血栓可发生于植入术后的任何时期，可累及腋静脉、锁骨下静脉、上腔静脉（SVC）、右心房和右心室（RV），所引起的临床表现包括无任何症状和体征（最常见），也可引起植入侧上肢水肿、疼痛和沉重感（发生率30%～45%）；严重者可致上腔静脉回流受阻，导致上腔静脉阻塞综合征（发生率<0.1%），产生头面部、颈部和上肢水肿以及胸前部淤血与静脉曲张；附着于右心房内导线上的大血栓虽然很少发生，但可能致右心室流入道阻塞和肺动脉栓塞（pulmonary embolism, PE），死亡风险极高。虽然临床上因起搏导线诱发的PE极为少见，但有报道证实在起搏器植入术后早期，有15%的患者发生无症状性PE。

急性深静脉血栓形成后如未得到及时治疗或治疗不彻底，血栓可经过机化、管道化和内膜化的修复过程，逐渐进入慢性期或后遗症期，称为深静脉血栓形成后综合征（post-thrombosis syndrome, PTS）。其表现为患肢沉重不适伴明显胀痛，肌张力增大、浅静脉扩张、局部皮肤增厚粗糙、瘙痒伴色素沉着等。本节主要结合新近文献和相关指南对CIED术后深静脉血栓的处理做一概述。

一、静脉血栓的药物治疗

大多情况下，机体可自行通过静脉系统侧支循环的建立避免血栓形成所造成的回流障碍。通过卧床休息、抬高上肢等保守治疗，症状可逐渐缓解。相当一部分患者表现为无症状性静脉血栓，往往在起搏器更换或升级时，新的电极导线无法通过狭窄静脉时才被发现。而对于症状持续存在不能缓解者，需积极药物治疗。抗凝治疗是急性上肢深静脉血栓初始治疗及以后长期治疗的基石，在维持血管畅通和防止血栓再发方面有着重要的作用。根据美国胸科医师学会（ACCP）第9版《抗栓治疗和血栓预防临床实践指南》推荐，急性上肢深静脉血栓形成（UEDVT）累及腋窝或更近端静脉的患者，应立即给予胃肠外抗凝治疗，如低分子量肝素（LMWH）、磺达肝素、静脉或皮下注射普通肝素（UFH），指南认为LMWH或磺达肝素优于普通肝素，且单独抗凝治疗优于溶栓治疗；同时于治疗第一天开始使用维生素K拮抗剂（VKA，如华法林），两者联用至少5天，直至国际标准化比值（INR）≥2.0并维持24 h。

抗凝治疗究竟该持续多久，目前临床上尚存有争议。抗凝治疗当然不是时间越长越好，因为抗凝需要严格监测凝血功能（尤其是口服VKA），否则就容易出现抗凝效果不足或过量导致出血的问题。因此，抗凝治疗应该适可而止，使临床患者获得最大的效益-风险比。ACCP第9版指南明确指出：中心静脉导管或肿瘤不相关的UEDVT患者，推荐抗凝治疗3个月，而接受VKA治疗的患者均应在3个月后评估治疗的风险与效益。虽然使用达比加群或利伐沙班治疗深静脉血栓可能会比使用VKA和LMWH产生更好的临床效果，但鉴于现有数据的缺乏，指南仍建议VKA和LMWH治疗优于达比加群或利伐沙班。

溶栓治疗能够尽早恢复血管再通，将血管内皮损伤降至最低。文献报道，相比于抗凝治疗，溶栓具有更高的血管再通率（*HR*：0.4，95% *CI*：0.2～0.9，*P*=0.03），但两者在血栓复发及预防PTS方面并无统计学差异，且溶栓疗法出血风险显著高于单纯抗凝疗法（15%对0）。因此对于急性UEDVT患者，指南不推荐初始治疗时常规进行全身溶栓或导管局部溶栓治疗，仅在以下情况考虑溶栓治疗：临床症状严重、栓塞近乎累及锁骨下静脉和腋静脉全程、病程＜14天、基础状态良好、预期寿命≥1年以及出血风险较低患者。目前溶栓药物主要指尿激酶和重组人组织型纤溶酶原激活物，链激酶过敏反应较多，目前已较少应用。为减少溶栓药物使用剂量，更推荐经导管局部溶栓疗法，且溶栓成功后，应给予同样强度和疗程的抗凝治疗。对于近期植入CIED者不主张溶栓治疗，因其使囊袋内出血风险增加。

上腔静脉综合征是CIED术后静脉血栓较为严重的一种类型，多与起搏系统的升级，多根电极导线、废弃导线的旷置，双线圈导线和电极感染等有关。由于上腔静脉综合征发生率极低，其处理方法缺乏相关指南，国外文献多限于个案报道或小样本病例报道。单纯抗凝治疗仅对部分患者有效，严重者需给予溶栓治疗。而对于药物治疗效果不佳者，则需考虑介入治疗和外科手术治疗（图2-6-1）。

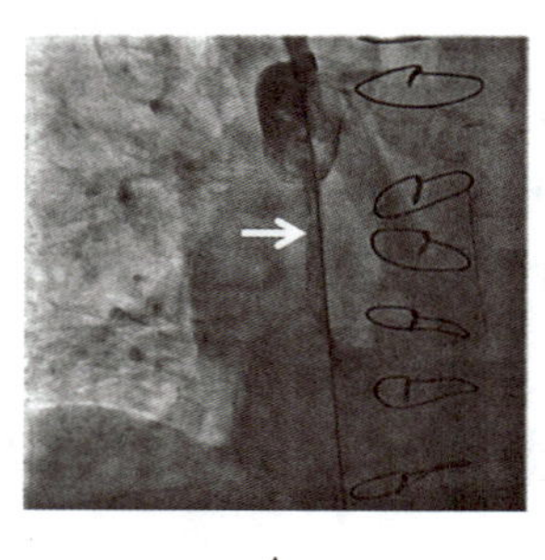
A

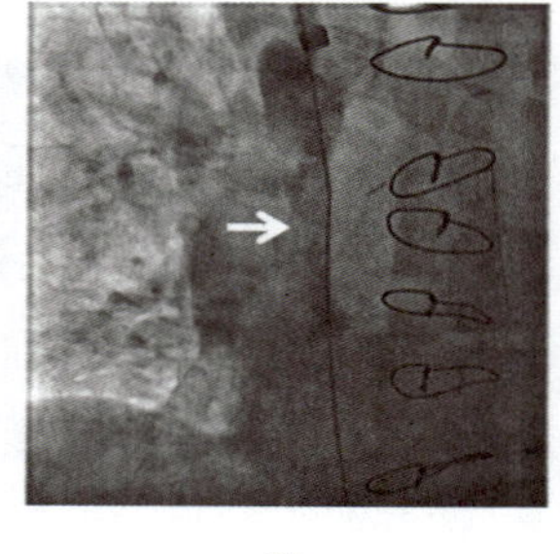
B

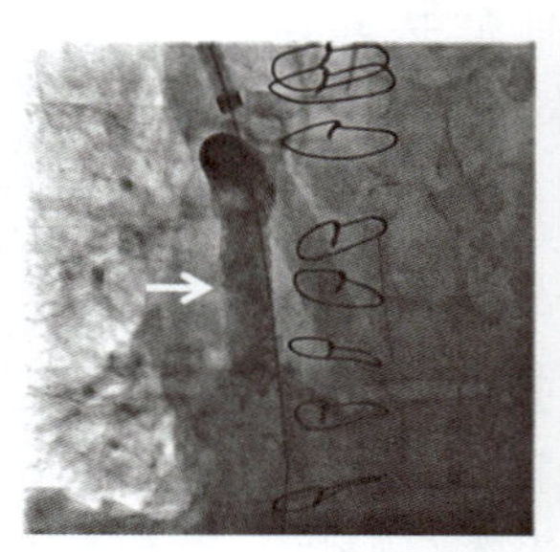
C

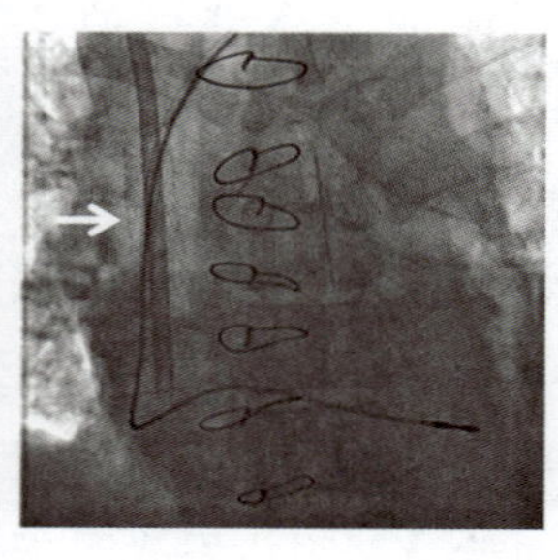
D

图2-6-1　上腔静脉综合征者行经皮静脉内血管成形术及支架置入术

A. 局部静脉造影示上腔静脉下端严重狭窄；B. 经皮静脉内血管成形术后，狭窄有所缓解；C. 支架置入术后，血管狭窄完全解除，血流通畅；D. 通过血管内支架重新植入心室起搏导线。［摘自Fu H X, Huang X M, Zhong L et al. Outcome and management of pacemaker-induced superior vena cava syndrome[J]. Pacing Clin Electrophysiol, 2014, 37(1): 1470–1476］

对于CIED术后急性PE的患者，应积极给予胃肠外抗凝治疗，LMWH或磺达肝素治疗优于普通肝素治疗，胃肠外连续抗凝治疗至少5天，直到INR达到2.0或2.0以上至少24 h。口服VKA应与肠外抗凝药物同步使用，疗程至少3个月，治疗期间INR的范围维持在2.0～3.0（目标INR为2.5）。治疗3个月后，应评估长期治疗的效益-风险比。急性PE溶栓治疗需充分权衡PE所致致命性血流动力学不稳定和溶栓所致出血风险。出血的危险因素和使用溶栓治疗的绝对禁忌证为：结构性颅内疾病，既往颅内出血史，3个月内缺血性卒中；活动性出血，近期颅脑或脊髓手术史，近期头部骨折创伤或颅脑损伤，出血体质。急性PE合并低血压（收缩压＜90 mmHg）的患者，如果出血风险低，建议全身性溶栓治疗，且经外周静脉给药优于经肺动脉导管给药。部分急性PE患者，不合并低血压且出血风险低，经过初始的抗凝治疗后，临床表现和临床经过提示有发展为低血压的可能，亦可考虑溶栓治疗。

二、静脉血栓介入治疗

介入治疗包括经导管溶栓、经皮静脉内血管成形术、支架置入术等。目前指南对急性深静脉血栓形成（DVT）的导管溶栓和手术治疗的建议很保守，不推荐常规使用导管取栓、深静脉血栓切除术、经皮静脉内血管成形术、支架置入术等，通常在抗凝或溶栓治疗失败的首发上肢深静脉血栓患者中，才考虑由有丰富经验的专业团队进行上述操作。与传统的药物溶栓相比，经导管溶栓在靶点释放溶栓药物，以更少的药物剂量，达到更高的溶栓效率，并且降低了出血风险。这对于病程早期（症状＜5天）的患者更为有效；而长于2周的血栓对溶栓药物的反应性较差，考虑其出血风险，一般不采用溶栓疗法。但不能忽视的是，介入操作有再次损伤血管内皮的风险，经导管溶栓成功后，应同样给予足量、足疗程的抗凝治疗。

有抗凝或溶栓禁忌证，或治疗效果不佳的顽固性、残余或复发性血栓及狭窄的患者，可采用经皮静脉血管成形术或支架置入术。静脉血栓导致的血管狭窄也给患者以后更换或升级起搏器再次手术带来了不便。当血栓限制导线的静脉通路而又必须植入新导线时，可尝试对侧锁骨下静脉穿刺，导线经皮下隧道回到原起搏器植入囊袋。对于无替代入路的病例，可采用静脉扩张成形术。严重的上腔静脉综合征者，抗凝治疗和溶栓治疗往往治疗效果不佳，需使用经皮静脉血管成形术及置入支架来治疗上腔静脉阻塞病变。单纯经皮静脉血管成形术疗效有限，复发率可达23%，支架置入术可使其复发率下降至5%。支架术后要求长期服用抗血小板药物。而对于介入治疗后抗凝药物使用疗程，目前尚无相关指南，大多数文献报道口服抗凝药物至少3个月。

研究表明支架置入后留置原起搏导线并不增加上腔静脉综合征的复发率，但支架置入对原起搏电极导线的磨损可能会影响起搏、感知功能，而一旦发生起搏系统感染，置入支架可能会给电极导线的拔除带来不便。文献报道可先用准分子激光鞘管拔出旧的电极导线，再用球囊在静脉狭窄处扩张，并置入支架，随后植入新的起搏器电极导线。随着相关技术的发展，经皮导线拔除术成功率可高达90%，严重并发症发生率1.4%～1.9%，住院期间死亡率仅0.8%。HRS共识意见认为，上腔静脉狭窄或阻塞拟行支架置入者，若相关静脉内存有起搏导线，建议拔除导线；而导线拔除本身亦可致内膜剥脱与损伤，增加血栓风险。因此对于顽固性上腔静脉综合征者，拔除导线联合支架置入是合理的治疗方案。Fu等回顾性分析了6例起搏导线相关的上腔静脉综合征患者，所有患者均予支架置入。5例患者成功拔除导线后置入支架，随后经由支架置入新的起搏导线；1例患者因拔除困难而续用原导线。6例患者均无并发症发生。平均随访48个月，3例患者症状复发而再次行静脉血管成形术。同时作者指出，对于导线拔除困难及存在较大风险者，可旷置原导线，置入支架后经由支架植入新的起搏导线。支架置入术对上腔静脉综合征的近期疗效是非常显著的，但其远期疗效尚需进一步证实。对于血栓复发者，可再次行介入治疗；而当介入治疗无效或出现严重并发症时，外科手术治疗仍然是必要的。

新版指南对于PE的介入和手术治疗同样给予了严格的限制，并要求有丰富经验的专业团队才能进行上述操作。对于急性PE合并低血压的患者，存在以下情况且具备相当的专业经验的人员，可行导管辅助血栓去除术；若失败，建议行外科肺动脉血栓清除术：①溶栓禁忌证。②溶栓治疗失败。③在全身溶栓起效前很可能发生致死性休克（如在数小时内）。

三、外科治疗

开胸手术在直视条件下取出心腔或血管内的栓子，对于已经闭塞的血管，能够再造旁路恢复血液供应，迅速地缓解症状。但外科手术创伤大，恢复期长，容易造成血气胸、感染和神经损伤等并发症，往往是CIED术后血栓并发症患者的最后选择。若静脉周围发生炎性粘连和纤维化时还需行静脉剥离，甚至行第一肋骨切除术以解除胸廓出口的局部压迫，易损伤臂丛神经、胸长神经、局部动脉和淋巴管等，手术风险较大。

四、其他治疗

腔静脉滤器用于明确的深静脉血栓和预防肺动脉栓塞已有40多年，滤器植入后的近期和远期并发症正逐步呈现。国外曾有注册研究显示，伴血流动力学不稳的PE患者植入腔静脉滤器可降低近期PE的复发及死亡率，但同时有学者认为，滤器并不能治疗已经发生的深静脉血栓或肺动脉栓塞，甚至由于滤器阻挡了腔静脉血流，反而可能加重深静脉血栓形成。有研究显示腔静脉滤器可致植入处静脉血栓发生率达10%，甚至可增加PTS的发生。PREPIC研究将400例深静脉血栓患者随机分成植入腔静脉滤器和未植入腔静脉滤器两组，结果显示植入腔静脉滤器可降低PE的发生（*OR*：0.22，95% *CI*：0.05～0.90），但增加深静脉血栓形成的发生（*OR*：1.87，95% *CI*：1.10～3.20），两组在总体静脉血栓事件的发生率和死亡率方面并无统计学差异。

因此，对于接受抗凝治疗的深静脉血栓及急性PE患者，目前不主张植入腔静脉滤器；对于抗凝禁忌的患者，可考虑植入腔静脉滤器。建议使用可回收滤器，若出血风险去除，可继续常规抗凝治疗，同时将滤器移除。而遗憾的是，目前滤器回收率并不高，使得大部分患者终身携带腔静脉滤器。此外，腔静脉滤器同样可对原起搏导线产生不利影响，且与静脉内支架不同的是，无法通过静脉滤器植入新的导线，目前亦缺乏CIED携带者植入腔静脉滤器的相关文献。

上肢深静脉血栓形成者，有近20%的患者可合并上肢PTS，临床上应用弹力袜来防治下肢PTS，但由于上肢与下肢PTS的病理生理、弹力袖与弹力袜对局部的压迫作用均不相同，且使用弹力带或弹力袖能否预防上肢PTS，目前缺乏临床依据。因此对UEDVT者，不推荐常规使用弹力带或弹力袖预防PTS发生；而对于已发生PTS者，可尝试使用弹力袖减轻症状，不建议使用静脉血管活性药物（如芸香苷、海曲司明等）。

五、预防

预防用抗凝或抗血小板是否能降低CIED植入后静脉血栓发生率仍有争议，文献报道结果很不一致。Costa等研究显示，左室射血分数（LVEF）≤40%和（或）电极植入侧曾植入临时起搏器的患者植入CIED后，预防性应用华法林抗凝6个月，可显著减少导管相关的上肢深静脉血栓形成（38.6%对60.4%，*P*=0.018，*RR*：0.63，95% *CI*：0.013～0.42），且未见囊袋出血增加，但预防性应用抗凝药物组有1例发生消化道出血，并接受输血治疗。在目前缺乏相关指南推荐的情况下，笔者不主张CIED术后常规应用抗凝药物。而对于某些特殊情况，如植入临时起搏器后已卧床制动较长时间、曾有反复深静脉血栓形成病史、房颤伴血栓栓塞高危因素者，可考虑CIED术后口服抗凝药物，用药疗程不宜超过3

个月。

总而言之，CIED术后血栓形成在临床上并不少见，由于其表现不明显，易被忽视。血栓栓塞一旦发生，后果严重，抗凝药物是血栓形成后初始治疗及以后长期治疗的基石，其他介入治疗多用于药物治疗效果不佳或顽固性、复发性血栓及血管狭窄患者，且存在支架断裂、起搏导线损害、滤器血栓形成等问题。严格手术操作，减少术后植入侧制动时间可预防深静脉血栓形成。对于发生过深静脉血栓的患者，更应提高警惕，必要时在CIED后给予抗凝或抗血小板药物进行短期的预防性治疗。

（汪菁峰）

参考文献

[1] Van Roaden C J, Molhoek S G, Rosendaal F R, et al. Incidence and risk factors of early venous thrombosis associated with permanent pacemaker leads[J]. J Cardiovasc Electrophysiol, 2004, 15(11): 1258-1262.

[2] Haghjoo M, Nikoo M H, Fazelifar A F, et al. Predictors of venous obstruction following pacemaker or implantable cardioverter-defibrillator implantation: a contrast venographic study on 100 patients admitted for generator change, lead revision, or device upgrade[J]. Europace, 2007, 9(5): 328-332.

[3] Korkeila P, Nyman K, Ylitalo A, et al. Venous obstruction after pacemaker implantation[J]. Pacing Clin Electrophysiol, 2007, 30(2): 199-206.

[4] Kearon C, Akl E A, Comerota A J, et al. Antithrombotic therapy for VTE disease: Antithrombotic Therapy and Prevention of Thrombosis, 9th ed: American College of Chest Physicians Evidence-Based Clinical Practice Guidelines[J]. Chest, 2012, 141(2) (Suppl): e419S-e494S.

[5] Sabeti S, Sehillinger M,Mlekusch W, et al. Treatment of subelavian-axillary vein thrombosis: long-term outcome of anticoagulation versus systemic thrombolysis[J]. Thromb Res, 2002, 108 (5-6): 279-285.

[6] Rozmus G, Daubert J P, Huang D T, et al. Venous thrombosis and stenosis after implantation of pacemakers and defibrillators [J]. J Interv Card Electrophysiol, 2005; 13(1): 9-19.

[7] Ruge H, Wildhirt S M, Poerner M, et al. Severe superior vena cava syndrome after transvenous pacemaker implantation[J]. Ann Thorac Surg, 2006, 82(6): e41-e42.

[8] Aryana A, Sobota K D, Esterbrooks D J,et al. Superior vena cava syndrome induced by endocardial defibrillator and pacemaker leads[J]. Am J Cardiol, 2007, 99(12): 1765-1767.

[9] Gilard M, Pérennes A, Mansourati J,et al. Stent implantation for the treatment of superior vena cava syndrome related to pacemaker leads[J]. Europace, 2002, 4(2): 155-158.

[10] Riley R F, Petersen S E, Ferguson J D, et al. Managing superior vena cava syndrome as a complication of pacemaker implantation: a pooled analysis of clinical practice[J]. Pacing Clin Electrophysiol, 2010, 33(4): 420-425.

[11] Chan A W, Bhatt D L, Wilkoff B L, et al. Percutaneous treatment for pacemaker-associated superior vena cava syndrome [J]. Pacing Clin Electrophysiol, 2002, 25(11): 1628-1633.

[12] Byrd C L, Wilkoff B L, Love C J, et al. Clinical study of the laser sheath for lead extraction: The total experience in the United States[J]. Pacing Clin Electrophysiology, 2002, 25(5):804-808.

[13] Wilkoff B L, Love C J, Byrd C L, et al; Heart Rhythm Society; American Heart Association. Transvenous lead extraction: Heart Rhythm Society expert consensus on facilities, training, indications, and patient management: this document was endorsed by the American Heart Association(AHA)[J]. Heart Rhythm, 2009, 6(7): 1085-1104.

[14] Fu H X, Huang X M, Zhong L,et al. Outcome and management of pacemaker-induced superior vena cava syndrome[J]. Pacing Clin Electrophysiol, 2014, 37(11): 1470-1476.

[15] Rozmus G, Daubert J P, Huang D T, et al. Venous thrombosis and stenosis after implantation of pacemakers and defibrillators [J]. Interv Card Electrophysiol, 2005, 13(1): 9-19.

[16] Margey R, Schainfeld R M. Upper extremity deep vein thrombosis: the oft-forgotten cousin of venous thromboembolic disease[J]. Curr Treat Options Cardiovasc Med, 2011, 13(2): 146-158.

[17] Kucher N , Rossi E , De Rosa M , et al. Massive pulmonary embolism[J]. Circulation, 2006, 113(4): 577-582 .

[18] Streiff M B. Vena caval filters: a comprehensive review[J] . Blood, 2000, 95(12): 3669-3677.

[19] Fox M A, Kahn S R. Postthrombotic syndrome in relation to vena cava filter placement: a systematic review[J]. J Vasc Interv Radiol, 2008, 19(7): 981-985.

[20] Decousus H, Leizorovicz A, Parent F, et al . A clinical trial of vena caval filters in the prevention of pulmonary embolism in patients with proximal deep-vein thrombosis. Prévention du Risque d'Embolie Pulmonaire par Interruption Cave Study Group[J]. N Engl J Med, 1998, 338(7): 409-415.

[21] Elman E E, Kahn S R. The post-thrombotic syndrome after upper extremity deep venous thrombosis in adults: a systematic review[J]. Thromb Res, 2006, 117(6): 609-614.

[22] Korkeila P, Mustonen P, Koistinen J, et al. Clinical and labora-

tory risk factors of thrombotic complications after pacemaker implantation: a prospective study [J]. Europace, 2010, 2(6): 817-824.

[23] Costa R, Da Silva K R, Rached R, et al. Prevention of venous thrombosis by warfarin after permanent transvenous leads implantation in high-risk patients [J]. Pacing Clin Electrophysiol, 2009, 32(Suppl 1): S247-S451.

第七节 磁共振检查问题

一、传统起搏系统MRI检查的安全性与相容性

CIED（包括普通起搏器和ICD）因其本身固有的铁磁性元件及潜在的电磁干扰，曾被普遍认为是磁共振检查的绝对禁忌证，其可能导致磁控开关紊乱、电极导线过热效应、不恰当地抑制或触发快速起搏及程序重整、脉冲发生器移位和干扰磁共振成像等。早年小规模临床研究显示，非起搏依赖患者在经历0.5～1.5 T磁场环境MRI检查后即刻及短时间随访评估起搏器，没有发现重大不良事件及起搏器参数改变。这些研究提示，在胸外的部位（比如头颅、颈椎、腰椎及下肢）且采取一定的措施时，非起搏依赖患者可安全进行MRI。因ICD能感知MRI过程中产生的噪声并诠释为室性心动过速或心室颤动，可能诱导ICD除颤，有学者采取与起搏器患者MRI扫描相类似的监控策略对植入ICD患者行1.5 T MRI检查，事先关闭其治疗功能，仅保留感知功能，结果显示ICD起搏、感知、阻抗、充电时间及电池状态等未发生改变。个别病例会将射频干扰误感知为室颤，因检查前已将其治疗功能关闭，故未对患者造成任何损害。

就传统非MRI兼容起搏器而言，对于某些必须行MRI检查的非起搏依赖患者，可遵循以下建议小心进行：①起搏器植入3个月以上。②备齐可在MRI环境使用的多参数无创监护设备和心肺复苏抢救药品。③有心脏科医师携程控仪全程陪伴。④MRI硬件参数和扫描序列在允许范围，若有条件，应使用低磁场（0.5 T）的MRI探头，并将射频场吸收能量限制在1.5～2.0 W/kg。⑤ICD患者可打开室速/室颤检测功能，但需关闭治疗功能，以免误放电。⑥MRI检查前程控询问起搏器功能，检查后重新查询起搏器功能并程控回原来的参数。在2013年ESC制定的心脏起搏指南中将普通起搏器进行MRI检查列为Ⅱb类适应证，证据级别为B。

二、MRI兼容起搏系统的应用

Medtronic公司经20年研发推出的EnRhythm MRI™ SureScan起搏器和CapSureFix MRI 5086配套导线，作为首款MRI兼容起搏系统先后被欧洲CE和美国FDA批准用于MRI环境，标志着植入式心脏电子装置进入新的时代。随后St. Jude Medical公司的Accent MRI™和Biotronik公司的ProMRI™ MRI兼容起搏系统相继问世，是目前最具代表的三个MRI兼容起搏系统。新一代起搏系统通过有效控制簧片开关、防止电磁干扰所致电重置、减少电极导线因射频场（交变频场）导致的升温并增设专用于MRI环境的起搏模式等技术革新，使得起搏器不再是MRI检查的禁忌。MRI检查时，MRI兼容性起搏模式常设置为非同步起搏模式如DOO、AOO或VOO模式，并提高输出

电压以保证安全性，检查完成后关闭MRI起搏模式并转换至正常起搏模式。Forleo等研究发现MRI检查后EnRhythm MRI™/5086起搏系统P波与R波振幅较传统起搏系统低，而起搏阈值、导线阻抗等与传统起搏系统比较无统计学差异，验证了SureScan起搏系统的安全性和有效性。2010年Wilkoff等报道了464例植入EnRhythm MRI™ SureScan起搏系统患者在1.5 T环境下行MRI的安全性和有效性的多中心、前瞻性对照研究，其中211例接受MRI，扫描前后监测和1个月后随访，所有MRI顺利完成，无MRI相关并发症发生，未发生导线阻抗、感知、起搏阈值等显著变化，亦未发生电重置或不恰当电刺激等。ProMRI/ProMRI AFFIRM Study对272例植入Entovis/Evia起搏器配合Setrox/Safio导线的MRI兼容起搏系统患者进行前瞻性研究，其中226例患者行MRI检查，随访时间3个月，未见MRI相关不良事件发生，心房/心室导线阈值和感知振幅亦未发生显著变化。上述两项研究MRI扫描部位均远离胸部。ESTIMATE研究则对36例植入EnRhythm/Advisa MRI SureScan起搏器配合5086导线的患者行心脏MRI检查，并进行长达15个月的随访，结果示MRI检查后3个月，仅3例（8%）出现心房起搏阈值升高（+0.5V），7例（19%）心室起搏阈值升高（+0.5V），余未见相关并发症发生。这些正面结果为世界各国批准MRI兼容起搏系统上市扫清了障碍。Accent MRI™起搏系统由St. Jude Medical公司生产，于2010年得到欧盟认证并在欧洲上市，目前已完成相关研究，旨在评估植入Accent MRI™起搏系统后接受MRI检查的安全性，但其研究数据尚未发表。

ProMRI三期临床研究首次评价了Biotronik公司ProMRI ICD系统接受MRI检查的安全性。170例植入ProMRI™ ICD的患者中153例接受心脏或胸椎MRI扫描，除1例患者R波振幅下降至4.7 mV，余未发现相关参数的显著变化或不良事件，证实了ProMRI ICD系统在1.5 T环境下行MRI检查是安全有效的。新近的Evera MRI研究入选新植入Medtronic公司Evera MRI兼容的ICD患者275例，按2：1随机分为接受MRI检查组（1.5 T，包括头、颈、胸部扫描）和对照组。MRI检查组在检查时无心动过速发生，检查后30天内无相关并发症发生。MRI检查组无心室起搏阈值升高＞0.5 V的事件发生，R波振幅下降≥50%的事件发生与对照组相似（0.7%对1.2%）。MRI检查组随访期间发生14次心律失常（室速/室颤）事件，均正确识别并转复。值得注意的是，即使MRI兼容ICD系统，行MRI检查时仍需将ICD治疗功能关闭，Evera系列则会在6 h后自动重启ICD治疗功能，以免不良事件发生。与MRI兼容起搏器类似，MRI兼容ICD系统亦有其专用的MRI模式，检查时MRI模式启动，检查结束时模式参数恢复至正常，实现简单易行的起搏管理。

在2013年ESC制定的心脏起搏指南中将能兼容MRI起搏器进行MRI检查列为Ⅱa类适应证，证据级别为B。指出在行MRI检查时按照制造商的产品说明书进行操作即可。

三、MRI兼容起搏系统目前存在的问题

1. 知晓率尚有待推广　长期以来，植入起搏器不能进行MRI检查已被心内科和放射科等科室医师所熟知。目前很多相关专业的医师以及广大的患者尚不知晓已经存在可兼容MRI的起搏器。更新理念需要每个植入中心进行相关人员的教育，也有赖相关学会和企业的广泛宣传。

2. 需要放射科医师的配合　目前放射学会制定的MRI检查指南仍将植入起搏器患者列为慎做MRI检查的条款。需要将兼容MRI起搏器的研究进展及临床研究的资料、证据对有关放射人员进行介绍、宣传。各个植入中心应该根据医院的具

体实际情况采取医务处协调、科室沟通、放射科技术人员的宣教等多种措施，以免放射科拒绝植入了兼容MRI起搏器的患者进行MRI检查，导致医患纠纷并影响患者相关系统疾病的诊治。

3. 植入医师术前不给患者介绍该产品　实际上，植入现有的兼容MRI起搏器会给植入医师术后管理带来一些麻烦，主要是术后进行MRI检查时需要植入医师的协调和程控等。但既然目前市场上已经存在兼容MRI的CIED，植入医师就不能因为“嫌麻烦”而不介绍这些产品，以免今后患者需要进行MRI检查时引起纠纷，这也是对患者更加“负责任”的做法，毕竟目前很多系统对疾病（如神经系统、骨关节系统和肿瘤）需要行MRI检查，而所有患者在植入CIED时并不能完全预测今后是否需要进行MRI检查。因此，建议CIED植入医师应在术前向患者介绍相关兼容MRI的CIED产品，不能因为本科的医疗行为（植入CIED）影响患者今后其他系统疾病的诊治。需要注意的是，目前植入的兼容MRI起搏器并非毫无限制地进行MRI检查，除了告知患者植入的起搏器可以进行MRI检查外，应提醒患者如果今后需要进行MRI检查，应及时联系植入医师。植入公司的担保卡上注明MRI扫描的强度、范围，以便让患者出示给需要进入的MRI检查科室医师。

4. 进行MRI检查的流程等尚有待规范、确定　虽然有相关的专家建议，包括检查前关闭CIED的感知功能、检查中严密监测患者生命体征变化、术后检查患者及CIED工作情况以及及时恢复CIED的常规设置等，但有关MRI检查过程中如何监测生命体征变化、是否需要签署知情同意书、检查过程中一旦发生意外如何处置及责任认定等尚无明确的指南建议。实际上，MRI检查室不允许常规的监测治疗设备（如心电监测及除颤器）进入，而能在MRI检查室应用的心电监护设备价格昂贵，绝大多数医疗中心不可能为此购置相关的兼容MRI的心电监护设备。

5. 现有的有关兼容MRI起搏器的临床研究尚存在缺陷　随着MRI兼容起搏系统应用的逐渐增多，其存在的问题亦日益显现。Rickard等研究发现，与传统Medtronic 5076导线相比，MRI兼容Medtronic 5086导线心室起搏阈值略高，而感知振幅较低，急性期导线脱位率亦较高（2.6%对0.6%，$P=0.05$）。Elmouchi等同样比较了5086导线与传统5076导线植入后相关并发症，结果显示5086导线心脏穿孔、心包积液、心脏压塞、电极脱位的发生率显著高于传统5076导线。此外，现有研究大多聚焦于起搏系统的安全性问题，而对于胸部MRI扫描图像清晰度是否受起搏系统伪影干扰的研究则非常少，有研究发现胸部扫描时，起搏器和导线作为金属异物，本身及其产生的伪影会不同程度遮挡病变区域。因此国内专家提出现有MRI兼容起搏系统需在限定条件下才是安全的：患者接受MRI扫描应在植入电子装置6周后；起搏阈值应≤2.0 V/0.4 ms，导线阻抗200～1 500 Ω；MRI扫描时需打开MRI“On”模式，扫描区尽量高于第1颈椎和低于第12胸椎，全身比吸收率（specific absorption ratio, SAR）≤2.0 W/kg，头部SAR≤3.2 W/kg，静磁场强度1.5 T；术中严密监护血氧饱和度和心电、可视对讲；65岁以上，有高血压、糖尿病、冠心病等卒中高危因素，有骨关节炎、脊柱相关疾病史，有肿瘤高危因素，植入起搏器前已有MRI检查史，或一般状况良好、需终生依赖起搏的年轻患者，可以考虑预先植入可兼容MRI的起搏系统。国内学者还专门针对上述三个厂家MRI兼容起搏系统应用条件做了比较（表2-7-1），以加强临床医师和CIED携带者对MRI兼容起搏系统的认识。

表2-7-1 三大厂家生产的MRI兼容起搏系统的比较

产品名称	Medtronic EnRhythm MRI™ SureScan™	St.Jude Medical™ Accent MRI™	Biotronik ProMRI™
植入部位	左前胸或右前胸	左前胸或右前胸	前胸，患者升高至少＞1.4 m
准检时间	植入后至少6周	阈值稳定后	植入后至少6周
程控参数	阈值≤2.0 V，脉宽0.4 ms 阻抗200～1 500 Ω	阈值≤2.5 V，脉宽0.5 ms	阈值≤2.0 V，脉宽0.4 ms 阻抗200～1 500 Ω，
程控模式	MRI兼容性起搏模式	MRI兼容性起搏模式	MRI兼容性起搏模式
静磁场强度	1.5 T	1.5 T	1.5 T
睡姿	仰卧位	仰卧位	仰卧位
MRI扫描模式	正常的运作模式	正常的运作模式或 一线控制运作模式	每次扫描总时间不超过30 min， 起搏系统扫描时间累计＜10 h
射频能量限制	最大梯度扭转率≤200 T/（m·s） 全身SAR≤2.0 W/kg 头部SAR≤3.2 W/kg	最大梯度扭转率≤200 T/（m·s） 全身SAR≤4.0 W/kg 头部SAR≤3.2 W/kg	最大梯度扭转率≤200 T/（m·s） 全身SAR≤2.0 W/kg 头部SAR≤3.2 W/kg

四、MRI兼容起搏系统今后的研究方向

1. *全身无限制检查部位（full body）* 现有的兼容MRI起搏器如进行MRI检查多有排除区（主要为胸部），这给需要胸部检查（如胸椎）的患者带来不便。目前各厂家都在积极进行无限制检查部位CIED的临床研究工作，有些已经在临床上使用。

2. *磁场强度3.0 T* 目前多数临床上正在使用的兼容MRI的CIED在进行MRI检查时均限制在1.5 T。而目前很多医疗机构的MRI设备均为3.0 T，这给临床上植入CIED患者进行MRI检查时带来困难，必需到有1.5 T MRI设备的中心进行检查。同样，目前各厂家也都在积极进行3.0 T的临床研究注册工作，有些产品已经在临床上开始使用。

3. *MRI检查时的“触发”模式* 现有的所有兼容MRI的CIED在需要MRI检查前都必须植入/随访医师对患者进行程控，关闭起搏器的感知功能或ICD的快速心律失常治疗功能，在MRI检查完毕后再恢复到检查前的设置。这无疑增加了植入/随访医师的工作量，也给患者进行MRI检查带来了麻烦（包括心内科医师与放射科医师需要对进行MRI检查的时间进行协调等）。今后应研发具有“触发”模式的兼容MRI起搏器，即在强磁场下（进入MRI检查室）CIED会自动转换为抗干扰模式，而待周围磁场减弱到一定程度（完成MRI检查，离开MRI检查室）后自动恢复到常规的参数设置。这无疑会给医患带来便利，也利于兼容MRI起搏器的应用和推广。

目前的主要问题是兼容MRI的CIED临床研究样本量小、随访时间相对较短以及昂贵等。随着植入MRI兼容CIED的广泛开展和植入量的增加、长期使用后临床证据的积累及装置本身的进一步革新，包括价格的下降等，相信兼容MRI起搏器应该是今后起搏市场上的标准配置。

（汪菁峰）

参考文献

[1] Sommer T, Naehle C P, Yang A, et al. Strategy for safe performance of extrathoracic MRI at 1.5T in the presence of cardiac pacemakers in non-pacemaker-dependent patients: a prospective study with 115 examinations[J]. Circulation, 2006, 114(12): 1285-1292.

[2] Martin E T, Coman J A, Shellock F G,et al. Magnetic resonance imaging and cardiac pacemaker safety at 1.5-T[J]. J Am Coll Cardiol 2004, 43(7): 1315-1324.

[3] Naehle C P, Kreuz J, Strach K, et al. Safety, feasibility, and diagnostic value of cardiac magnetic resonance imaging in patients with cardiacpacemakers and implantable cardioverters defibrillators at 1.5 T[J]. Am Heart J 2011, 61(6): 1096-1105.

[4] Del Ojo J L, Moya F, Villalba J, et al. Is magnetic resonance imaging safe in cardiac pacemaker recipients? [J]. Pacing Clin Electrophysiol, 2005, 28(4): 274-278.

[5] Naehle C P, Strach K, Thomas D, et al. Magnetic resonance imaging at 1.5-T in patients with implantable cardioverter-defibrillators[J]. J Am Coll Cardiol 2009, 54(6): 549-555.

[6] Gimbel J R, Kanal E, Schwartz K M, et al. Outcome of magnetic resonance imaging(MRI) in selected patients with implantable cardioverter defibrillators(ICDs)[J]. Pacing Clin Electrophysiol, 2005, 28(4): 270-273.

[7] Nazarian S, Halperin H R. How to perform magnetic resonance imaging on patients with implantable cardiac arrhythmia devices [J]. Heart Rhythm, 2009, 6(1): 138-143.

[8] Forleo G B, Santini L, Della Rocca D G, et al. Safety and efficacy of a new magnetic resonance imaging-compatible pacing system: early results of a prospective comparison with conventional dual-chamber implant outcomes[J]. Heart Rhythm, 2010, 7(6): 750-754.

[9] Wilkoff B L, Bello D, Taborsky M, et al. Magnetic resonance imaging in patients with a pacemaker system designed for the magnetic resonance environment[J]. Heart Rhythm, 2011, 8(1): 65-73.

[10] Bailey W M, Rosenthal L, Fananapazir L, et al. Clinical safety of the ProMRI pacemaker system in patients subjected to head and lower lumbar 1.5-T magnetic resonance imaging scanning conditions[J]. Heart Rhythm, 2015, 12(6): 1183-1191.

[11] Wollmann C G, Thudt K, Kaiser B, et al. Safe performance of magnetic resonance of the heart in patients with magnetic resonance conditional pacemaker systems: the safety issue of the ESTIMATE study[J]. J Cardiovasc Magn Reson, 2014, 16:30.

[12] Awad K, Griffin J, Crawford T C, et al. Clinical safety of the Iforia implantable cardioverter- defibrillator system in patients subjected to thoracic spine and cardiac 1.5- T magnetic resonance imaging scanning conditions[J]. Heart Rhythm, 2015, 12(10): 2155-2161.

[13] Gold M R, Sommer T, Schwitter J, et al. Full-body MRI in patients with an implantable cardioverter- defibrillator: primary results of a randomized study[J]. J Am Coll Cardiol, 2015, 65(24): 2581-2588.

[14] Rickard J, Taborsky M, Bello D, et al. Short- and long- term electrical performance of the 5086MRI pacing lead[J]. Heart Rhythm, 2014, 11(2): 222-229.

[15] Elmouchi D A, Rosema S, Vanoosterhout S M, et al. Cardiac perforation and lead dislodgement after implantation of a MR-conditional pacing lead: a single-center experience[J]. Pacing Clin Electrophysiol, 2014, 37(1): 4-10.

[16] 华伟，王欢，刘志敏，等. 可兼容磁共振检查的新型起搏器的临床应用(附两例报告)[J]. 中华心律失常学杂志，2011，15(4)：300-301.

[17] 郭涛，赵玲，李淑敏. 心脏起搏与磁共振成像[J]. 中华心律失常学杂志，2012，16(6)：471-474.

[18] 陈明鲜，肖宜超，刘启明，等. 核磁共振成像与心脏起搏器的研究进展[J]. 心血管病学进展，2014，35(3)：328-332.

第八节　心脏起搏器治疗相关心理障碍的识别、预防及处理

CIED是治疗严重心律失常或严重心力衰竭的有效方法，但由于疾病本身的严重性和这种疗法的侵入性，患者对这一治疗认识上的差异可能会产生不良的情绪反应，严重的会导致心理障碍而影响心脏起搏器疗效的转归。正确识别患者在心脏起搏器手术前后的心理障碍，对预防和处理心脏相关问题、改善治疗效果有积极的意义。本节介绍和探讨目前有关这方面的研究现状及应对策略。

一、起搏器手术相关心理障碍现状

何为心理障碍？人们在日常生活中因各种原因产生短暂的紧张、焦虑，一时的情绪低落或烦恼等情绪反应，是人对环境的适应性应激，尚不会对人们的学习、工作、家庭生活产生明显影响，其社会功能保持良好，临床上也没有明显躯体不适症状及构成可辨认的综合征。这些心理问题及情绪反应可通过自我认识调节或通过一般的谈话疏导缓解。

心理障碍是当各种因素使这种应激变得过分强烈和持久，患者的紧张、焦虑、恐惧及抑郁等不良情绪反应达到一定的程度并持续一定时间，引起患者各种躯体不适症状，这些临床症候群可明显影响或损害患者的健康及社会功能，且这种不良情绪不能自行缓解，单靠患者自身通常也不能加以克服。临床上有可资鉴别的临床综合征，如焦虑障碍、抑郁障碍、躯体形式障碍、神经症、疑病症等。患者有现实检验能力，有迫切求医的愿望。

心脏起搏器一旦植入多终身携带，这时心脏起搏器即成为保障其生命安全的重要工具，又成为一个应激源，如果患者没有正确、及时了解心脏起搏器的有关知识，或对心脏起搏器有不正确的认识，就会造成患者的心理问题甚至心理障碍。我国目前社区人群中心理障碍的发生率约4%，心脏起搏器患者心理障碍的远期发生率为10%～20%，远高于普通人群的心理障碍发生率。其表现形式以焦虑抑郁、疑病为主，它的发生与患者体质、精神、环境和术前心理干预等因素有关。术前对疾病和（或）手术恐惧害怕、焦虑不安者，术后发生率高且症状相对较重。心脏起搏器虽然帮助消除患者原来心动过缓造成的症状，但如果患者出现心理障碍，则会产生新的不适症状，影响心脏起搏器的转归和患者的生活质量。不要仅仅认为心脏起搏器挽救生命是重要的，而对之后产生的心理障碍采取轻视态度，许多患者会因心理障碍而再次忍受病痛折磨，个别患者会不顾生命再次面临危险而强烈要求取出心脏起搏器，或选择自杀，同时，患者常因自觉达不到预想中的健康状态而对手术产生怀疑，造成医患之间的矛盾。

目前，在面对患者的心理障碍问题时，相关医师因非精神心理专科，对其知识有限而往往认识不足，因而，在临床上患者的心理障碍常常被低估，造成漏诊、误治现象并不少见。

二、手术前后心理问题及障碍

植入心脏起搏器对患者来说是一重大事件，患者由于承受疾病的痛苦及对心脏起搏器治疗的不了解，害怕手术时的风险及担心手术后的并发症，同时还要承担较大的经济压力，这使患者在术前就容易表现出犹豫、恐惧、焦虑、烦躁易怒、失眠等症状。调查表明，在心脏起搏器手术前，72.6%的患者对心脏起搏器植入术不了解，81.7%的患者担心手术中的并发症，60.9%的患者担心术后丧失劳动能力，65.8%的患者担心加重家庭的经济负担。这些心理因素会使患者产生负面情绪，是导致患者拒绝手术或增加手术中疼痛等问题的重要原因。在手术后，有30%～61%的患者出现了植入心脏起搏器前没有的症状，都认为与心脏起搏器有关。问其原因，28.6%的患者怀疑手术没有做好，17.8%的患者认为心脏起搏器工作不正常，49.5%的患者经常担心心脏起搏器质量问题，12.7%的患者担心疾病发展。伴有手术后心理障碍的患者往往存在长期过分关注起搏器，期望值过高，认为心脏起搏器能帮助他解决所有问题，一旦有临床其他不适症状或疾病，都会归咎于心脏起搏器。这些术前、术后的心理问题如不及时处理是导致患者心理障碍的重要原因。在手术后短期的心理障碍研究表明，有高达35%～42.7%的患者存在焦虑，38.7%～39.9%存在抑郁，它与心脏起搏器置入术后出现的各种各样躯体症状有密切关系。

三、ICD植入后心理障碍

ICD能终止患者致命性室速和室颤，明显提高患者的生存率，应对患者的生活质量有一定改善。但植入术后由于患者对该疾病危险性认识的增加，害怕死亡的再次降临，以及放电除颤时的严重不适感，随时处于担心发作状态，再加上经济负担重等原因，ICD植入术患者伴有不可避免的精神压力，它比常规心脏起搏器更容易产生抑郁、焦虑障碍。研究表明，有高达1/2的ICD植入术后患者由于上述原因出现明显的抑郁、焦虑情绪，有40%～63%的患者这种消极情绪的影响可持续一年以上，并且患者不能自行缓解这种紧张担忧情绪。这种负面情绪会导致心理障碍，不仅造成患者各种躯体不适症状，而且会增加患者原有的恶性心律失常发生，影响患者的预后及生活质量，具有明显的临床意义。所以必须要对接受ICD植入术的患者进行早期焦虑和抑郁的评价，其心理问题需要接受特别的关注和处理。

四、心脏起搏器综合征与心理障碍

心脏起搏器综合征是指植入心脏起搏器后，由于心室起搏或房室收缩不同步，引起血流动力学不正常产生的心血管和神经系统症状和体征。Mitsui等于1969年首次报道1例植入VVI心脏起搏器的患者心室起搏时有明显不适症状，表现为头晕、胸痛、气短、面部潮红、冷汗，他们称这种情况为心脏起搏器综合征。当时作者认为这些症状是由起搏频率不正常引起，而并不知道与起搏方式有关。此后人们才逐步地认识到是由于心室起搏时房室不同步、血流动力学不正常引起。心脏起搏器综合征发生率为5%～7%，只有血压降低而无临床症状的亚临床型可达20%。近来用《症状自评量表（SCL-90）》以及《抑郁自评量表（SDS）》《焦虑自评量表（SAS）》研究表明，心脏起搏器综合征与心理障碍呈高度相关，它们的许多临床症状互相重叠，如都常有头晕、乏力、胸闷、心悸、呼吸困难、窒息感以及忧虑、紧张等。从目前生物-心理-社会模式来看，许多心脏起搏器综合征的临床实质可能就是心理障碍。实际上，由于生物模式的影响，心血管医师对心脏起搏器综合征发生率高估，对心理障碍低估，术后焦虑、抑郁症状常被忽视，易误诊为“心脏起搏器综合征”而延误治疗。所以，一些心脏起搏器综合征患者调整心脏起搏器参数后，临床症状缓解并不理想，而进行心理治疗后临床症状往往会得到很好的缓解。

五、心脏起搏器患者心理障碍的表现

以焦虑、抑郁为主要表现。在综合医院中，对焦虑的诊断和治疗是非常富有挑战性的。因为焦虑情绪非常普遍，它是人们在面临困难，或感到不利情况来临而又觉得难以应付时，产生的内心紧张不安、担心和预感的压抑体验。正常的焦虑状态能提高人们在应付困难时的能力，它常是由一定原因引起，可以理解的、适度的和相对短暂的。而病态焦虑常是不能明确焦虑原因，或引起焦虑的原因与反应不相称；引起的紧张、压抑程度超出了能够承受的能力；且这种状态不是呈短暂的适应反应，而是呈持续性的；病态焦虑更重要的表现是，其焦虑情绪及行为造成患者躯体明显不适症状，影响日常生活的应对，如产生回避和退缩等。

焦虑症是一种慢性心理障碍，60%伴有胸闷、心悸等心血管症状。这些患者对自己的健康常过分关注，对身体细微的变化反应敏感，常常根据自己一知半解的医学常识，做出不好的甚至是灾难性的解释，以致有心神不宁，或坐卧不安、惶惶不可终日。其临床表现有：①心理症状，容易担忧、紧张、着急、烦躁、害怕、不祥预感等焦虑情感为主，可伴有警觉性增高，易受惊吓，对声音过敏、注意力不能集中和记忆力减退等。②躯体症状，易出汗、头晕头痛、血压升高或不稳定、心悸、胸闷胸痛、呼吸困难需大叹气、腹胀，消化不良或腹泻、尿频或排尿困难、性功能障碍、因紧张而引起颈背部肌肉酸痛、乏力等。③运动症状，常表现为双手颤抖，严重者可有小动作增多，或静坐不能等。

抑郁是一种心境状态，以心境低落为主要特征，对平时感到愉快的活动丧失兴趣或愉快感。抑郁心境是一种人们常见的正常体验，但抑郁状态严重程度加重，持续时间较久，同时还伴有其他特征性的症状（如睡眠障碍、疲劳感、食欲减退）等，则成为抑郁障碍。

“抑郁”这一术语包括许多情况。它可以被用来描述一种心境、一种症状、一组综合征或是一个疾病实体。我们在这里指的是一组综合征或是一个疾病实体。根据它的发病严重程度以及持续时间，可分为多种类型，从闷闷不乐的隐匿性抑郁症到悲痛欲绝，甚至发生木僵状态的严重抑郁症。就像心内科的“病毒性心肌炎”有广泛的不同的发作程度。通常其症状标准是以心境低落为主要特征且持续至少2周，在此期间至少有下述症状中的四项：①对日常活动丧失兴趣，无愉快感。②精力明显减退，无原因的持续疲乏感。③精神运动性迟滞。④自我评价过低，或自责，或有内疚感，可达妄想程度。⑤联想困难，或自觉思考能力和注意力显著下降。⑥觉得生活没有意义，反复出现想死的念头，或有自杀行为。⑦失眠，或早醒，或睡眠过多。⑧食欲不振，或体重明显减轻。⑨性欲明显减退。⑩感到前途黯淡。⑪无价值感和内疚感。

以上抑郁症为中重度临床表现。临床上我们所看到的抑郁障碍通常程度较轻，主要以抑郁性神经症为表现形式，其症状标准为以持久的心境低落为主要临床相；伴有下述症状中的三项或以上：①兴趣减退但未完全丧失兴趣。②对前途丧失信心但又不悲观绝望。③疲乏无力或精神不振。④自我评价下降但愿意接受鼓励和赞扬。⑤不愿主动与人接触，但被动接触良好，愿意接受同情和支持。⑥有想死的念头但又顾虑重重。⑦自觉病情严重，但主动求治。本症是一种以心境低落为主要临床相的、病程迁延的神经症。常伴有焦虑、躯体不适和睡眠障碍。抑郁一般是轻度的，但由于迁延不愈，患者感到内心痛苦，常主动求治，日常生活不受显著影响。

还有一种诊断为隐匿性抑郁症的抑郁障碍，又名抑郁等位症，它是一种不典型的抑郁症类别。其表面是躯体障碍，实质是抑郁。临床主要表现有反复持续出现的各种躯体不适和自主神经症状，如头痛、失眠、头晕、厌食、心悸、胸闷、气短、上腹部不适、四肢麻木、全身乏力及疼痛、性欲抑制、体重下降和睡眠障碍。而抑郁等情绪症状往往为躯体症状所掩盖，反而不明显，患者往往将其不适归于心脏或其他疾病，多不找精神科医师而辗转于心内科或其他专科求诊。患者突出地诉说抑郁的躯体症状，常否认有抑郁情绪。躯体症状涉及多系统，有时不能具体准确地表达，只是含混不清地说不舒服，或者因胸闷看心内科、头痛看神经科、消化不良看消化科。但对这些患者进行深入探查，仍能发现其心境不良、失去愉快感、消极观念、多顾虑，对过去的爱好丧失兴趣等情绪抑郁症状，并常发现有疑病先占观念，如怕有冠心病、心肌梗死或心力衰竭。

六、心脏起搏器患者心理障碍的诊断

诊断心脏起搏器患者心理障碍可从以下几点考虑。

（1）认知方面。过多关注心脏起搏器工作状态，对自身一些轻微的症状表现出过度敏感，一有不适症状就怀疑心脏起搏器发生故障。

（2）人格基础。易敏感多疑、多思多虑、遇事常拿得起但放不下。

（3）心理情感方面。易担心害怕、紧张焦虑、烦躁激动，或情绪低落抑郁，严重者可有无用感、无望感，自我评价过低等。

（4）行为方面。睡眠障碍较突出，包括失眠、易醒、多梦；精力减退，无明显原因的疲乏；易受惊吓、怕吵闹、对声音过敏；严重者对人对事缺乏兴趣，想哭或易哭泣。

（5）智力方面。思维迟钝，记忆力减退；注意力不能集中，叙述表达不清晰。

（6）躯体症状

1）首先是心血管系统表现，胸闷不适、非心脏性胸痛、咽部梗阻感、阵发性心悸、心跳加快，血压不稳定、易上下波动等。

2）可伴有其他多系统症状：①自主神经、肌肉感觉系统，头痛头晕、肌肉不适或疼痛、四肢发麻、双手颤抖、易出汗、视物模糊。②泌尿生殖系统，尿意频数、性欲下降。③呼吸系统，窒息感，喜欢大叹气。④消化系统，食欲减退、无饥饿感、口干、便秘、易腹胀消化不良，可有体重减轻。

（7）实验室检查发现所引起的临床症状与实际检查结果不符。

在诊断中，上述临床表现可以组合出现。没有抑郁焦虑主诉，并不能除外心理障碍的存在。需要注意的是，与大多数到综合医院就诊的心理障碍患者一样，心脏起搏器植入患者他们有心血管疾病的先占观念，他们常常拒绝承认或和医师讨论心理障碍问题。所以，在了解患者的病情时，不要直截了当询问患者的心情如何，这样会引起患者的误解和抵触，而应从患者的行为方面以及其他多系统症状方面了解病情，这与心理咨询门诊询问诊断心理障碍的方式不同。另外，诊断心理障碍仍然需谨慎，在目前情况下，作为非精神科医师给这类患者的诊断以焦虑抑郁状态为宜，同时仍要十分注意心脏起搏器本身或由其他疾病带来的问题，做出正确的病情估计和诊断。

近来，针对心内科心理障碍发病率有不断增长趋势，2014年我国发布了《在心血管科就诊患者的心理处方中国专家共识》，文章中就如何识别心内科中存在的心理障碍，建议给予心理量表的筛查，共推荐4个量表：《躯体化症状自评量表（SSS）》《患者健康问卷9项（PHQ-9）》《广泛焦虑问卷7项（GAD-7）》以及《综合医院焦虑抑郁量表（HAD）》。如果患者存在以下3个问题中的2个，就有必要给予量表的筛查：①是否有睡眠问题，已经明显影响白天的精神状态或需要用安眠药助眠？②是否容易紧张不安，或精力下降？③是否有明显其他身体多系统的不适。但量表不能作为心理障碍的诊断，只能作为帮助识别心理障碍之用。

七、心脏起搏器心理障碍的预防

心脏起搏器置入术前出现焦虑、抑郁情绪的原因可能是多方面的，故心理治疗应作为安装心脏起搏器患者手术前后的辅助治疗措施之一。

手术者应在术前根据心脏起搏器植入患者的心理反应特点，结合自己的临床经验，耐心热情、明确地解释疾病的病因、发展、预后情况，对其做适当的解释。与患者及患者亲属交谈，使患者及亲属能理解心脏起搏器的意义及方法。

（1）耐心讲解心脏起搏器安装的必要性，客观介绍手术能给患者带来什么帮助，解决什么问题。一定要实事求是，不要夸大，不然会误导患者认为心脏起搏器可以解决心脏病的“所有问题”，当术后没有出现患者认为可能出现的治疗“奇迹”时，便发生心理失衡。

（2）了解患者对安装心脏起搏器的看法，据此讲解手术的基本步骤和有关手术情况，针对性地消除患者的疑虑。指导患者放松情绪，可介绍同病室内安装心脏起搏器的患者与其进行交流，解除思想顾虑及紧张的情绪。

（3）要告诉患者术中的一些不适感觉，怎样配合及注意事项。一切操作过程均在透视下进行，手术安全性高，操作过程中发生意外极为罕见。

（4）植入心脏起搏器后，要告诉患者心脏起搏器质量日益完善，发生故障的概率极低。

（5）鼓励患者像健康人一样工作和生活，除此之外，也可积极参加不太剧烈的活动，如旅游、骑自行车、舞蹈、跑步和游泳等。

（6）对存在抑郁、焦虑、恐惧等心理的患者进行心理指导和心理治疗，必要时给予药物治疗。

（7）建立完善的患者档案和心理支持系统，健全随访制度。

这些交流和措施很重要，对促进安装心脏起搏器患者迅速全面的康复、避免手术后心理障碍的发生、提高日后生存质量有很大帮助。

八、心脏起搏器心理障碍的治疗

焦虑与抑郁症状可采用药物治疗，心理治疗，系统松弛、焦虑控制训练等行为治疗以及认知疗法等，多数患者治疗效果良好。现对药物治疗做一介绍。

1. 抗焦虑紧张及镇静催眠药　以苯二氮䓬类（BDZ）为主，小剂量起到抗焦虑紧张作用，较大剂量则起到镇静催眠作用。艾司唑仑（舒乐安定），1～2 mg/次，每天2～3次，口服；阿普唑仑（佳静安定），0.2～0.8 mg/次，每天2～3次，口服；地西泮（安定），2.5～10 mg/次，每天2～4次，口服。非苯二氮䓬类的抗焦虑药：丁螺环酮，5～10 mg/次，每天3次，口服；苯巴比妥（鲁米那），15～30 mg/次，每天2～3次，口服。镇静催眠常用药有：三唑仑（海乐神），0.25～0.5 mg；艾司唑仑，1～2 mg，睡前口服；氯硝西泮（氯硝安定），1～2 mg，睡前口服；咪达唑仑（速眠安），7.5～15 mg，睡前口服；佐匹克隆（亿梦返），7.5 mg，睡前口服。

2. 抗抑郁药　抗抑郁治疗的原则为个体化合理用药，采用最小有效剂量，逐步递增，使不良反应减至最小，提高服药依从性。小剂量疗效不佳时，根据不良反应和耐受情况，增至足量（有效药物上限）和用足疗程（>4～6周）；如无效，可考虑换药（同类另一种或作用机制不同的另一类药）。尽可能单一用药，足量、足疗程治疗。一般不主张联用两种以上抗抑郁药。

必须说明的是，除了在治疗前给患者解释病情外，在用药前也要向患者及家人阐明药物性质、作用和可能发生的不良反应及对策。给予这类治疗药物是患者未料到的或不希望的，所以，要向他们说明用此药的理由以取得理解，争取他们的主动配合，能遵嘱按时按量服药，治疗期间密切观察病情和不良反应并及时处理。

传统的抗抑郁药物为三环类（TCA），其主要的药理作用是突触前抑制作用。TCA能阻断去甲肾上腺素（NE）和5–羟色胺（5-HT）的再摄取，使突触间隙NE和5-HT含量升高。TCA同时也能阻断其他多种受体如组胺受体、毒蕈碱受体等。它的副作用也因阻断其他受体而产生（头晕、乏力、嗜睡、口干、便秘等）。由于大剂量的TCA可对心脏产生明显的心律失常副作用，所以，TCA在心内科使用也需谨慎，但小剂量仍然是安全的。常用的有多塞平（多虑平），12.5 mg/次开始，每天2次，逐渐加量，每天可使用50～75 mg，起效时间1～2周。

5-羟色胺再摄取抑制剂（SSRI）是近年来研制和开发的一类新型抗抑郁药，主要药理作用为选择性抑制5-HT再摄取，使突触间隙5-HT含量升高而达到治疗目的。临床使用特点：抗胆碱能不良反应较小，对心血管及肝肾功能影响小，镇静作用轻，患者耐受性好，依从性高，服用方便，尤其可在心内科中安全使用。因镇静作用小，多可白天服用，如出现倦睡乏力可改在晚上服。为减轻胃肠刺激，通常在早餐后服药。常用的有氟西汀，20 mg/次，每天早上服用1次；帕罗西汀，10～20 mg/次，每天早上服用1次；舍曲林，50 mg/次，每天早上服用1次。

5-羟色胺再摄取抑制剂副作用主要有恶心、厌食、腹痛、口干、腹泻以及头晕、多汗、紧张、震颤、焦虑、性功能障碍等。5-羟色胺再摄取抑制剂起效时间较慢，通常要2～4周才能改善患者症状。疗程结束尽量缓慢减药，以避免撤药反应。

5-羟色胺及去甲肾上腺素再摄取抑制剂（SNRI）文拉法辛（万拉法新）为现有的SNRI唯一品种。主要药理作用是具有NE和5-HT双重再摄取抑制作用，起效快，在服用后1～2周内见效。用法：缓释胶囊每天75mg或150mg，每天服1次。

对NE和5-HT的传导均有增强作用的新型抗抑郁药（NaSSA）米塔扎平（米氮平），药理作用：①阻断α_2肾上腺素受体，提高大脑NE水平。②阻断5-HT，增强放电率，促进5-HT的释放，升高大脑5-HT水平。③抑制$5\text{-}HT_2$和$5\text{-}HT_3$受体，从而可避免某些抗抑郁药如SSRI的副反应。有良好的抗抑郁作用及抗焦虑作用，尤其适用于抑郁伴焦虑及睡眠障碍的抑郁症及老年抑郁症。常见不良反应有镇静、嗜睡、头晕、疲乏、口干以及食欲和体重增加。用法：15～30 mg/次，每晚睡前口服。

复合制剂氟哌噻吨美利曲辛片（黛力新）为一种小剂量的抗精神病药氟哌噻吨与小剂量三环类抗抑郁药美利曲辛的合剂，其药理作用是两种成分综合作用的结果。主要表现在提高突触间隙多巴胺、NE及5-HT等多种不同神经递质的含量。两种成分在治疗作用方面有协同效应和副作用的拮抗效应，能有效地抗焦虑及抗抑郁，改善躯体症状。其起效快，副作用小。用法：每天2片，早晨一次顿服或早晨及中午各服1片。

大多数抗抑郁药物都具有抗焦虑作用，对混合性抑郁焦虑能起到一定治疗效果。另外，有时心血管专科医师诊断心脏起搏器患者是否有心理障碍比较困难，但如果怀疑患者的症状有焦虑抑郁参与，可给予抗焦虑抑郁药物的诊断性治疗。

在诊断治疗中，如果发现患者抑郁严重有自杀倾向或治疗困难，需及时向精神科转诊。

抑郁往往是一个慢性、易复发的疾病，应有一个全病程治疗的概念。可分为急性期治疗、巩固期治疗和维持期治疗。

（1）急性期治疗。急性期治疗的目标为控制症状，尽量达到临床痊愈。药物治疗一般1～2周开始起效，治疗的有效率与时间呈线性关系。如果患者用药治疗6～8周无效，应改用其他作用机制不同的药物。

（2）巩固期治疗。经过急性期治疗后，患者症状已基本缓解，社会功能逐步恢复，此时不应马上减药，应维持较大药物剂量，巩固治疗一段时间，辅以相应的心理治疗。从症状完全缓解起应持续巩固治疗4～8个月。

（3）维持期的治疗。维持期治疗的目标是预防复发。患者经过急性期和巩固期的治疗，症状得以控制，社会功能进一步恢复，对疾病有所认识，并意识到治疗的必要性，此时可开始减少药物用量。

附1：

案例一 心脏起搏器患者心理障碍的识别及治疗

患者，女，70岁，退休，但仍在工作。原为“三度房室传导阻滞，伴间歇性房颤”，安装心脏起搏器9年，因心脏起搏器电能耗竭更换心脏起搏器两个月，更换后患者感到时有心悸，胸闷要大喘气，胸闷严重时甚至有憋死感。怀疑心脏起搏器问题，但心脏起搏器程控显示心脏起搏器工作状态良好，历史纪录有短阵心动过速，告知患者心脏起搏器工作良好，同时给予美托洛尔口服治疗。2周后患者复诊仍然感到上述不适，患者就诊时面部表情较紧张，讲话较多，语速较快，这时她又怀疑自己是不是得了心肌炎，但相应检查也未发现问题。医师考虑患者这些症状可能由精神因素引起，但患者矢口否认；询问其睡眠问题，患者回答尚可，可睡四五个小时，但进一步询问，患者述说经常做噩梦，有时会从梦中惊醒。躯体症状除心悸、胸闷等心血管症状，还有其他多系统症状：有胃痛、消化不良、颈背和腰部肌肉酸痛、头晕头痛、手脚麻木发抖，有时走路会腿发软、咽部常有不适感、容易疲劳和视物模糊等。情绪上易波动，多思多虑、易伤心，遇事容易紧张，对声音过敏。

用Zung心理自评量表评分，SAS为45分，SDS为32分。考虑患者有焦虑抑郁症状，给予氯西汀20 mg口服，多塞平12.5 mg晚上睡前口服，舒必利0.5 g，每天2次口服。2周后再次复诊，患者上述症状明显缓解，治疗一个半月后患者症状基本消失，SAS下降为25分，SDS下降为22分。

案例二 植入ICD患者心理障碍的识别及治疗

患者，男，67岁，因“扩张型心肌病，心功能不全，室性心动过速伴休克”植入ICD。手术后半年随访中，患者没有再发作过室性心动过速，但患者始终担心自己预后不良，情绪不佳，容易悲观。因室性心动过速没有发作，患者怀疑ICD植入的必要性。但手术7个月后患者室性心动过速再次发作，ICD及时复律成功，这时患者对ICD植入的必要性能够认同，但患者又有了新的担忧，除了随时担心室性心动过速发作，ICD复律时的不适感觉，还要担心如果室性心动过速反复发作，ICD放电过频会使其使用寿命缩短，更换ICD又是一笔沉重的经济负担。

之后一个月患者情绪进一步低落，同时出现睡眠障碍、全身乏力、头晕。室性心动过速发作、ICD电击更加频繁，一个月可出现4次。考虑到患者情绪低落可能与室性心动过速发作频繁有关，给予Zung心理自评量表评分，SAS为44分，SDS为43分，诊断患者为焦虑抑郁。给予氯西汀20 mg口服，多塞平12.5 mg睡前口服，同时进行心理疏导安慰。治疗一个月后患者情绪明显好转，睡眠改善，乏力减轻，室性心动过速停止发作。两个月后患者SAS下降为23分，SDS下降为32分，坚持一年抗焦虑抑郁治疗，上述情况未再发生，患者情绪保持良好。

附2：

躯体化症状自评量表

姓名________性别________年龄________评定日期________电话________________

受教育程度________职业________病程________所用药物________________________________

（您发病过程中可能存在下列各种症状，如果医师能确切了解您的这些疾病症状，就能给您更多的帮助，对您的治疗有积极影响。请您阅读以下各栏后，根据您发病过程中的实际情况在对应的分值上打钩） 注意：每次就诊请务必携带此量表，以便医师比较判断治疗效果

存在的症状	没有	几天（轻度）	一半天数（中度）	几乎每天（重度）
头晕、头痛、头胀或脑鸣	□	□	□	□
睡眠障碍（入睡困难、多梦、易惊醒、早醒、失眠）	□	□	□	□
常感到疲劳乏力、精力减退	□	□	□	□
情绪不佳、兴趣减退	□	□	□	□
心血管症状（心慌、胸闷、胸痛、气短）	□	□	□	□
遇事容易紧张不安或控制不住的担忧害怕	□	□	□	□
遇事容易多思多虑，或容易产生消极想法	□	□	□	□
较以往不易集中精力、注意力下降或记忆力减退	□	□	□	□
胃肠道症状（腹胀、腹痛、食欲下降、便秘、腹泻、口苦）	□	□	□	□
肌肉酸痛（颈部、肩部、腰部、背部）	□	□	□	□
容易悲伤或伤心哭泣	□	□	□	□
手脚或身体某部发麻、刺痛、抽搐	□	□	□	□
视物模糊、短期内视力下降	□	□	□	□
遇事易激动烦躁、坐立不安或对声音过敏	□	□	□	□
强迫感（强迫思维、强迫行为）	□	□	□	□
肢体易出汗颤抖或忽冷忽热	□	□	□	□
反复关注健康问题、经常会担心自己或家人生病	□	□	□	□
常感到呼吸困难或憋闷、喜大叹气	□	□	□	□
咽部不适、喉咙有阻塞感、鼻塞或耳鸣	□	□	□	□
反复出现不明原因的尿频、尿急或会阴部不适	□	□	□	□

评分：没有1分；轻度2分；中度3分；重度4分（37分以上为阳性界值）。总分________

制表人：上海交通大学医学院附属仁济医院 心内科 毛家亮

（毛家亮）

参考文献

[1] 杨菊贤，陈玉龙. 内科医生眼中的心理障碍[M]. 上海：上海科学技术出版社，2007.
[2] 吴文源，季建林. 综合医院精神卫生[M]. 上海：上海科学技术文献出版社，2001.
[3] 竺燕，杜慧芳，陈雪梅. 人工心脏起搏器安装术后患者的心理问题分析[J]. 中华临床医学研究杂志，2006，12(15)：2049.
[4] 刘秋鸣，李萍，徐芒华，等. 心脏起搏器携带者心理状况及影响因素的分析[J]. 上海护理. 2002，2(2)：8-10.
[5] 杨海涛，祁述善，沈向前，等. 心脏起搏患者术前心理状况及其心理干预的作用[J]. 中国心脏起搏与心电生理杂志，2003，17(3)：189-191.
[6] 宋镇，贺军，孙国良，等. 心脏起搏器植入术后患者的体能及心理康复[J]. 中华心律失常学杂志，2003，7(6)：382.
[7] 王东平，卫世强，张三林，等. 心脏起搏器置入患者心理影响因素调查分析[J]. 实用医药杂志. 2006，23(8)：982-984.
[8] 文书银，邓小健，周方明，等.心脏永久心脏起搏器安置后抑郁症39例临床分析[J]. 心血管康复医学杂志，2005，14(1)：21-22.
[9] 黄英，费翔，任玉英，等.永久性心脏起搏器植入患者术前焦虑情绪的调查[J]. 解放军护理杂志，2006，23(8)：34-35.
[10] 陈亚娣，陈君柱，姜乾金. 永久性心脏起搏器植入患者心理卫生状况及相关因素[J]. 中国心理卫生杂志，2003，17(6)：393.
[11] 中国康复学会心血管病专业委员会，中国老年学学会心脑血管病专业委员会. 在心血管科就诊患者的心理处方中国专家共识中华心血管病杂志，2014，42(1)：6-13.

第三章

普通心脏起搏器术后管理

相对于ICD、CRTP、CRTD，普通心脏起搏器的术后管理相对简单、方便。但由于普通起搏器植入数量多，临床应用范围广（不同等级医院都在植入），因此，普通起搏器术后管理是更常遇到的临床问题。本章就单、双腔及频率应答起搏器术后管理、术后常见并发症处理、起搏器综合征的诊治、特殊临床情况下的装置管理和判断起搏系统功能正常与否的常用方法等进行阐述。

第一节 SSI（R）起搏器术后管理

随着经济水平、患者对生活质量要求及植入医师认识和技术水平的提高，国内植入SSI（R）起搏器的比例在逐年下降，从2009年的48%下降到2014年的32%（来自中华医学会心脏起搏电生理分会的资料），已接近欧美水平。虽然如此，但SSI（R）起搏器仍然是国内某些较不发达地区主要的起搏器类型，针对这些患者的术后管理仍然是很重要的临床问题。依据起搏电极导线放置在右心室还是右心房，SSI（R）起搏器分为VVI（R）和AAI（R）两种。

一、VVI（R）起搏器术后管理

（一）患者的管理

很多植入VVI（R）起搏器的患者为持续心房颤动及老年患者，不少患者都合并心血管及其他系统疾病，术后应注意对这些患者本身合并的疾病进行管理。

（1）如为持续性房颤患者，应根据CHA_2DS_2-VASc评分，决定是否使用抗凝药物，包括华法林及其他新型抗凝药物，前者要注意监测INR。

（2）不能忽略对这些患者原发疾病的治疗，包括冠心病、高血压、瓣膜性心脏病和心力衰竭等的综合治疗。另外，对房颤患者，由于VVI（R）起搏器的保驾，这些患者在使用节律或室率控制的药物（如β受体阻滞剂等）时，可不必顾虑患者心率的下降，只要患者的血压等能够耐受。

（3）针对起搏依赖的患者，要定期随访心脏超声和患者的临床表现。约20%的患者会逐渐出现气急、乏力等心脏功能下降的临床表现，统称为起搏器综合征。当然，考虑起搏器综合征诊断的前提是存在足够高比例的心室起搏（至少>40%），否则心功能下降的原因难以归咎于心脏起搏本身。有关起搏器综合征的诊治详可参见本章第五节。

（二）器械本身的管理

对脉冲发生器电池及导线完整性的监测和随访与其他CIED系统并无区别，详见本书相关章节。另外，由于VVI（R）起搏器仅包含了基本起搏频率及心室不应期两个时间周期，因此，其程控随访显得比较简单。需要注意的事项包括以下几个方面。

1. 起搏频率的设置　①针对持续房颤伴偶发长RR间期而植入VVI起搏器的患者，预计心室起搏比例较低，因此，可采用出厂值（60 bpm）或更低的起搏频率设置以减少心室起搏或融合波的发生。②针对持续房颤或窦性心率伴三度AVB的患者，已有研究证明VVI（R）在生活质量改善、活动耐量等诸方面优于VVI。因此，建议将频率应答功能开启，并将起搏频率适当提高以弥补房颤时心房对心室充盈作用较弱导致的心输出量下降。例如可将白天起搏频率调至70 bpm，而夜间频率下调为50～60 bpm，如此，可在提高患者心输出量的同时避免夜间过快起搏心率。③针对SSS伴/不伴高度房室传导阻滞患者，应降低起搏频率，鼓励自身窦性心律或自身经房室交界下传的心室激动，以减少右室被起搏的机会，从而避免长期右室起搏的弊端。④针对冠心病患者，应适当降低起搏频率，因为慢心率可降低心肌的每分钟总耗氧量，同时可使每个心动周期的舒张期相对延长，增加心肌的血流灌注时间。详见本章第六节。⑤针对心力衰竭患者，适当提高起搏频率有助于心输出量（心输出量＝每搏量×心率）的增加，详见本章第六节。

当然，针对起搏频率调整的前提是患者依赖心脏起搏（心房或心室），否则单纯调整起搏频率的临床意义有限。

2. 滞后（hysteresis）频率或睡眠/休息频率的开启　针对三度AVB患者，应关闭滞后频率，但可根据患者的临床情况选择开启睡眠/休息频率。对于不需要心室完全起搏依赖的患者，可选择性开启滞后频率以鼓励自身激动，并能节约脉冲发生器电能。图3-1-1和图3-1-2所示分别为滞后功能的程控界面和滞后功能工作时的起搏通道标测。

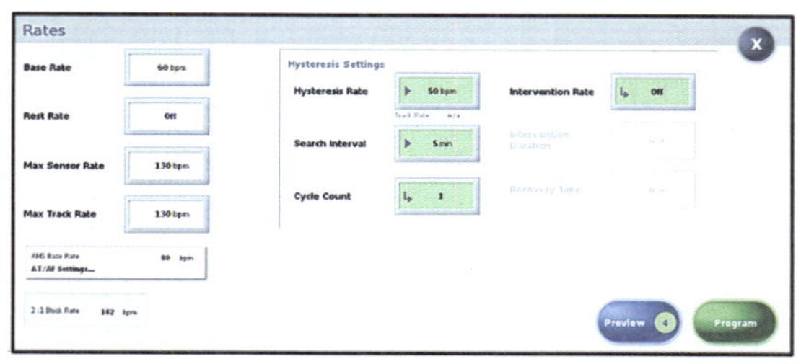

A

B

图3-1-1　滞后频率的程控界面

A. St.Jude Medical公司产品；B. Medtronic公司产品

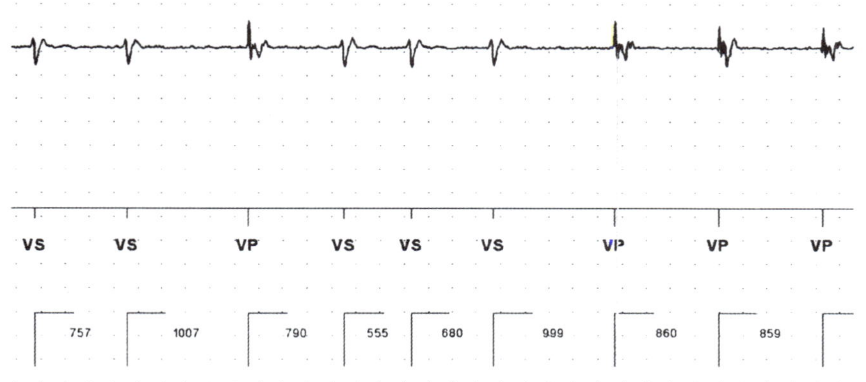

图3-1-2　滞后功能工作时起搏通道标测

上图为心房颤动，VVI起搏心电图，可见心室带动良好；下图为相应的起搏通道标测图。显示VP-VP间距为857 ms（70 bpm），而VS-VP间距为1 000 ms（60 bpm），为滞后现象。VP，心室起搏；VS，心室感知

开启滞后频率或睡眠/休息频率后，需要注意其起搏心电图的解读，避免将滞后频率等误判断为起搏器功能故障（过感知）。滞后与感知功能障碍的区别点：滞后只发生在自身QRS波后，且滞后间期固定，而感知功能障碍不具备这两个特点。图3-1-3所示为滞后和感知功能障碍时起搏心电图的不同。

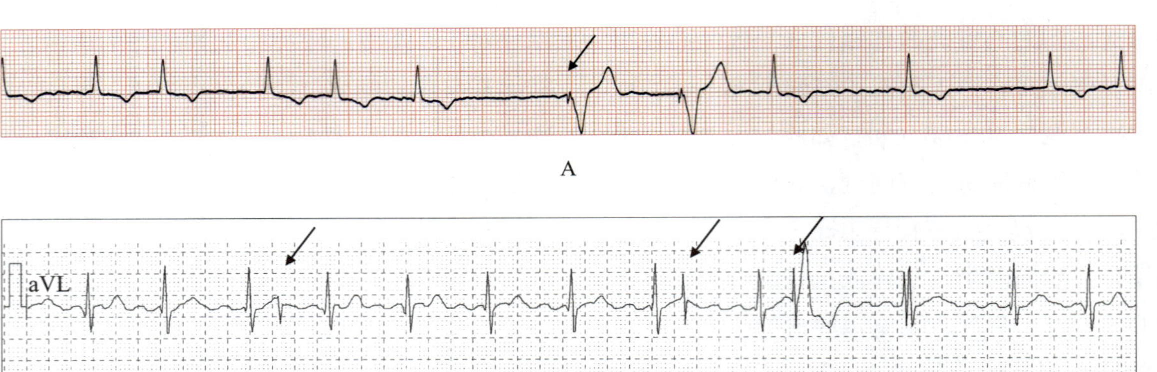

图3-1-3　滞后和感知功能障碍时的起搏心电图

A. 正向滞后心电图，长间歇发生在VS后（箭头所示），VP-VP快于VS-VP；B. 感知不良心电图，箭头所示均因感知不良而发放起搏脉冲，第1、2个箭头处的起搏脉冲均因在心室不应期而未能夺获心室，第3个箭头处的起搏脉冲因脱离心室不应期而将心室夺获

睡眠和休息频率都是在固定的时间段出现起搏频率的下降，且持续相当长的一段时间，易与感知功能障碍鉴别。图3-1-4所示为一名患者睡眠频率工作时的Holter结果。

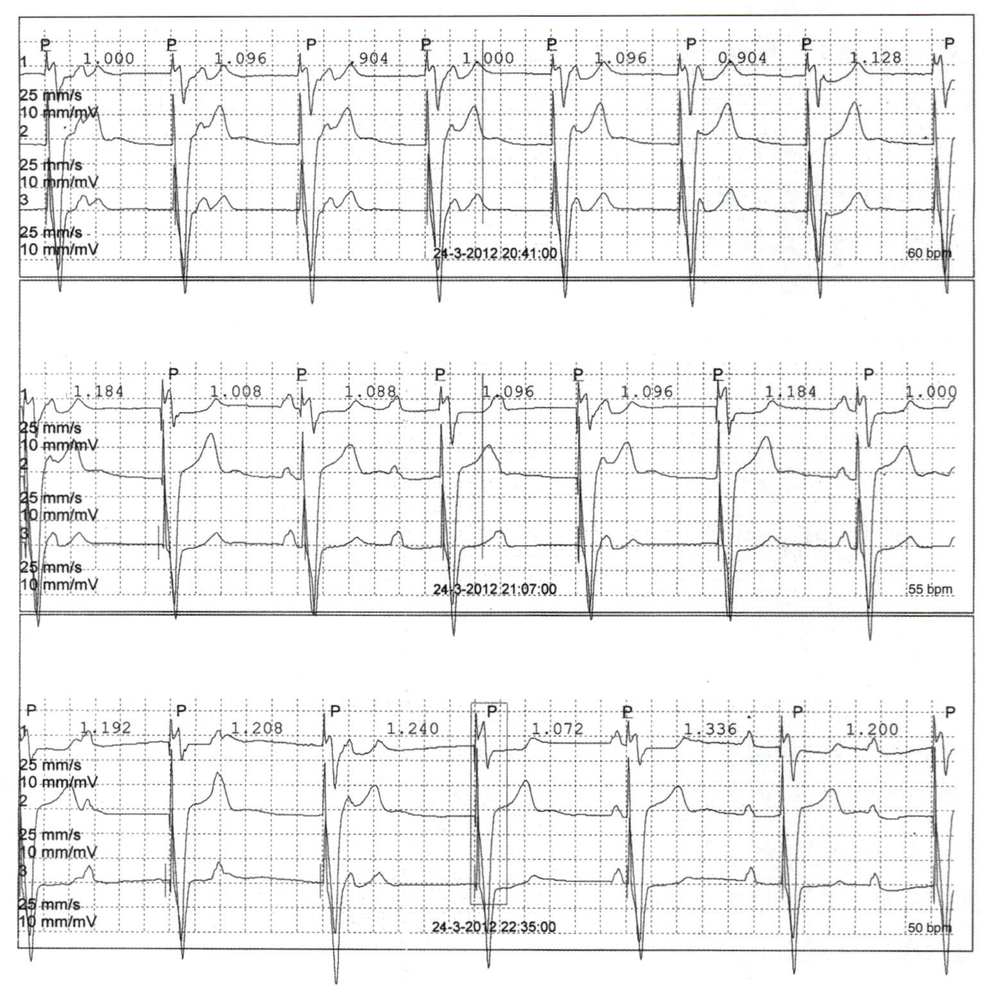

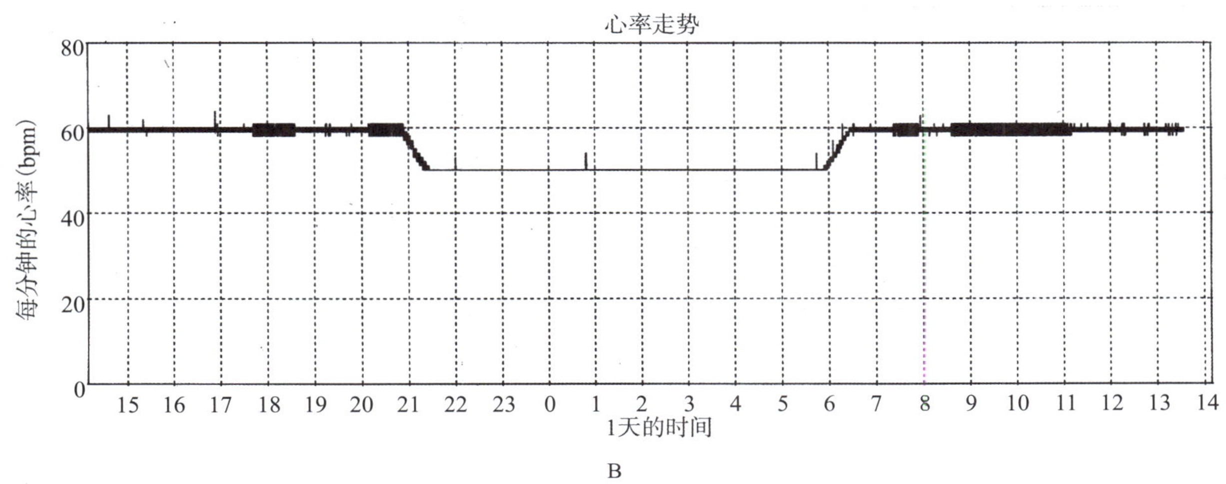

B

图3-1-4 睡眠频率工作时的心电图（一位三度AVB患者植入VVI起搏器的Holter记录）

A. 上、中和下图分别显示起搏频率为60 bpm（日间起搏频率）、55 bpm（下降过程中的起搏频率）和50 bpm（夜间起搏频率），对应的时间分别为20:41、21:07和22:35；B. 同一患者的心率趋势图，显示夜间起搏频率自21:00由60 bpm逐渐向50 bpm（睡眠频率）过渡，而在晨起6:00后逐渐由50 bpm的睡眠频率向60 bpm的日间频率过渡

3. 阈值管理 在起搏的诸多参数中，阈值可能是最重要的一个，尤其是针对起搏依赖患者。目前在临床上使用的多数起搏器都具有心室阈值管理功能，少部分同时具有心房阈值管理功能。图3-1-5所示为开启阈值管理的程控界面图。其具体的算法可参阅相关专著，本书不在此赘述。

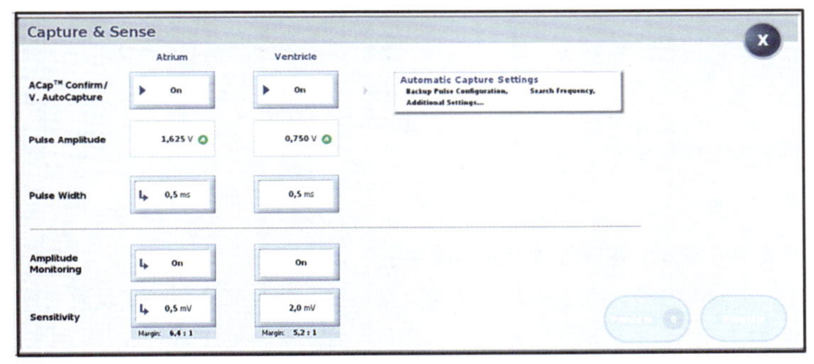

A

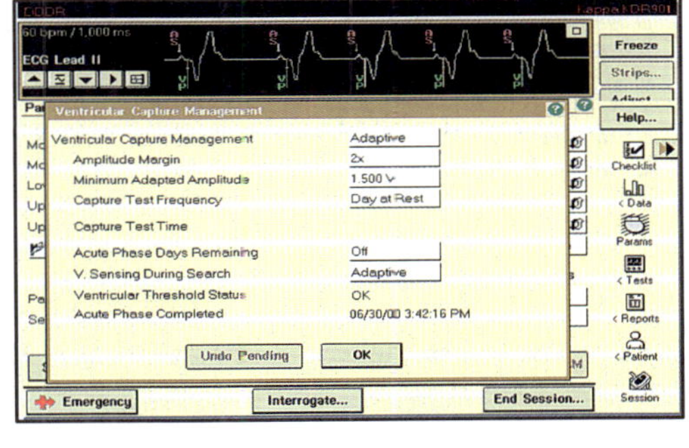

B

图3-1-5 心室阈值管理程控界面

A. St.Jude Medical公司产品；B. Medtronic公司产品

开启阈值管理需要注意的事项：①多数心室阈值管理功能都是默认开启的，植入后就可以自动工作，不需要进行调整。②随访时可打开程控界面，观察实时起搏阈值和心室实际电压输出的数据（图3-1-6）。③如植入的起搏器具有心室阈值管理功能，通常不需要再在随访（术后3个月左右）时调整输出电压。④注意避免融合波的出现，尤其是植入St. Jude Medical公司产品时，融合波会导致备用脉冲的发放，如非常频繁，反而导致耗电增加（每一跳融合波使起搏器判断为失夺获的话，起搏器会在之后发放4.5 V&5.0 V的备用脉冲保证起搏）。⑤某些公司的产品，如St. Jude公司的心室阈值管理产品，在随访时应测试ER波，如不能满足条件，则要关闭自动阈值夺获功能（autocapture）。一般第一次打开时需要做ER波测试，随访时需要查看阈值趋势图，如果发现频繁的高输出，则需要重新进行ER灵敏度设置测试，或者关闭自动阈值管理功能。

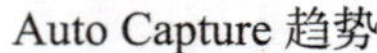

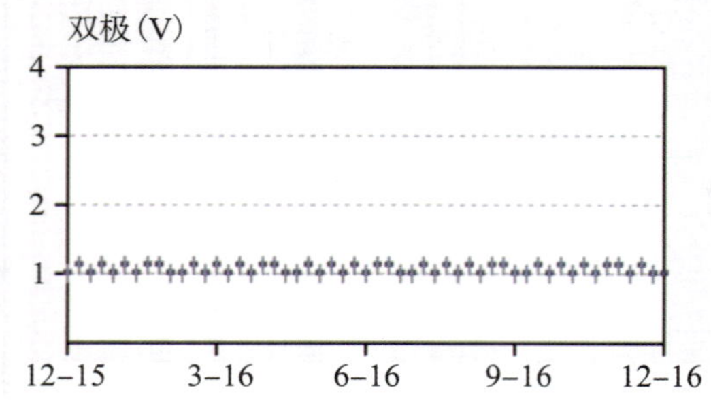

图3-1-6 心室起搏阈值趋势图

每周的最小、最大及中间值会被绘制在一个52周的阈值数据图里，实际输出电压就是在测量的阈值基础上加0.25 V

图3-1-7所示为Medtronic公司心室阈值管理工作时的起搏心电图。分析起搏心电图时应注意。

4. 感知功能的管理 感知也是一个重要的参数，虽然不及其在ICD的重要性。随访时需要测定自身R波的振幅，然后决定感知灵敏度的设置（通常为其1/2或默认值2.5 mV）。过感知会导致不起搏，感知不良会导致过度起搏。

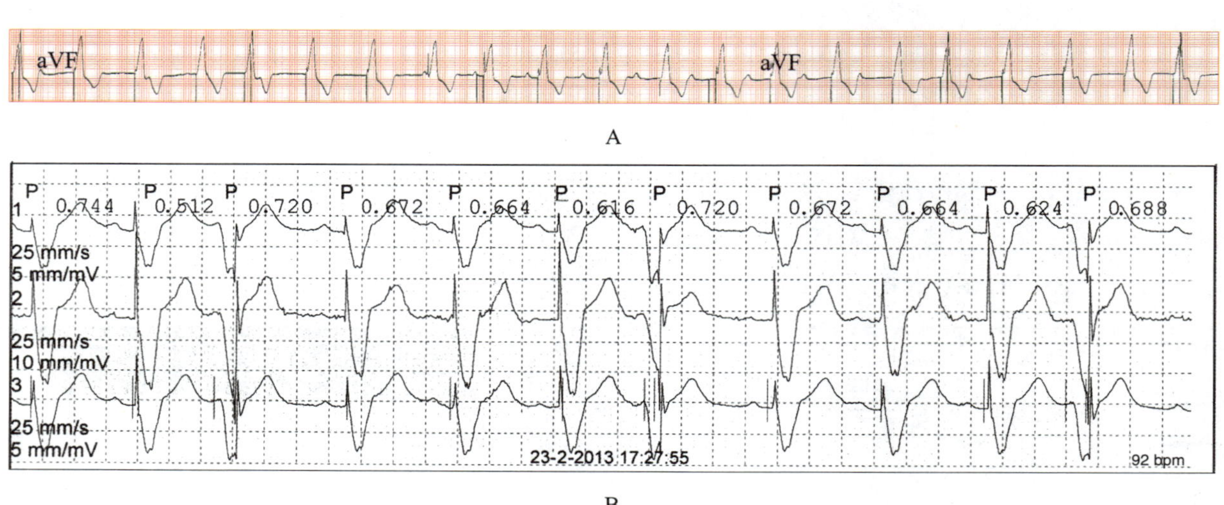

图3-1-7 VVI起搏模式下心室阈值管理工作时的心电图

A. 常规心电图；B. Holter检查时。显示心室阈值搜索时的起搏心电图，每三个较长间期心室起搏脉冲后间隔有一较短间期的双脉冲起搏

即使因感知不良脉冲发放在R波的易损期上，通常感知不良也不会造成有临床意义的事件。实际上，心室感知不良刺激脉冲导致VT/VF在临床上罕见。DFT“shock on T”诱发室颤的能量为1 J。如果按50 Ω除颤阻抗计算，则1 J的电压约为100 V，远高于通常起搏器设定的3 V左右的起搏输出电压。当然，如果患者存在心肌缺血、药物（如Ⅰa类和Ⅲ类抗心律失常药物等）、严重电解质紊乱（如低血钾等）等，发放在易损期上的起搏脉冲则有诱发VT/VF的可能性，只是在临床上罕见（图3-1-8）。

过感知引起的无起搏则需要引起临床重视，尤其是起搏依赖患者。因此针对起搏依赖患者，感知灵敏度不要设置太高，以避免误感知的发生。

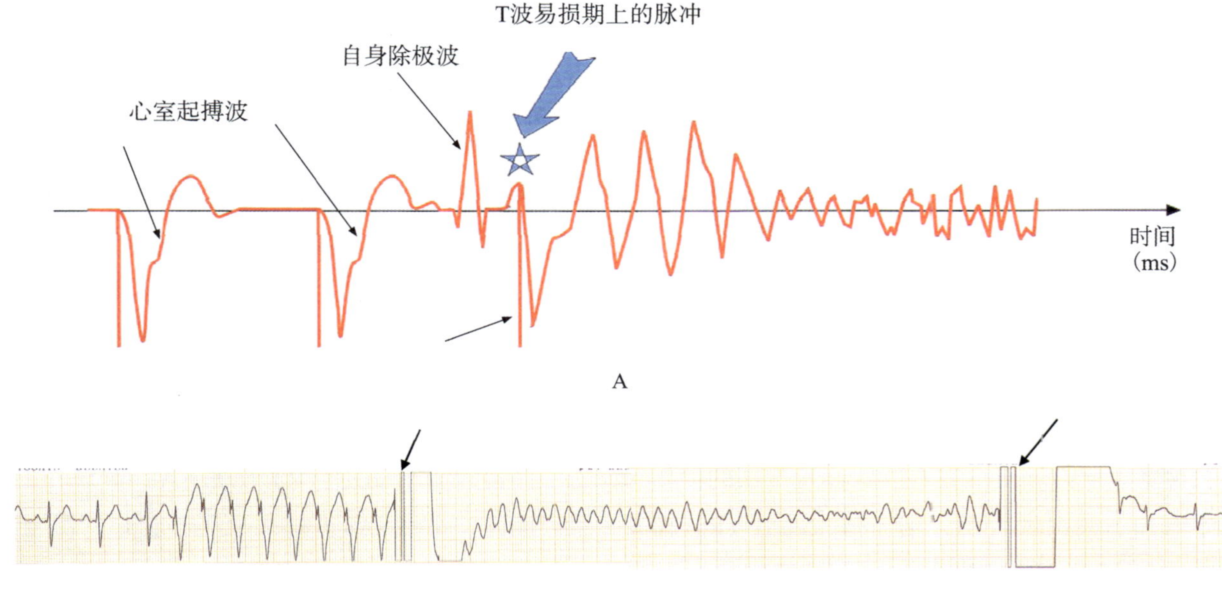

图3-1-8 起搏脉冲发放在T波上

A. 脉冲发放在T波易损期上导致恶性室性心律失常示意图；B. ICD的shock on T诱发室颤

5. 阻抗 是判断导线完整性及导线与脉冲发生器连接可靠性的最重要指标。很多时候即刻测试阻抗均在正常范围内，但长期阻抗可能会发现间歇性的问题（增高或降低），这对判断起搏系统的功能非常重要，应注意观察阻抗的长期趋势图（图3-1-9）。针对阻抗的变化协助判断导线绝缘层损坏（阻抗下降）或导体断裂或与脉冲发生器连接间歇出现问题（阻抗升高），并根据具体原因进行处理。通常需要再次手术更换导线或旋紧导线与脉冲发生器的连接。

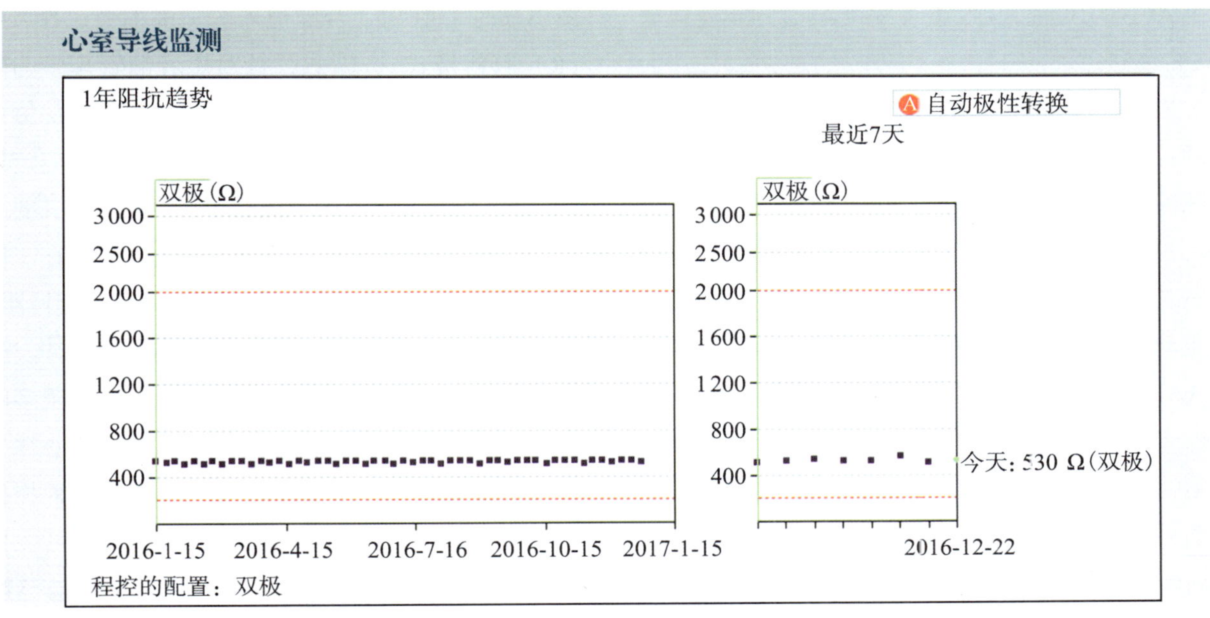

图3-1-9 阻抗趋势图

二、AAI（R）起搏器术后管理

相对于VVI（R）起搏器，AAI（R）起搏器植入数量很少。AAI（R）起搏模式的优点：①此模式心室不会被起搏，因此，从理论上讲，AAI（R）是所有起搏方式中最生理的起搏模式。②相对于DDD或VVI（R）起搏方式，由于无心室导线，因此它避免了日后三尖瓣反流及其由此引起的弊端（右心衰竭等）。③相对于DDD起搏器，AAI（R）起搏器使用寿命长且便宜。所以，如果能预测短期内（至少在本次脉冲发生器的使用寿命内）不会出现AVB，则应植入AAI（R）而非DDD或VVI（R）起搏器。

AAI（R）起搏模式的缺点也是显而易见的，即AAI（R）只适用于SSS而房室传导功能正常的起搏适应证患者。一旦日后出现房颤或二度以上AVB时，AAI（R）起搏器不能发挥功效，而SSS患者今后发生房颤或AVB的比例高于常人。实际上，1/3患者在植入起搏器时已伴有不同程度的AVB。即或在植入起搏器时没有AVB，但日后亦不能除外在本次起搏器使用寿命内存在发生AVB的风险（SSS患者发生AVB的年发病率为1%～5%）。

当发生房颤时，起搏器只能感知而不能发放脉冲；即使在心房感知不良时起搏器发放心房刺激脉冲，后者也不能夺获心房（房颤时心房不可能再被外来刺激信号所激动）。如果此时患者的房室结功能正常，患者的心室就会被下传的信号所激动，自身心室率通常较快，因此，即使植入的AAI起搏器此时已不能发挥实际作用，也不会给患者造成不良影响。然而，一旦患者今后出现AVB，情况则会明显不同，此时心房被刺激脉冲激动后不能通过自身房室交界向心室下传，若不及时出现下位逸搏心律，则有导致心脏停搏的风险。

以往的研究显示，SSS患者AAI起搏模式在房颤、栓塞、心力衰竭和心血管事件的发生率方面优于VVI。但AAI（R）和DDD（R）有何区别并无太多临床研究。2011年Nielsen（Eur Heart J, 2011, 32: 686-696）发表了DANPACE研究，将1 415名患者随机分为AAI（R）和DDD（R）并随访5.4年。结果发现：①两组终点事件（总死亡率）无差别。②SSS患者每年增加0.6%～1.9%的AVB发生率。③AAI（R）较DDD（R）阵发性房颤发生率增加，需重新起搏器手术的风险增加2倍。研究结果支持在SSS患者中应常规使用DDD（R）而非AAI（R）。

因此，虽然SSS占植入永久心脏起搏器缓慢心律失常类型的50%，但在临床上，实际植入的AAI（R）起搏器并不多，欧洲为0～1.3%。在复旦大学附属中山医院每年1 000余例的起搏器中，植入的AAI（R）起搏器仅约占1%，多用在年轻（如<50岁）、无结构性心脏病的单纯SSS患者中。

（一）患者的管理

植入AAI（R）起搏器的患者多为相对年轻的单纯窦房结功能障碍者，且多无明显的结构性或器质性心脏病［否则植入医师多不会选择AAI（R）起搏模式］，因此，针对患者的管理多为随访心律失常本身。由于SSS患者存在发生房颤或房室传导阻滞的可能，因此建议这些患者应定期（如每年）做常规心电图或Holter检查，尤其要及时判断患者是否发生了AVB。一旦明确存在二度及以上AVB，应建议患者及时更换成DDD起搏器。

值得一提的是，目前临床上使用的脉冲发生器都能记录相关的心律失常事件，因此，很多时候判断植入起搏器的患者是否发生了快速心律失常时不需要再进行Holter检查，只要通过程控仪调出脉冲发生器储存的相关诊断信息即可。但AAI起搏器只有心房存在感知电路，它能够诊断患者是否发生了快速房性心律失常（包括房颤），但由于其心室无起搏电极导线（心室也没有感知电路)，故不能判断是否发生了房室传导阻滞，后者只能依靠心电图或Holter等检查进行及时的判断。

(二) 器械本身的管理

(1) 起搏频率的设置。不少患者对心室起搏存在不适感，但少有对心房起搏存在不适感者。这是由于：①通常人体只能感知到心室的机械活动，对心房的机械活动多不能感知。只要心室率不快且规整，不管心房是何种心律，通常患者并无心悸不适。例如 (3～4)：1规整下传的心房扑动或心房颤动伴三度房室传导阻滞的患者多无心悸不适症状。②AAI (R) 起搏模式下房室及心室的电机械活动正常。由此，相对于努力避免心室起搏，心房被起搏多不太被关注，尤其是AAI (R) 起搏模式，因为此时无论心房起搏与否，心室都不会被起搏。

虽然如此，目前的共识还是应该尽量减少心房起搏。除了省电外，主要的目的有两个：①有利于左心房与左心室的机械活动同步。有研究显示，右心耳起搏脉冲自发放到传导至左心房使其产生激动，其时间间隔要>100 ms，相当于存在房间传导阻滞 (interatrial conduction block, IACB)。此时，心房起搏的P波增宽 (图3-1-10)，左心房激动延迟，导致左侧心脏的房室充盈时间缩短。虽然左心房与左心室的电激动顺序未变，但其机械活动已经存在不同步。对心功能正常者来说，左房、左室的不同步通常并不会产生明显的临床可见的不利影响，但对心功能不全的患者会带来血流动力学方面的问题。②心房起搏会导致心室起搏比例的增加。在DDD起搏模式下，心房起搏会导致PR间期延长，从而容易导致心室起搏 (详见本章第二节)。当然，在AAI (R) 起搏模式时并不存在这种情况。

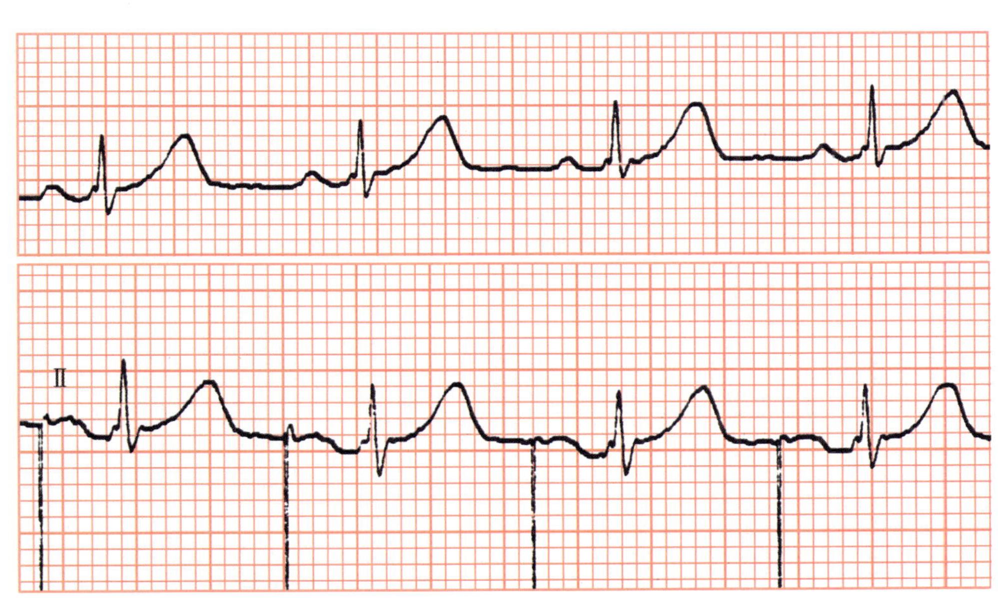

图3-1-10 右心耳起搏的P波宽于自身心房除极波

上图为自身心律，下图为同一患者心房起搏时，显示起搏P波的宽度明显大于自身P波

通常建议对SSS患者可设置在出厂值 (60 bpm)，也可白天设置在70 bpm，夜间设置在50～60 bpm，或打开频率应答功能。当然，可开启滞后频率以鼓励自身窦性激动的出现。上述这些程控措施都要个体化，应根据患者的症状和对上述程控措施的反应等决定最后的程控策略。

(2) 可在程控测试起搏系统参数时测试患者的文氏点，以便定期检测患者的房室传导功能。

例如人为将起搏频率调高，观察房室交界自身下传情况，协助判断其房室结的前传功能。如发现患者的文氏点＜140 bpm或更低时，应加强起搏器的随访频率，必要时让患者做24 h的Holter检查，观察是否存在房室传导脱落的情况。如存在，应根据患者具体情况进行相应的处理，包括及时更换升级为DDD起搏器等。图3-1-11所示为提高心房起搏频率判断房室传导功能的程控界面图。

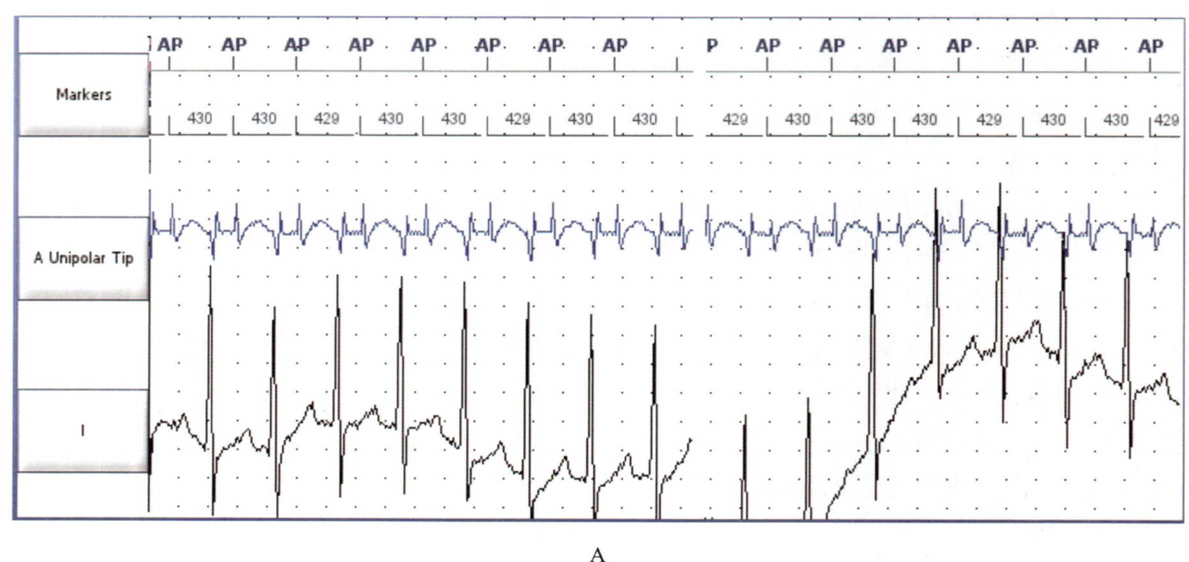

A

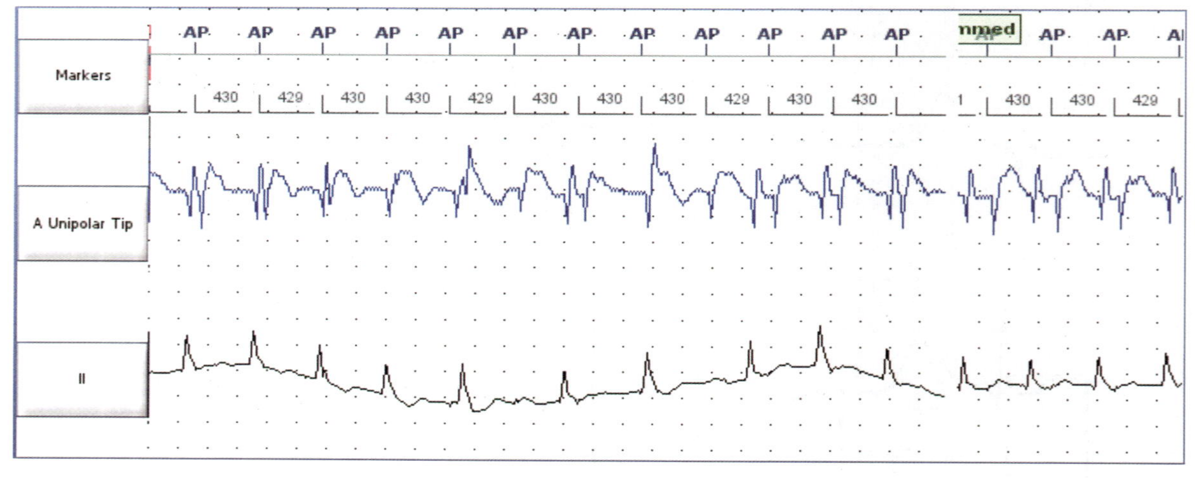

B

图3-1-11　提高心房起搏频率判断房室传导功能的程控界面

A. 将心房起搏频率加快至140 bpm时1∶1自身下传心室；B. 将心房起搏频率加快至140 bpm时出现文氏房室传导现象

（3）起搏心电图的分析问题。由于AAI（R）起搏模式在临床工作中很少见，因此单纯AAI（R）起搏的心电图容易造成误解读，尤其是心电图分析医师并不了解患者的起搏模式时。图3-1-12所示为AAI起搏、心房间歇感知不良的心电图，分析时需要时刻注意此时的QRS波不会被起搏系统感知。建议术后告知患者植入的是AAI（R）起搏器，并让患者在做心电图检查时出示相应植入起搏器的信息卡或担保卡（卡上有植入起搏器的类型）。

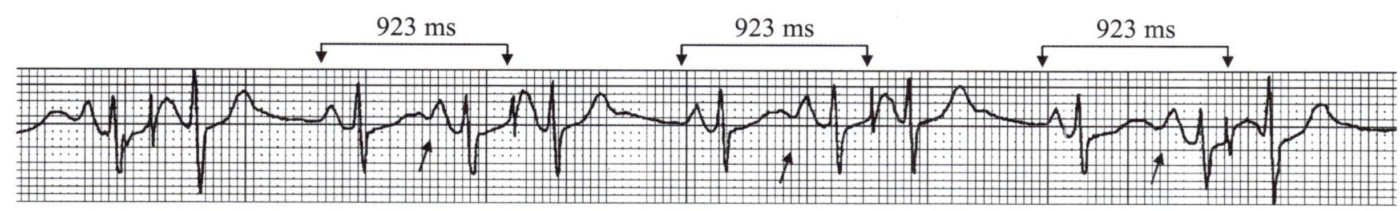

图3-1-12　AAI起搏心电图

基础起搏频率65 bpm（AA间期923 ms），箭头所示为自身P波未被起搏器感知，即出现间歇心房感知不良

（4）在ERI准备更换脉冲发生器时，一定要仔细评价患者的房室传导功能，并与患者及家属进行充分的沟通，说明AAI（R）起搏模式的优点及局限性，必要时应更换升级为DDD起搏器。很多植入AAI起搏器的患者经过一个起搏器使用寿命的时间（8年左右）后，考虑到患者年龄的增加及传导系统退化的进展等，更换时多会升级为DDD。

（5）阈值、感知功能的调整。同VVI（R）起搏器。相对于心室起搏依赖而植入VVI起搏器的患者，植入AAI起搏器者即使发生起搏和感知功能障碍，出现严重心脏事件的可能性也较小。但临床上仍发现小部分心房起搏依赖的患者，即使平时的房室传导功能正常，突然的心房起搏不良仍然会导致长时间的窦性停搏及整个心脏的停搏（无结性或室性逸搏）。部分患者房室结处逸搏点的苏醒需要很长时间，可能与植入AAI起搏器患者相对年轻，其迷走神经的兴奋性较高等有关。

（宿燕岗）

参考文献

Nielsen J C, Thomsen P E, Højberg S, et al. A comparison of single-lead atrial pacing with dual-chamber pacing in sick sinus syndrome［J］. European Heart Journal, 2011, 32(6): 686–696.

第二节　DDD（R）起搏器术后管理

如前述，DDD起搏器得到了越来越广泛的应用，因此，目前在临床上遇到的多数是针对DDD起搏器的术后管理问题。相对于SSI起搏器，DDD起搏器的管理相对复杂，尤其是针对器械本身的程控和随访。

一、针对患者的管理

1. 快速心律失常的治疗　不少患者，尤其是SSS患者，在植入起搏器前存在快速心律失常，主要是快速房性心律失常，即所谓的慢快综合征。实际上，很多患者是因为快速房性心律失常而产生的心悸不适才到医院就诊，而不少患者对长期存在的缓慢心律失常并无明显不适。就诊后由于发现存在的治疗矛盾（慢快综合征）或经Holter检查发现存在窦性停搏或窦房阻滞等时，才在医师的建议下选择了植入起搏器治疗。

（1）做好患者的解释工作。植入起搏器后缓慢心律失常不复存在，但引起患者症状的另一个原因——快速房性心律失常并未被治愈，患者心悸等症状仍然不会完全消失。因此，应事先向患者做好解释工作，告知患者存在的快速心律失常及起搏器治疗的局限性，避免事后引起不必要的矛盾和医患之间的不信任。已有很多研究发现慢快综合征患者在植入DDD起搏器后约30%的患者房性快速心律失常发作会明显减少。这主要是由于缓慢心律失常解决后，部分触发房性快速心律失常发作的电生理机制如房性期前收缩、期前收缩后长间期等明显减少或消失。临床上这个现象非常常见。

（2）快速心律失常治疗的时机。植入起搏器前由于存在治疗矛盾，通常医师不会给合并快速心律失常的患者服用抗心律失常药物。植入起搏器后，医师不再担忧患者心率缓慢，故可开始应用抗心律失常药物。其时机可在植入起搏器后即刻使用，也可观察一段时间（如1个月左右）后再决定是否服用，这是由于部分患者（30%左右）在植入起搏器后其快速房性心律失常的发生本身就会减少；另外，起搏器的“安慰剂”作用也会使部分患者的心悸症状能够缓解。

房性快速心律失常可选择包括Ⅰa、Ⅰc、Ⅱ、Ⅲ和Ⅳ类抗心律失常药物。当然，药物无效、症状明显者也可选择射频消融治疗。而对于无症状的房性快速心律失常患者，不建议使用抗心律失常药物。

针对合并存在的快速室性心律失常，治疗原则基本同房性快速心律失常。抗心律失常药物的选择主要是Ⅰa、Ⅰb、Ⅰc、Ⅱ和Ⅲ类抗心律失常药物。

（3）针对阵发性房颤患者，应根据CHA_2DS_2-VASc评分决定是否使用抗凝药物。如症状明显，药物治疗无效，建议消融（射频或冷冻）治疗。

值得关注的是，应常规查询起搏器记录的高频心房事件（atrial high rate episodes, AHRE）。多个研究显示，植入起搏器后新发房颤（术前没有相关病史和ECG证据）的发生率远高于预期，SSS患者2年后约60%可发现新发房颤（依缓慢心律失常性质、患者年龄、随访时间、判断标准等而异）；CIED可发现亚临床房颤；相对于ECG或Holter检查，CIED是唯一一种能够诊断房颤负荷的方法，而房颤负荷与卒中发生的相关性更好。不少研究证实CIED诊断的房颤与预后明确相关，可根据CIED发现的房颤指导治疗方案选择。

2016年ESC房颤诊治指南中指出，应关注CIED的AHRE；如发现AHRE，在决定对房颤治疗前应采用ECG明确房颤，为Ⅰ类适应证，B级证据。目前植入医师尚不太关注起搏器诊断的房颤，今后应加强这方面的认识。尤其针对高CHA_2DS_2-VASc评分的患者，更应重视和充分利用起搏器在房颤诊治方面的功能，改善患者的总体预后。

2. 起搏依赖患者心功能的随访 如同VVI起搏器，心室起搏依赖患者应通过心脏超声等方法随访患者心脏功能的变化，一旦出现心脏功能的恶化，可进行药物治疗并考虑是否可以择期升级为CRT。

实际上，在长期心脏起搏病程中，许多因素可以左右心脏功能和结构的变化。传导系统病变可能只是心肌病变或炎症的前奏或表现之一，在起搏器植入当时可能尚未在常用的超声心动图上出现可见的心脏结构、功能改变，而随着时间推移，少部分患者由于心肌病变的发展或病毒持续感染或自身免疫反应的持续损伤等多种原因，最终导致心肌受累（心肌病）并出现心力衰竭。因此，这些患者的心功能恶化应更大程度地归咎于心肌病本身的发展，而非长期右室起搏的缘故。区分它们之间的因果关系有时很难，好在如果已经发生心力衰竭，针对心力衰竭的治疗两者并无明显不同。

3. 原发疾病的治疗 显然，起搏器只是一个针对缓慢心律失常的对症治疗措施。应该针对患者业已存在的高血压、冠心病、心肌病、瓣膜病或心力衰竭等原发疾病进行相应的药物或非药物治疗，在此不再赘述。

二、针对DDD起搏系统本身的管理

如上述，相对于SSI起搏器，DDD起搏器系统的结构和功能较为复杂，因此，针对DDD起搏系统本身的管理内容也需要相对细化。本节就DDD起搏系统常见的问题，例如如何避免右室/右房起搏、阵发性房性快速心律失常患者的程控处理、PMT的识别和防治以及三度AVB患者心悸不适的处理等进行阐述。

（一）避免右室起搏的程控措施

心室起搏的弊端已被人们所熟知，包括：①引起心室内及心室间的电–机械活动不同步。右室起搏相当于左束支传导阻滞，会引起某些易感人群左室收缩功能的下降及房颤发生率的增加，这已被大量的临床试验（Danish、Danish Ⅱ、UK-PACE、PASE、DAVID、MADIT-Ⅱ、CTOPP、MOST、MOST Sub-study、SAVE PACe等）所证实。②耗电。因此，减少不必要的右室起搏是生理性起搏的最重要内容。近年来通过广泛的宣传，这一观点已经得到了广大起搏器植入医师和随访医师的认同。2007年的ESC起搏和CRT指南针对病态窦房结功能不全的患者在选择起搏治疗方案时，第一次明确提出了最小化心室起搏（minimization of pacing in ventricular, MPV）的概念及最小化心室起搏的治疗策略。减少右室起搏的程控措施包括以下几方面。

1. 开启滞后、休息或睡眠频率 如同VVI起搏器，DDD起搏器也存在滞后、休息或睡眠频率，同样也是为了减少起搏的重要时间周期。但DDD工作模式下，这些功能发挥作用时主要是减少心房起搏，并不直接减少心室的起搏。但心房起搏的减少一定会降低心室起搏的概率。这是由于心房起搏后激动沿心房肌下传的时间比自身心房激动沿房间束下传的速度慢，即前者的房室传导时间长于后者。因此，与同一个起搏器设置的房–室延搁（atrio-ventricular delay, AVD）相比，前者显然更容易产生心室起搏。根据患者具体病情，可开启这些功能，以减少心房和心室起搏。图3–2–1所示为随心房起搏比例的增加，在同样的AVD下，心室起搏比例也会增加。图3–2–2为一例心房起搏导致心室起搏的真实心电图案例。

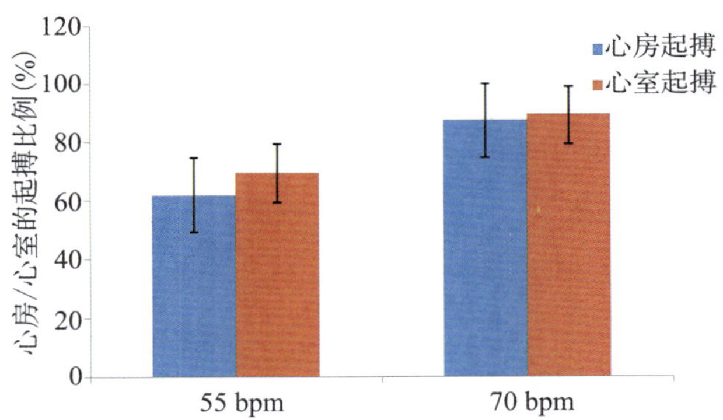

图3–2–1 心房起搏导致心室起搏增加

当起搏频率由55 bpm提高到70 bpm时，在同样的AVD下，心室起搏比例随心房起搏比例的增加而增加

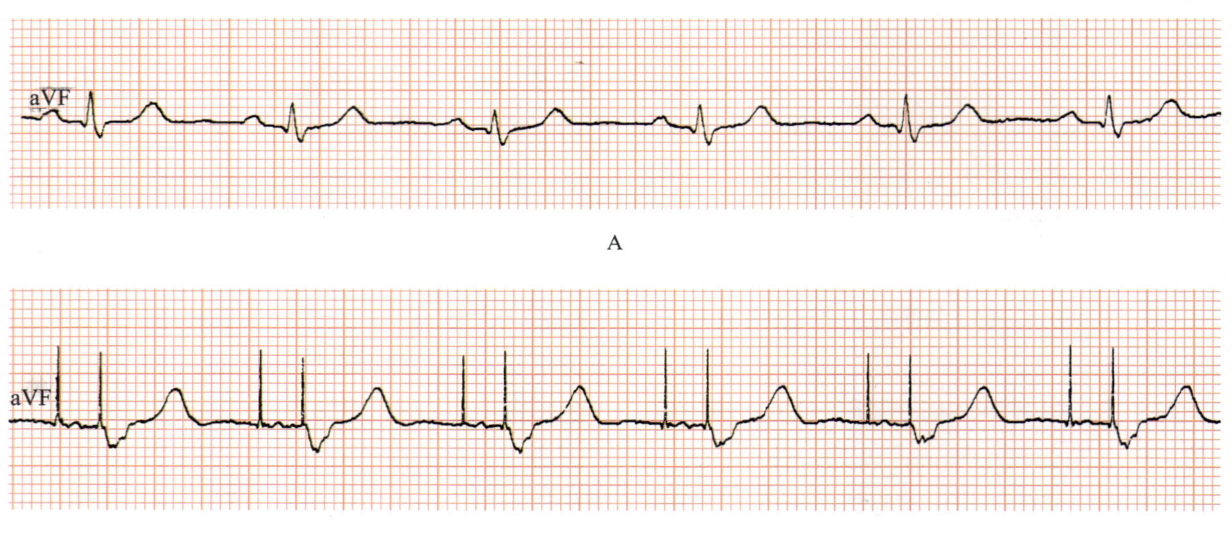

图3-2-2 心房起搏导致心室被起搏

A. AVD＝180 ms，AS-VS；B. 同一患者同一导联，提高心房起搏频率至70 bpm使心房起搏，则同样的AVD下心室被起搏

2. 程控起搏器AVD大于自主PR间期　如患者不存在房室传导阻滞，可通过程控DDD（R）起搏器的感知和起搏AVD，使其大于自身PR间期，从而使室上性激动有机会通过自身房室交界下传，减少右心室起搏的概率，避免由此导致的相关并发症。当然，尚能节省起搏器电能。图3-2-3为延迟AVD后自身心房激动得以下传至心室。

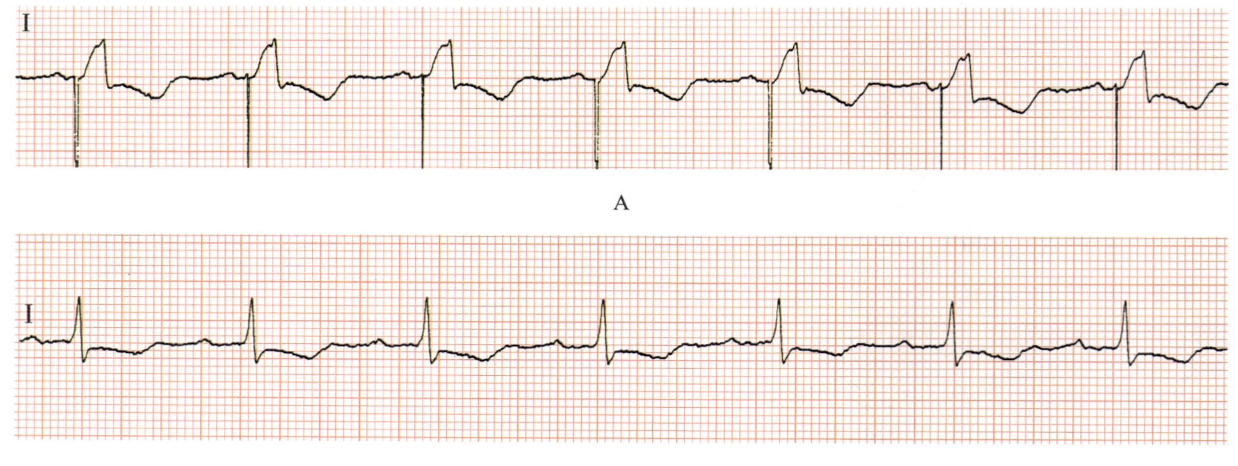

图3-2-3 固定延长AVD减少心室起搏

A. 为AS-VP；B. 为同一患者将SAV延长至250 ms后变为AS-VS

该方法存在的问题：①需要患者来医院诊室进行起搏器的程控。②程控的数值是一个固定值，不能随患者PR间期的改变而自动变化。而在正常情况下，自身窦性心率的快慢、日夜间自主神经功能的活性差别（如夜间迷走神经功能相对增强）等都会对PR间期有所影响。③需要比患者的PR间期明显延长，否则容易产生心室起搏融合波，尤其是夜间患者自主心率下降、自身PR间期延长后。

当然，针对三度或高度AVB患者，程控延长

AVD是无意义的，因此时无论怎样延长AVD，心室都将会被起搏。只是对于本已存在一度AVB的患者，如何调整AVD则是一个尚未达成共识的问题。单纯过度延长起搏器的AVD的确可以减少心室起搏，但房室间期的过度延长会导致：①二尖瓣反流，产生血流动力学障碍。②过长AV间期后的心室起搏容易产生室房逆传，可能会导致起搏介导性心动过速（PMT）的发生。③AVD延长后为了保持总心房不应期的不变而通常人为缩短PVARP，后者会使心室容易感知逆传的P波而发生PMT。④延长AVD后会导致上限跟踪频率（MTR）下降，使患者活动量受限。实际上，此时需要权衡的是房室同步（过度延长的房室间期会损害房室同步）和双室同步（心室起搏会导致双室不同步）孰轻孰重。此时通常的做法是建议在超声心动图下调整AVD，选取一个血流动力学相对好的起搏和感知房室延迟。

3. AV延迟扫描 又称为AV间期自动调整。目前应用的很多起搏器都具有自动调整AV间期的功能，即起搏器可定时测定患者自身的PR间期，如发现心室被起搏则自动延长已设定的AVD。此算法可根据患者PR间期的变化，动态改变AVD以更好地减少心室起搏。每个公司的名称、算法不太一致，但基本工作原理差异不大，植入后只需要开启此功能即可。如St. Jude Medical公司的名称为自动自身传导搜索（autointrinsic conduction search, AICS）或心室自身优先功能（ventricular intrinsic preference, VIP），Medtronic公司称其为Search AV或Search AV＋，Vitatron起搏器称之为精确的心室起搏（refined ventricular pacing, RVP），Biotronik公司命名为AV重复滞后（AV repetitive hysteresis）和AV扫描滞后（AV scan hysteresis）等。图3-2-4示AV延迟扫描的模式，而图3-2-5为真实案例。

已有多个临床研究显示，相对于AVD的固定出厂值设定，开启AV间期自动调整功能后可进一步降低心室的起搏比例。对于房室传导功能正常的植入起搏器患者，术后应常规开启此功能。

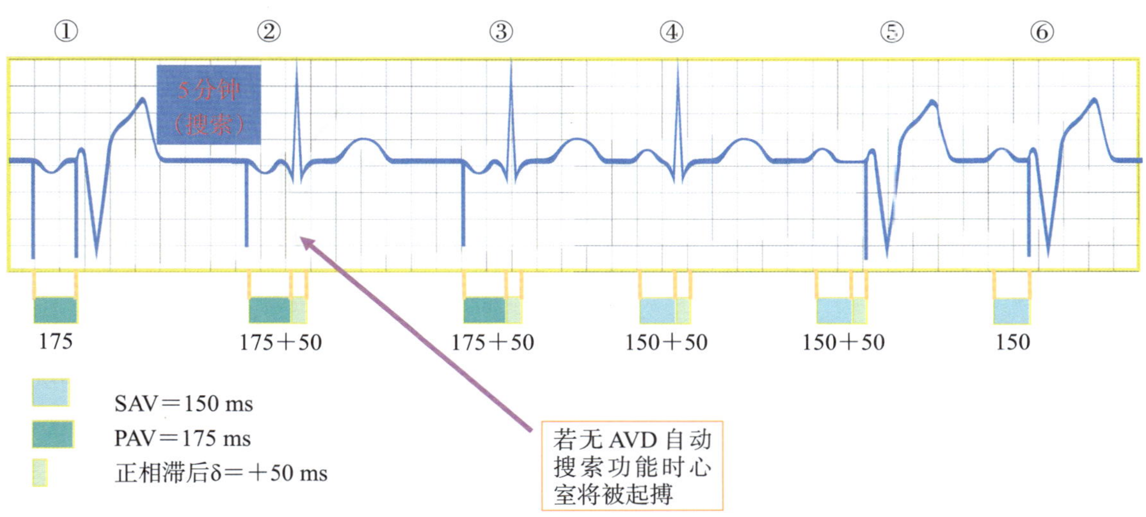

图3-2-4 自动AVD搜索与调整工作示意图

①PAV 175 ms时心室被起搏；②5分钟搜索时在PAV基础上延长50 ms，出现心室自身搏动，红色箭头示若无AICS功能，则心室将被起搏（显示为灰色QRS波）；③继续以此AVD（225 ms）进行工作，心室感知；④心房感知时心室亦感知；⑤在SAV为200 ms时仍为心室起搏；⑥SAV重新回到150 ms。滞后δ数值为50 ms。每5分钟开始搜寻自主心室除极波，按滞后δ量自动延长AVD

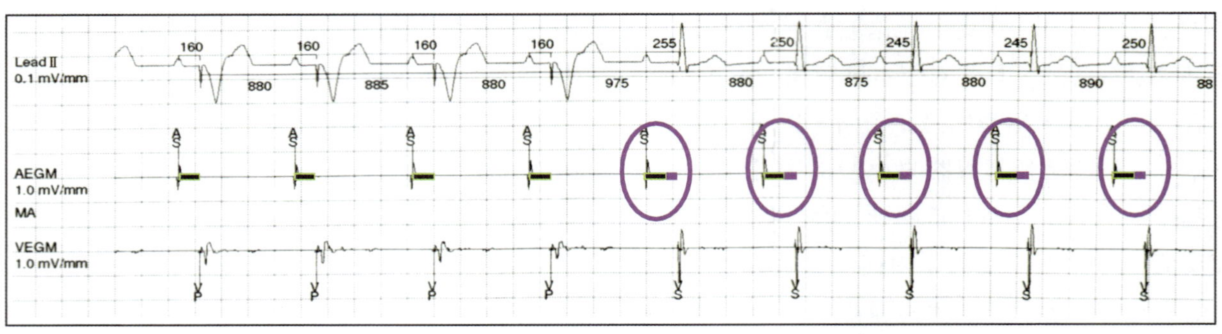

A

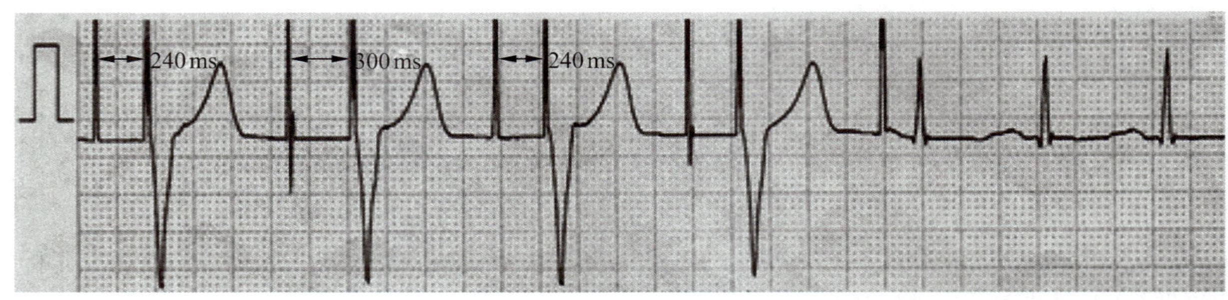

B

I

C

图3-2-5 AVD自动扫描工作实例

A. 显示AVD自150 ms延长至250 ms后出现自身QRS波下传，脉冲发生器依此AVD继续工作；B. 显示第2个心动周期的AVD自240 ms延长至300 ms后仍为VP，第三个心动周期的AVD重新回到240 ms。第4至第6个心动周期出现房室自身下传（短于240 ms）；C. AVD自动扫描心电图：前4个心动周期为AS-VP，第5个心动周期时AVD延长，后续未再出现VP

4. 起搏模式自动转换 实际上，能满足临床需求，即保证心室起搏安全的前提下尽量减少右心室起搏的最好方式是依据患者自身心律，能自动在AAI/DDD模式，即单、双腔起搏模式之间自动转换的起搏器。传统的起搏器不能做到这一点。近年来生产的某些起搏器具有起搏模式在双腔和单腔之间的自动相互转换功能。它是一个DDD起搏器（需要植入心房和心室导线），但当患者有房室自身传导时，以AAI起搏（无心室起搏）方式工作，同时又具有心室监测功能。当患者发生暂时或永久房室传导阻滞时转化为DDD（R）起搏。而一旦恢复房室正常传导，则恢复AAI起搏模式。其目的是减少右心室起搏，同时又能保证心室起搏安全。目前有Medtronic公司的心室起搏管理（managed ventricular pacing，MVP）功能及Ela公司的AAIsafeR功能（目前已被Sorin公司收购）。已有的研究显示，相比于Search AV及Search AV＋功能，MVP能进一步减少心室起搏的比例。图3-2-6所示为Medtronic公司开启MVP功能的起搏器程控界面。

MVP的算法包括两部分，即AAI（R）→DDD（R）的模式转换及DDD（R）→AAI（R）的模式转换。①AAI（R）→DDD（R）的模式转换：如果最近4个左右心房（AA）间期中有2个无传导的VS事件，则起搏模式由AAI（R）转变成DDD（R）。在AAI（R）模式时，当出现间歇

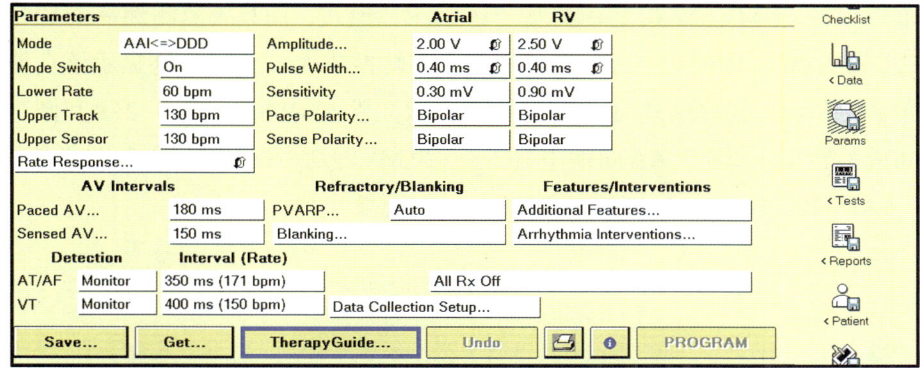

图3-2-6 开启MVP功能的程控界面

性或暂时性丧失AV传导时，起搏器会发放心室备用脉冲。其发放的时机是在预定的心房起搏频率后80 ms时。图3-2-7所示为模式转换工作示意图。②DDD（R）→AAI（R）的转换：在转变的DDD（R）模式下，在1 min、2 min、4 min、8 min……16 h，临时性应用AAI（R）时间间期去检测一个AA间期中有无传导的VS。通过传导检查如果发现存在VS，起搏模式即刻从DDD（R）转为AAI（R），即所谓1跳（1 beat）转换。

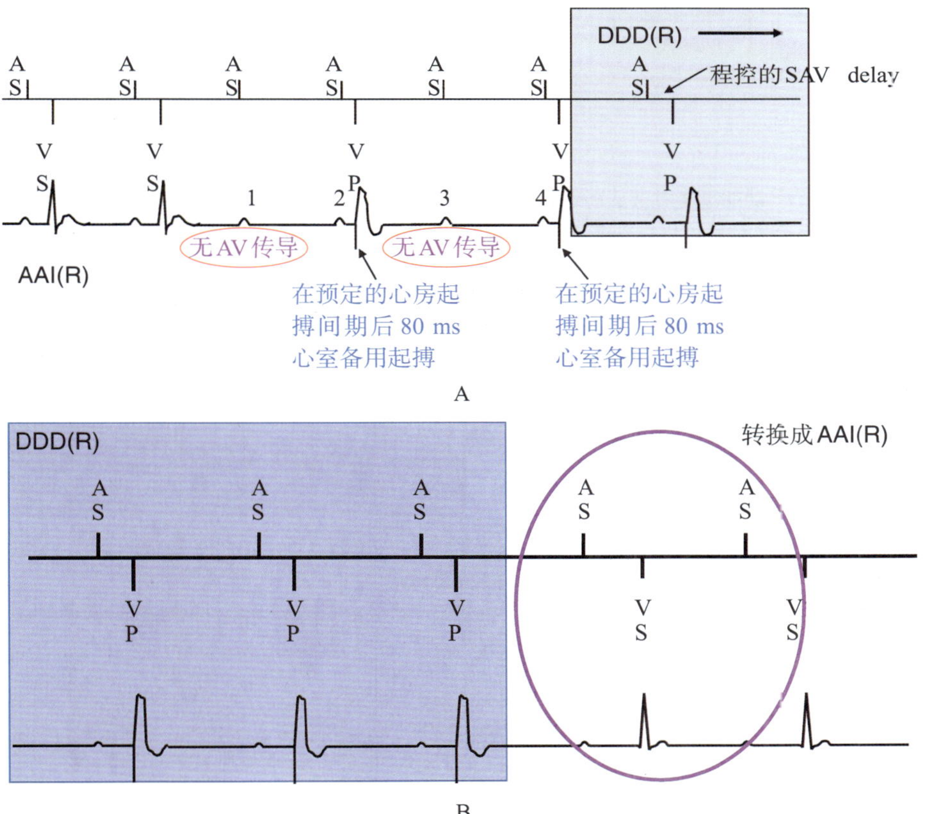

图3-2-7 MVP功能模式转换

A. MVP功能AAI（R）模式到DDD（R）模式的转换，其转换条件是最近4个AA间期（图中1、2、3、4）中有2个未下传的心室事件，该模式图显示4个AA间期中无VS事件，当出现间歇性或暂时丧失AV传导时，会有心室备用脉冲发放，该备用脉冲发放的时机是在预定的心房起搏间期后的80 ms；B. MVP功能DDD（R）模式到AAI（R）模式的转换，在DDD（R）模式下定期用AAI（R）时间间期去检测一个AA间期中有无下传的心室除极波，如检测到一次VS，起搏模式即从DDD（R）转为AAI（R）

MVP工作的特点：①MVP模式是一种基于心房的起搏模式，大部分时间为AAI（R）起搏。根据患者的AV传导，起搏模式自动在单腔和双腔模式之间进行转换。②4个AA间期中有2个无传导VS，AAI（R）模式才能转换成DDD（R）模式，而只要监测到一个VS，DDD（R）就会转换成AAI（R）。这显示该功能尽力维持AAI（R）模式的倾向。图3-2-8和图3-2-9所示分别为MVP实际工作时的心电图（常规及Holter心电图记录）。

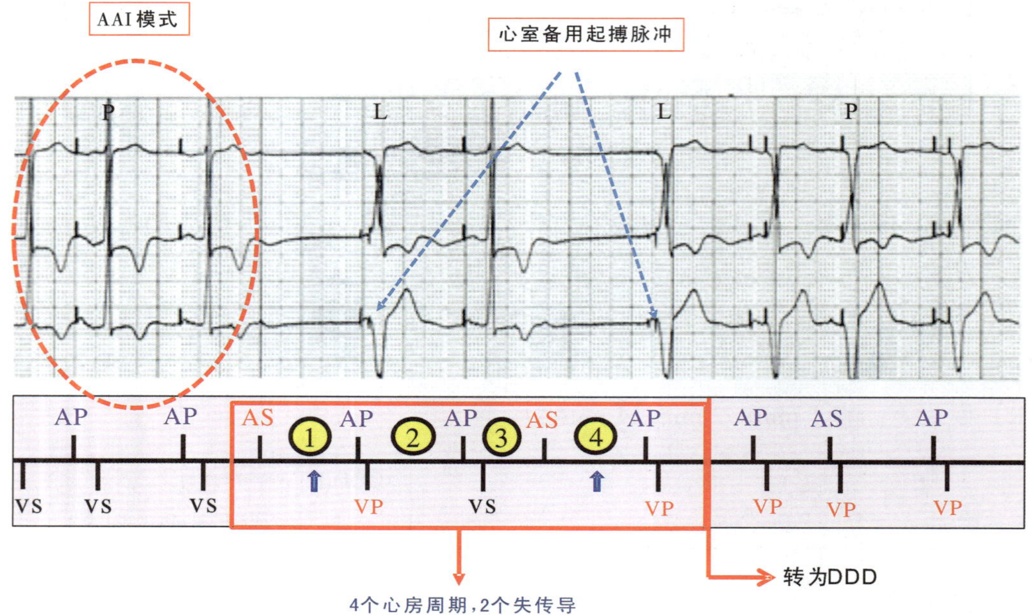

图3-2-8　MVP功能工作时（从AAI模式转换到DDD模式）的心电图及相应的mark标记注释

①、②、③和④分别表示连续脱落的心室跟踪。AP，心房起搏；AS，心房感知；VP，心室起搏；VS，心室感知

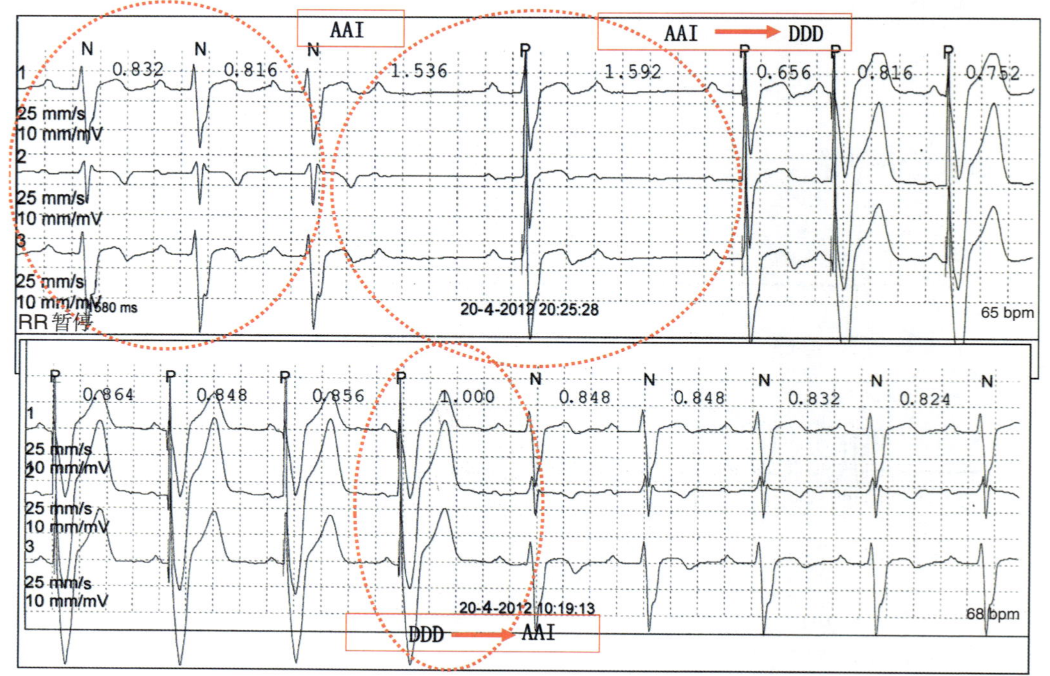

图3-2-9　Holter检查时发现MVP功能工作时的心电图记录

开启MVP功能值得临床注意的事项包括：①容易被误认为起搏器功能存在问题，如图3–2–8及图3–2–9所示，很容易被判断成心房感知功能存在问题。在心电图检查尤其是Holter分析时要注意此问题，加强心电图室医师的培训工作，使相关人员了解起搏器的这个功能。②可能无必要将起搏AV间期（PAV）/感知AV间期（SAV）再延长，PAV/SAV只在转化为DDD（R）模式时才起作用。③如患者为持续三度AVB，应关闭MVP功能，直接程控成DDD（R）模式，否则起搏器会徒然检测VS且至少每隔16 h要脱落一次心搏。

（二）避免心房起搏的程控措施

心房起搏的弊端已如上述。总的来说，其弊端包括：①引起心房内及心房间的电活动不同步，心电图上多表现为P波增宽，相当于房间传导阻滞，由此可能容易诱发房性快速心律失常。②心房间机械活动及左侧房室的机械活动不同步。③容易导致右室起搏。④耗电。因此，减少不必要的右房起搏同样是需要临床医师关注的问题。减少心房起搏的常用起搏器内置程序包括：

1. 休息频率/睡眠频率/滞后频率　相应的工作原理同单腔VVI起搏器，只是DDD起搏器减少的是心房起搏（相应的心室起搏也会减少，见上文）。图3–2–10和图3–2–11所示分别为心房滞后的开启程控界面和固定心房滞后工作的模式图，常规设置的AA间期设定一个延长值，如果发生感知事件，脉冲发生器会将起搏频率从基本频率降低至滞后频率，以鼓励更多地出现自身窦性心律。通常在心房感知（AS）后开启，如开启后在延长AA间期后仍无自身心房活动出现，则发放心房脉冲（AP），同时关闭该功能。图3–2–12为心房滞后工作时的心电图实例。

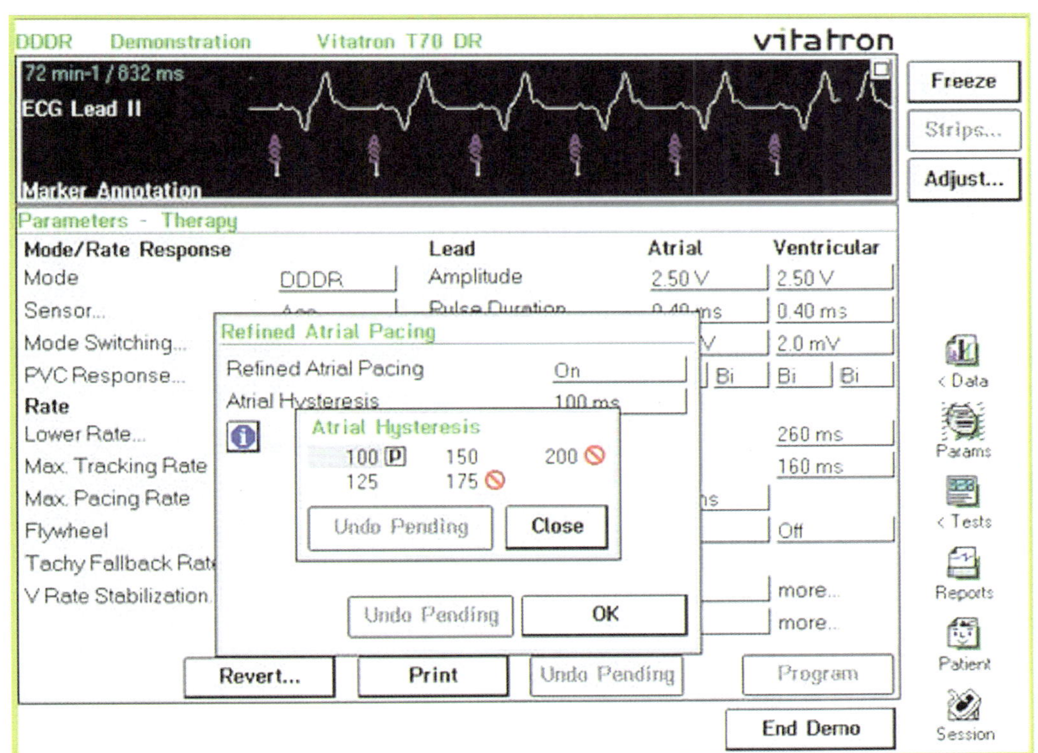

图3–2–10　心房滞后的程控界面

Vitatron起搏器的心房滞后被称为refined atrial pacing（RAP）

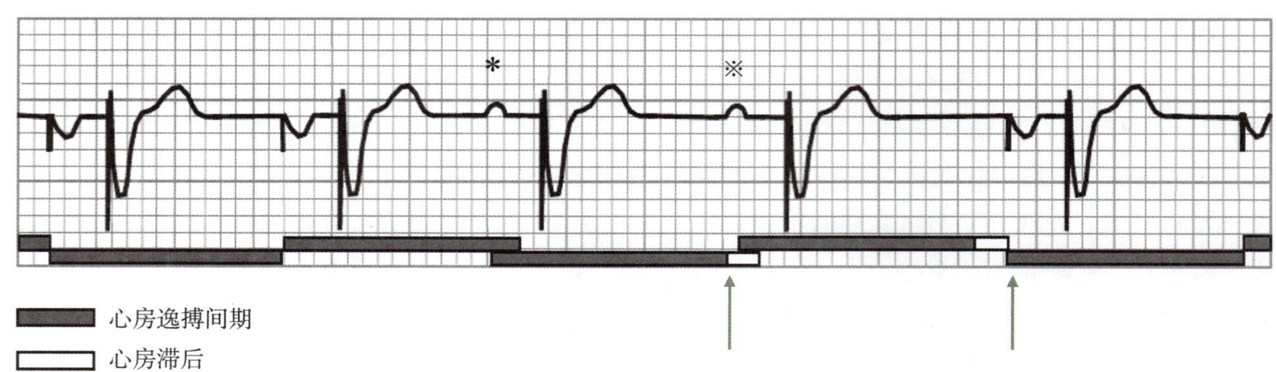

图3-2-11 DDD模式下心房滞后的算法

心房滞后功能在可跟踪的AS事件后（*）触发。假如无心房滞后间期，则在第一个箭头所示的位置发放心房脉冲。由于存在心房滞后，自身P波（※）得以出现。在紧跟的心动周期中，心房滞后间期后仍无自身P波下传，则在第二个箭头处发放心房脉冲，同时心房滞后功能关闭

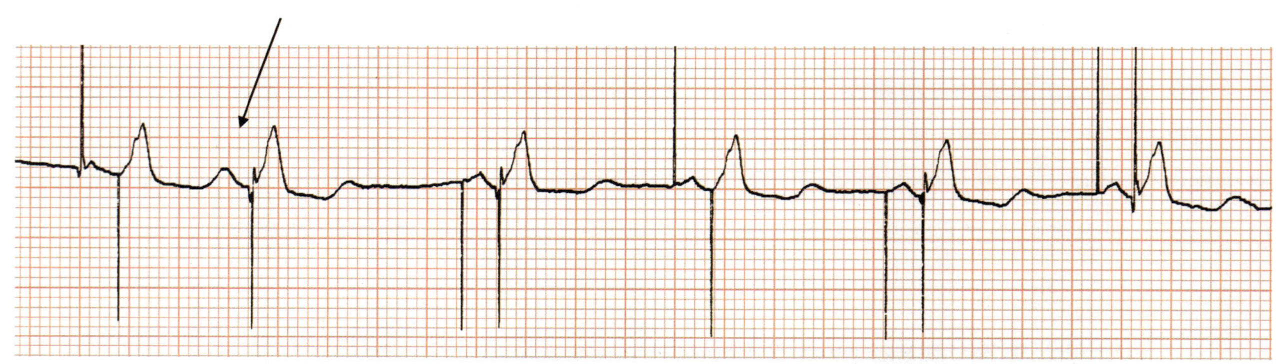

图3-2-12 心房滞后心电图

图示AP-AP为857 ms（即基础起搏频率为70 bpm），而第2个心房起搏脉冲到自身P波（箭头所示）的距离为1 000 ms（60 bpm），为心房滞后功能在工作

2. 具有自动搜索功能的心房滞后 如同减少心室起搏的房室自动搜索功能，具有带搜索的心房频率滞后（动态心房滞后）功能可主动定期延长AA间期以搜索鼓励自身窦律出现，达到进一步减少心房起搏的目的。如St.Jude Medical公司的双腔起搏器能主动延长VA间期来搜索自身的窦率。如果搜索到自身的窦率，VA间期就会以程控的滞后频率来工作。它在传统的感知到自身P波后就启动滞后频率的基础上增加了主动搜索的功能。并且搜索的时间是可以程控的。可定期（可程控为关，5 min、10 min、15 min或30 min）延长起搏间期，搜索自身心率，搜索的时间和次数可以设置。当以滞后频率间期工作后（VA延长），如自身P波仍然不能出现，则起搏器会自动将VA间期恢复到基础的设定值。图3-2-13所示为其工作原理图。

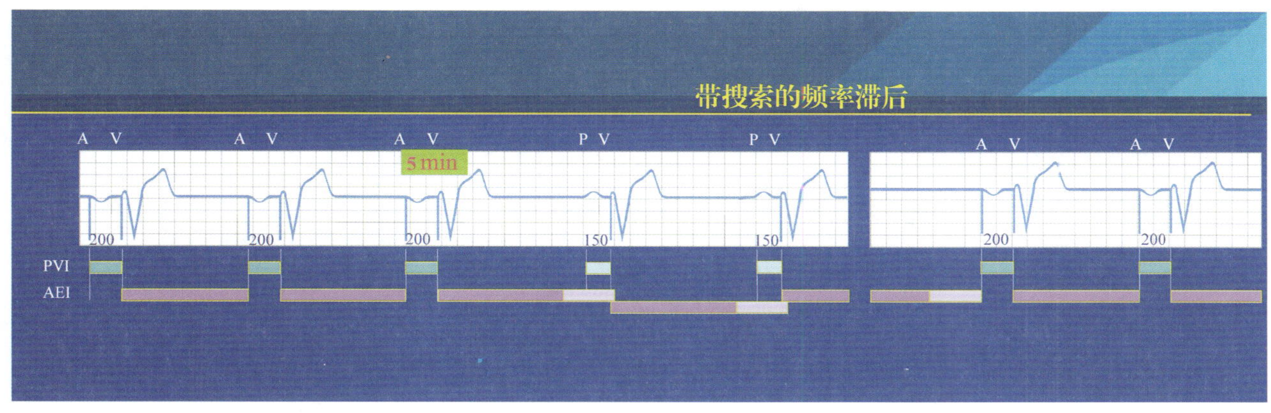

图3-2-13 DDD起搏器动态心房滞后工作示意图

图示起搏器可定时（图中为5 min）延长VA间期，延长后显示第4、5个心房激动为自身P波，第6个图形为延长VA后仍无自身P波，起搏器发放心房脉冲并终止VA的延长，直到下一次搜索的开始。PAV＝200 ms，SAV＝150 ms

（三）阵发性房性快速心律失常患者的程控处理

植入DDD起搏器的患者经常会发生快速心律失常，尤其是房性。这并非起搏器术后导致的问题，主要是患者术前即与缓慢心律失常合并存在，尤其是SSS患者或缓慢心律失常合并器质性心脏病患者（如心力衰竭）。

1. 室性快速心律失常　除了起搏器植入术中因起搏电极导线局部刺激导致的室性心律失常外，通常术后发生的室性心律失常与起搏系统无关（个别患者因起搏导致心力衰竭后发生的室性心律失常除外）。应主要针对原发疾病进行治疗，对室性期前收缩或非持续性室性心动过速（nonsustained ventricular tachycardia, NSVT）等，如无明确症状，可不用进行干预，具体可参见相关指南，在此不再赘述。

2. 房性快速心律失常　这分为两种情况。

（1）患者房室传导功能正常，此时应主要针对原发疾病及心律失常本身（如患者存在相应的症状）进行处理（针对患者的管理方法见上文，包括药物或非药物治疗措施），因为脉冲发生器对经房室交界自身快速下传的心房异位激动无能为力。

（2）如患者本身存在房室传导功能障碍，则应针对脉冲发生器进行程控。因为这些本身存在房室传导阻滞的患者如果在植入起搏器前发生快速房性心律失常，室上性激动因不能通过自身房室交界下传，患者可能并无明显不适；而植入起搏器后，由于起搏心室电路会跟踪快速的房性心律失常导致过快的心室起搏，患者反而会有心悸等症状。对此可以进行的程控措施包括：

1）开启起搏模式自动转换（AMS）功能。目前所有的DDD起搏器都具有AMS功能。AMS指当出现房性心动过速（AT）时，会从心房跟踪方式（DDD）自动转换为非心房跟踪方式［VVI（R）或DDI（R）］，避免心室跟踪过快房率；而当AT终止后又自动恢复到DDD模式，重启房室跟踪的“生理性”起搏。目前临床上所有公司上市的双腔起搏器均有AMS功能，算法大同小异，可个性化程控发生AMS转换时的心房频率。如4 of 7原则，即监测最近连续7个AA间期中任意4个快于程控的快速检测频率的AA间期，则发生AMS；如7个AA间期慢于上限跟踪频率或出现连续5个心房起搏，起搏器认为AT终止，开始转回心房跟踪模式（DDD）。现在临床上使用的各公司DDD起搏器都默认开启AMS，以避免术后跟踪过快的心房频率，导致患者的不适。图3-2-14所示为AMS的程控界面，而图3-2-15为发生房颤时AMS工作时的mark标记图。

Parameter Summary

Mode	DDD	Lower Rate	50 ppm	Search AV+	Off
Mode Switch	On	Upper Tracking Rate	120 ppm	Paced AV	150 ms
Detection Rate	175 bpm	Upper Sensor Rate	130 ppm	Sensed AV	120 ms

Clinical Status: 09/10/14 to 04/26/16

Atrial Long Term Histogram

Sensed Paced

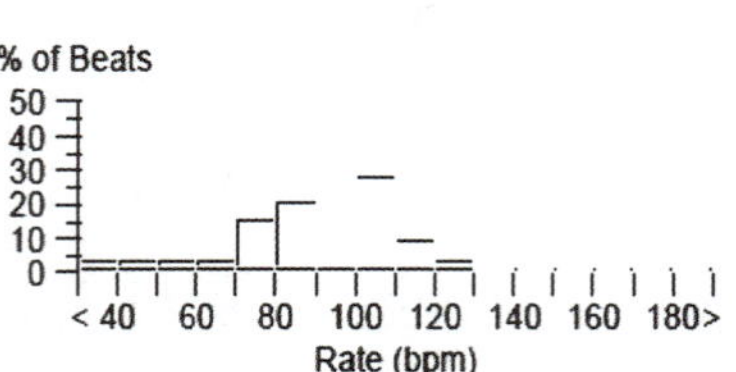

Mode Switches: 4 (Percent of Time: < 0.1%)

Atrial High Rate Episodes: 4

Episode Trigger: Mode Switch > 30 sec

Date/Time	Duration hh:mm:ss		Rate (bpm) Max A	Max V
11/22/14 7:04 PM	:08:25	Longest...	191	100
04/04/15 8:41 PM	:05:07	Last	182	118

Ventricular High Rate Episodes: 1

Date/Time	Duration hh:mm:ss		Rate (bpm) Max A	Max V
07/04/15 5:17 AM	:03	Longest...	84	202

A

Data Collection Period: 11/05/15 9:54 AM - 12/24/15 9:22 AM (Over Last 49 days)

Atrial High Rate Episodes

Episode Trigger	Mode Switch
Collection Delay	30 sec
Detection Rate	140 bpm
Detection Duration	No Delay

Ventricular High Rate Episodes

Detection Rate	180 ppm
Detection Beats	5 beats
Termination Beats	5 beats

Episode Data

VHR Episodes	0
Mode Switches	25 (< 0.1 hrs/day - <0.1%)
AHR Episodes	22
PVC Singles	151
PVC Runs	1
PAC Runs	0

Type	Date/Time	Duration hh:mm:ss	Rates (bpm): Max A	Max V	Avg V	Sensor
AHR	11/08/15 3:59 PM	:53	142	124	94	91
AHR	12/08/15 9:26 PM	:37	140	110	86	78
AHR	12/08/15 9:28 PM	:02:00	144	124	92	94
AHR	12/11/15 5:53 PM	:01:47	147	116	93	93
AHR	12/11/15 11:18 PM	:04:59	147	126	94	97
AHR	12/11/15 11:29 PM	:02:37	142	124	89	90
AHR	12/14/15 9:47 PM	:02:56	144	126	91	82
AHR	12/16/15 7:43 AM	:02:03	147	118	92	93
AHR	12/17/15 9:01 AM	:01:05	147	118	99	101
AHR	12/19/15 9:28 AM	:03:11	142	128	94	86
AHR	12/21/15 5:46 PM	:06:20	144	118	89	87
AHR	12/22/15 9:31 AM	:54	142	122	94	93
AHR	12/23/15 7:14 PM	:03:59	142	126	88	78
AHR	12/24/15 8:18 AM	:12:25	156	124	100	95

B

图3-2-14 AMS的程控界面

A. AMS的设置；B. 高频心房事件的记录一览表

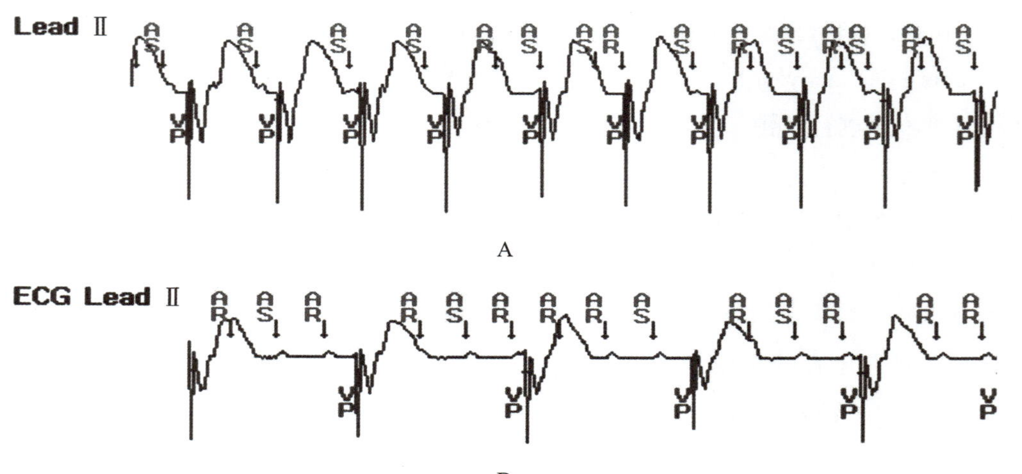

图3-2-15 自动模式转换（AMS）工作mark标记图

A. AMS关闭时，房性心动过速造成高频率的跟踪，起搏器跟踪心房不应期外的感知事件，心室率在上限跟踪频率附近；B. 打开AMS，起搏器自动转换到非跟踪方式［DDI（R）］，心室频率由低限或频率适应性感受器所决定

2）程控成VVI或DDI起搏模式。临床上三度AVB患者在植入DDD起搏器后有时会出现快速房性心律失常时起搏器不发生AMS，而是发生不规则的心室跟踪。主要的原因有三个：①由于发生房颤时心房的f波振幅很低，心房感知电路未感知到f波或大部分f波不能被感知，因此达不到发生模式转换的感知心房频率，从而不能发生模式转换。实际上，这在临床上比较常见。图3-2-16A所示为植入了DDD起搏器患者发生房颤时的起搏心电图，显示心室快速不规则跟踪心房，甚至有心房起搏脉冲（箭头处）。图3-2-17所示为心房电路的不应期。总心房不应期（TARP）由AVD和PVARP组成。落入TARP内的f波不能被感知（因在心室后心房空白期内）或只能是不应期感知［心房不应（atrial refractory, AR），因在心室后心房相对不应期内］，因此不能触发AVD（即不可能存在心室跟踪）。而PVARP外的f波可能未被感知（因振幅低），也可能在感知后触发的AVD内发生了自身的心室下传（此时如心室感知功能正常，也不会发放心室起搏脉冲）。TARP外感知到f波的位置难以确定，因此导致心室起搏的间期不固定。图3-2-16B所示为房颤时起搏的mark标记。而图3-2-18为发生房颤时腔内心电图，显示很多f波未被心房电路感知。此种心房感知不良多不需要特别处理，可通过临时提高心房感知灵敏度等无创方法解决。图3-2-16C为提高心房感知灵敏度后发生AMS，心室以60 bpm VVI模式起搏。②各种原因关闭了AMS功能。③存在室率稳定程序，起搏频率可能不会立即回到基础起搏频率，而是呈缓慢平滑的下降。

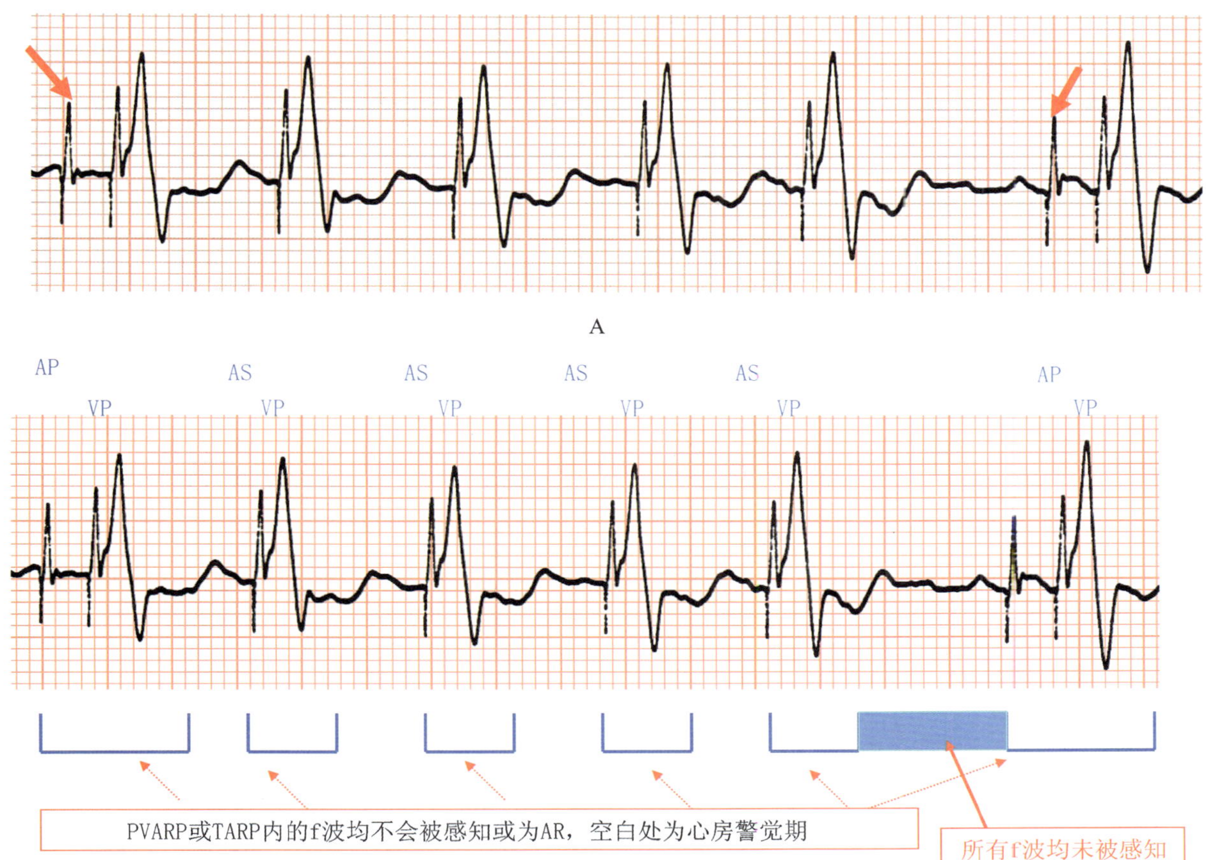

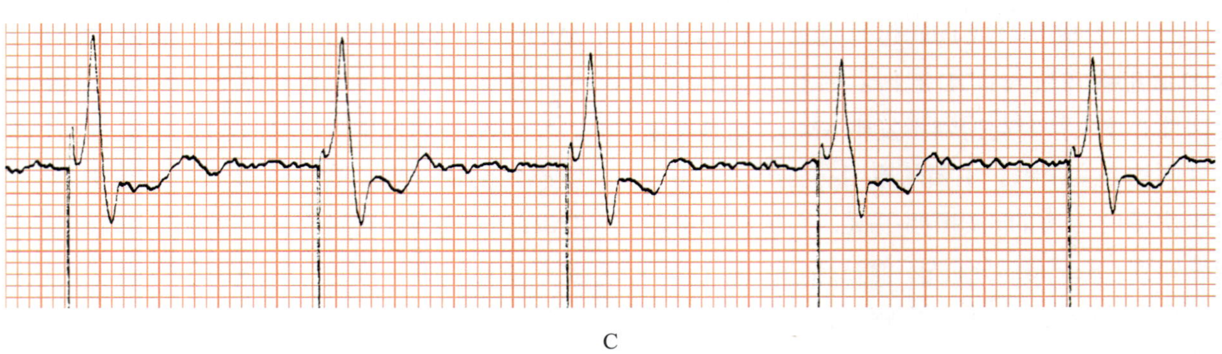

C

图3-2-16 房颤时发生心室的不规则跟踪

A. 显示心室快速不规则起搏，甚至有心房起搏脉冲（箭头处）；B. 显示A图的起搏mark标测，AP的发放是由于所有的f波均未被感知，在VA间期末释放心房起搏脉冲；C. 提高心房感知灵敏度后起搏器发生AMS，显示心室规则起搏，频率为60 bpm

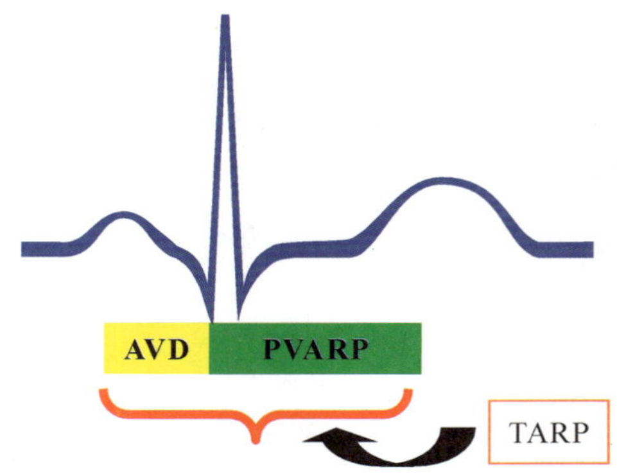

图3-2-17 心房不应期

总心房不应期（TARP）＝房室延迟（AVD）＋心室后心房不应期（PVARP）；PVARP的前半部分为心室后心房空白期

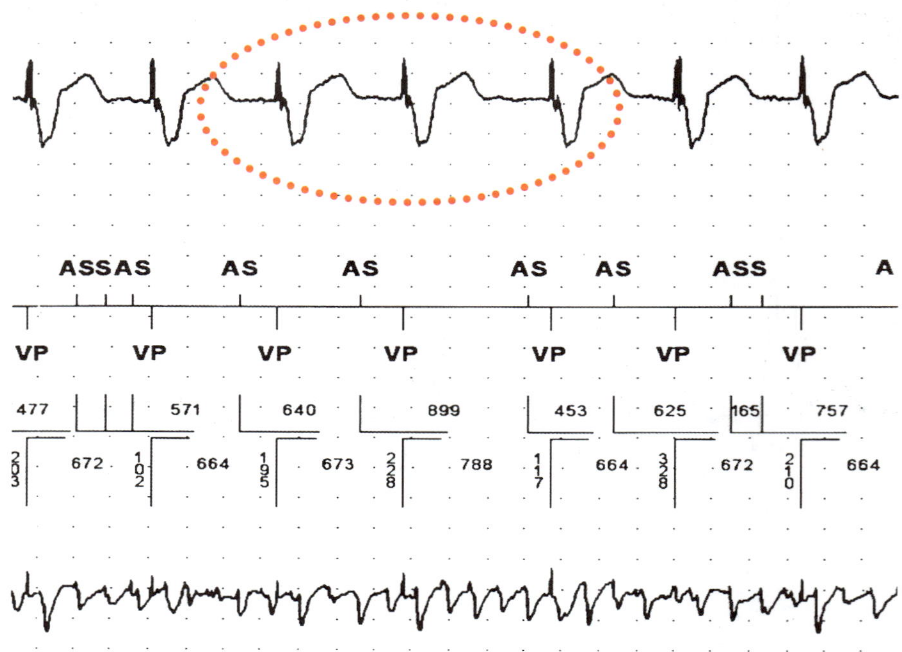

图3-2-18 房颤时腔内心电图

上图为体表Ⅱ导联心电图，中间为起搏mark标记，下图为心房的腔内心电图。图示多数f波（椭圆虚线圈内）均未被心房电路感知

如证实是原因①，患者有明显不适，且发现患者的房颤已持续一段时间，此时可以临时程控为VVI或DDI起搏模式转换，后者不能跟踪感知的心房波，从而减轻患者心悸症状。

在DDI模式时因感知心房后的反应方式为I（抑制）而非D（包含触发T），因此感知到的心房电活动不能触发AVD，从而避免跟踪过快的心房率。但其弊端是只有当自身房率低于程控的下限频率时才能保持房室同步（当心房起搏时心室才能跟踪），而当心房感知时心室不会被跟踪，此时会导致房室的不同步。另外，如为持续房颤，频繁的心房感知也消耗部分电能。因此，当患者的房颤为阵发性，且患者自身窦律较慢时，程控为DDI是合适的，至少在转复窦性心律后，该模式可产生心房起搏-心室起搏（AP-VP）的工作方式，保持房室的同步。但如果明确房颤为持续性，建议可直接程控为VVI起搏模式，避免频繁无谓的心房感知（徒然增加耗电），也许这是一个更好的选择。

当然，这样的程控方式显然不能做到及时、方便。因此，如果能够通过提高心房感知灵敏度（降低心房感知的数值）的措施使脉冲发生器能及时发生AMS，则更视为上策。

3）降低上限跟踪频率。如不能发生AMS，降低上限跟踪频率来限制心室率也是一个权宜之计。如程控上限频率在较低的水平（如90 bpm），此时心室能避免跟踪过快的房率。当然，前提是患者自身存在房室传导阻滞，因为起搏器对自身快速下传的心室率无能为力。

同样，它也同方法2）一样，不能做到及时、方便。另外，当患者快速房性心律失常终止后，由于上限跟踪频率所限，患者运动后（窦性心率加快）会出现房室传导的固定阻滞而降低患者的运动耐量。此时应尽快恢复程控到合适于患者的上限跟踪频率。

（四）PMT的识别和防治

1. 何谓PMT　PMT是双腔起搏器主动持续参与引起的心动过速。PMT常见的有两种表现形式。第一种为患者在发生房性快速心律失常时起搏器心室通道跟踪快速心房率导致的快速心室起搏；第二种形式为环形运动性心动过速（ELT），是指植入DDD起搏器的患者，在心室肌自主或起搏除极后，激动可经室房逆传引起心房激动，该心房激动如果落在脉冲发生器时间周期的PVARP之外，则被起搏器心房感知电路所感知，此时若在启动的AV延迟内未感知到自身的心室除极，则在AV延迟末发放心室脉冲引发心室激动，后者又再次逆传至心房，如此反复导致ELT（图3-2-19）。第二种为通常临床上所指的PMT。

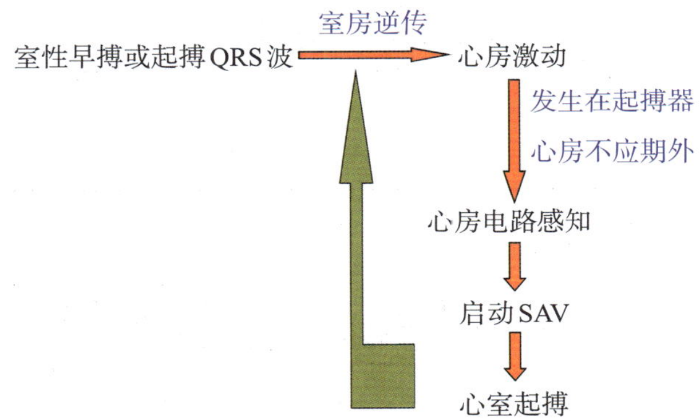

图3-2-19　起搏器介导性心动过速发生机制

PMT如同旁路参与的逆向性房室折返性心动过速一样，房室结-房室束（希氏束，His bundle）是折返环路的逆向传导支，而具有感知功能的心房电路、心房及心室电极则是折返环路的前向传导支。心动过速的周期＝室房逆传时间＋AVD。PMT一直可持续到室房不能再发生逆传或心房感知电路不能再感知到逆传的P波为止。

实际上，PMT可看作是起源于心室电极所在位置（通常为右心室心尖部）的室性心动过速。由于所引起的心动过速呈现宽QRS波群因而易被误认为室性心动过速，尤其是双极起搏电极的刺激信号不易被辨认时。

由于60%的SSS和40%的AVB患者存在室房逆传，因而约有50%植入DDD起搏器的患者可能产生PMT。

2. 容易发生PMT的情况　如前述PMT发生机制可看出，除了具有心房感知电路及心室起搏电极外，室房逆传是产生PMT的主要原因。因此，能够诱发产生室房逆传的病理生理情况都容易产生PMT。其中，PVC、心房起搏带动不良和心房过感知是最常见的原因，因为这三种情况下心房肌都未曾发生除极，因此容易被逆传的心室除极波所激动。后者一旦被起搏器心房电路感知则引发PMT（图3-2-20和图3-2-21）。

因此，产生PMT的条件：①DDD、VDD植入术患者。②患者自身存在室房逆传功能。③起搏器PVARP<室房逆传时间（逆行传导时间长，容易发生PMT）。④室性期前收缩、心房带动不良、心房感知过度是诱发PMT的常见原因。

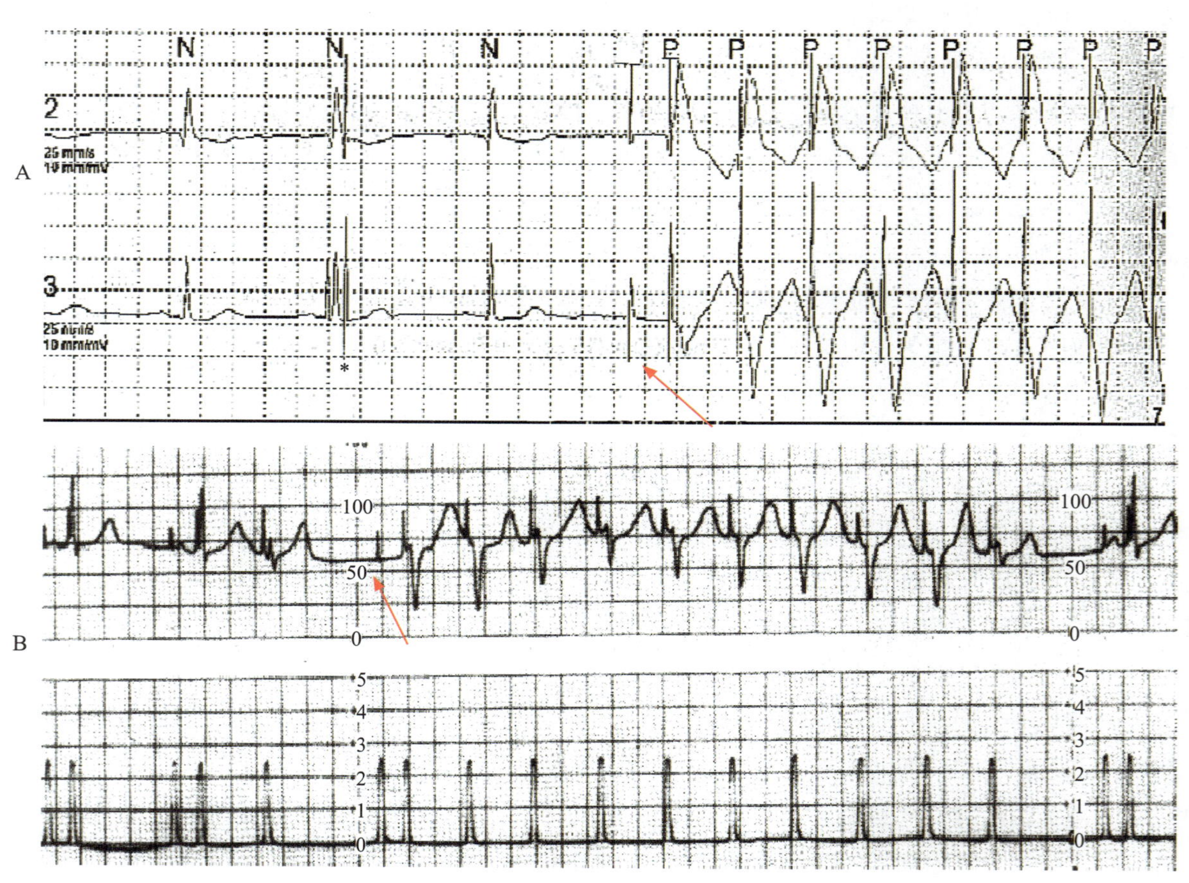

图3-2-20　丧失心房夺获诱发PMT

A. Holter中记录到的PMT，其中，*为心室安全起搏脉冲，箭头所示为心房脉冲，但未夺获心房，促使发生PMT；B. ECG记录到的PMT，箭头所示为心房脉冲，但未夺获心房从而易发PMT，下图为通道标记

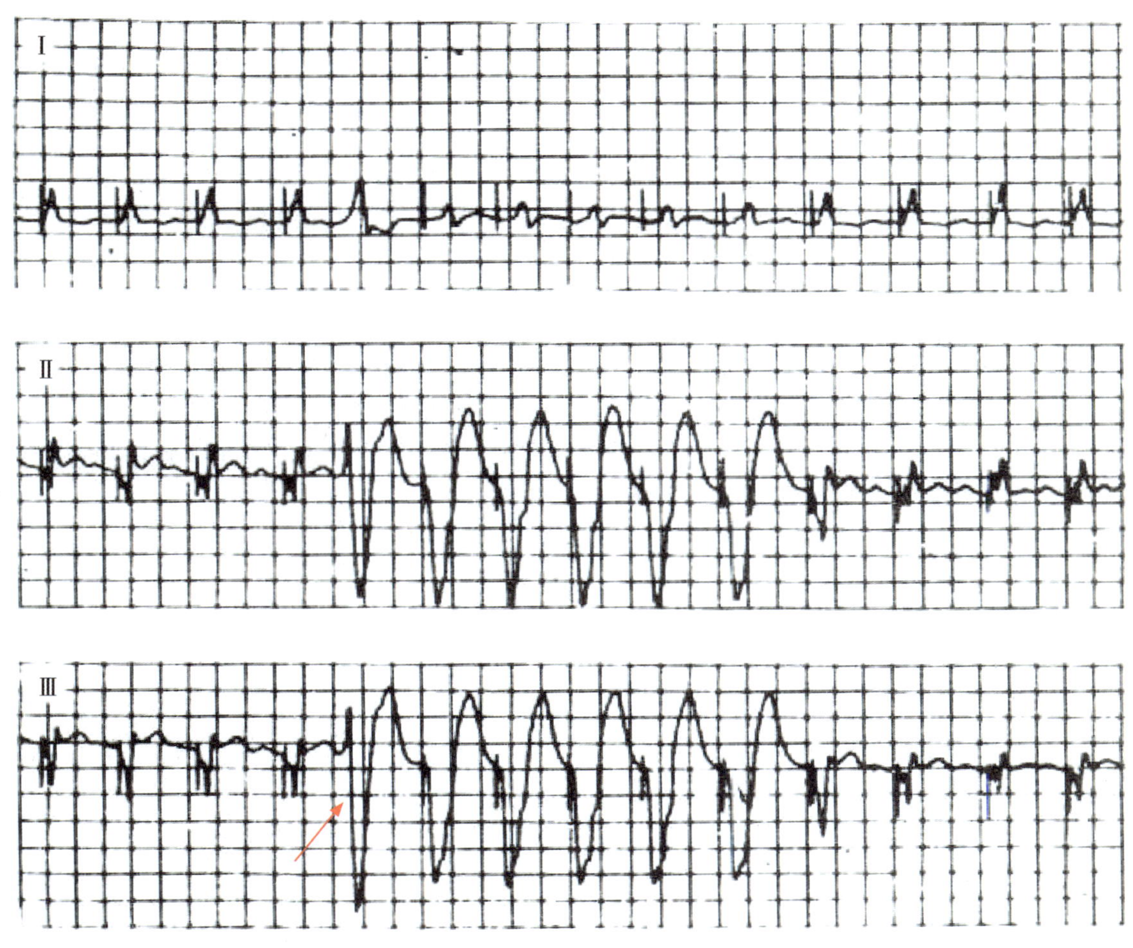

图3-2-21 PVC诱发PMT

箭头所示为PVC，由此触发PMT

3. PMT的判断 植入双腔起搏器的患者如发生阵发性心悸时，应考虑存在发生PMT的可能。通常在发作时根据体表心电图检查比较容易做出诊断。如患者来不及在发作时就诊做心电图，则可通过Holter监测、遥测读出事件记录的腔内心电图等方法进行判断。以下几点有助于判断发生的室性心动过速是否为PMT：①有植入双腔心脏起搏器（DDD、VDD）史。②出现与上限频率相近的室性心动过速（具体频率取决于室房逆传时间和所程控的AV间期，但小于等于起搏器设置的上限跟踪频率），尤其是起搏器植入术前无类似发作史者。③每个宽QRS波前有刺激脉冲（由于目前越来越多的使用双极心室电极导线，因此体表心电图有时甚至看不到刺激脉冲，此时应仔细观察体表所有12导联心电图，通常总能在某些导联发现起搏脉冲）。④将起搏模式程控为DVI（心室不能跟踪心房）、VVI或DOO后心动过速立即终止。⑤放置磁铁于起搏器囊袋上后（变为DOO模式）心动过速终止。

4. 预防PMT的方法 如前述，应针对易导致PMT的常见原因进行预防，预防的方法如下。

(1) 应有抗心律失常药物预防、减少室性期前收缩的发生。

(2) 提高心房输出电压（夺获心房）。

（3）适当降低心房感知灵敏度（减少过感知），将正常较大的前传P波与较小的逆传P波区别开来以避免心室跟踪后者。

（4）程控PVARP使其延长（比通过心电图估测的室房逆传时间长50～75 ms）。

（5）增大感知AV间期，使TARP延长，从而使逆传P波落入TARP内而避免发生PMT。

（6）启动起搏器对PMT的自动预防程序。后者包括：

1）室性期前收缩反应（post-PVC response），也称PVC滞后。当被感知的心室事件前面没有心房事件时，起搏器会将感知的心室事件定义为PVC。所谓室性期前收缩反应即感知到PVC后自动延长PVARP至400 ms（图3-2-22）。如延长的PVARP大于室房逆传时间，则逆传的P波落入PVARP内，心房感知电路不能感知该逆传P波，也就不能触发AVD而产生PMT。

2）感知到PVC后发放心房脉冲（PVC synchronous atrial stimulation）。当感知到PVC后触发心房电极发放脉冲，夺获心房，心房被起搏激动后产生心房不应期，阻止室房发生逆传，从而预防PMT（图3-2-23）。通常从感知到PVC到发放心房脉冲之间的时间<40 ms，从而使起搏的P波落入PVARP内而不被跟踪，达到预防PMT的目的。

3）感知到PVC后抑制一次心室脉冲的发放，使可能逆传并被心房电极感知的P波不能引起心室触发脉冲的发放，从而阻止PMT的启动过程。

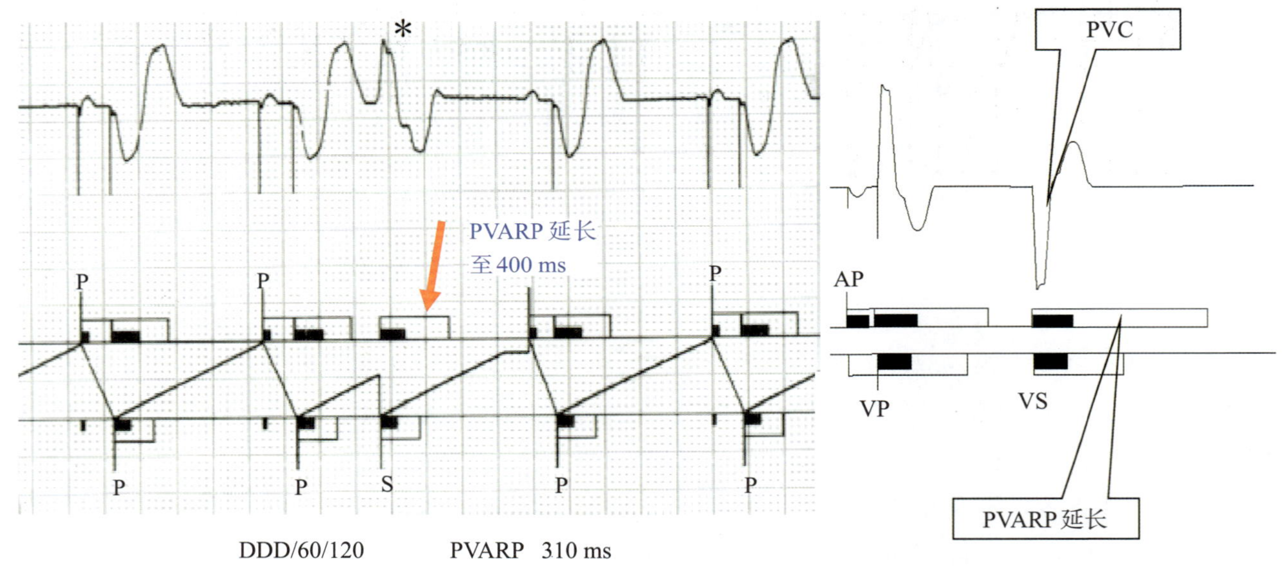

图3-2-22 室性期前收缩反应

感知到PVC（*所示）后，PVARP自动从310 ms延长至400 ms（箭头所示），使可能的逆传P波落入PVARP内而不被感知

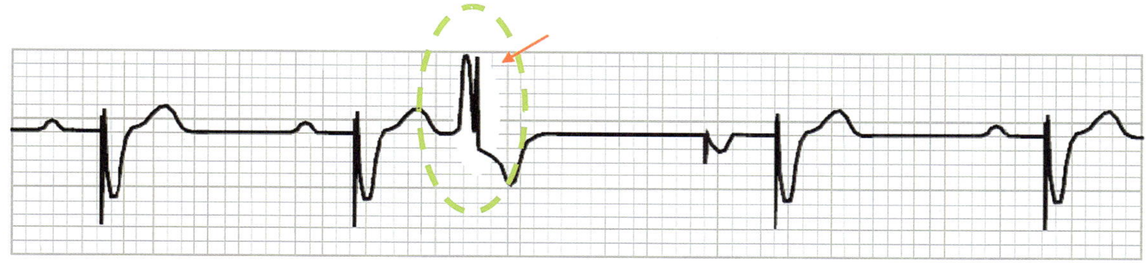

图3-2-23 感知到PVC后发放心房脉冲

感知到PVC（椭圆形所示）后，起搏器会很快发放心房刺激脉冲（箭头所示），使心房提前激动产生不应期，阻止室房逆传，从而预防PMT

5. 终止PMT的方法 常用的方法包括：

（1）起搏器上放置磁铁使起搏器变为DOO起搏方式而临时终止PMT。

（2）延长PVARP，使逆传的心房除极落在PVARP内（一般认为300 ms的PVARP可消除绝大多数PMT）而终止PMT。

（3）通过临时程控为心房无感知模式（VVI、DOO和DVI等）或心室无跟踪模式（如DDI）可终止PMT。

（4）降低最大跟踪频率，使心室率不至于过快。

（5）启用起搏器具有的PMT自动识别和终止程序；目前多数起搏器已具备自动终止PMT的程序，包括识别和干预两个部分。

1）识别PMT。在连续8个心房感知-心室起搏（AS-VP）事件后，若VP到AS的间期，即VA间期＜400 ms，则起搏器自动延长一次SAV。如心房感知电路所感知到的信号不是逆传P波的话，则下一个VA间期肯定会缩短；但若心房感知电路所感知到的信号是逆传P波的话，则下一个VA间期不会有变化（图3-2-24A）。

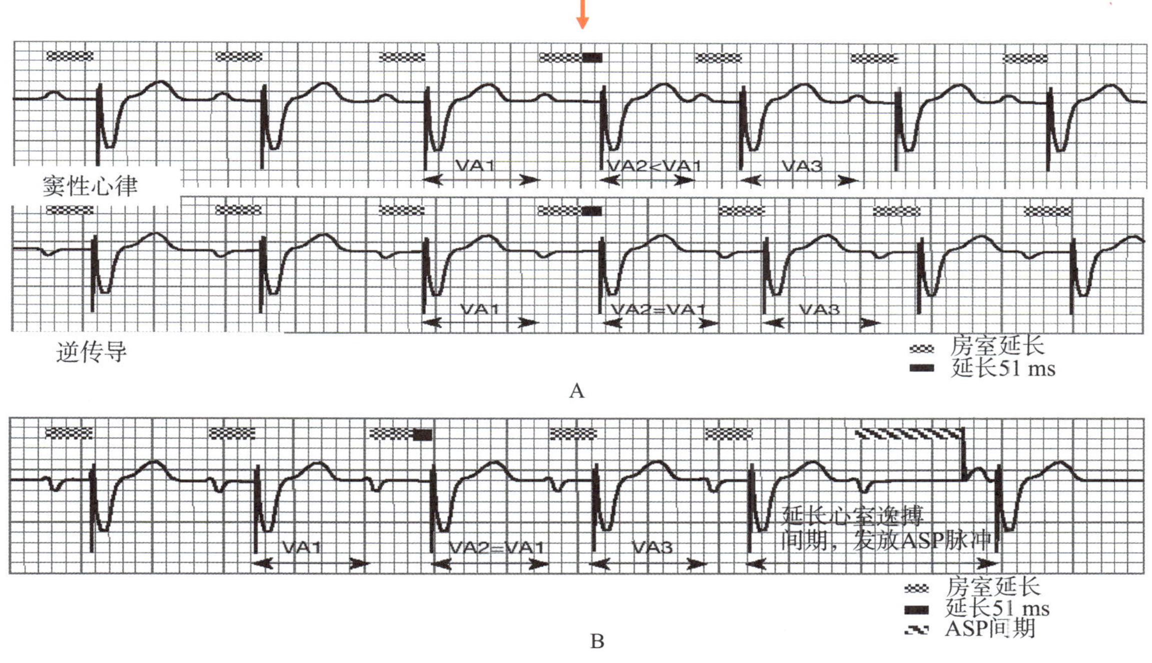

图3-2-24 起搏器自动识别并终止PMT（延长逸搏间期）

A. 如连续AS-VP且VA间期＜400 ms，则起搏器自动延长一次SAV（如箭头所示，延长51 ms），如延长后的VA2＜延长前的VA1，证实P波为窦性而非逆传，如延长后的VA2＝延长前的VA1，证实P波为逆传而非窦性；B. 如证实为PMT，则起搏器将模式转换并延长逸搏间期，PMT终止，并发出ASP脉冲

2）终止PMT的程序。有多种方式，不同公司终止PMT的算法不同。①如确定是逆传P波，则起搏器PVARP自动延长到400 ms 1次，以终止可能存在的PMT。也有些起搏器并不经过确认程序，只要连续的AS-VP且VP＜400 ms，就将PVARP延长1次，以终止极有可能存在的PMT（图3-2-25）。②一旦证实为PMT，起搏器将模式转换并延长逸搏间期，发出心房同步起搏脉冲（ASP）以试图恢复房室同步（图3-2-24B）。③确认PMT发生后，脉冲发生器撤消一次心室脉冲发放，使心室不能跟踪可能的逆行P波，从而终止存在的PMT。

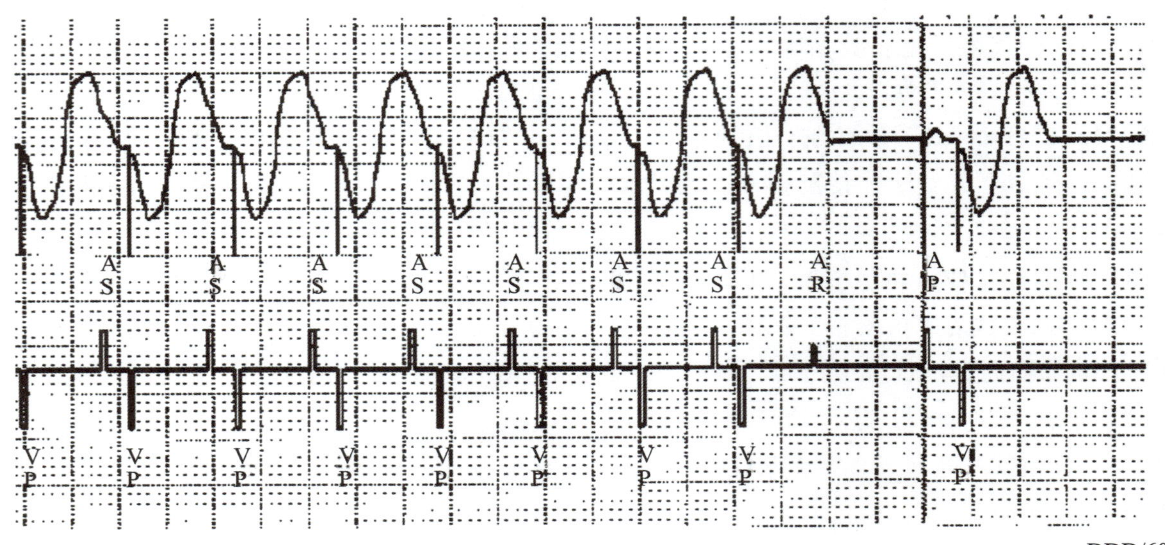

图3-2-25 起搏器自动终止PMT

在连续8个AS-VP的顺序后，若VP到AS的间期，即VA＜400 ms，则将PVARP延长到400 ms 1次，并终止了PMT

每个公司的预防和终止PMT的算法有所不同，但都大同小异，本文不在此赘述。

（五）三度AVB患者心悸不适的处理

部分三度AVB患者在植入DDD起搏器后容易出现心悸不适的感觉。其原因包括：①因三度AVB导致的心搏量下降会反射性引起窦性心动过速。植入起搏器前因窦性心律不能下传心室，患者不会感觉到心率的增快。而一旦植入DDD起搏器后，由于心室跟踪过快的窦率而产生窦性心动过速，患者反而感觉心悸明显。这是术后患者心悸的最主要原因。②术前已适应长时间的缓慢结性或室性逸搏心律，突然的心室率提高引起患者不适。③心室起搏本身的双室不同步等原因导致患者心悸不适。

相应的处理措施包括：

（1）向患者解释病情，避免紧张情绪。告知患者心率快是一个暂时的现象，起搏器只是跟踪患者自身的快心率，数日后会逐渐好转并消失。

（2）服用β受体阻滞剂或非二氢吡啶类钙通道阻滞药，控制自身窦性心率，待窦性心率下降后逐渐停用这些药物。

（3）少数患者在必要时可程控为较低的上限跟踪频率（如＜100 bpm），避免跟踪过快的窦率，以减轻患者的心悸症状。

（六）起搏器基础起搏频率、起搏阈值、感知功能、阻抗的随访

注意事项同单腔起搏器。

（宿燕岗）

第三节　频率应答起搏器术后管理

随着经济水平的发展及起搏器技术的进步，国内植入频率应答起搏器的数量逐渐增加，但术后管理存在的问题很多。

一、频率应答起搏器及其功能

频率适应性起搏是20世纪80年代初用于临床的一种生理性起搏器。它主要通过传感器（sensor）感知躯体的运动或代谢变化，并经起搏器内的内置算式（algorithm）处理，自动调整起搏频率，改善患者的心脏变时功能不全。起搏器编码中第四位“R”即表示有频率适应性起搏功能的起搏器。

正常情况下静息心率一般在55～70次/分，开始活动以后心率迅速上升，之后稳定在平台期，活动终止以后心率缓慢降至基线水平，夜间可以有窦性心动过缓。心率>100次/分可占总随访时间的大约10%（图3-3-1和图3-3-2）。目前尚无对心脏变时功能不全的统一标准。在临床上通常把运动时最快心率<100次/分或低于最大心率预测值的85%作为诊断严重变时功能不全的指标。频率适应性起搏的主要适应证为严重的变时功能不全和（或）心房颤动伴心室率明显缓慢。

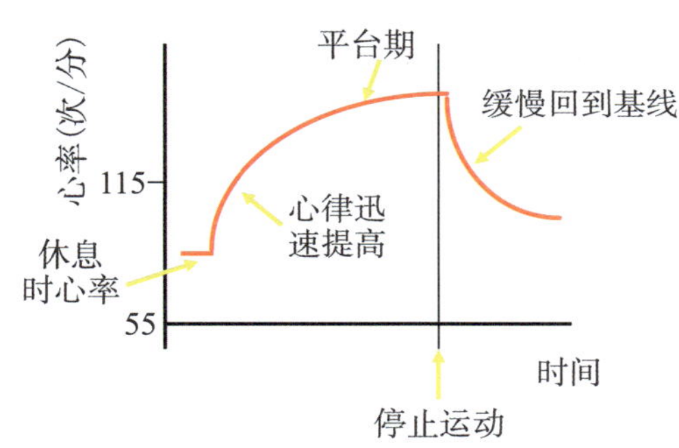

图3-3-1　正常情况下的心率变化

静息心率55～70次/分，开始活动以后心率迅速上升，之后稳定在平台期，活动终止以后心率缓慢降至基线水平。（资料引自Benditt, David G. Rate Adaptive Pacing. Blackwell Publishing, 1993: 57, fig 4.10）

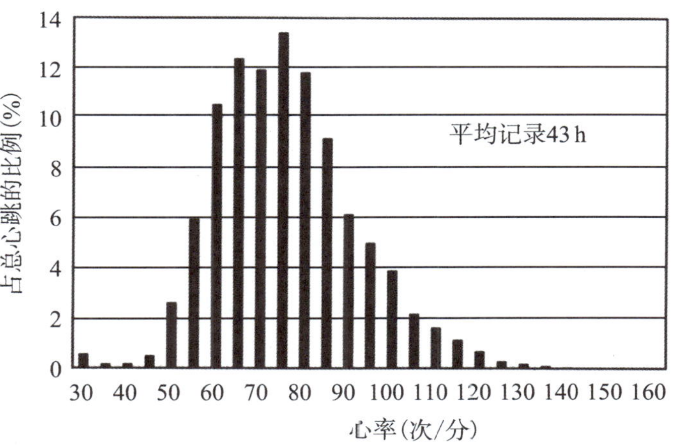

图3-3-2　健康成人的心率分布

平均记录43 h，心率>100次/分可占总随访时间的大约10%。

频率适应性起搏器具有两个重要的组成部分，即传感器和内设算法。传感器的功能是感知人体活动时某些参数的变化并把它转化成信号传送给起搏器；内置算法是把这些信号转化成合适的起搏心率的程序。传感器有十余种，分别感知机体运动或机体生理、生化参数。通常按符合生理要求的程度将传感器分为三类。第一类可感知影响窦房结活动的诸多参数，如儿茶酚胺浓度或自主神经活动，这是最理想的，但目前尚未研制出来；第二类为感知运动时机体内某些生理指标，如QT间期、呼吸频率、每分通气量、pH、静脉血温度、右室压力等；第三类为感知运动所产生的机体外在物理性变化，如身体的振动或加速度。这些传感器各有其优缺点，如体动传感器能快速启动，但无法达到最大传感器频率（MSR），易于受外界震动影响而发生误感知；每分通气量传感器启动比较慢，易于受上臂及肩部活动以及过度通气的影响，但能达到MSR。鉴于此，一些公司产品选择了双传感器，如Boston Scientific公司和St. Jude Medical公司的加速度计和每分通气量混合传感器组合、Medtronic公司体动传感器和每分通气量传感器组合与Vitatron的QT间期和体动双传感器组合等，传感器在工作时进行交叉核对，以避免不适当的起搏频率。

传感器打开以后，可以设置或调节的参数有以下几个：基本频率、最大跟踪频率、MSR、阈值、斜率、反应时间和恢复时间（图3-3-3）。MSR的计算公式为（220－年龄）×0.9，通常起搏器默认为130次/分。阈值代表启动感应器活动必需的活动量，可以程控设置为1～7，越低的数字需要越少的活动。在所有装置上都有自动阈值设置，即测量18 h内活动的变化，自动调整阈值。斜率是在给定的活动水平上感应器驱动的心跳频率，分为1～16档，高的数值等于高的心跳频率，可以自动调整，通常起搏器默认值为8。反应时间表示从基础频率增加到MSR的时间，分为4档，分别为非常快、快、中和慢，默认值为快。恢复时间表示从MSR下降到基础频率所需的时间，也分为4档，快、中、慢和非常慢，默认值为中（图3-3-4）。

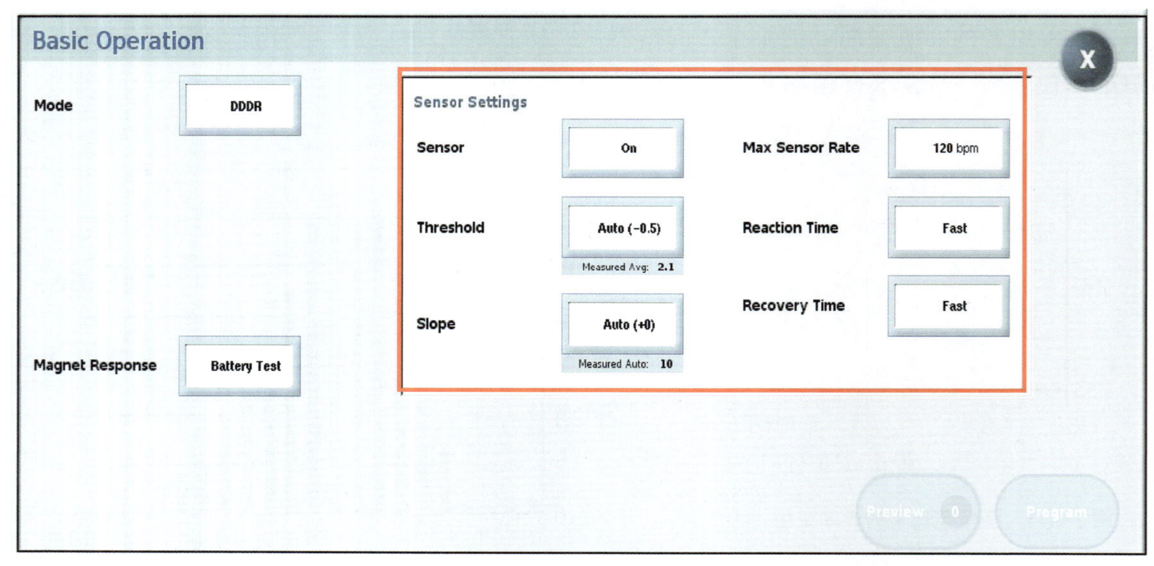

图3-3-3 传感器参数设置的程控界面

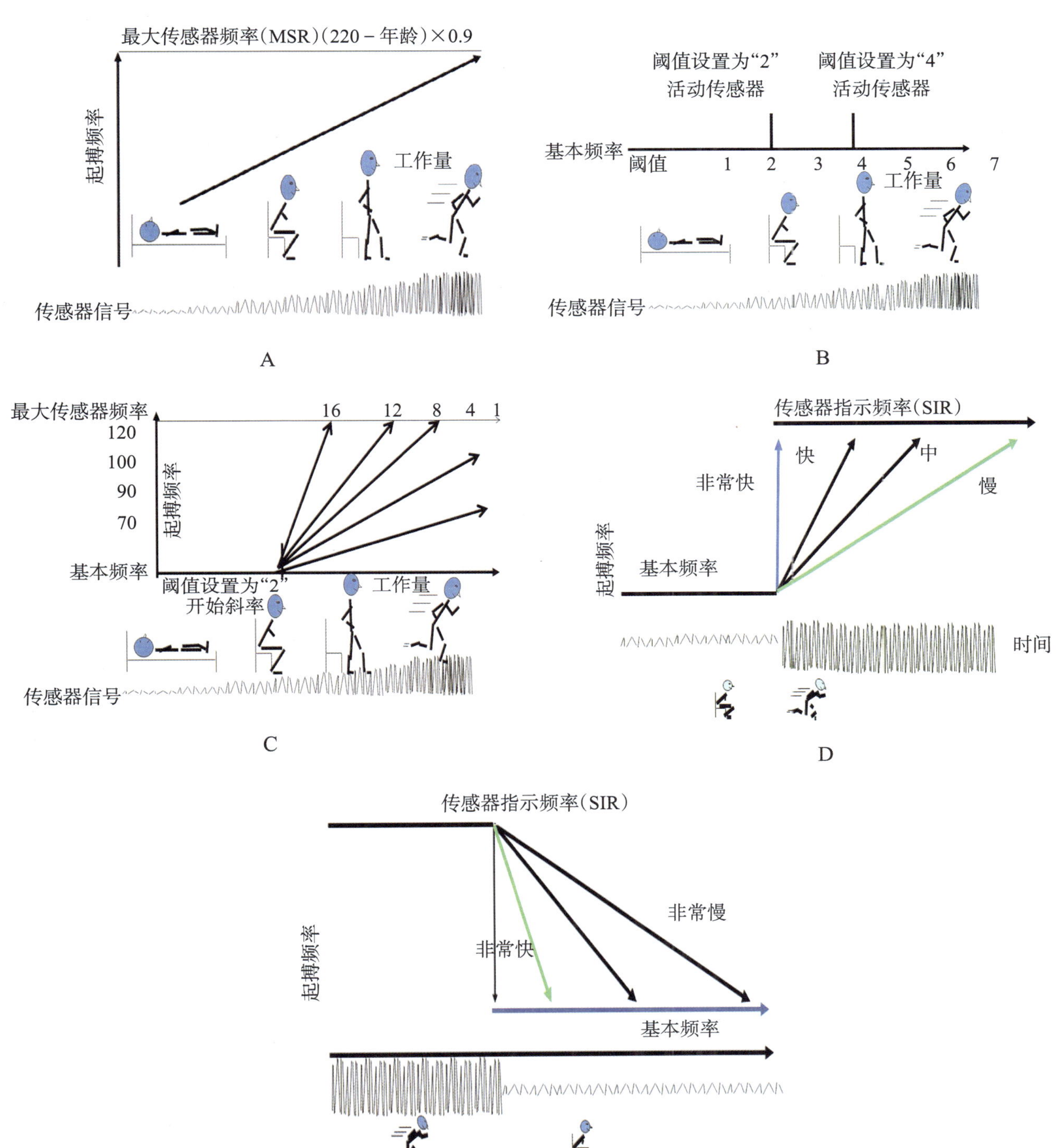

图3-3-4 传感器参数设置示意图

A. 最大传感器频率，随着活动量的增加，传感器频率增加，直到最大传感器频率；B. 阈值；C. 斜率，如果是16，心率可最快达最大传感器频率；D. 反应时间；E. 恢复时间

二、频率应答起搏器术后管理存在的问题

心输出量由每搏心输出量和心室率共同决定，每搏心输出量储备可以增加50%的心输出量，而心室率储备几乎可以增加3倍的心输出量以适应代谢需求。心脏变时功能不全的患者在植入起搏器后如活动后心率增加不明显伴相关症状，可能由于传感器参数设置不敏感，需要调整传感器的参数设置，如降低阈值、增加斜率、缩短反应时间等。相反，如患者稍微活动即出现明显心悸症状，则可能由于传感器参数设置过于敏感，需要提高阈值、降低斜率、延长反应时间。

笔者所在中心的临床实践及与同行交流中发现国内频率应答（R）起搏器的植入比例并不低，但相对国外开启R功能的比例似不高。笔者所在中心曾调查了上海地区植入频率应答起搏器的原因、比例和开启情况等［中华心律失常学杂志，2016，20（1）：57-59］，发现至少在选择频率适应性起搏器时并非所有患者都存在变时功能不全（AVB患者在双腔和单腔频率应答起搏器中分别约占45%和25%），而开启比例不高（平均36.63%），但是开启后关闭此功能比例较高（平均50.97%）。问卷调查发现不开启R功能的首要原因为植入时患者尚无变时功能不全（23%），其余原因依次为顾虑开启后患者不适（22%）、患者本身对活动要求不高（21%）、节省起搏器电能（13%）、开启后个体化调整频率应答参数太麻烦（12%）和随访时忘记开启（9%）。显然，主观有意是不开启R功能的主要原因。开启频率应答后患者感到不适的最主要原因是在植入起搏器前已长期适应慢心率（35%），另外，年长患者本身对活动要求不高也占有很大比例（29%）。其余原因有R默认参数的设置不能反映患者在运动时对心率的真实需求（22%）以及患者心理因素的影响（14%）。

起搏器植入患者平均年龄较大（最多年龄阶段均为70～80岁），植入前可能长期适应缓慢心室率。相对于西方人，尽管起搏器植入的平均年龄并无很大差异，但与西方同年龄段相比，我国老年人活动量明显偏小。目前频率应答默认参数的设置多根据西方人的数据，也许的确不适合国人的体动水平（通常是过于敏感，频率上升幅度太高等）。根据国人不同年龄阶段设置频率应答参数（如最高上限频率等）可能是一个选择，但目前国内尚缺乏这方面的数据。

本次调查还发现，如果开启频率应答功能后患者出现不适，医师通常采取的方法为直接关闭频率应答功能（57%），不到一半的医师（43%）会选择根据患者个体情况优化调整频率应答的参数。实际上，感受器的出厂默认值设定不可能适合每一个患者，需要根据术后患者日常活动后的感受来耐心调整感受器的相关参数（包括反应斜率、感知阈值、频率适应起始速度、恢复时间和上限应答频率等）。选择直接关闭R功能可能与医师没有足够的随访时间、医患缺乏多次调整参数的耐心、患者术前已适应慢心室率以及植入随访医师为避免患者的不理解和抱怨等因素有关。

变时功能不全患者术后开启R功能后的随访需要医师的足够耐心和患者的配合，应努力个体化调整至患者最舒适状态，以提高患者的生活质量。

（秦胜梅）

参考文献

李骁，毛家亮，刘志刚，等. 频率应答起搏器在上海地区的应用情况[J]. 中华心律失常学杂志，2016，20(1)：57-59.

第四节 术后常见并发症及处理

起搏器术后并发症从发生时间可以分为术后近期和术后远期并发症，从受累部位可以分为囊袋、电极导线和脉冲发生器相关并发症。本节按照受累部位来介绍起搏器术后常见并发症及其处理原则。

一、囊袋

1. 囊袋积血　相对常见，临床上常表现为囊袋部位膨隆、肿胀，局部可有疼痛。出血量多时可引起囊袋内张力明显升高，同侧上肢活动受限。临床上常与服用抗凝、抗血小板药物或凝血功能异常（如慢性肝病）以及术中损伤小动脉、止血不充分等有关。

对术前服用华法林的患者，越来越多的证据表明，围手术期不停用华法林是安全的，而给予桥接肝素治疗可使30%的患者出现明显的囊袋血肿，目前多数临床医师针对血栓发生高危患者选择不停用华法林治疗，而对于血栓低危患者仅短期中断2～3天的华法林治疗。

资料表明，口服抗血小板药物的患者中，单独使用氯吡格雷组能明显增加植入囊袋出血的发生率，单独使用阿司匹林组增加囊袋出血不明显。目前认为置入药物涂层支架30天后的患者短期中断氯吡格雷治疗相对安全，仅6%可能发生支架内血栓。故可采用术前停服氯吡格雷5天，术后尽早再服氯吡格雷（24 h内）的做法，再次服用的首次剂量为300～600 mg［摘自《心律植入装置感染与处理的中国专家共识》（2013）］。

术中分离囊袋时应仔细止血，可以选择电凝。囊袋做好以后可以用纱布填塞止血，或局部使用凝血酶等药物，术后即刻在囊袋处加压10 min或加压包扎12～24 h。术后如现囊袋积血，量少时可以自行吸收，不需要特殊处理，量大造成囊袋张力过高时，应在局部严格消毒麻醉后，在囊袋的中下方切开直径约0.5 cm的小口，将积血和血块挤压出来，局部安尔碘消毒以后用创可贴将伤口拉拢闭合；如怀疑囊袋内活动性出血，可以再加压包扎12～24 h。

2. 囊袋感染　有研究表明，单纯囊袋感染率为1.37%，囊袋合并血行感染或伴感染性心内膜炎为1.14%。囊袋感染可以发生在术后任何时间。

囊袋感染是永久性心脏起搏器植入术后最常见和最严重的并发症之一。临床上表现为囊袋或导线走行的区域周围组织出现红、肿、热、痛，有波动感，皮肤发亮、变薄、破溃（图3-4-1A、B），瘘管形成或发黑坏死，起搏器或起搏导线不同程度外露（图3-4-1C）。脉冲发生器与皮肤粘连、局部的皮肤变薄等情况强烈提示囊袋感染。早期感染发展很快，可在术后拆线时出现切口不愈合、开裂或部分开裂、炎性分泌物溢出等。囊袋感染与高龄、伴发多种疾病、手术室的环境、无菌操作的执行情况、囊袋血肿或反复多次打开同一囊袋有关。植入数年后囊袋感染的主要原因是囊袋局部压力太高（压迫囊袋皮肤致坏死）或血行感染等。

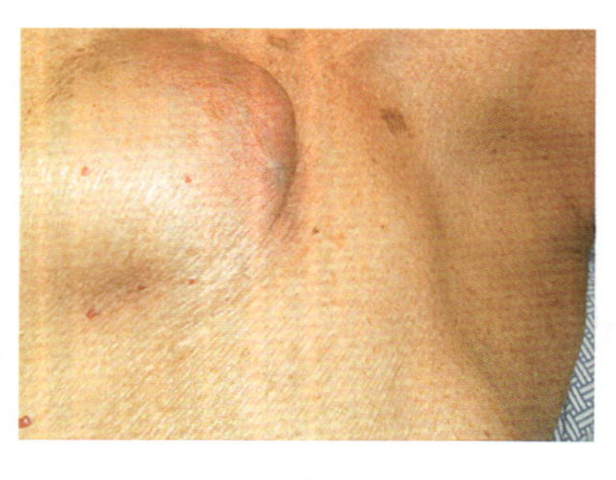
A

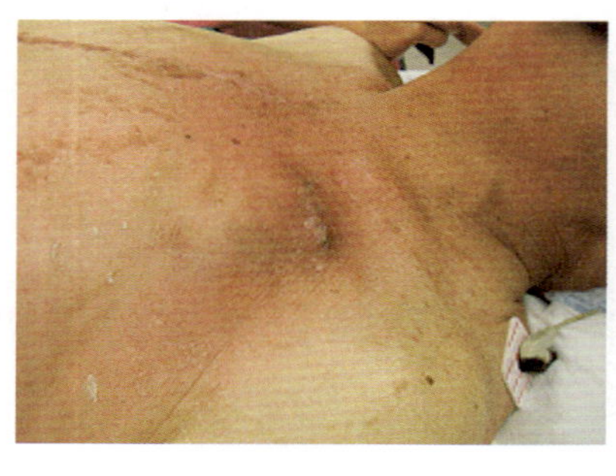
B

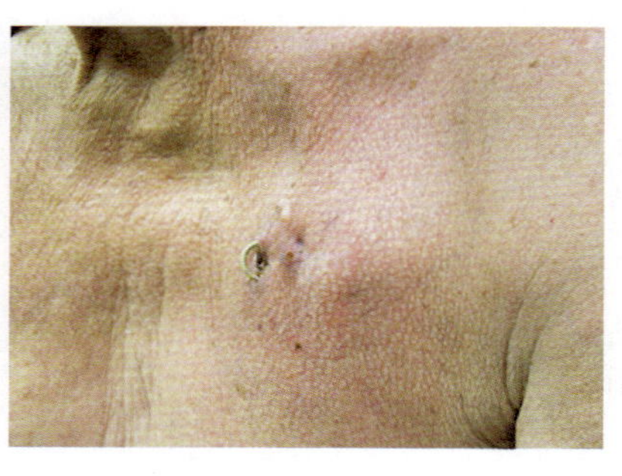
C

图3-4-1 囊袋感染

A. 囊袋边缘皮肤变薄，局部发红；B. 在变薄的基础上局部皮肤破损；C. 局部皮肤破损伴导线外露

根据2011年发布的《经静脉拔除心内膜导线：目前认识和建议》以及2013年《心律植入装置感染与处理的中国专家共识》，囊袋感染波及起搏系统时需完全移除起搏系统，并对伤口彻底清创。具体拔除方法可参阅相关专著，不在此赘述。

进行拔除治疗和囊袋清创时，抗生素是最重要的辅助治疗。抗生素的选择应基于细菌培养药敏试验结果。因多数感染由葡萄球菌引起，仅部分致病菌青霉素耐药，故获得血培养结果前可凭经验用药，常先予万古霉素；细菌培养证实苯唑西林敏感的葡萄球菌感染时可予头孢唑林或萘夫西林，并停用万古霉素；在不适合应用头孢菌素或耐苯唑西林的葡萄球菌感染时常使用万古霉素。抗生素在装置感染后持续时间，以及何时改为口服剂型尚无充分依据可循，需综合考虑感染范围与程度、病原菌、是否伴血行感染及持续时间，以及相关的合并症如瓣膜受累、骨髓炎、感染性血栓静脉炎等。目前建议：单纯囊袋感染伴装置取出时，应持续应用抗生素10～14天；复杂感染时（包括已有并发症或装置取出后仍有血行感染者），抗生素至少应用4～6周；当获得药敏结果并证实存在有效的口服抗生素时，装置拔除后可改为口服抗生素治疗。

对已感染的患者装置再植入前，需要进行是否需要再植入的评估。文献报道，1/3～1/2的患者不需要植入新装置。确实需要植入新装置时，为预防原部位再发感染，再植入位置不应选择取出感染装置的同侧胸部，而优先选择对侧胸部。如果这种选择不可行时，可选择髂静脉为入路静脉，将新装置植于腹部，或将电极导线植入心外膜。

目前再植入的最佳时间尚不肯定。仅囊袋感染，是否可以再拔除起搏系统及囊袋彻底清创后同时再植入新的装置尚无定论（笔者所在中心对起搏依赖患者多在植入新的起搏系统后即刻处理对侧的感染系统，并未发现新植入的起搏系统此后再发感染的情况）；囊袋感染伴血培养阳性者起搏系统拔除及囊袋彻底清创后血培养阴性3天后植入；伴感染性心内膜炎和电极导线赘生物者（未发现瓣膜赘生物时），彻底清创及拔除起搏系统以后，血培养阴性3天以后植入；感染性心内膜炎伴瓣膜赘生物者，彻底清创及拔除起搏系统以后，血培养转阴14天以后植入。针对起搏依赖患者，需要植入临时心脏起搏器过渡。不建议原起搏系统灭菌消毒后再用，建议选择新的起搏系统。

对囊袋感染，预防非常重要，建议心律装置

植入前，尤其更换起搏器时术中预防性应用抗生素。可选择一代头孢菌素（头孢唑林）或万古霉素。一代头孢菌素需在术前1 h静脉注射，而万古霉素则在术前2 h静脉注射。

二、电极导线

1. 电极导线脱位 起搏电极脱位是起搏器术后早期常见的并发症之一，发生率约为1%。临床上多出现未植入起搏器时的症状，如头晕、黑矇、晕厥。胸片可以看到导线远端与术后相比明显移位，但也有移位不明显者，称之为微脱位，仅表现为阈值升高和感知功能下降。原因主要为：术中电极导线未真正固定到位、电极导线预留过少或过多、电极导线在穿刺部位结扎固定不良、心腔扩大致心内膜结构光滑、囊袋太大/囊袋松弛/乳房下垂而起搏器未良好固定在囊袋内或植入侧上肢活动幅度过大等。

如导线仅是微脱位，起搏/感知参数尚能接受，且在手术急性期（<3个月）时，可临时调整起搏参数（如提高起搏输出电压或提高感知灵敏度）后密切随访，有时随时间的推移，局部水肿的消散，起搏参数能逐渐改善、恢复。如起搏参数在术后3个月时仍不能恢复，则需要再次手术重新放置电极导线位置（不宜拖延太久，否则电极导线将难以拔离原来的起搏位点）。导线明显移位时则需要即刻重新手术。

2. 起搏阈值升高 是指起搏器植入术后阈值升高超过3倍，是术后常见并发症之一，根据发生的时间分为早期阈值升高与晚期阈值升高。早期阈值升高指在起搏器术后3个月内发生；晚期阈值升高指在起搏器术后3个月至数年内发生。

（1）早期起搏阈值增高。在正常情况下，电极导线植入最初的24 h内，心肌起搏阈值的变化很小，在以后的7～10天中，与电极接触的心肌组织发生急性炎症反应，表现为水肿及炎症细胞浸润，起搏阈值常一过性升高。起搏阈值的高峰一般出现于电极导线植入术后2周，以后逐渐下降，3个月后渐趋稳定。现在使用的电极导线均为类固醇释放导线，与传统电极导线相比，电极远端接触的组织炎症水肿反应更小，阈值变化小（图3-4-2），一般不会超过阈值的两倍。

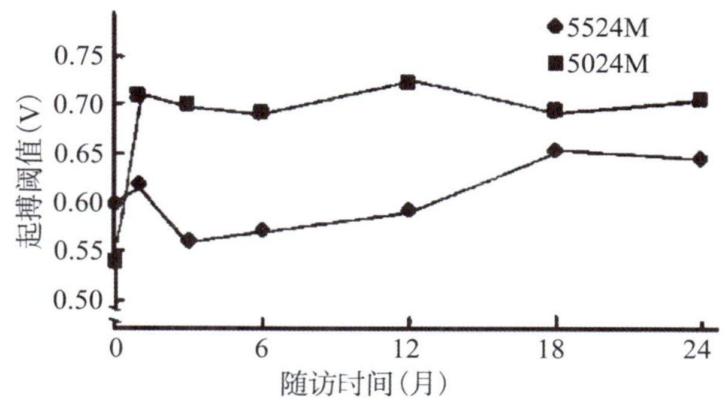

图3-4-2 类固醇释放电极的阈值长期随访

5502M：心房电极；5024M：心室电极。[资料引自华伟，Mond H，等.激素释放电极双心腔起搏长期阈值观察[J].中国循环杂志，1997，12(3)：192-194]

如果术后3个月内阈值明显升高，导致起搏器带动不良，需要排除微脱位、术中电极绝缘层受损、电解质紊乱或某些药物影响。微脱位从胸片上很难看出导线位置变化，仅表现为感知、阈值变化，且没有上述的阈值动态升高和下降过程。绝缘层受损常表现为双极阻抗明显降低，至250 Ω以下，多见于术中绝缘层损伤或穿刺部位锁骨与第一肋之间的间隙狭窄绝缘层磨损。抗心律失常药物中，目前常用的药物如Ⅰb类抗心律失常药物利多卡因及美西律、Ⅰc类抗心律失常药物普罗帕酮等能不同程度地增高心肌起搏阈值，严重时导致传出阻滞。Ⅱ类抗心律失常药物普萘洛尔、Ⅲ类抗心律失常药物如胺碘酮、索他洛尔、伊布利特以及Ⅳ类抗心律失常药物维拉帕米对起搏阈值均无明显影响。

如起搏阈值的增高为生理性变化，且在脉冲发生器最大输出电压范围内变化，一般不会对患者造成危害，但若阈值增高超过了脉冲发生器的最大输出电压则可造成带动不良，起搏依赖的患者可能危及生命，必须尽快处理。可选择激素治疗的方法，使阈值稳定在理想的范围。激素治疗需注意：①剂量及疗程视具体情况而定，一般静脉用药为宜，如地塞米松10～20 mg静脉输注，每天1次，用3天至2周多可奏效。②起搏依赖者可选择临时起搏支持。如为药物或电解质紊乱引起，应换用其他对阈值影响小的药物，积极纠正电解质紊乱；电极微移位引起的阈值升高如果在可以接受的范围内（<3 V），感知≥5 mV，可以将输出调高继续观察，阈值明显升高者或进行性升高者和导线绝缘层磨损或术中损伤的患者需要及时更换电极位置或新的起搏电极导线。

（2）晚期起搏阈值增高。多为电极位置不佳、微移位、电极导线绝缘层磨损、与心内膜接触不良、心肌局部纤维化或基础心脏疾病进展使心肌内膜广泛变性纤维化所致，电解质紊乱和某些药物也会引起起搏阈值的一过性升高（见相关章节），也有报道1例晚期起搏阈值增高的患者术中发现在导线与脉冲发生器金属连接中存在机化的血痂使阻抗增加，导致进行性起搏阈值增高。

晚期阈值升高需要仔细甄别。除可逆因素引起外，激素治疗多无效，虽然通过增加起搏输出电压可达到正常起搏功能，但加快起搏器电池的耗竭，是否更换起搏电极需要权衡利弊。

决定更换新的起搏电极导线时应尽量将原起搏导线拔除，以尽量减少心腔内异物，减轻三尖瓣反流（如更换的为心室导线时）。重新植入新导线时应避免损伤原拟继续使用的电极导线（详可参见第七章第三节）。

3. 心脏穿孔　是起搏器植入术最严重的并发症之一，可以引起严重的出血或心包压塞而危及生命。早年植入心脏起搏器手术时心脏穿孔的发生率为5%～7%，随着现代起搏导线的应用以及植入技术的改进，心脏穿孔的并发症明显减少。据2006年美国回顾分析2 535例起搏器置入资料，主动导线心脏穿孔的总发生率为0.17%，近年来只见零星的个例报道。一般把发生在术后第1个月内的穿孔称为早期穿孔，而超过1个月的穿孔称为晚期穿孔。大多数心脏穿孔与术者对电极导线的操作有关，因此，心脏穿孔多出现在术中或术后早期。

植入医师经验不足、固定部位的心肌异常薄弱（右室心肌梗死或右室心肌病或右室扩大，使用心房主动固定电极时）、螺旋电极应用增多、旋转螺旋时对导线本身的前推作用力太大、电极导线预留过长致局部张力过大、正在使用激素治疗、误进入心脏静脉系统以及导线顶端螺旋划破心包膜上的血管等诸多原因都会导致心脏穿孔甚或心包填塞。

心脏穿孔临床表现轻重不一。具体可表现为：①可无症状、胸痛、膈肌刺激或出现起搏器植入术前的症状如头昏、黑矇、晕厥等，胸痛症状常见，心包压塞罕见。②起搏器程控可见起搏阈值升高或不起搏。③本来术中无膈肌刺激的患者提高输出以后出现膈肌刺激。④R波或P波振幅下降。⑤心电图可见起搏P波或QRS波形态发生改变。⑥胸片或胸部CT可见电极头在心影外伴/不伴心影增大（图3-4-3）。⑦发现新出现的心包积液。

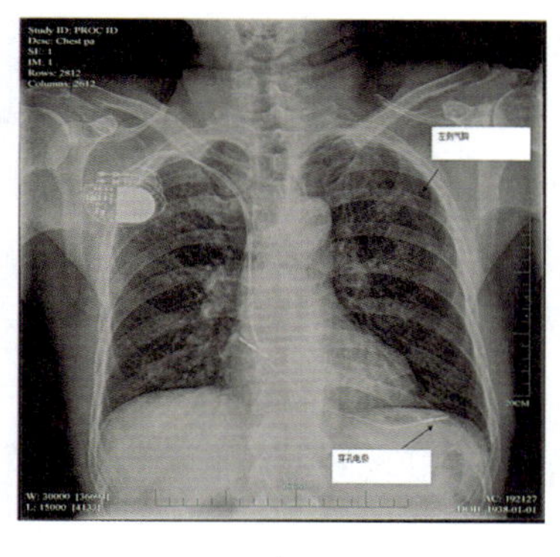

A

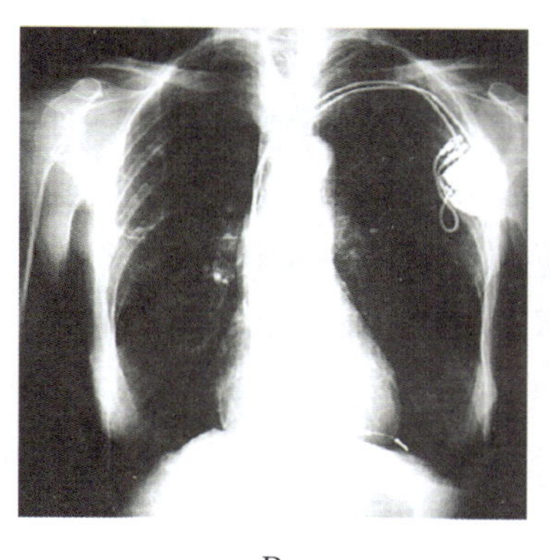

B

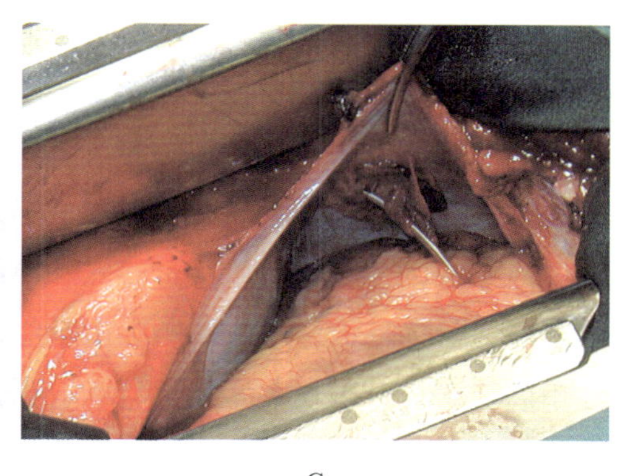

C

图3-4-3 心脏穿孔

A、B. 两张X线胸片均可见导线远端位于心影之外；C. 术中可见导线远端穿过心外膜，与心包粘连

心脏穿孔的处理比较棘手，缺乏大规模临床研究，均为个案报道，相关治疗经验有限。一旦发生，需停用一切抗凝和抗血小板药物。早期或术中的心脏穿孔如未穿透心外膜，可在超声检测和心外科支持下，经静脉途径拔除起搏电极导线后重新放置导线，如穿透心外膜，需做好心包穿刺准备，加强术中及术后数小时内生命体征和心超变化。对心房穿孔的拔除更需谨慎，因心房收缩力不及心室，破口更不容易闭合。一旦出现心包填塞表现，应紧急心包穿刺抽液并持续引流，情况稳定后，再重置导线位置。如症状不缓解应考虑开胸行心包引流及心脏修补。

晚期心脏穿孔一般多有增生组织包绕在电极周围，多不会导致心包填塞。一方面此时的拔除风险较大（破口不容易闭合），另一方面，除了起搏功能不良外多不会进一步导致心脏破口的增大。因此，通常电极导线不主张拔除。处理方法是旷置穿孔导线，再重新放置一新的电极导线于不同的心室/心房部位。当然，如导线穿到其他脏器，引起严重并发症时也必须拔除。此时应在手术室内进行拔除，心外科待命，随时准备开胸手术。

在植入过程中要尽量避免心脏穿孔：手术过程要轻柔，尤其是指引钢丝存在时；旋转螺旋时勿施加过度压力于导线；避免在心房游离壁或心室流出道游离壁进行固定；指引钢丝勿全部插入导线内，保持导线导体顶端内无指引钢丝存在；导线放置后预留长度应适当，以免牵拉心肌或张力过高；围手术期内，需用抗凝治疗的患者应格外谨慎；在高危患者（右室心梗、扩张型心肌病、心外科手术史）中进行操作时尤其需要小心。

4. 导线绝缘层损伤、导体断裂　绝缘层损伤可以发生在：①术中，多与术者操作不慎有关，绝缘层被刀片、剪刀或缝针弄破，导线自带钢丝也可能损伤导线。钢丝塑形后弯曲角度过小，在钢丝插入导线时过于用力使钢丝打折容易穿破导体和包裹的绝缘层。②发生在术后若干年，最多见，是绝缘层损伤和导体断裂的最常见原因。多发生在锁骨下，锁骨和第一肋反复摩擦容易损伤导线绝缘层（图3-4-4A、C）；另外，也可发生在缝线结扎处（不用固定套而直接在绝缘层上过分用力用细丝线固定导线）（图3-4-4B），久之使绝缘层受损。上述因素不去除，导线进一步损伤，最终可以断裂。此外，断裂还可以发生在经常屈曲处，例如三尖瓣附近（图3-4-4D）。

外绝缘层损伤可表现为局部肌肉刺激，设置为双极感知和起搏的导线感知异常、过感知或阈值升高，阻抗降低，进一步损伤外线圈，可以使设置为双极感知和起搏的导线出现感知不良和不起搏，双极起搏时阻抗上升至无穷大或阻抗时高时低，可能与外线圈的断端未完全分离有关，这时候将导线程控为单级感知和起搏，可以使导线正常工作，延迟更换时间。如损伤进一步加剧伤及内绝缘层，可以出现单级过感知和单级起搏阈值升高，阻抗降低，内线圈断裂患者将出现与术前相似的症状：头昏、黑矇或晕厥，程控多发现阻抗无穷大，实际上此时起搏系统的环路已发生断路。但如果内外线圈断端有直接接触，也可以阻抗正常或偏低（图3-4-4E、F），一旦诊断内线圈也发生断裂，必须及时更换新的起搏导线。

预防：①术中仔细操作勿损伤起搏导线。②如术中穿刺遇到阻力或导线植入时锁骨下部位阻力很大，需要另外选择穿刺位点或穿刺腋静脉、分离头静脉途径植入导线，不要强行克服阻力插入扩张鞘。③术后尽量避免植入侧上肢长时间大范围的活动。

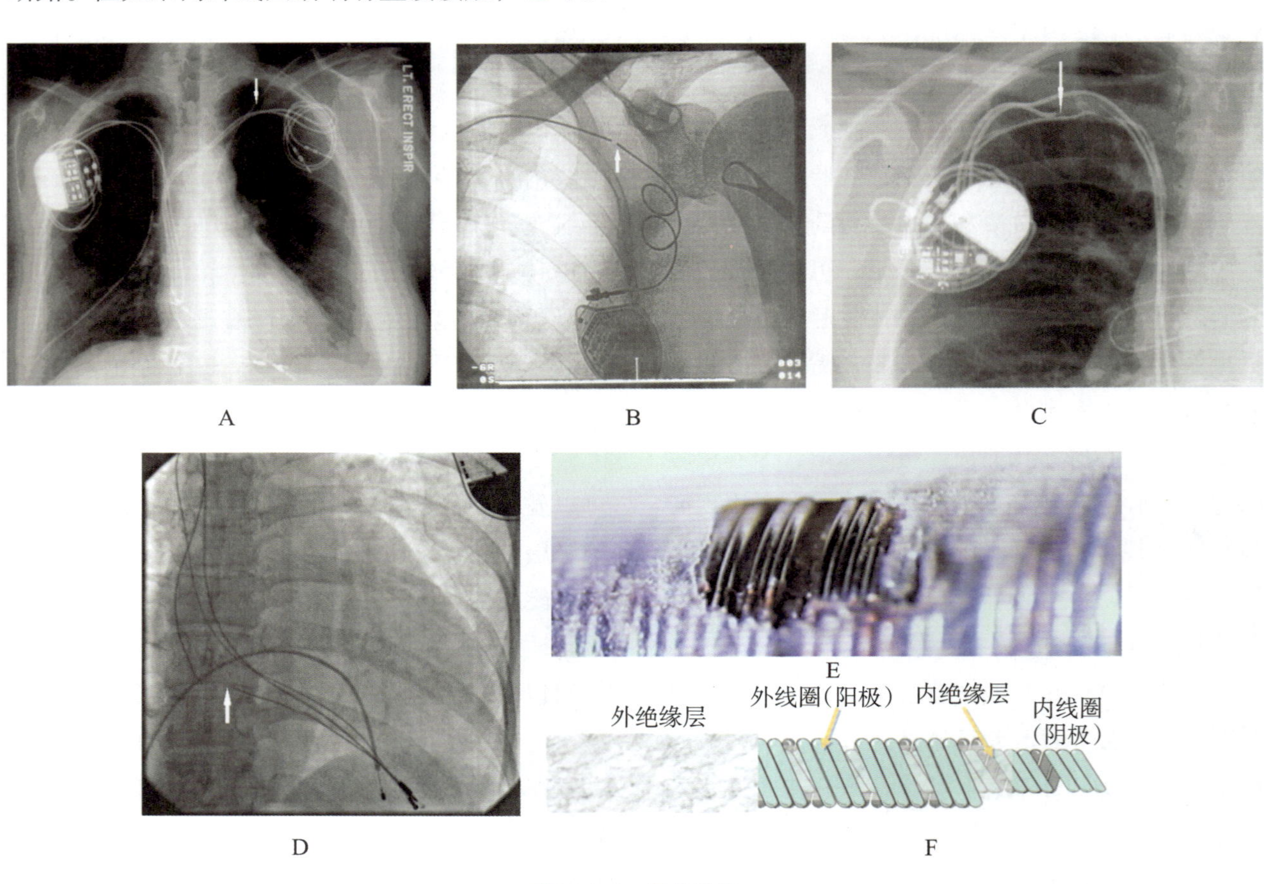

图3-4-4 导线磨损

A. 左侧可见旷置的导线位于锁骨和第一肋交界处（白色箭头所指）绝缘层受损；B、C. 可见白色箭头所指的导线已经完全断裂，前者位于导线在穿刺部位结扎固定处，断端整齐，后者位于锁骨和第一肋交界处；D. 可见三尖瓣附近白色箭头所指的部位导线完全离断，断端不整齐；E. 磨损的导线绝缘层；F. 双极导线的结构示意图

5. 膈神经刺激（phrenic nerve stimulation, PNS） 普通起搏器右室心内膜起搏罕见膈神经刺激，术后如出现膈神经刺激症状，需要考虑以下几种原因：①心房、心室电极脱位至腔静脉右侧壁，刺激右侧膈神经。②心房电极太靠外侧壁。③心室电极太靠下方接近膈肌。④心脏穿孔。⑤右室电极植入了心中静脉内。患者术中平卧时可无膈神经刺激症状，体位改变时部分会出现。前后位和左前斜位胸片可以协助诊断上述几种情况。另外，如脱位或心脏穿孔，通过程控可以发

现感知、带动不良，后者还会伴有疼痛或气促等症状。

膈神经刺激严重影响患者生活质量，需及早查明原因，多数需要重新放置电极。如怀疑心脏穿孔，在导线重置术前需要备好心包穿刺包，做好心外科急诊手术准备。

6. 电极导线尾端连接器与起搏器接触不良或松脱　少见，与术中螺丝未拧紧有关，造成电极导线尾端与起搏器接触不良，最终松脱（图3-4-5）。在植入多根导线时更易发生（如CRTD）。临床上间歇出现感知带动不良、心动过缓的相关症状，松脱以后电极阻抗极大，无感知和起搏信号。一旦发生，需要重新手术，将起搏器取出，导线尾端重新插入拧紧。

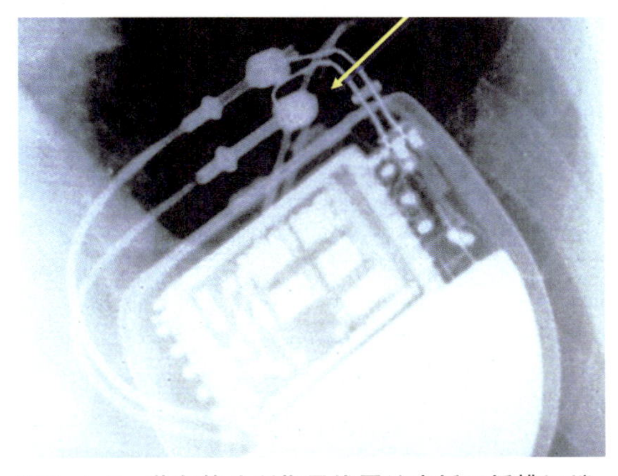

图3-4-5　黄色箭头所指导线尾端未插至插槽远端，造成感知带动不良，阻抗＞4 000 Ω

7. 静脉内血栓形成或阻塞　起搏器植入后深静脉血栓的发生率为14%～64%，完全闭塞的发生率为3%～25%，ICD电极导线深静脉血栓的发生率与普通起搏器类似，植入CRT / CRTD患者上肢深静脉血栓发生率较高。血栓形成与导线植入过程中对血管壁的损伤、植入静脉内血流缓慢、手术所导致的高凝状态或患者本身的因素，如充血性心力衰竭、高凝状态等因素有关。

心脏永久起搏器植入术后深静脉血栓的临床表现取决于血栓形成的位置、程度及速度。多数患者深静脉血栓可能形成缓慢，有利于丰富的侧支静脉循环形成（图3-4-6），出现临床症状的并不常见。血栓位于腋静脉和（或）锁骨下静脉，可表现为上肢水肿、疼痛、肤色变深和静脉显露等。血栓位于无名静脉或上腔静脉，可出现上腔静脉综合征，临床上表现为面部及上肢水肿、头重感、视力模糊、眩晕及呼吸困难等。如果上述不同部位血栓随血液循环进入肺动脉，可形成肺栓塞，根据阻塞部位或范围的大小，临床上可表现为活动后呼吸困难或出现急性血流动力学障碍，临床上很少见。

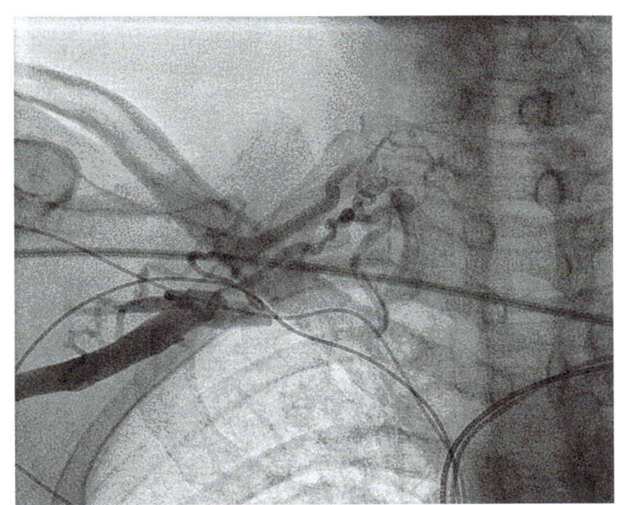

图3-4-6　锁骨下静脉造影可见静脉自中段起完全闭塞，周围有丰富的侧支形成

彩色超声可以协助诊断，但敏感度仅为82%。对临床上高度怀疑上肢深静脉血栓而超声检查正常者，需行静脉造影检查以明确诊断。

对于急性上肢深静脉血栓患者，指南推荐初始治疗首日采用华法林联用低分子量肝素、肝素或磺达肝癸钠，至少联用5天，使INR≥2.0并维持24 h，华法林治疗≥3个月。不推荐常规使用深静脉血栓切除术、经皮静脉内血管成形术、支架置入术等介入或手术治疗，抗凝或溶栓治疗失败的首发上肢深静脉血栓患者中，可考虑由有经验的医师进行上述治疗。

如果患者有抗凝治疗禁忌证，同时出现深静脉血栓进展或有临床症状的肺栓塞，建议植入上腔静脉滤器。对于上腔静脉综合征者，可不拔出旧导线，直接使用经皮静脉血管成形术及置入支架来治疗上腔静脉阻塞病变，术后抗凝；也可以先拔出旧的电极导线，再用球囊在静脉狭窄处扩张，并置入支架，随后植入新的起搏器电极导线，术后终身抗血小板治疗。上述治疗无效或出现严重并发症时需选择外科手术治疗。

预防用抗凝/抗血小板治疗是否能降低起搏器植入后静脉血栓发生率仍有争议。建议在LVEF≤0.40和（或）电极导线植入侧曾植入过临时起搏器患者中预防性抗凝治疗，持续时间一般不超过3个月。

三、脉冲发生器

相对于囊袋和起搏电极导线，脉冲发生器出现并发症和故障的概率很低。

1. *囊袋局部肌肉跳动* 多发生在单级起搏、输出能量高时，尤其囊袋太深紧贴肌肉时或起搏器正面朝下放置在囊袋中时（阳极直接接触胸部肌肉）；当导线连接处绝缘不良或在囊袋内导线段的完整性出现问题也可以发生局部肌肉跳动。前者程控为双极起搏可以消失，后者程控为单极起搏一部分能改善症状。如不能改善，需要更换起搏导线。

2. *参数设置问题致起搏、感知功能不良* 带动不良是起搏器发放的刺激不能引起心肌兴奋收缩，表现为脉冲后无除极波；感知不良是起搏器看不到自身的心电信号，导致出现不应该发放的起搏信号；过感知是起搏器感知到外界的信号或肌电信号，误认为是心电信号，导致无脉冲发放（图3-4-7）。这些起搏感知故障可以由于电极导线与心内膜接触或起搏导线本身问题导致，也可以由于脉冲发生器的起搏、感知参数设置不当引起。

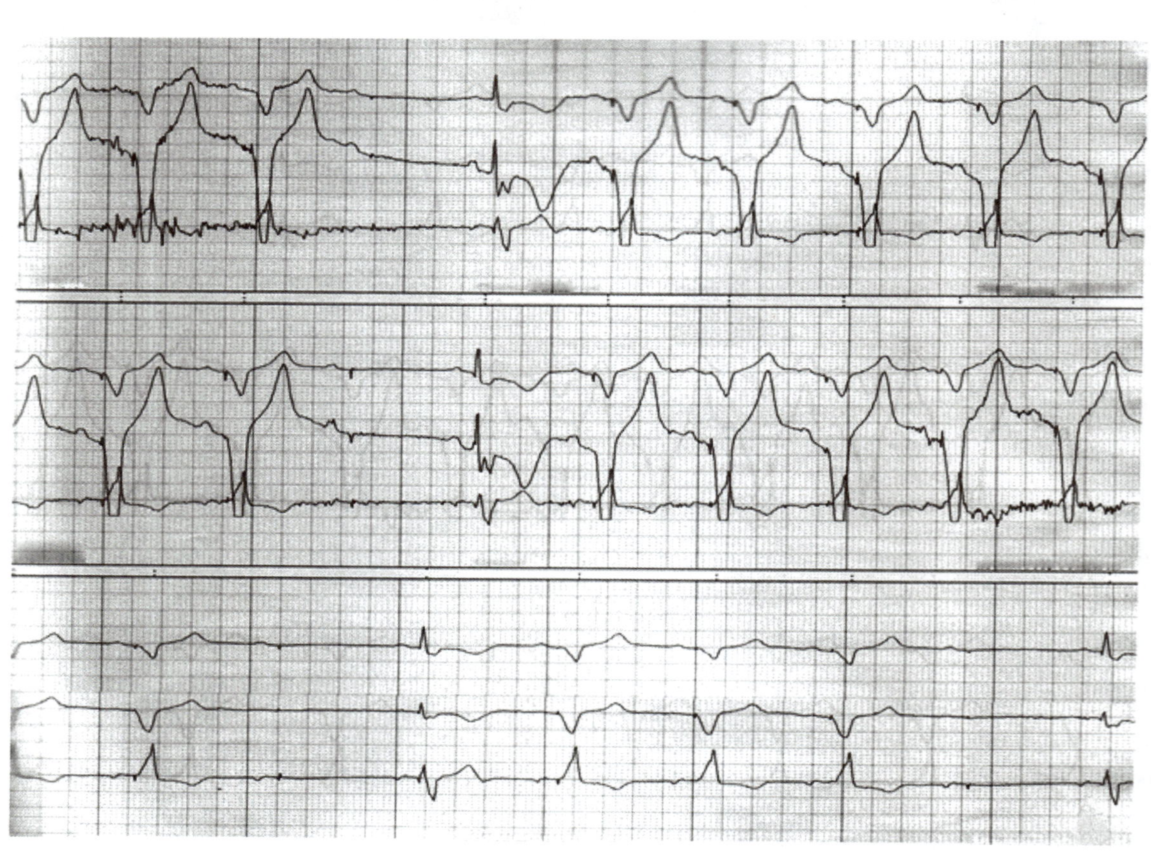

A

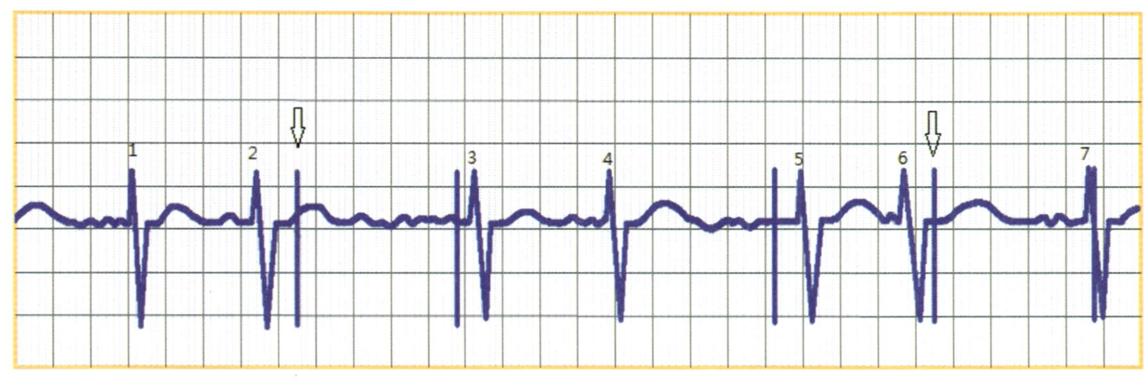

B

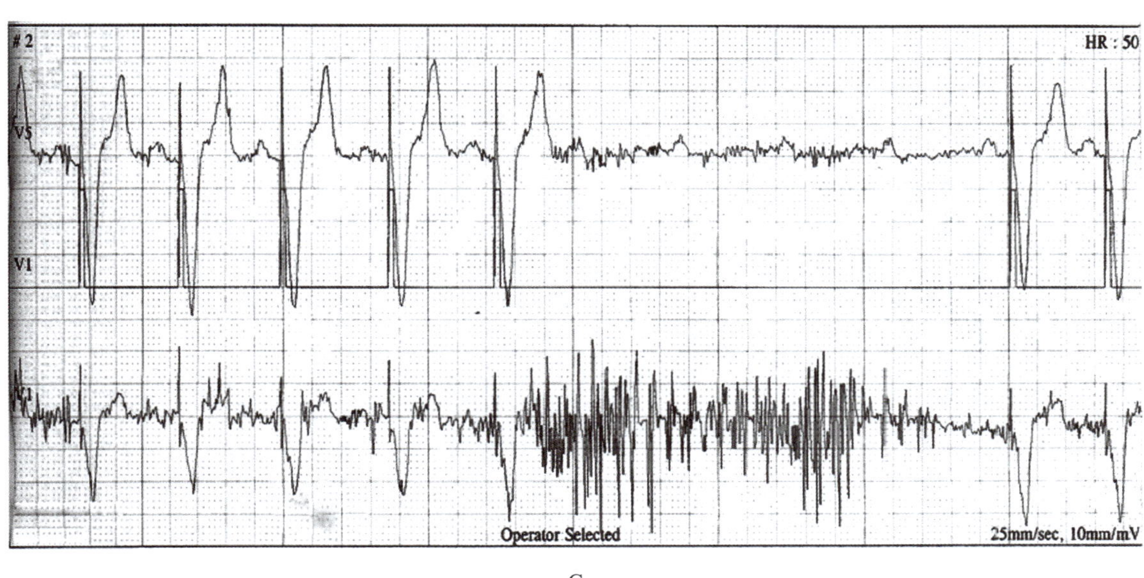

C

图3-4-7　起搏、感知故障心电图表现

A. 心室间歇带动不良；B. 心室感知带动不良，脉冲钉均未引起心室肌兴奋，箭头所指为脉冲钉为起搏器没有感知到自身QRS波而发放的脉冲；C. 起搏器误感知到外界干扰信号致没有发放起搏脉冲

起搏器参数设置一般应根据实际测得的感知和阈值来设置，输出一般设置为阈值的2～3倍，感知灵敏度设为腔内信号振幅的1/2以内。出厂设置通常为心室输出3.5 V，脉宽0.4～0.5 ms，感知2 mV，心房输出3.5 V，脉宽0.4～0.5 ms，感知0.5 mV，感知/起搏均默认为单极。导线植入时要求右心室电极起搏阈值≤1.0 V（脉宽0.4～0.5 ms），感知≥5 mV，右心房电极起搏阈值≤1.0 V（脉宽0.4～0.5 ms），感知≥2 mV，通常情况下出院前不需要再行调整。如术中测试发现导线阈值过高或感知过低，不能通过调整电极部位改善时，需要术后进行个体化程控，如降低起搏频率、提高输出电压、延迟AVD或提高感知灵敏度等。

近年来新的起搏器均具有起搏输出能量和感知灵敏度的自动调整功能，能很大程度上避免起搏、感知功能不良，但是如果参数变化超出了自动调节的范围或长期保持高输出影响起搏器寿命，仍需要进一步处理。需要注意的是，部分型号起搏器需要手动打开此功能，如St. Jude Medical公司Victory系列起搏器；部分型号的起搏器在植入3个月内输出只能自动上调，如Medtronic

公司的Enpulse系列起搏器。

感知和带动不良在导线移位时更容易出现，详见上文。

3. 电池提前耗竭　脉冲发生器因电池老化，碘化锂形成增多，内阻增大，不能提供足够的驱动电流维持脉冲发生器的正常工作时称为电池耗竭。起搏器在日常应用中未使用高能量输出，在担保年限内出现电池耗竭的现象即为起搏器电池提前耗竭。根据2008年中华医学会心电生理和起搏分会提出的关于起搏器担保年限的建议，单腔起搏器8年、单腔频率应答起搏器7年、双腔起搏器6年、双腔频率应答起搏器5年、ICD/CRT/CRTD的担保年限均为4年。

近年来，随着电池新技术的使用，提前耗竭的发生率越来越低，主要发生于ICD和CRTD。影响电池寿命的因素很多，包括输出电压、脉宽、导线阻抗、起搏比例、心率、内部电流损耗、特殊功能、充放电次数、输出能量和频繁ATP治疗等。

定期程控随访、磁铁频率、心电图检查（即时心电图或24 h动态心电图）、远程监测技术均可发现电池耗竭现象。起搏器远程监测技术是近年发展起来的新型随访方式，它可定期、不定期或通过患者自发询问，远程采集CIED的参数及工作情况（包括起搏器的电量），便于及时了解起搏器的情况，及时进行干预。

起搏器的新功能，包括自动阈值调节、自动延长AV间期最小化右室起搏策略等都可以减少电池消耗，延长寿命。植入ICD的患者术后应当优化抗心律失常药物治疗，减少心律失常负荷。阈值明显升高的患者应尽早查明原因，测量单双极阈值，如均过高且随访无下降趋势，应及早更换电极的起搏部位。

起搏器电池提前耗竭应及早进行更换，并与相关起搏器公司联系是否能进行赔偿等事宜。

4. 旋弄综合征　少见，多发生于肥胖者或女性，发生率为0.14%～1.1%，脉冲发生器或除颤器沿轴向（多沿长轴）旋转或扭转，导致导线的牵拉和损伤，多与患者摆弄或旋转脉冲发生器有关，囊袋较大时脉冲发生器也会发生自发旋转。

植入后早期，旋弄综合征容易引起电极导线脱位；晚期，脉冲发生器在囊袋中旋转引起导线近端的扭转，导致绝缘层破损甚至导线断裂。导线无受损的患者可以毫无症状，仅在常规检查或更换时被发现。绝缘层受损后，可出现局部神经肌肉刺激症状；绝缘层完整，线圈断裂尚未完全分离时，可以间歇出现感知带动不良，患者可以间歇出现心动过缓的相关症状，程控仪测试时参数可以正常也可以阻抗明显增高，无脉冲钉；当导线完全断裂时，起搏功能完全丧失，非起搏器依赖患者可无症状或症状轻微，较少产生危及生命的后果，而对于起搏器依赖的患者，可引起严重的血流动力学异常，出现头晕、黑矇、晕厥等症状甚至猝死。ICD旋弄综合征引起的电极导线损伤或断裂后果更加严重，前者可以引起误感知、误放电，而后者丧失了ICD对心律失常的监护和治疗功能，可能会导致晕厥和猝死。

心电图或动态心电图可以发现起搏器感知和带动异常，胸片可以发现导线盘绕、移位和断裂，程控起搏器可以了解电极导线的阻抗、起搏阈值、除颤阈值等参数，可为旋弄综合征的诊断提供依据。

对于早期出现导线脱位的旋弄综合征患者，可以重新放置电极导线，对导线和脉冲发生器加以固定；对于电极导线磨损、断裂的患者，则需要更换新的电极导线。

预防措施：①宣教对预防旋弄综合征非常重要，术前应告知摆弄脉冲发生器的危害。②植入术中囊袋不宜制作过大，出现旋弄综合征后再次手术时应去除多余的囊袋并使囊袋尽可能小，将发生器较紧地固定在囊袋中，但囊袋也不宜太紧，否则会导致压力性坏死并进一步溃破到皮肤。③脉冲发生器和电极导线均应固定，部分脉冲发生器有两个固定孔，可以更好地避免翻转。对于因年长或肥胖而皮下组织松弛的患者，尤其是女性患者，可以考虑将脉冲发生器固定缝合在胸大肌下。

5. 电重置 少见。在诸如强磁场、强电场、机械碰撞、温度过高或过低等情况下，起搏器的控制电路受到干扰而保护性地强制设定为特定参数（如VVI模式，65次/分），以保障起搏器的基本功能。在某些情况下，如低温会影响电池的电压和内阻，内阻增加到一定程度触发起搏器ERI报警和起搏模式发生改变，但是脱离低温一段时间以后，内阻降低，电池状态恢复到以前，但起搏模式需要手动更改。因此，一旦出现起搏模式、频率的改变，临床医师首先应明确判断系电池耗竭还是电重置引起，尤其是对近期植入起搏器者。

电池耗竭多见于起搏器植入年限较长的患者，无上述特殊环境接触史，可表现为起搏模式由DDD或VVI（R）转变为较为省电的VVI模式，电池进一步消耗使起搏频率进一步下降，并牺牲感知功能，以保障相对重要的起搏功能。程控电池状态显示“ERI”，提示电池耗竭。而电重置多发生在植入后即刻或起搏器正常使用周期的早中期，有特殊环境接触史，脱离特殊环境一段时间以后，测试的电池状态多是“OK”，磁频率或脉宽亦正常。图3-4-8所示为程控界面出现电重置表现。

ZHANG Liuhai 310101230508
Pacemaker Model: Medtronic SIGMA SD 203
Serial Number: PJD663591S

Quick Look Report

Battery Status 03/14/07 3:06:37 PM

Battery Status	Replace Pacer
Voltage	2.77 V
Current	14.54 μA
Impedance	678 ohms

Remaining Longevity

Estimated at	Replace Pacer
Minimum	Replace Pacer
Maximum	Replace Pacer
Based on 100% Pacing	

Lead Status 03/14/07 3:06:37 PM

	Ventricular
Amplitude	3.84 V
Pulse Width	0.40 ms
Output Energy	10.58 μJ
Current	7.51 mA
Impedance	472 ohms
Pace Polarity	Unipolar

A

ZHANG Liuhai 310101230508 03/14/07 3:32:52 PM
Pacemaker Model: Medtronic SIGMA SD 203 Medtronic SIGMA Software 5.2
Serial Number: PJD663591S Copyright (c) Medtronic, Inc. 1998

Final Report **Page 1**

Patient/Device Information

Dependency: No Implanted Defibrillator?: No

Pacemaker Model	SIGMA	SD 203	PJD663591S
Atrial Lead	Medtronic	4524	
Ventricular Lead	Medtronic	4023	

Pacemaker Status: 03/14/07 3:29:06 PM

Estimated remaining longevity: 3 years 2 - 4 years (Based on 100% Pacing)

Battery Status	OK
Voltage	2.77 V
Current	20.23 μA
Impedance	685 ohms

Lead Status: 03/14/07 3:29:06 PM

	Atrial Lead	Ventricular Lead
Output Energy	13.19 μJ	11.42 μJ
Measured Current	9.30 mA	7.86 mA
Measured Impedance	383 ohms	465 ohms
Pace Polarity	Unipolar	Unipolar

B

图3-4-8 电重置程控界面

A. 程控界面显示电重置，建议更换起搏器，但电池电压显示正常；B. 电重置消除后

一旦确诊电重置，不需要更换起搏器，起搏参数可通过程控得以恢复。植入普通起搏器患者行体外电除颤时应将除颤电极板尽量远离起搏器，以免发生电重置。

6. 起搏器频率奔放 罕见。起搏器频率奔放表现为起搏器的脉冲频率突然增速，可高达基本频率的2倍以上，甚至可高达1 000次/分。起搏频率可以逐渐增加，也可以突然增加。频率奔放

多数情况下为持续异常，但有时为间歇异常，此时需行动态心电图检查或持续心电监测以明确诊断。起搏器频率奔放可表现为心室起搏导致的室性心动过速；也可由于快速的、低振幅的脉冲信号不能夺获心室，引起心动过缓或心脏停搏。多见于电池耗竭，也可见于电子元件故障。

临床上若出现了起搏频率增快，尤其是超过了设定的起搏器上限频率，需要考虑起搏器频率奔放的诊断，采取程控、放置磁铁等措施不能奏效时，应及时取出脉冲发生器并更换新的脉冲发生器。

（秦胜梅）

第五节　起搏器综合征的诊治

如同所有的治疗方法都不完美一样，起搏器除了能够治愈缓慢心律失常、防止患者心脏骤停并由此挽救患者生命外，其本身在发挥这些作用的同时也会给某些患者带来些许问题，起搏器综合征就是其中之一。个别植入起搏器的患者会逐渐出现植入起搏器前所不曾有过的活动后气急、乏力、胸闷和下肢水肿等心脏功能下降的临床表现，或这些症状在植入起搏器后加重，这些可统称为起搏器综合征。

一、引发起搏器综合征的发病机制

医学上所称的“综合征”通常是指一系列症状群的总称，可以分别由多种不同的原因引起，起搏器综合征也不例外。应该说，起搏器综合征是一个不断变化、不断被认识的一种起搏器术后并发症。起搏器综合征的发病机制可分为以下几种情况。

1. 房室不同步导致的传统起搏器综合征　这是公认的传统意义上的起搏器综合征。是指部分患者由于植入了VVI起搏器后，因其导致的心房和心室的电-机械活动不同步所引起的血流动力学障碍的一种临床表现。

在这里，房室不同步指以下几个层面。

（1）VVI因不能感知心房的自身激动波（P波），因此不能跟踪心房电活动。当自身窦率慢于起搏器设置的低限起搏频率时则发生心室起搏，此时，心室被起搏脉冲激动时心房尚未激动或心房已激动但尚未通过房室交界下传到心室（图3-5-1），此时房室不能同步（心室激动时心房还未激动过，或PR间期过短，心室充盈不够，超声心动图上显示A峰被切）。

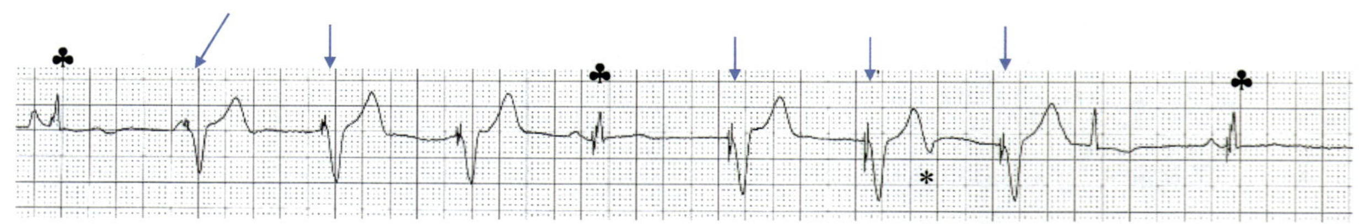

图3-5-1　心室起搏导致房室不同步

直箭头处为P波尚未出现时心室被起搏，*处为逆传P波；♣处为融合波；斜箭头为P波出现后心室被起搏，但PR间期很短

（2）室房逆传，如心室被起搏时心房尚未激动，则很容易发生室房逆传。逆传的P波可能引起：①不能下传到心室，因为很多时候心室尚在前次被起搏激动的不应期内，还未恢复应激性（图3-5-2A）。此时心房的电机械活动是无效的（心室刚开始收缩，房室瓣已关闭），并由此影响肺静脉血的回流，使肺静脉压力升高，产生或加剧肺淤血并导致血流动力学障碍。②形成回头心律，即逆传的P波再通过自身房室交界下传到心室并产生QRS波（图3-5-2B）。这在血流动力学上相当于房性期前收缩，心室尚未充盈足够即开始射血，射血量少，造成患者心悸等不适，并增加心肌耗氧。

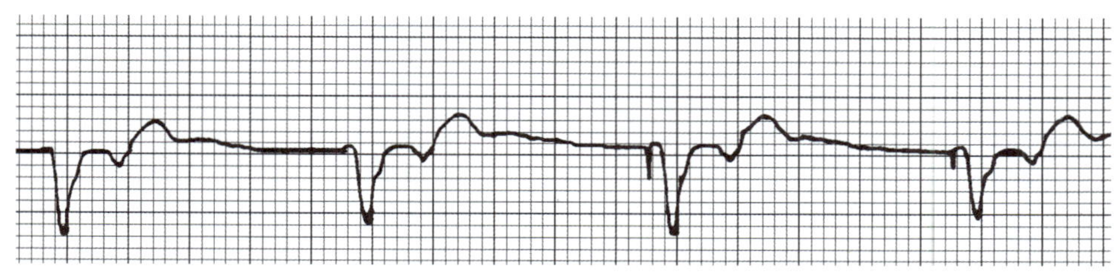

A

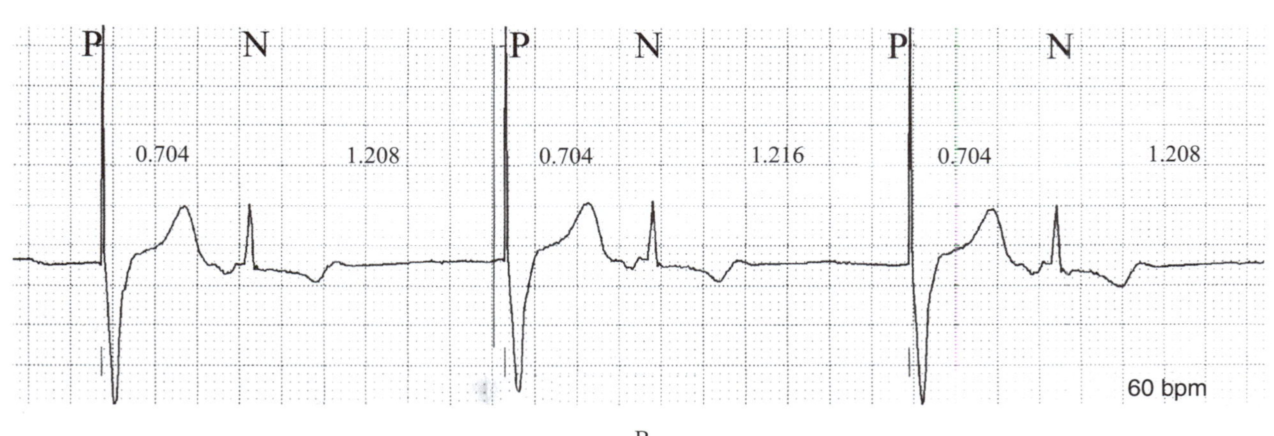

B

图3-5-2 心房回波和反复搏动

A. 心室激动后都有一个逆传的P波，但未能下传至心室；B. 心室激动后的逆P波都下传心室，形成起搏反复二联律

上述现象主要是指存在窦性心律的缓慢心律失常患者而非房颤患者。因持续房颤伴长RR间期而植入VVI起搏器的患者由于其自身心房与心室之间就已经存在不同步，加之快速的心房除极频率（房颤）及大量的隐匿性房室传导问题，VVI起搏后发生室房逆传的可能性微乎其微。故对于持续房颤患者，VVI模式下心室起搏本身不会产生新的或加重业已存在的房室不同步。

2. 双室不同步导致的起搏器综合征　随着近年来CRT应用的广泛开展，双室电-机械活动同步性的重要性逐渐被人们认识、理解和重视。右室起搏导致的左、右心室电-机械活动不同步在某些易感人群及心功能已经下降的患者中易导致或加重心力衰竭的发生，也是DDD起搏器产生起搏器综合征的主要原因。

双室不同步导致的起搏器综合征在VVI起搏和DDD起搏中均可出现。VVI起搏除了心室起搏引起房室不同步外，右室起搏同时导致的双室不同步也参与了起搏综合征的发生；而DDD起搏器综合征的发生则主要与双室不同步相关。

当然，考虑起搏器综合征诊断的前提是存在足够高比例的心室起搏（至少>40%），否则心功能下降的原因难以归咎于心脏起搏。

3. 左房激动延迟导致的左侧房室不同步引起的起搏器综合征 临床上发现，除了前述的右室起搏导致双室不同步机制外，右房起搏导致的左侧心脏房室不同步也是一个可能导致起搏器综合征的原因。如前述，右房起搏可导致P波增宽，尤其导致左房激动延迟（相当于房间传导阻滞）。如此会导致左侧的房室延迟时间缩短，左房对左室的充盈不够甚或心动周期的心房收缩期发生在左室等容收缩期或其后，导致：①左心室未能获得在舒张晚期本应得到的左房收缩产生的回流血液（占左室充盈的30%左右），射血量减少。②左心房的收缩因不能将血液自左房压向左室，反而会引起左房压力的短暂升高，由此产生的肺淤血会导致患者出现左心功能不全的表现。

因此，当患者存在高的心房起搏比例，且起搏P波明显增宽，如出现起搏器综合征表现时，左侧房室不同步可能是其中一个原因。

二、起搏器综合征的发生率

由于多种原因，包括植入起搏器前的超声心动图检查、患者基础的心脏功能状态、所患缓慢心律失常的类型、术后心房/心室起搏的比例、心房/心室电极的位置、患者心理/生理敏感性的差别以及缺乏特异度的临床表现等都会影响术后起搏器综合征的判断。因此，准确、科学地统计起搏器综合征的发生率是困难的。

已有多个国外研究显示，1/4植入VVI起搏器患者存在起搏器综合征，并由此降低生活质量，且能被程控为DDD后缓解（交叉试验）。而植入DDD起搏器患者则很难判断起搏器综合征的发生，也乏有这方面的流行病学统计资料。

国内对起搏器综合征的重视程度不够，也无这方面的大样本研究数据。依笔者的经验，起搏器综合征发病率并不高。原因是多方面的。

（1）植入起搏器的患者多是老年人，出现的乏力、气急等容易被自己、家人忽略而未就诊。

（2）国内植入起搏器的老年患者术后本身的活动量都不大，因此症状不容易出现。

（3）植入医师认识不足，或为了避免医患之间的相互不理解而有意/无意地回避。

近年来随着CRT应用的广泛开展，起搏器综合征又逐渐被临床医师所重视。有多个注册研究显示起搏依赖患者心力衰竭发生率为25%左右（随访18个月至7年）。复旦大学附属中山医院回顾性研究了141例心功能正常的三度AVB患者长期右室心尖部（RVA）起搏对心功能的影响，随访时间8.3年±6.4年。结果发现心力衰竭新发率为5.7%，心超阳性为14.2%（是指存在LV局部壁段或总体收缩活动减弱、LVEF<50%或左室舒张期末内径>56 mm任意一项），且起搏时间越长，发生心力衰竭与心脏超声阳性的机会越高[中华心律失常学杂志，2010，14（2）：138-142]。目前国内很多中心已经开始注意在心室起搏依赖患者中随访其心功能和心脏超声变化，如出现心功能下降，升级为CRT的概念已逐渐被人们熟悉和接受。

三、起搏器综合征的防治

由于发生起搏器综合征的原因复杂，因此其预防和治疗也是多方面的。

（1）尽量植入DDD而非VVI起搏器。多个临床试验证明，较之VVI起搏方式，DDD起搏可减少房颤、卒中及起搏器综合征的发生，并能改善活动耐量。因此，除非患者存在持续性房颤，否则应建议患者植入DDD（R）而非VVI（R）。

（2）尽量采取减少心室/心房起搏比例的措施。参见本章第二节的内容。另外，如可能，停用非必须使用的能降低自身心率的药物（如β受体阻滞剂和非二氢吡啶类钙通道阻滞药等），以减少心房和（或）心室的被动起搏比例。

（3）针对窦性心律伴房室传导阻滞的患者，必要时可将VVI升级为DDD起搏以达到恢复房室同步的目的。

（4）针对存在持续房颤的间歇性房室传导阻滞患者，可采取降低起搏频率的方法，而对于合并持续房室传导阻滞者，必要时可更改为房室束起搏（HBP）（详见本书相关章节）。

（5）针对预计心房起搏依赖患者，例如SSS或术后会因使用的药物导致心率减慢者，如术前发现患者存在房间传导阻滞，尤其是针对左室功能（舒张或收缩）下降的患者，应将心房电极植入低位房间隔，以缩短起搏P波的宽度，使左房激动的时间提前，避免左侧房室间期电-机械延迟时间太短。

（6）在2013年ESC制定的起搏和CRT指南中指出，针对依赖心室起搏（心室起搏比例＞40%）的患者，如LVEF≤35%，纽约心脏病学会（NYHA）心功能分级Ⅲ～Ⅳ级，应将VVI/DDD/ICD升级CRT，为Ⅰ类适应证，B级证据。

（宿燕岗）

参考文献

俞非，宿燕岗，柏瑾，等. 长期右心室起搏对心脏结构和功能的影响[J].中华心律失常学杂志，2010, 14(2): 138-142.

第六节 特殊临床情况下的装置管理

随着社会的老龄化，植入起搏器患者的数量及植入时的年龄都在增加，包括更换起搏器的次数。因此，植入起搏器后所遇到的一些特殊问题也在增多，如何处理这些和起搏相关的问题显得愈发重要。本节就一些常见的和起搏相关的特殊临床情况的处理原则等做一阐述。这些常见临床情况包括心力衰竭、冠心病、心房颤动和外科手术等。

一、心力衰竭

同一患者可同时罹患心力衰竭和缓慢心律失常，因此植入起搏器的患者可同时或先后伴有心力衰竭。多数情况下两者并无相关性，少数情况下两者可相互影响，甚至互为因果。通过对起搏方式及起搏器相关参数的调整可以达到利于心力衰竭治疗的目的。

1. 已有相关指南的临床情况

（1）心力衰竭患者，同时伴有自身QRS波增宽，尤其是完全左束支传导阻滞（CLBBB）时，如LVEF＜35%，应植入CRTP/CRTD，为Ⅰ类适应证，证据水平为A。此时患者多不合并缓慢心律失常，并无植入普通心脏起搏器的适应证。当然，少数患者也可合并缓慢心律失常的同时需要植入普通心脏起搏器，此时植入CRTP/CRTD则是一举两得，既能根治缓慢心律失常，又能治疗心力衰竭，患者从治疗中所获得的性价比最高。

（2）心力衰竭患者LVEF＜50％，同时存在植入普通心脏起搏器适应证的缓慢心律失常，尤其是高度AVB，即植入起搏器后预计心室起搏依赖者（心室起搏比例＞40％），建议直接植入CRT而非普通心脏起搏器，以预防心力衰竭的进展。为Ⅱa类适应证，证据水平为B。新近2016年ESC制定的心力衰竭诊治指南中，已将这些患者直接进行CRT的推荐级别升级为Ⅰ类，证据水平为A。

（3）既往植入起搏器/ICD患者，如为起搏依赖（心室起搏比例＞40％），NYHA心功能分级Ⅲ～Ⅳ级，且LVEF≤35％，应升级为CRTP/CRTD，为Ⅰ类适应证，证据水平为B。

2. 尚无相关指南的临床情况　缓慢心律失常植入了起搏器的患者，在术前业已存在或术后出现心力衰竭，但达不到上述（1）、（2）及（3）的条件，针对这些患者，能通过调整起搏器的参数达到协助治疗心力衰竭的目的吗？

实际上，这些患者在临床上的数量比有相关指南的患者多，但针对这个问题并没有一个明确的答案或指南，也缺乏针对此问题的相关大规模临床研究。显而易见，针对起搏器参数的调整不可能对心力衰竭本身的治疗带来根本性的逆转，但针对具体患者的个体化起搏参数的调整可能会起到一定的辅助作用。针对起搏器的调整包括以下几个方面。

（1）起搏模式。针对起搏模式的调整，需要结合患者的具体心律及植入的起搏器类型。

1）如患者植入的为VVI起搏器，且发生心力衰竭时为窦性心律，则建议升级为DDD起搏器。此时无论患者的缓慢心律失常是SSS还是AVB，都能借此实现房室同步，并减少右室起搏及其弊端，以提高心脏的每搏量。

2）如患者植入的为VVI起搏器，且为持续性房颤伴高度或Ⅲ度AVB（心室起搏依赖）者，则建议程控为VVI（R）。已有研究证实，相对于VVI，VVI（R）因增加的起搏频率而能提高患者的心输出量。显然，当患者心室起搏比例很低时（如快心室率房颤时），则开启频率应答功能的临床意义不大。

3）如患者植入的为DDD起搏器，患者已进展为持续或永久性房颤（这在心力衰竭患者中比较常见），建议将起搏模式改为VVI。这样程控的益处有：①避免发生频繁的心房感知以及因感知不良导致无谓的心房脉冲发放，省电。②避免频繁的发生起搏模式转换。③如因感知到的房颤波的频率不能满足模式转换的要求，此时不能及时发生起搏模式的转换，心室电路会过快、不规则地跟踪所感知到的房颤波，反而引起患者的心悸不适。另外，心室起搏也会因双室的不同步而使该次心搏的搏出血量下降。

（2）起搏频率的调整。针对心力衰竭患者，通过调整起搏频率是否能够增加心输出量目前认识不一。临床上比较常用的方法是提高起搏器的基础起搏频率，例如由60 bpm升高为70 bpm（当然前提是心室或心房起搏依赖）。提高起搏频率的理由是心力衰竭患者往往自身心率代偿性增快。心力衰竭患者由于交感兴奋、有效循环血容量不足等原因，通常自身心率会加快（代偿机制），而心输出量＝每搏量×心率，故一定程度内的心率提高一定会增加心输出量，而心力衰竭的定义就是心输出量的下降。实际上，少有学者就此进行过深入的研究。笔者认为：

1）如患者为单纯SSS，自身房室传导功能正常，植入的起搏器为DDD或AAI，此时患者存在心力衰竭且为心房起搏依赖时，建议将起搏频率提高，如日间75 bpm，夜间60 bpm，对心输出量的提高可有获益。

2）如患者除了SSS外同时合并一度房室传导阻滞，植入的起搏器为DDD，此时患者存在心力衰竭且为心房起搏依赖，提高起搏频率是否能真正增加心输出量则变得有些复杂。因为心房起搏增加的同时，心室起搏也一并增加，此时，右室起搏导致的双室机械活动的不同步性以及因心房起搏导致的左侧房室间期的相对缩短等使综合血流动力学净获益变得不确定。此时建议：①临时提高起搏频率后观察患者的临床疗效。②利用UCG计算心输出量，观察是否能真正从提高起搏频率中获益。

3）如患者为高度房室传导阻滞，窦房结功能正常，此时依靠增加起搏频率的方法可能是无益的。自身心率的减慢也许与降低心率药物的使用（如β受体阻滞剂、依伐布雷啶等）有关，此时通过提高起搏频率来增加心率的意义可能不大，除非能证明心率的减慢已影响了心输出量。实际上，减慢心率一直是药物治疗心力衰竭的一个重要的参考指标，心率慢比心率快的心力衰竭患者预后好。

4）如植入的为VVI起搏器，患者存在起搏依赖，此时提高起搏频率是否能真正增加心输出量？此时的心室起搏不仅出现双室的不同步，而且存在房室的不同步（指SSS患者），因此不能盲目提高起搏频率，不能想当然地认为提高起搏频率就一定能够增加心输出量，应根据临床反应及UCG的结果进行调整。

总之，如果说起搏模式的正确选择对心力衰竭患者会有帮助的话，那么起搏频率对心输出量的影响则比较复杂，应个体化地进行调整。

二、冠心病

通常冠心病和起搏疗法并不相关。一方面，绝大多数缓慢心律失常的直接致病原因并非心肌缺血（多数是传导系统的退化所致）；另一方面，植入起搏器对冠心病本身也无治疗作用。但针对冠心病患者的治疗措施中，控制心率是一项重要的治疗措施，因为心率的增快意味着心动周期的缩短和单位时间内心肌做功的增加（心脏收缩次数提高），加剧心肌耗氧；另外，心动周期中心室舒张期占2/3的时间（以成年人平均心率75次/分计，每一心动周期平均为0.8 s，其中心室收缩期平均为0.27 s，舒张期平均为0.53 s）。因此，心率的加快意味着心室舒张期缩短更加明显，导致心室肌供血时间缩短（心室肌在舒张期获得供血）。所以，心率的控制在冠心病对症治疗中有举足轻重的作用。

由此，冠心病患者植入起搏器后，通常建议将起搏频率适当调低（如50 bpm），同时开启滞后功能及自动房室延迟功能，以减少心房和心室的起搏。当然，如果患者自身心率快，则单纯通过降低起搏器的基础起搏频率帮助也不大，此时，需要应用或加大诸如β受体阻滞剂的剂量等。这些药物除了减慢心率外，尚存在抑制交感兴奋、降低心肌收缩力等其他有利于预防心肌缺血的作用，而后者不能通过降低起搏频率来实现。

另外，由于起搏器对心率的支持作用，在应用或增加诸如β受体阻滞剂和非二氢吡啶类钙通道阻滞药剂量时不必担心患者心率的下降，不必考虑这些药物对心率下降的副作用。

三、心房颤动

植入起搏器的患者发生房颤的比例很高。多项研究显示植入起搏器的患者房颤发生率为10%～30%，这与入选患者的人群、起搏器对房颤的不同诊断标准和随访观察时间的长短等有关，但明显高于非植入起搏器的房颤发生率。这并非由于起搏器本身造成房颤发生率的增高，而是由于：①SSS、AVB患者本身合并房颤的发生率就高于不存在这些缓慢心律失常者。②与起搏器对房颤全天候的诊断方法有关。相对于患者的自我感觉症状（很多患者发生房颤时无症状）和

ECG/Holter检查（发作间歇期不能发现房颤）这些常规发现房颤的手段，起搏器依靠精确的心房感知能够准确、无遗漏地诊断患者曾经发生的房性快速心律失常，即使患者无症状、夜间发生或持续时间很短。因此，相对于常规发现、诊断房颤的方法，植入起搏器的患者可能“高估”了房颤的发生率，虽然后者才真正反映了房颤的真实发生情况。已有很多研究证实，起搏器诊断房颤的特异度和灵敏度都>90%。

实际上，一方面，植入起搏器术后对房颤的检出率高于术前；另一方面，很多相关研究已经证实房颤患者植入起搏器后未再发生房颤（16%～45%），这可能是因为心房起搏纠正了患者术前的窦性心动过缓，由此降低了诸如由房性期前收缩诱发房颤的概率。临床实践的确如此，经常能够发现慢快综合征的患者在植入DDD起搏器后，随着SSS的纠正，患者阵发性心悸（房颤）的发生率会明显减少。

通常对于存在房颤的患者，其起搏器管理的原则如下。

1. 起搏疗法预防阵发性房颤　如果患者术前即诊断为慢快综合征，建议植入带有预防房颤程序的起搏器，术后开启这些功能。已有不少研究证实，脉冲发生器预防房颤的程序（算法）能减少房颤的发生。除了起搏模式（以心房为基础的起搏，如DDD或AAI）和起搏部位（房间隔或双房同步起搏等）外，近10年来，起搏器工程师设计了多种专门预防房颤的程序和算法，被称为“具有预防房颤功能的起搏器”。早期主要为动态超速心房起搏（dynamic atrial overdrive, DAO），以后程序（算法）逐渐多样化，主要是针对房颤的常见因素来触发脉冲发生器做出反应，被统称为触发的超速心房起搏算法，包括房颤后反应、房性期前收缩后超速抑制、房早后反应（预防短-长周期现象）、预防运动后频率骤降和抑制房性期前收缩等功能，具体运算可参见相关专著，此处不再赘述。程控界面如图3-6-1所示。可先在程控仪上调出房颤发生时的腔内心电图，寻找房颤发生的触发因素（如房性期前收缩或心率骤降等），然后有的放矢地开启这些预防房颤的相关程序。有研究显示，触发较持续的动态超速心房起搏在预防房颤复发方面更有效。

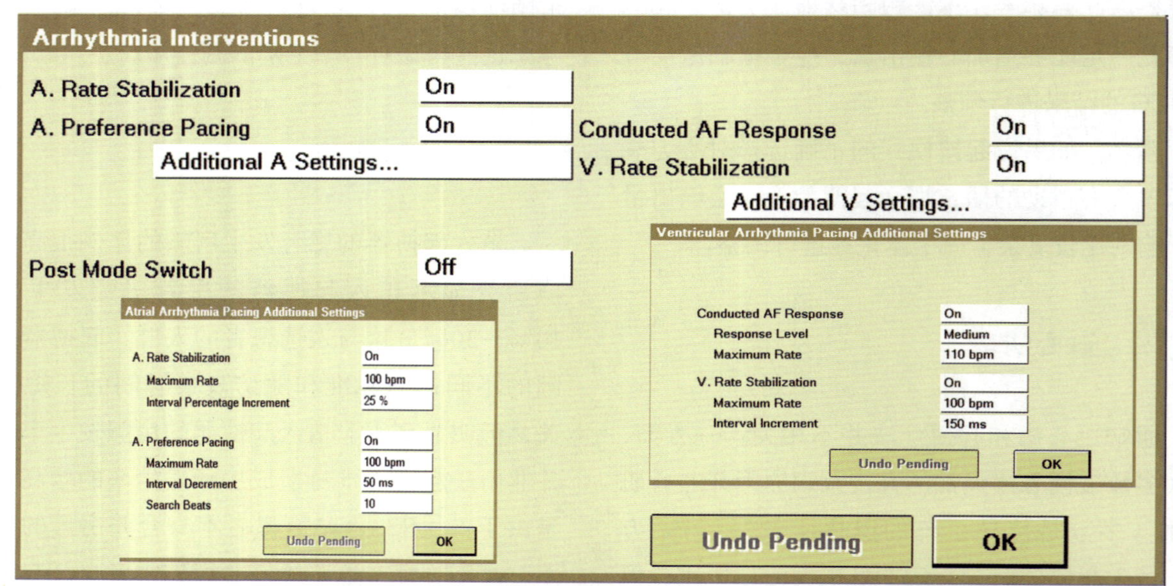

图3-6-1　预防房颤程序的程控界面

2. *房间隔起搏预防房颤* 如术前证实合并存在房间传导阻滞（IACB），则心房电极应放置在低位房间隔或考虑双房同步，以缩短起搏P波的宽度，减少右、左心房间的传导时间及心房除极离散度，减少房颤发生，已有不少的研究证实有效。图3-6-2所示为低位房间隔起搏后P波明显变窄。

3. *抗栓治疗* 针对术前存在阵发性或持续性房颤或术后新发现的房颤（必要时根据发作时的症状、腔内心电图等进一步明确），应根据CHA_2DS_2-VAS评分决定是否需要抗血栓治疗。另外，应结合患者意愿和UCG结果等决定采取节律或室率控制措施。

4. *消融房室结* 当植入起搏器的永久性房颤患者药物控制室率不满意或不能使用药物良好控制室率（如药物过敏或不能耐受等）时，可考虑消融房室结。

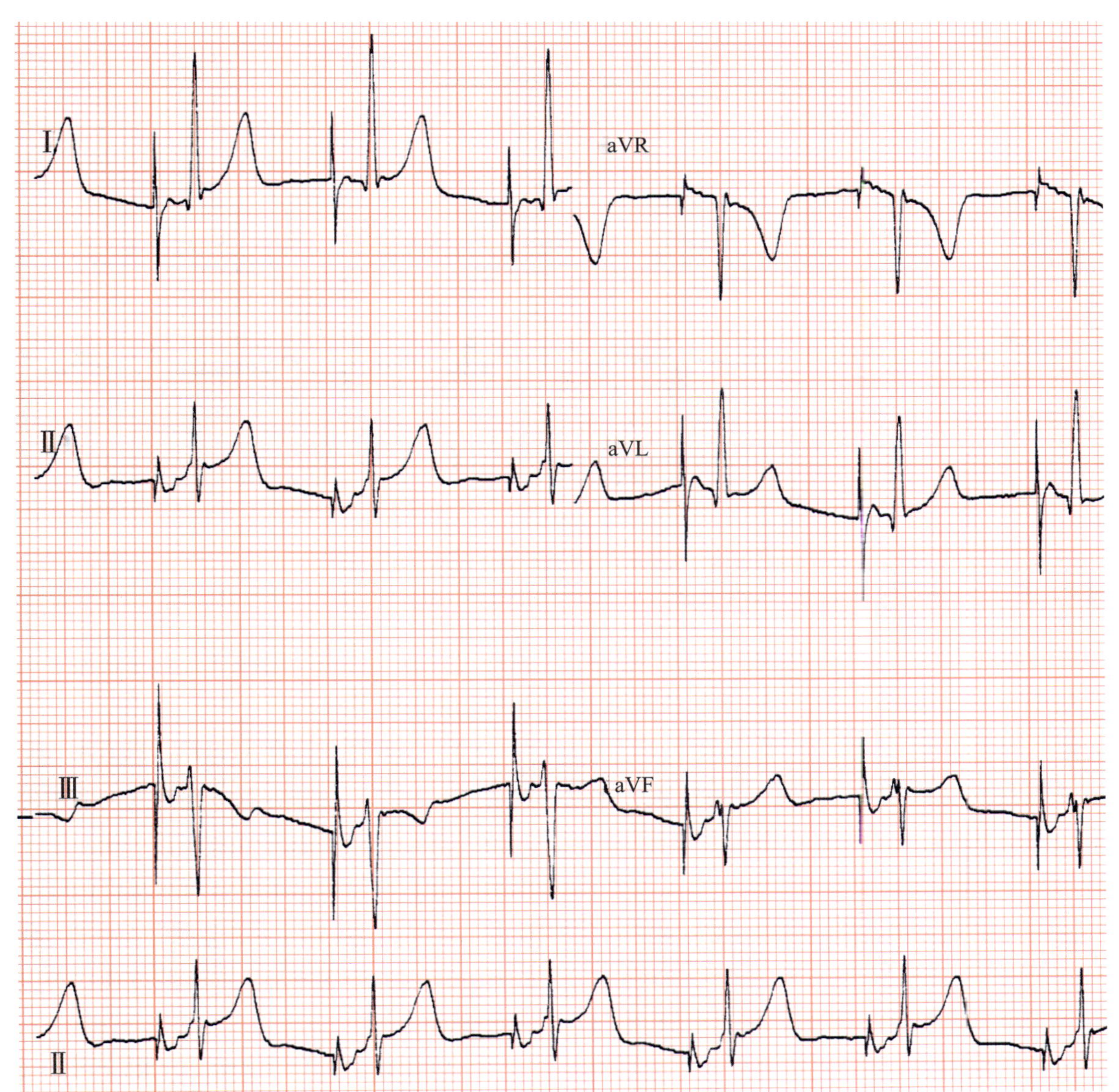

图3-6-2 低位房间隔起搏心电图

Ⅱ、Ⅲ和aVF导联倒置，且明显变窄

当RR间期太短时，QRS波靠近前一次T波，即前一次心动周期还未进入舒张期即开始下一次收缩，因此每搏量很少，形成脉搏短绌，此时心脏的收缩相当于无效做功（图3-6-3）；而当RR间期太长时（停搏），因无电活动触发的机械活动，心室处于最大舒张压，不能关闭房室瓣及开启半月瓣，心脏不做功（无前向血流）。两者都会导致心输出量下降，并加重心肌耗氧。消融房室结后心室由起搏脉冲刺激所激动，RR间期规则，患者的心悸症状缓解，平均每搏量增加。已有不少研究显示房室结消融联合VVI（R）起搏器后，可以改善症状、提高生活质量。毫无疑问，在室率控制方面房室结消融联合起搏治疗优于药物控制。

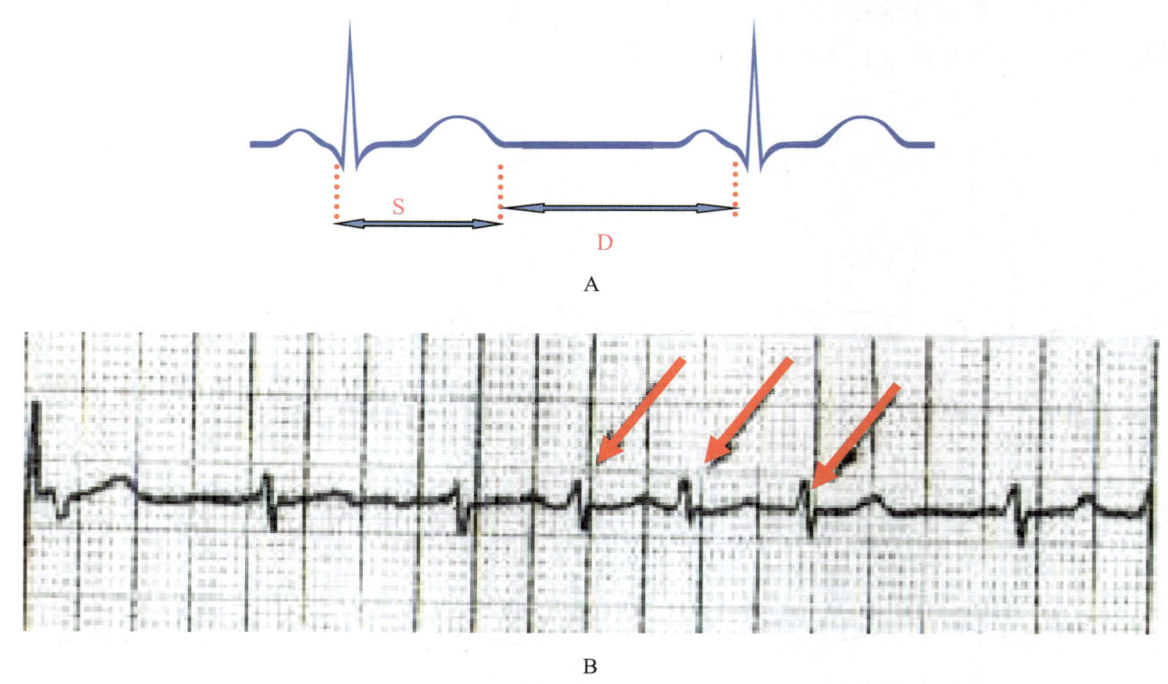

图3-6-3 房颤时RR间期太短会导致心搏量下降

A. 心室的收缩（S）和舒张期（D）；B. 快速房颤时T波刚结束心室就开始收缩（箭头所示），舒张期太短，导致心搏量明显下降

存在的问题有两个：一是如何判断患者房颤的室率属于难以控制而采取消融房室结的措施？这尚无明确的指南规定，主要由临床医师自己决定。二是消融房室结后心室变成起搏依赖，那么，采用什么方式起搏心室呢？通常有三种起搏方式。

（1）单纯右室起搏。即传统的VVI起搏模式。针对已植入起搏器者（无论是DDD还是VVI），不需要再重新植入新的装置。只是右室起搏导致的双室不同步在部分患者中会带来左心功能的损害，由此削弱了室率规整的作用。目前尚无房室结消融联合VVI起搏的大规模临床研究，因此也没有“房室结消融联合右室起搏”的明确相应指南及推荐级别。

（2）双室同步起搏（CRT）。已有不少临床研究证实房室结消融联合双室起搏（而非单纯右室起搏）对心力衰竭患者带来获益。相对于房室结消融联合右室起搏，房室结消融联合CRT在生活质量评分、NYHA心功能分级、LVEF、全因死亡率、因心力衰竭或加重而住院或死亡等方面均占优势。

2013年ESC制定的起搏和CRT指南中指出，针对房颤室率难控制的心力衰竭，拟AVN消融以控制室率者，只要患者LVEF下降，建议CRT治疗，为Ⅱa类适应证。此时不再要求自身QRS波宽度，NYHA也未规定。2013年CSPE制定的指南中，要求LVEF≤35%。

因此，按照指南，患者存在心力衰竭时，如考虑房室结消融控制室率，应建议升级原起搏器为CRT。

伴有自身宽QRS波与原本正常QRS波的房颤合并心力衰竭患者房室结消融联合CRT疗效有无差别？目前尚无定论。一方面，行AVN消融再进行CRT的研究，多数是在QRS时限延长的患者中进行的；另一方面，即使有小规模研究没有对入选患者的QRS时限进行限制，但并没有对QRS时限进行亚组分析，也没有直接对比不同QRS时限患者的终点，因此暂无足够证据。

（3）房室束起搏（HBP）。与右心室其他可起搏部位（心尖部或流出道）相比，只有HBP与自身下传心室激动完全一致（图3-6-4）。已有单中心的研究结果证实HBP安全、有效，对心力衰竭患者的血流动力学疗效优于双室同步起搏。

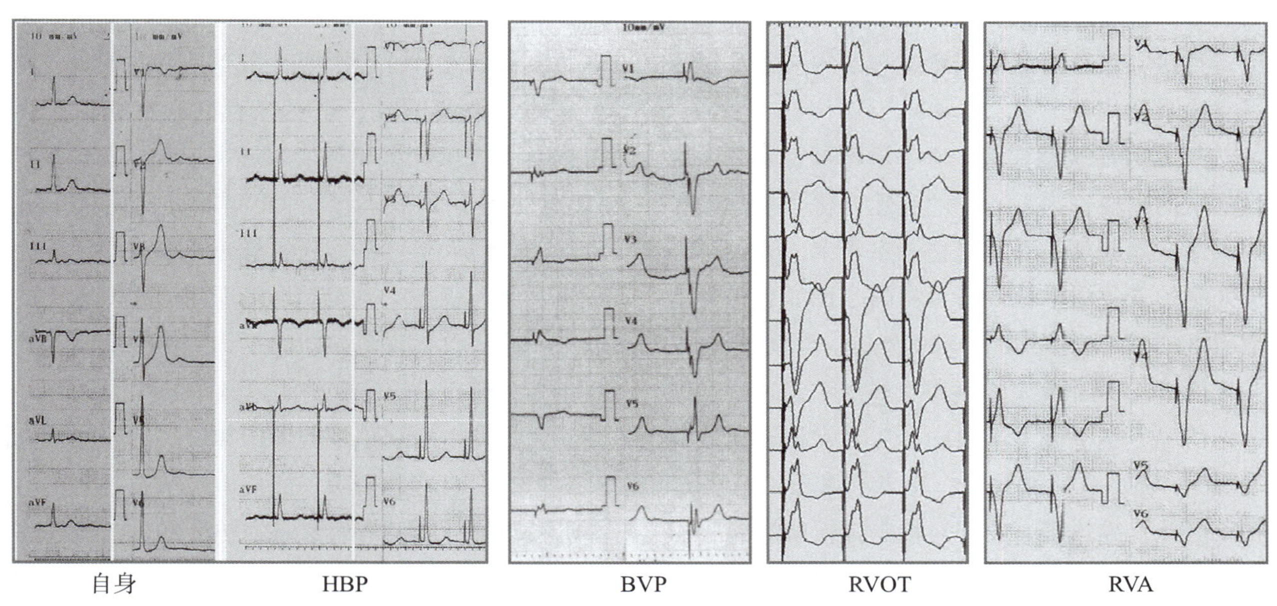

图3-6-4　各种起搏部位的QRS波形态

图示自身、直接房室束起搏（HBP）、双室起搏（BVP）、右室流出道起搏（RVOT）和右室心尖部起搏（RVA）的心电图。可见只有HBP与自身QRS波形态一致

房室束起搏的优势：①费用较CRT低。只需植入DDD，心房孔连接房室束起搏电极，心室孔连接右室起搏电极，后者作为HBP失败时的备用起搏。②无植入左室电极导线相关的术中及术后问题（冠状窦口寻找/心脏静脉并发症/膈肌刺激/左室阈值高/脱位等）。③理论上讲比CRT更符合生理（双室除极完全正常）。④现有的证据证明其正向疗效。⑤可用于窄QRS波的心力衰竭合并房颤患者（适应证患者多）。⑥房室束导线不通过三尖瓣，不引起三尖瓣活动障碍。如果今后房室束起搏更加成熟、可靠，可单纯使用单腔起搏器行VVI起搏，而不需要DDD的心室备用起搏保驾。

目前房室束起搏存在的问题也是突出的：①需要重新手术植入新的电极导线起搏房室束。如果原来为VVI起搏器，则需更换为DDD起搏器，其中心房孔连接新植入的起搏房室束的电极导线，而心室孔连接原来植入的心室导线；如原来为DDD起搏器，需断开原心房电极导线与脉冲发生器的连接，将新植入的房室束电极导线连接到DDD起搏器的心房孔处。②手术明显复杂（房室束起搏电极的放置、消融点要在房室束起搏位点上等）。③房室束起搏的长期稳定性问题。④缺乏大规模临床研究的证据。⑤尚不能确定获益是来自室率的规整和（或）房室束起搏本身。⑥并不适合所有房颤伴心力衰竭患者，通常只适用于不合并室内传导阻滞的患者（虽然也有报道对部分室内传导阻滞患者房室束起搏可以使其QRS波变为正常）。

目前房室结消融＋房室束起搏多用于伴有心力衰竭的快速房颤患者，而对于正常心脏功能的患者行房室束起搏的临床意义、费用—效益比等尚有待明确。

5. 起搏能规整室率　心室率不规整是产生房颤症状的重要原因。心率的突然变化会引起患者的不适。而此处的心率是指心室频率。人们对心房频率的变化通常是没有感觉的，比如心房颤动患者，心房频率为400～500次/分，但如此时存在三度AVB或非阵发性房室交界性心动过速（这两种情况下室率都是规整的，后者常见于洋地黄过量），只要室率不太慢，患者通常没有心悸症状。因此，维持室率的相对稳定是缓解患者心悸症状的重要措施。房颤引起症状的原因包括室率的增快和室率的不规则。室率控制措施中所使用的药物，包括洋地黄类（地高辛）、β受体阻滞剂和非二氢吡啶类钙通道阻滞药等对减慢心室率是有效的，但它们不能控制心室率的不规整性。

现代的起搏脉冲发生器除了能保证患者室率不慢于起搏器设定的基础起搏频率外，尚具有稳定心室率的功能，即能通过脉冲发生器脉冲的发放时机，最大限度地使室率规整、规则，避免RR间期的突然变化，从而减轻患者的心悸不适症状，并使心脏平均每搏量增加。

心室起搏不仅能避免长RR间期，也能减少短RR间期。随着起搏频率的增加，RR间期会变得愈来愈规则（图3-6-5）。这也是医师在给心房颤动患者植入VVI起搏器时司空见惯的现象，即在起搏参数测试时，虽然患者的心室率由于疼痛、紧张等可能并不慢，如平均90次/分（由于RR间期的不规整，有些RR间期肯定比90 bpm短），但通常85～90次/分的起搏频率可能就能完全持续地夺获心室，而不再出现高于起搏频率的自身下传的快心室率，即以平均室率的心室起搏就能够达到获得较稳定的心室频率的作用（图3-6-6）。其发生机制是隐匿性传导增加的缘故（图3-6-7）。右心室起搏除了能使电极所在位置的心室肌激动外，尚可产生室房逆传激动，后者在房室交界区与正向下传的房性激动发生作用，增加了房室隐匿性传导的发生，从而使无效的（不能通过房室交界区）房性激动增加，使室率变得规则。

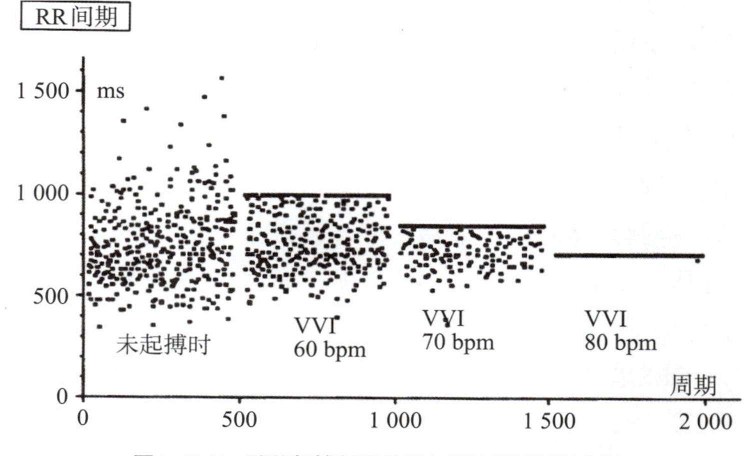

图3-6-5　随着起搏频率的增加RR间期逐渐规整

［资料引自Wittkampf F H M, Jongste M J L D, Lie H I, et al. Effect of right ventricular pacing on ventricular rhythm during atrial fibrillation［J］. JACC, 1988, 11(3): 539］

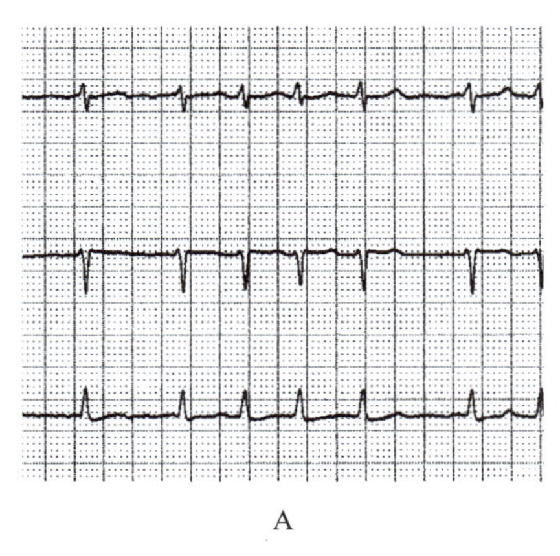

A

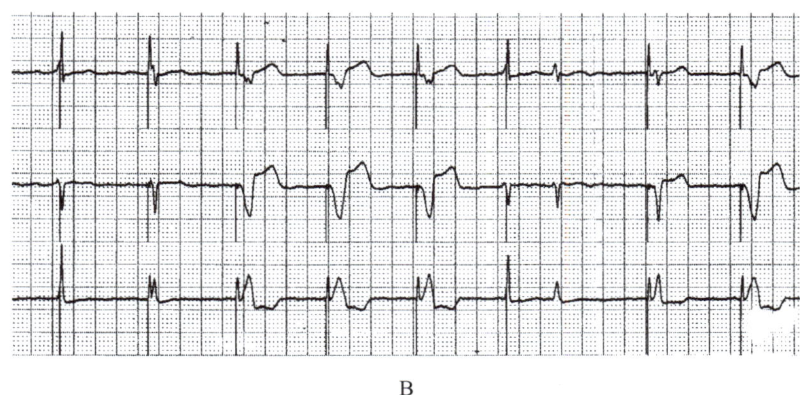

B

图3-6-6 起搏前后室率的变化

A. 起搏前，快室率下传；B. 起搏后，自身快室率下传减少，RR间期变得规则

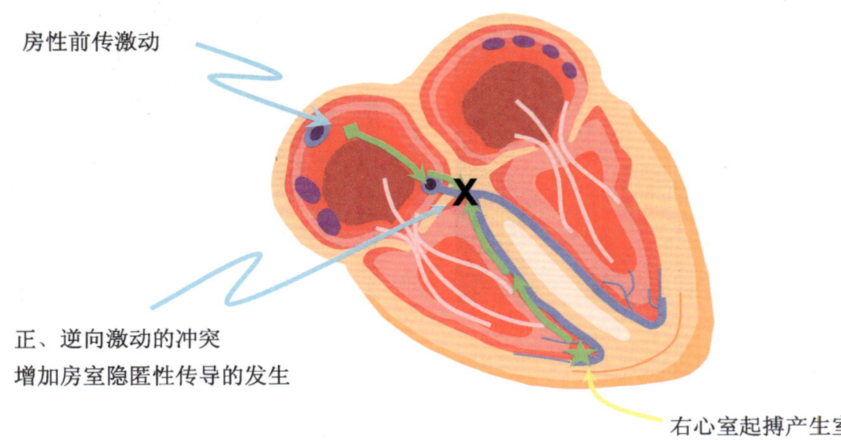

图3-6-7 起搏使心室率规整的机制

这些稳定心室率的起搏器功能可被开启。脉冲发生器设计的稳定心室率的起搏程序包括两类。

（1）AMS后触发的起搏程序。其只能在脉冲发生器发生AMS后，即发生快速房性心律失常（多为心房颤动）后才能发挥作用，如室率稳定程序、自动模式转换基本频率和模式转换后超速起搏等。

（2）与AMS无关，只要心室率的变化超过一定范围即发挥作用。如飞轮模式、心室反应性起搏等。这些程序的算法大同小异，主要目的都是减少逐跳之间的频率差别，在此不再赘述，详可参见相关专著。

开启上述室率稳定功能对缓解患者在发生房性快速心律失常时的心悸症状是有益的，是现代心脏起搏器日益追求“生理性”“舒适性”的一种努力尝试。但显而易见，这些功能开启后都会不同程度地增加心室起搏比例，而心室起搏的弊端已众所周知，是一种“非生理性”的表现。所以，室率稳定功能具有两面性，改善心悸症状（生理性），但增加右心室起搏比例（非生理性）。对于心功能受损且阵发性房颤无明确心悸症状者，可考虑关闭室率稳定功能设置；而对于心功能正常、房颤引起症状明显者，可开启室率稳定功能。

四、外科手术

植入起搏器后的患者经常会遇到需要外科手术的问题。笔者所在的起搏团队就经常被要求会诊曾经植入起搏器而准备行外科手术的患者。通常的原则如下。

1. 针对非起搏依赖（心房或心室）的患者

（1）如植入普通心脏起搏器（DDD或VVI或CRTP）、非心脏手术、非累及囊袋的手术，则不需要对起搏器进行特殊处理。

（2）如累及起搏器囊袋的手术，最常见的为同侧乳腺癌根治术，则需要提前将起搏器移至对侧。通常可将原导线通过皮下隧道拉至对侧新制作的囊袋内。图3-6-8所示为一名双侧乳腺癌扩大根治术后且行局部放疗后的女性患者，罹患三度AVB而需要植入起搏器。胸前皮肤瘢痕明显，皮下组织及胸大肌缺如，因此只能将脉冲发生器放至腋中线附近的皮下组织下。

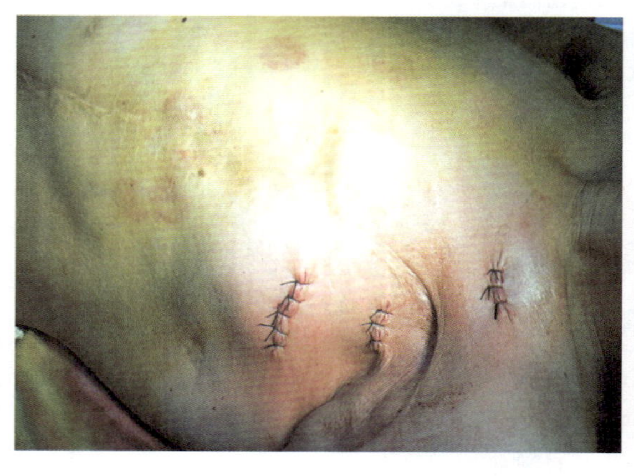

A

B

图3-6-8　脉冲发生器放置在腋下

A. 显示锁骨下静脉切口、中继切口及囊袋切口；B. 术后，前后位胸片显示脉冲发生器位于左胸侧壁

（3）如行左侧心脏手术，通常不需要对植入的起搏器进行调整，但如果进行右侧心脏手术，如三尖瓣置换等，须告知心脏外科手术医师注意不要损伤植入的起搏导线。若需要更换为三尖瓣机械瓣，则需要将原心室起搏导线移除（否则会引起导线磨损，并损坏机械瓣），可在外科手术同时放置心外膜起搏导线，也可在外科手术前由心脏内科医师重新将起搏导线经冠状窦放至心脏静脉内以起搏左室。图3-6-9为一三尖瓣机械瓣置换术后需要植入起搏器的患者，心室起搏电极导线通过冠状窦口植入到心脏静脉内。

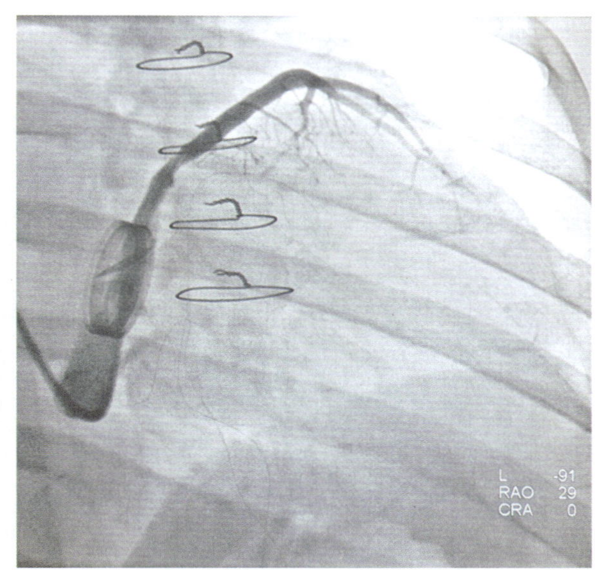

A

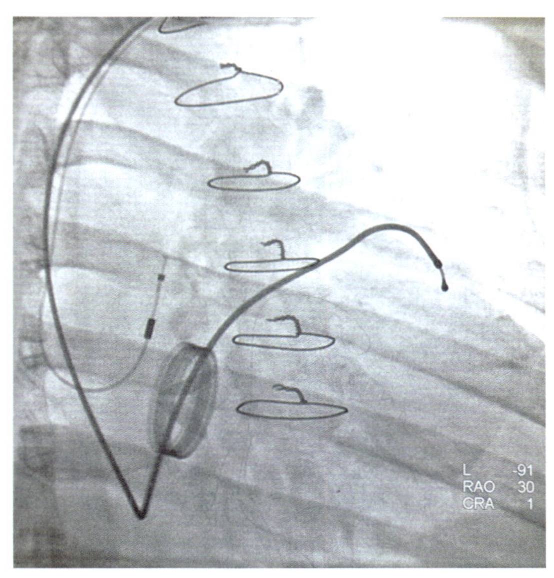

B

图3-6-9 心室起搏电极导线植入心脏静脉内，为一三尖瓣机械瓣置换术后患者

A. 心脏静脉造影；B. 心室导线通过冠状静脉口放置到心脏静脉内

（4）如植入的为带有除颤功能的CIED（ICD/CRTD），则需要在术前关闭心动过速的治疗功能（保留对缓慢心律失常的治疗功能），以免电刀的射频以及麻醉过程中的局部肌肉颤动导致ICD误感知而导致误放电。当然，术中要加强心电监测，以免围手术期发生恶性室性心律失常。

2. 针对起搏依赖的患者

（1）如进行胸部的手术，尤其是使用电刀者，建议术前将起搏模式更改为非感知的VOO或DOO方式，避免术中误感知导致心脏停搏。术后再程控回原来的起搏模式。

（2）乳腺癌根治手术前更换囊袋位置时需要注意患者的自身心率，可采取术中异丙肾上腺素静脉滴注、术前降低起搏频率（如程控为40 bpm，以有利于自主心律的出现）等措施，必要时应用临时心脏起搏器进行过渡。

（宿燕岗）

第七节 判断起搏系统功能正常与否的常用方法

与其他心脏植入型产品（如支架、封堵器等）不同，植入的起搏系统是一个电子装置，它在发挥功能时的工作状态远比支架等复杂，后者多是一个物理的过程，而前者需要包括电池、感知和起搏电路等的复杂运算，任意一个环节出现问题，都会导致整个起搏系统的功能障碍。因此，需要在起搏器漫长的使用寿命过程中时时判断起搏系统功能正常与否，这在临床上非常重要。通常通过常规的检查方法能判断出起搏系统是否工作正常。下面简述临床上常用的判断起搏系统功能正常与否的判断方法。

一、症状

主要指心动过缓相关的症状是否消失或再出现。虽然这些症状缺乏特异性，但结合患者植入起搏器前的症状，还是能够得出有意义的结论。

另外，可以通过自测脉搏次数协助判断起搏器的功能是否正常。通常起搏器的默认设定频率为60 bpm，因此，如脉搏频率＞60 bpm，多提示起搏器功能正常。当然，仅凭此不能确定起搏器功能就完全正常。而如果脉搏频率＜60 bpm，可能有以下几个原因。

（1）脉搏次数测量有误。并非少见，尤其是脉搏比较弱者。

（2）自身存在心律不齐。最为常见，尤其在植入起搏器的老年患者中。例如存在房性/室性期前收缩或心房颤动时，脉搏的次数就会少于实际心搏次数（脉搏短绌）。前者是由于期前收缩的射血量少（因心室充盈时间短，心室舒张期末的血量有限），射出的血量难以到达外周动脉末端（如常用的桡动脉）而不能被触及。而心房颤动产生的脉搏短绌与上述原因基本相同，只是更加频繁和不规则，此时需要通过听诊心率来获得患者的实际心搏次数。实际上，起搏器的感知和起搏功能与心脏跳动相关，并非根据脉搏，而心跳次数与脉搏次数并非总是一致（如在非窦性心律时）。

（3）因起搏器功能问题导致脉搏慢于起搏器设定值，这相对少见。可能的原因：①开启了滞后功能，比较常见。随着生理性起搏被广泛认知，术后开启此功能的患者逐渐增多。②植入的为ICD，此时通常的支持频率为45 bpm，如恰逢患者的自身心率偏低，则脉搏＜60 bpm。③起搏器功能障碍，应该是最少见的原因，毕竟术后产生起搏系统功能障碍的发生率很低。显然，这是最有临床意义的一个原因，应当立即采取进一步确诊的检查方法（见下文）。

其他症状，包括晕厥、黑矇、乏力等，应判断在这些症状发生时脉搏的情况，尤其是乏力时更容易发现两者之间是否存在相关性。晕厥、黑矇的原因比较复杂，体位相关的低血压是晕厥、黑矇最常见的原因，并非心率降低的结果。应向患者及家属解释，前提是一定要确定起搏系统功能正常。

二、ECG

ECG是判断起搏器功能正常与否的另一个常用方法。多数被疑及的起搏系统故障都是首先通过心电图检查发现的。通常可以针对起搏器的起搏功能和感知功能分别进行判断。

（一）起搏功能的判断

必须在ECG上看到起搏信号及其后续的除极波后才能判定是否夺获了相应的心腔，由此判断其起搏功能。

1. 起搏钉样脉冲的判断　通常能够在起搏心电图上看到起搏脉冲信号，尤其是单极起搏时。但目前绝大多数起搏电极导线都为双极，术后多采用双极起搏（除非程控为单极）。而双极电极导线正、负极之间的距离（端-环）多很短（≤10 mm），因此产生的向量很小，以至于在某些导联上甚至看不出起搏信号而被误认为是自身心搏（图3-7-1）。此时根据除极波的形态（尤其是心室起搏）、多个导联观察起搏信号等，多能够判断出是否存在起搏信号。

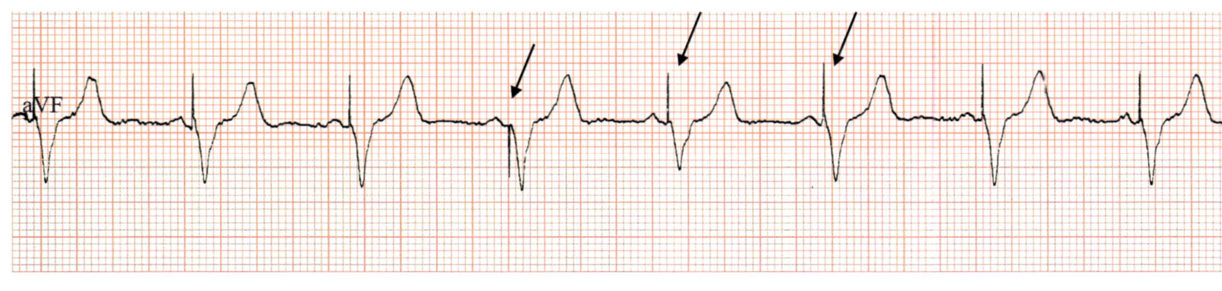

A

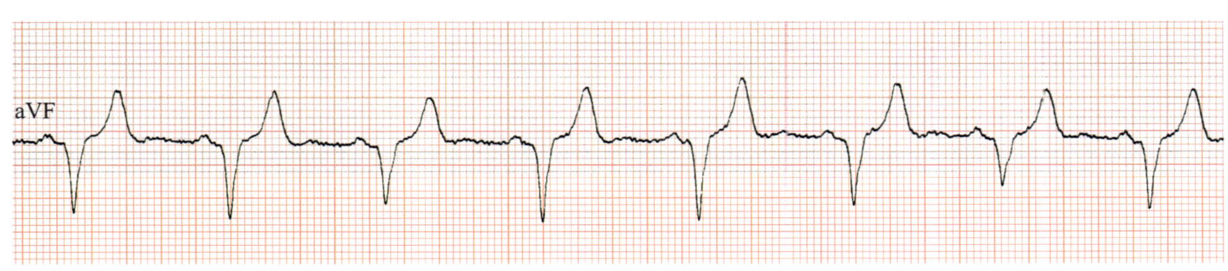

B

图3-7-1 心室单、双极起搏心电图

A. 心室单极起搏，起搏脉冲明显，呈VAT方式。箭头所示的起搏脉冲方向及振幅并不一致；B. 同一患者同一导联，心室双极起搏，起搏脉冲看不出，但QRS波形态与图A相同

2. 除极波的判断 起搏脉冲的发放并不意味着夺获的必然发生。夺获是指发出的起搏脉冲使电极所接触的心肌除极。起搏不等于一定能够夺获，不发放起搏脉冲也就无所谓夺获。电脉冲是否能夺获心肌取决于脉冲发放的时机（在心肌的可激动期或非不应期）及其能量（需大于等于起搏阈值）。当同时满足上述两个条件时，刺激脉冲便可夺获心肌使心肌除极，否则，起搏不会夺获心肌。当然，前提是心肌具有良好的应激性，例如当心肌出现严重终末期病变（如电-机械分离的临终患者）时，即使再高能量的起搏脉冲也不能夺获心肌。

如何判断起搏脉冲的夺获呢？评价夺获的先决条件是必须具有起搏器发出的脉冲，ECG上表现为钉样信号，然后根据心房和心室除极波的特点分别进行判断。由于心房和心室除极波具有不同的特点，因此，其判断方法有些差别。

（1）心房除极波的判断。与心室夺获相比，心房夺获的判断有时比较困难。造成心房夺获难以判断的主要原因包括：①心房除极波形态与正常P波差别不大，尤其是在高位右心房壁起搏时。②双极起搏脉冲。③ECG描记存在明显干扰。④P波振幅太低。⑤脉冲后电位遮蔽心房除极波的判断。⑥起搏频率过快或患者存在一度AVB时（此时P波与前一个心动周期的T波可能会重叠）。

图3-7-2为植入DDD起搏器患者的ECG。从该图可看出心室起搏功能良好，但由于P波在该导联上并不清楚，因此很难判断心房是否被起搏。另外，与术中用AAI起搏模式测试心房起搏阈值的方法（根据心房起搏后心室频率是否增加来判断）不同，在DDD起搏模式下，无论心房是否被夺获，心房脉冲发放后在AVD末总会发放心室脉冲（如未感知到自身心室除极波的话）起搏心室，因此从QRS波出现的频率上不能推测心房是否被夺获。

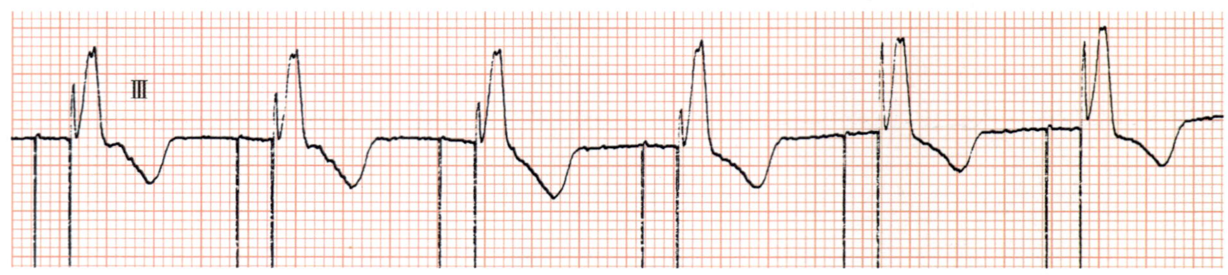

图3-7-2　房室顺序起搏心电图

从该图可看出心室起搏功能良好，但不能确定心房是否被夺获

此时可通过多导联记录的心电图来判断。由于向量的不同，如果单导联不能判断心房是否被夺获，可同步记录多导联心电图，再与患者术前或无心房起搏脉冲时的ECG比较，多能从某些导联上看到起搏脉冲后的P波并发现其与窦性P波形态的不同。图3-7-3所示为多导联记录的DDD起搏心电图，可见胸导联除V1外几乎看不出心房被夺获，而肢体导联可清晰看到夺获的P波。

（2）心室除极波的判断。相对于识别心房夺获，心室夺获的判断通常很容易。判断依据：①存在心室刺激脉冲。②脉冲后出现心室激动波，通常与自身下传的QRS波存在明显的不同。实际上，右室起搏的QRS波与源自心室电极所在部位的室性期前收缩图形无异，宽大畸形，呈完全左束支传导阻滞样心电图改变。

如起搏呈完全右束支传导阻滞（CRBBB）图形，应高度怀疑起搏左心室。常见原因为导线进入心中静脉、右心室游离壁穿孔起搏左室心外膜、室间隔穿孔起搏左室心内膜、经异常通道（未闭房间隔或室间隔）由右心腔进入左心腔等，此时应尽快明确诊断并给予积极处理。

如患者本已存在CLBBB，则右室心尖部起搏QRS的波形与自身下传的波形可能并无明显差别（图3-7-4）。此时可通过从不同导联观察起搏QRS波和（或）ST段和T波形态的不同（复极的不一致通常反映除极的不同），通常能正确判断心室是否被夺获。

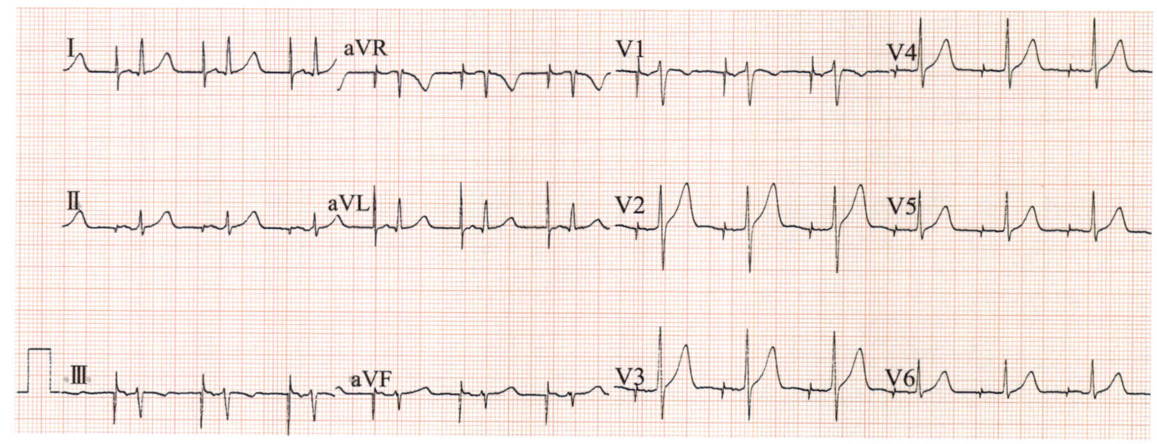

图3-7-3　多导联记录的心房被起搏心电图

可见胸导联除V1外几乎看不出心房被夺获，而肢体导联可清晰看到夺获的P波

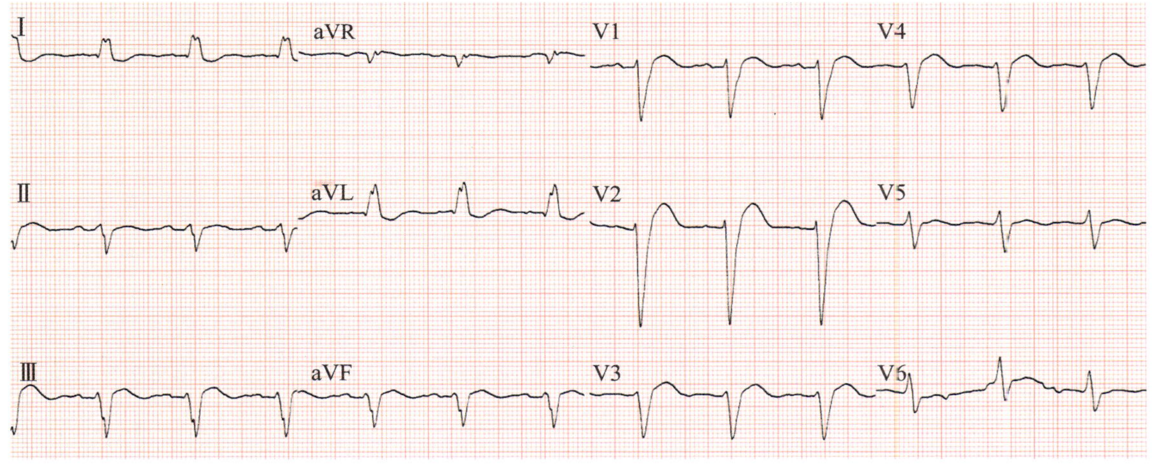

A

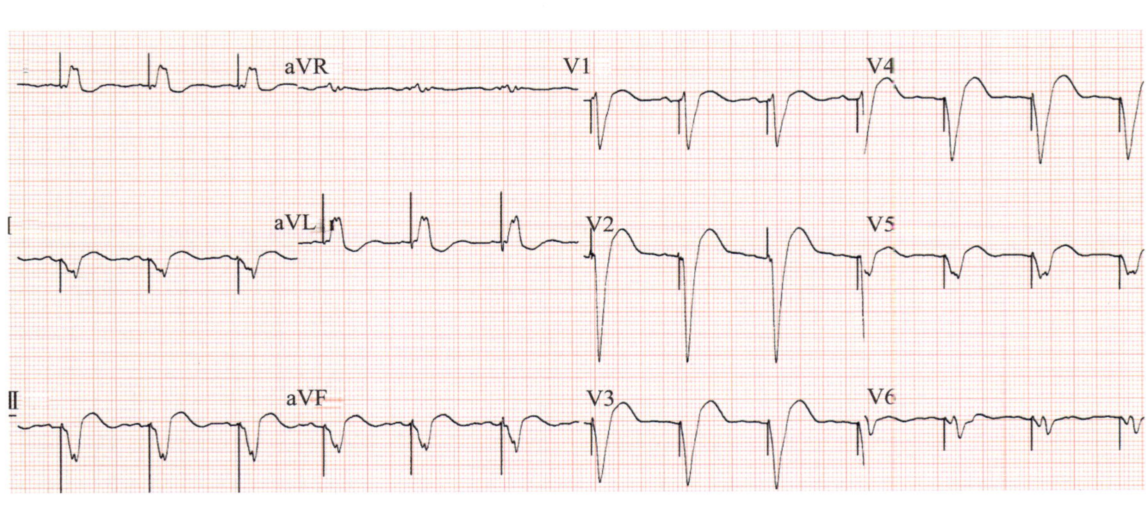

B

图3-7-4 完全左束支传导阻滞患者右室心尖部起搏的心电图

A和B分别为右室心尖部起搏前、后的心电图，在Ⅰ、Ⅲ、aVR、aVL、aVF和V1～V4导联起搏的QRS波与起搏前无明显差别

显而易见，心室不能被起搏的危害远比心房不能被起搏严重得多，尤其是高度或三度AVB患者（心室起搏依赖），将会导致心室停搏并引起患者相应不适症状甚至心源性晕厥。

（二）感知功能的判断

相对于起搏功能，在心电图上判读感知功能要困难得多，它需要对起搏器的工作原理，尤其是起搏时间周期有一个全面的了解。需要判断两种情况：①如存在起搏脉冲，要判断是否应该出现，即其出现的时机是否正确。②如看不到起搏脉冲，应判断此时不出现起搏脉冲是否正确。单腔起搏器比双腔起搏器感知功能的判断相对容易。

1. 单腔起搏器　通常单腔起搏器（VVI或AAI）在心电图上比较容易识别其感知功能。

（1）如出现脉冲，则以此向前推一个基础起搏频率间期（如为60 bpm，则为1 000 ms），判断此时是否有自身心室除极波（QRS波，VVI）或自身心房激动波（P波，AAI）。

（2）如未发现脉冲，则从自身QRS波（VVI）或P波（AAI）向后测量1 000 ms（如为60 bpm）观察是否出现心室（VVI）或心房脉冲（AAI），如在1 000 ms前出现脉冲，则应考虑感知不良，否则应考虑过感知（应除外滞后功能）。

图3-7-5所示为VVI起搏器过感知T波的心电图，而图3-7-6所示为AAI起搏器感知不良的心电图。

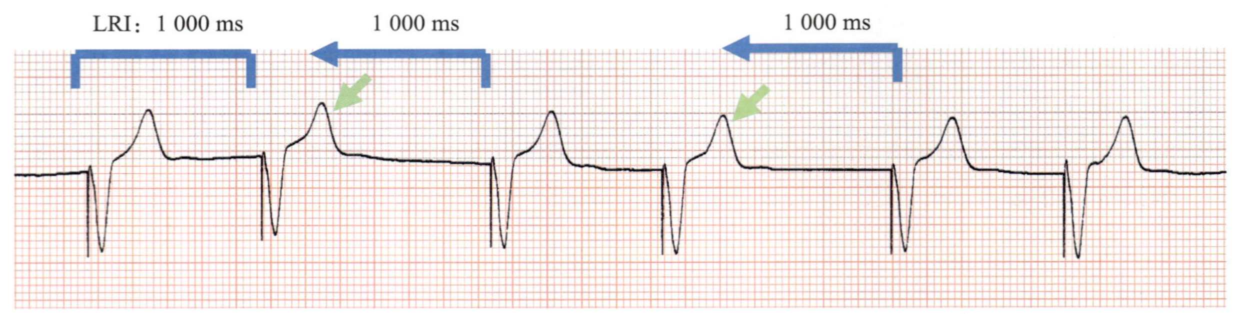

图3-7-5　VVI起搏器过感知T波心电图

起搏间期明显不等。长起搏间期（第3和第5个起搏脉冲）前推一个LRI（1 000 ms）是T波的位置，提示过感知了T波。LRI：低限频率间期

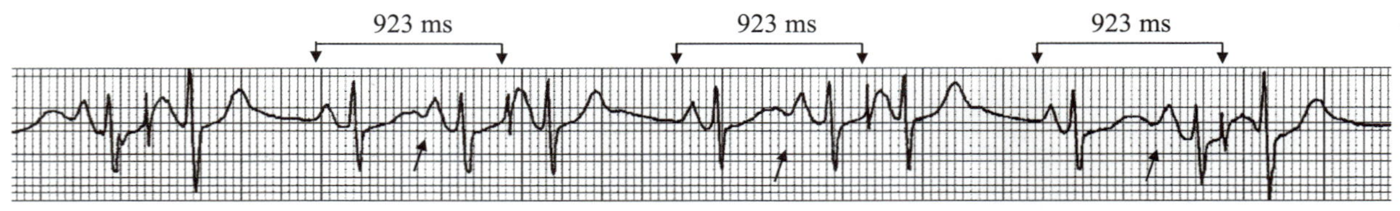

图3-7-6　AAI起搏器间歇心房感知不良

基础起搏频率65 bpm（AA间期923 ms），自起搏脉冲前推923 ms发现箭头所示的自身P波未被起搏器感知

2. 双腔起搏器　相对复杂很多，判断心房或心室感知功能需要熟知双腔起搏器的时间周期。DDD起搏器能够做到心房心室起搏、心房心室感知、感知心房事件后抑制心房起搏而触发心室起搏、感知心室事件后抑制心室和心房起搏。一般通过DDD起搏器的房室延迟间期（AV间期）和基础起搏频率间期这两个最基本的时间周期，对多数DDD起搏器心电图能做出判断。

图3-7-7所示为DDD起搏的四种工作方式。图3-7-7A为房室顺序起搏，此时心房自主心率小于起搏器设置的低限频率间期，而自身的PR间期长于起搏器的AVD。此图能明确心房及心室起搏功能良好，但不能明确心房感知及心室感知是否正常。图3-7-7B为心房起搏，心室感知，当心房自主心率小于起搏器设置的低限频率，但PR间期短于起搏器的AVD时出现。通过此图，能明确心房起搏及心室感知功能良好，但不能明确心房感知及心室起搏功能是否正常。图3-7-7C为心房感知，心室起搏，即所谓的VAT起搏方式，在心房自主心率大于起搏器设置的低限频率，但PR间期长于起搏器的AVD时出现。通过此图，能够明确心房感知功能及心室起搏功能良好，但不能明确心室感知及心房起搏功能。图3-7-7D为心房感知，心室感知，显示了当心房自主心率大于起搏器设置的低限频率，而PR间期亦短于起搏器的AVD。此时如只看心电图不能判断患者是否植入了心脏起搏器。在能明确脉冲发生器的电池功能正常的情况下，通过此图虽然对心房起搏和心室起搏功能不得而知，但能明确心室感知功能良好（否则会一直出现心室脉冲的发放）。至于心房感知则不能明确，因为如果VA间期结束前就感知到自身下传的QRS波（该QRS波

前的P波可以不被感知），同样不会发放心房起搏脉冲。但当此时患者自主心率缓慢，自身心律的RP间期＞起搏器的VA间期时，应能明确此时心房感知功能良好（图3-7-8）。因此，未见心房起搏脉冲就认为心房感知功能正常是不正确的，要根据患者自身的心率快慢及起搏间期的设置来综合判断；而即使未见到心室起搏脉冲信号，心室感知功能也一定是正常的（除非电池耗竭或导线断裂等）。

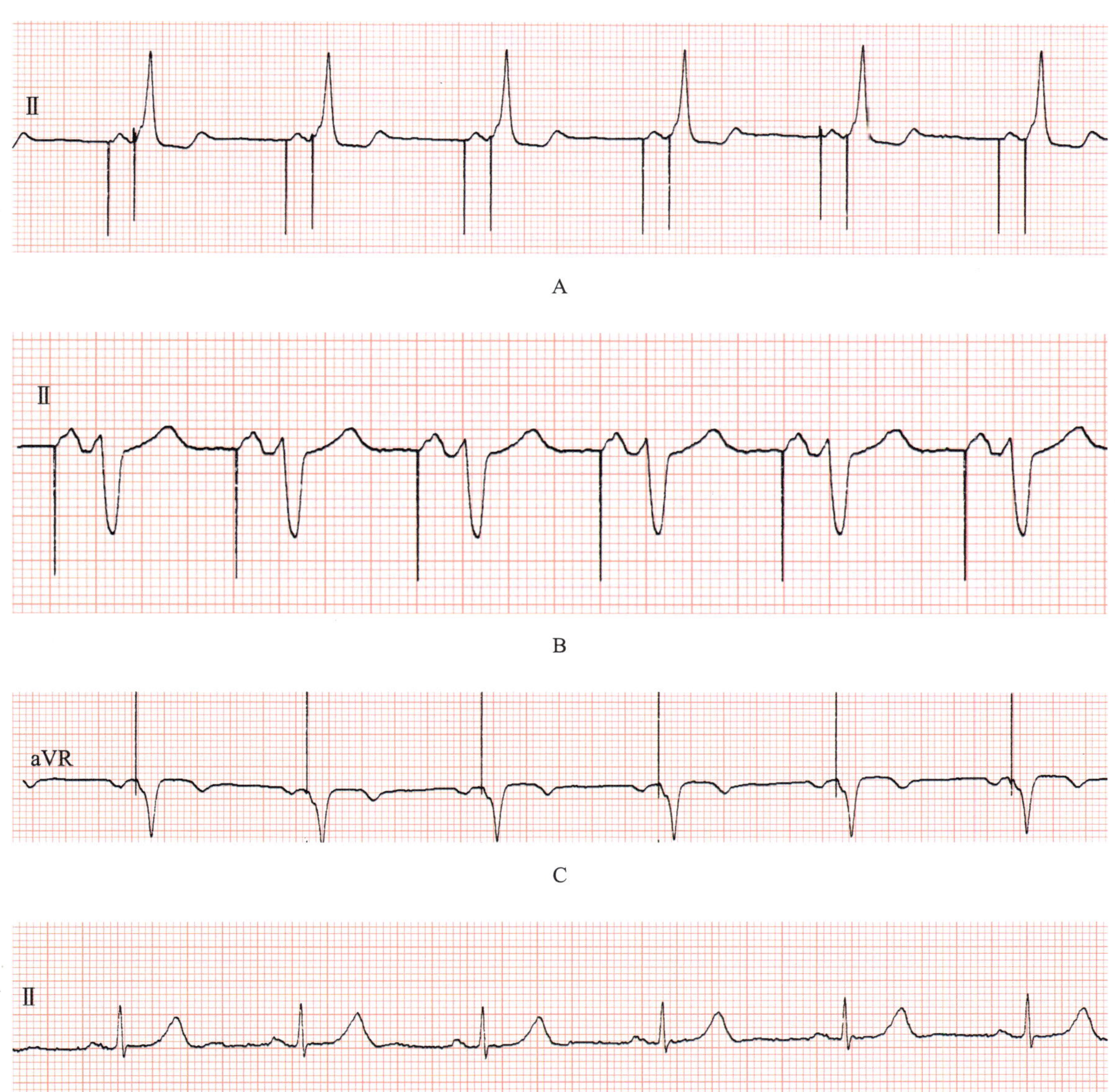

图3-7-7 DDD起搏器的四种工作方式

A. 房室顺序起搏；B. 心房起搏，心室感知；C. 心房感知，心室起搏；D. 心房感知，心室感知

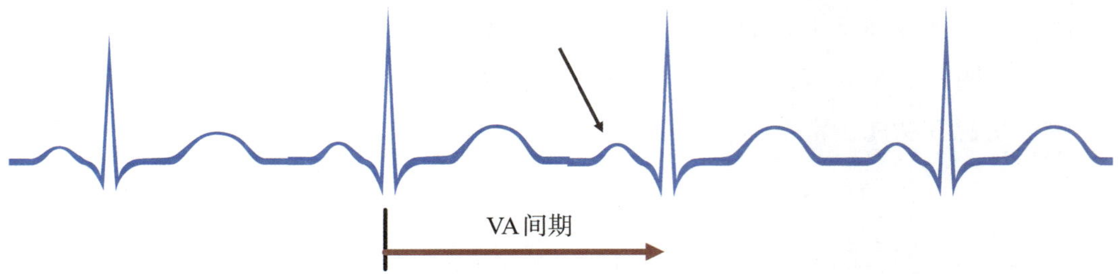

图3-7-8　未见到心房起搏信号不一定能说明心房感知功能良好

一个被感知的QRS波同样可以抑制心房发放起搏脉冲（当患者VA间期长于自身QRS波到下一个P波的距离）。此时即使心房未被感知（箭头所示），也不会发放心房刺激脉冲，尤其是窦速时

常见的感知功能障碍包括感知不良和感知过度。

感知不良表现为起搏系统的感知电路对自身的P波或QRS波发生持续的或间断的不能感知，导致在自身P波和（或）QRS波群内或在其后的不同时间段内（小于低限频率间期）出现心房或心室刺激信号，并与自主节律发生竞争。

感知不良的心电图很常见。按照起搏时间间期出现了不应该出现的起搏脉冲则说明该起搏心电图存在感知不良问题。通常以不应该出现的起搏脉冲向前推算相应的时间间期总能找到一个起搏或感知的自身事件，而位于两者之间的自身除极波就是未能感知到的自身心电活动。图3-7-9所示为VVI起搏器心室感知不良心电图，图3-7-10和图3-7-11所示分别为DDD起搏器的心房和心室感知不良心电图。

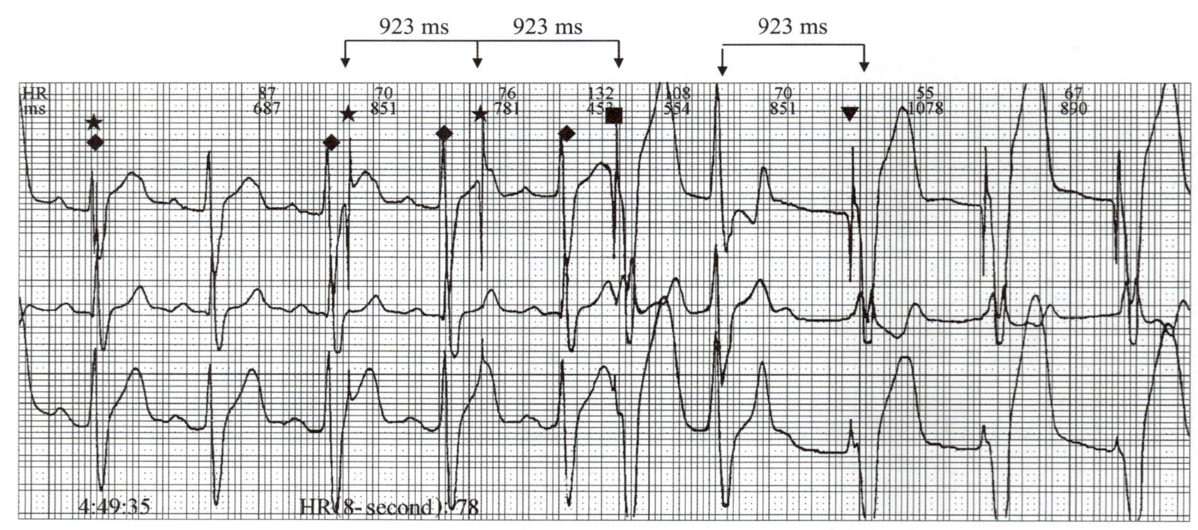

图3-7-9　VVI起搏器间歇心室感知不良

★处为因心室感知不良而发放起搏脉冲，脉冲落入心室不应期而不能起搏心室；■处起搏脉冲落入心室不应期外而激动心室；▼处的起搏脉冲是按逸搏间期正常发放的起搏脉冲；◆处的自身QRS波未被感知。基础起搏频率65 bpm（VV间期923 ms）

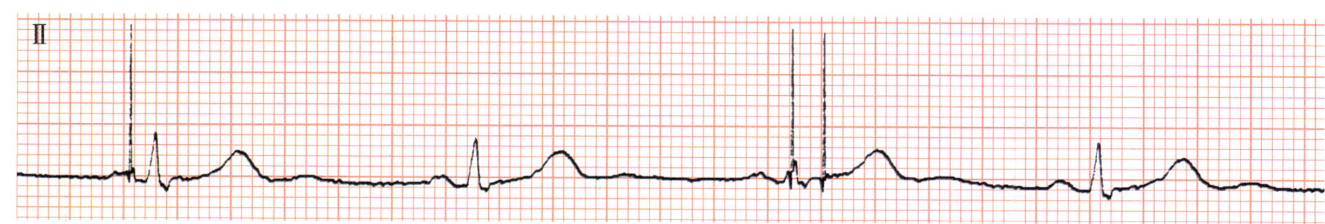

图3-7-10　DDD起搏器间歇心房感知不良。DDD起搏，起搏频率45 bpm

第1组QRS波群的心房脉冲为未感知到P波，后续下传的QRS波在非生理性房室延迟外，未启动心室安全起搏；第2组和第4组QRS波群都为AS-VS，心房感知正常；第3组QRS波群同样为心房感知不良而发放起搏脉冲，后续下传的QRS波在非生理性房室延迟内从而启动心室安全起搏

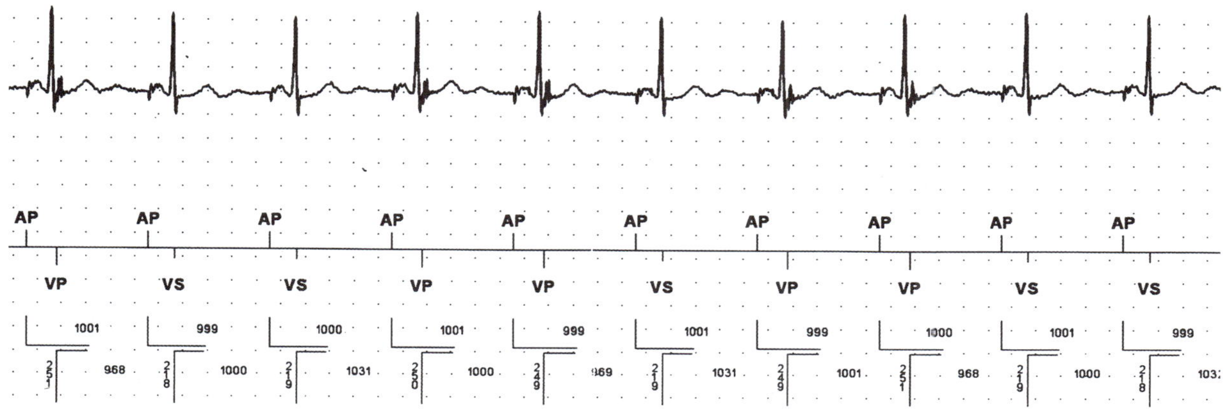

图3-7-11　DDD起搏器心室感知不良

心室间歇感知不良，PAV＝250 ms。图中既有VS也有VP，VP在QRS波后，说明存在间歇心室感知不良

偶见的感知不良实际上并无多大临床意义，也多能通过简单的程控方法立即得到解决。因此，如可能，在出具心电图报告时应向患者做出适当解释，以免患者误认为心脏起搏器出了严重问题而导致后续不必要的担心，以及患者和植入医师之间的不信任甚至医疗纠纷等。

当起搏器感知了不应该感知的信号并抑制了本该发放的起搏脉冲，此现象称为感知过度。这些不应该感知的信号包括非心电信号和心电信号，前者更常见。感知过度会导致起搏频率变慢、心脏停搏或导致起搏模式转换等。通常，感知过度比感知不良更具有临床意义。

感知过度的心电图表现：按照起搏时间间期应该出现起搏脉冲的地方未出现起搏脉冲则说明该心电图存在感知过度问题。通常是在应该出现起搏脉冲处与前一个感知或起搏事件之间的任何地方误感知到了相应的信号。具体发生过感知的位置可根据后续起搏脉冲出现的时机向前按时间周期推算获得。图3-7-12和图3-7-13所示分别为AAI和VVI起搏器心房和心室感知过度的心电图，而图3-7-14和图3-7-15所示分别为DDD起搏器心房和心室感知过度的心电图。

由于过度感知会抑制起搏脉冲的发放，因此，相对于感知不良，感知过度产生的危害性明显增加。尤其是对于那些起搏依赖患者，更要杜绝感知过度。而对于那些偶尔需要起搏的非起搏依赖患者，只要在发生感知过度的时候患者存在自主心律，则多不会引起明显的不适症状和后果。

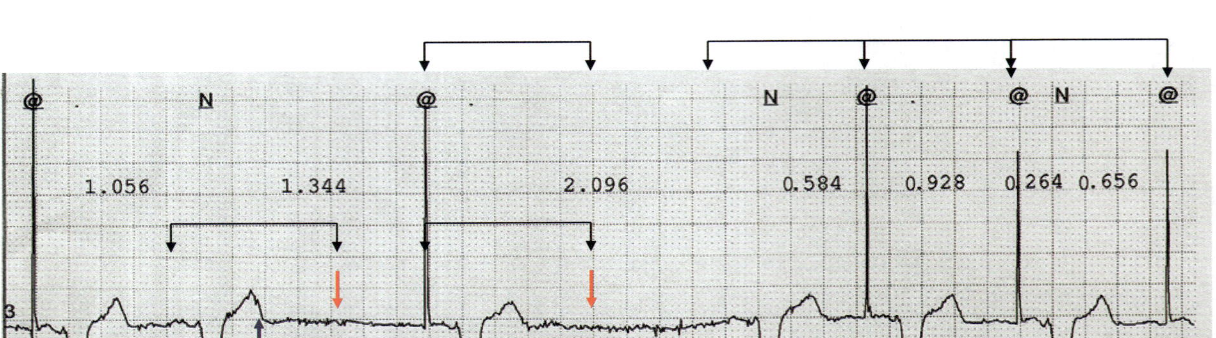

图3-7-12 AAI起搏器间歇肌电过度感知

间歇发生AA间期超过低限频率间期。红色箭头处为按照时间间期应该出现心房起搏点位置，蓝色箭头处为可能发生过感知的位置

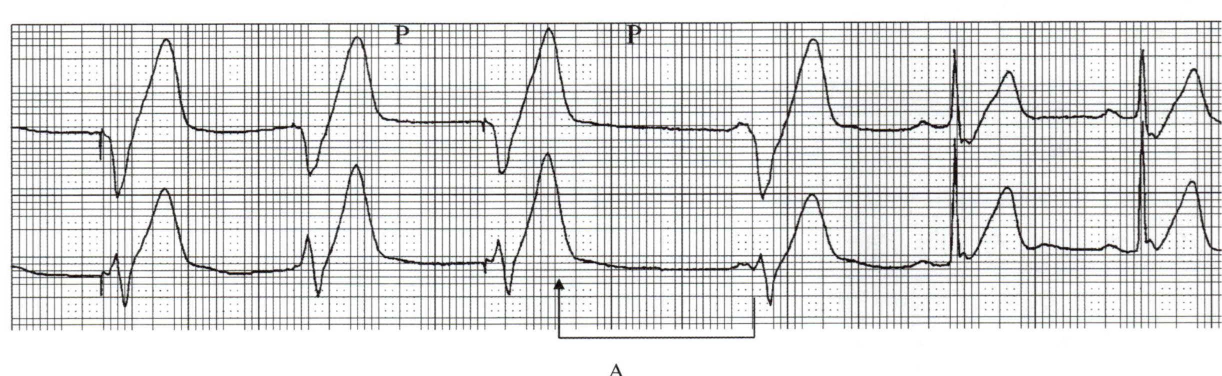

A

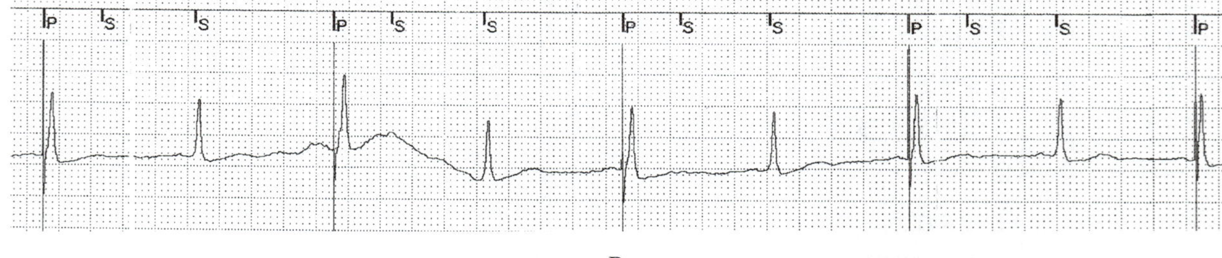

B

图3-7-13 VVI起搏心室过感知

A. 箭头所示处为心室感知位置（自起搏脉冲前推一个起搏间期），位于T波上；B. 起搏标记通道显示T波过感知，每个心室起搏（P）后的第一个心室感知（S）都在T波上，后续的第二个S为正确的心室感知

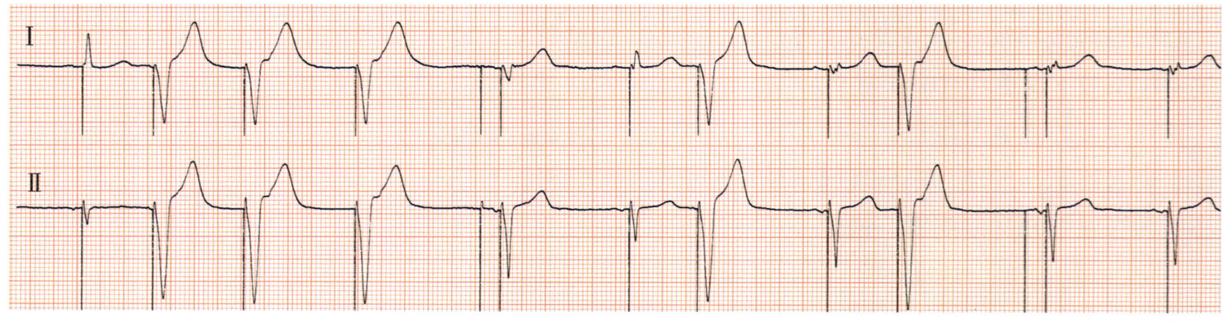

图3-7-14 DDD起搏器心房感知过度

结合Ⅱ和Ⅲ导联的P波形态，第3、4、7和9个心动周期心室起搏脉冲前无P波，之所以出现心室起搏跟踪考虑存在心房过感知

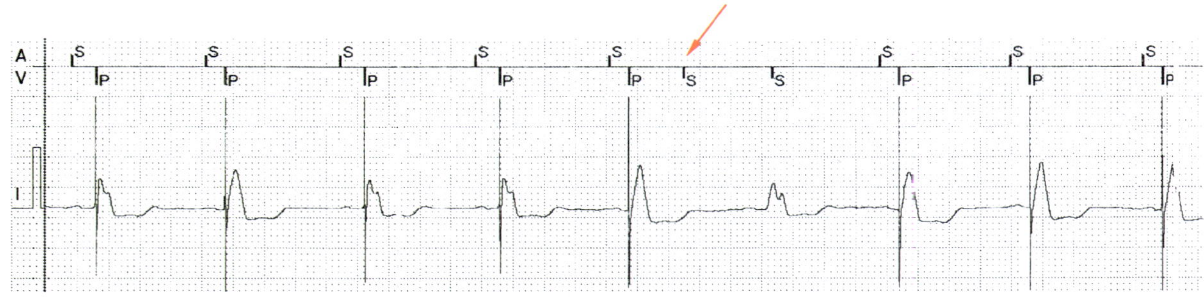

图3-7-15 DDD起搏心室过感知

上方为起搏标记通道，下方为Ⅰ导联心电图。第1～5个心动周期为AS-VP，箭头所示的VS为感知T波，后续的自身P波落在该VS启动的PVARP内而未被感知，而该P波下传的自身QRS波明显不同于起搏QRS波且被心室电路感知。实际上，第1、3、4个QRS波均为心室融合波

三、磁铁

应用磁铁能简单而迅速地判断起搏系统的功能，尤其是结合放置磁铁前后的心电图检查，多能迅速、准确地判断起搏系统的完整性及起搏功能（非感知功能）是否正常。

将磁铁放置于起搏器的表面会使起搏器按照制造商预先设定的固定频率（多大于起搏频率）以非同步模式进行起搏，该起搏工作方式即为磁铁频率。

此时起搏器丧失感知心脏自身电活动的能力，DDD起搏器以DOO方式起搏，而单腔起搏器则以VOO或AOO（以起搏电极导线所在的心腔位置决定）方式工作，只是此时脉冲发生器发放的频率是磁铁频率而非低限频率（图3-7-16）。以单腔心室起搏器为例，当自身心室率慢于磁铁频率时，心室将被起搏器按磁铁频率所夺获；而当自身心室率快于磁铁频率时，则在磁铁模式工作时可以见到心室夺获、融合波和功能性失夺获等现象，后者指起搏脉冲落入自身心室不应期（如落入R波或T波中）内而不能使心室再次激动，并非起搏器本身功能故障。

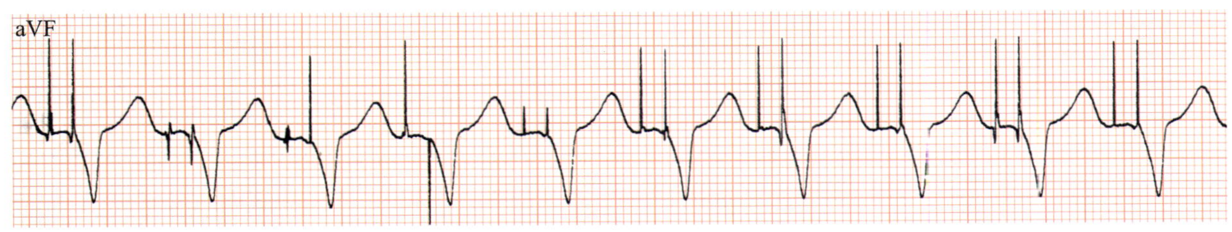

A

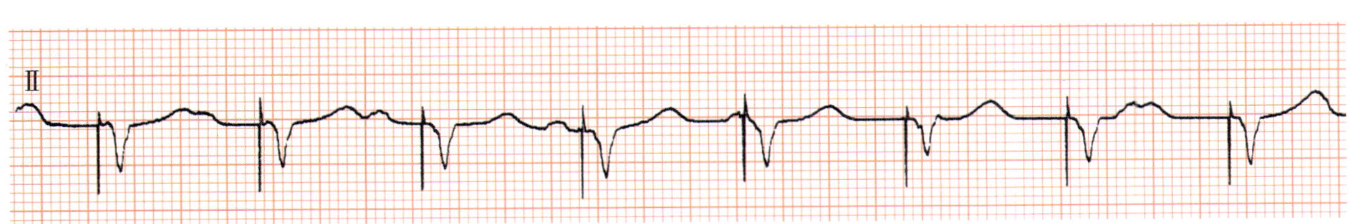

B

图3-7-16 磁铁频率

A. St.Jude Medical公司起搏器，磁铁频率，DOO方式，100 bpm；B. Medtronic公司起搏器，磁铁频率，VOO工作方式，85 bpm

如患者磁体频率正常，至少说明以下两点：①起搏系统的完整性没有大问题，即起搏器的电池、导线与脉冲发生器的连接、电极导线本身的完整性以及电极与心内膜的接触等都是正常的，否则不能形成电回路，患者的心肌不会被起搏。②根据磁体频率的具体数值可以判断起搏器的大概电量，例如是否达到了ERI。

针对植入单腔起搏器的患者，结合心脏听诊检查，可基本判断出心室起搏功能正常与否。如放置磁铁前后心率有明显变化（放置磁铁后心率加快，如自身心率高于磁铁频率，通常放置磁铁后除了可能引起心律不齐外，心率多不会出现明显改变），则说明患者的起搏系统的连接及功能基本正常。这在术后早期门诊随访（如术后1周或1月时）时常用于简单的判断起搏系统的起搏功能是否正常、导线是否脱位时使用。

针对植入DDD起搏器的患者，如磁铁频率正常，则基本能够说明心室通道的功能是正常的。值得注意的是，此时不能说明心房通道是否正常，因为即使心房不能被起搏，在DOO模式下，心室被起搏后测量的脉搏数值也是一样的，除非此时连接心电图或程控仪检查方能判断心房通道的起搏功能。这在植入DDD起搏器的患者中用磁铁初步筛查起搏系统功能正常与否时需要注意。

磁铁频率的用途有以下几方面。

（1）当自身心率大于起搏频率时判断起搏器起搏功能是否正常。

（2）辨别不同品牌起搏器的工具，因为不同公司起搏器的磁铁频率不一样（可从技术手册或起搏器说明书中获得）。如Medtronic公司起搏器磁铁频率为85 bpm，而St. Jude Medical公司和Biotronik公司起搏器的磁铁频率为100 bpm。

（3）是诊断起搏器寿命的强有力证据。当磁铁频率下降10%时应考虑更换起搏器，如磁铁频率自100 bpm下降至90 bpm时通常到了建议择期更换的日期。

（4）用于判断或终止PMT。植入双腔起搏器的患者如出现心动过速，可在起搏器囊袋上放置磁铁，如心动过速被终止，则应高度怀疑PMT的诊断。

建议在起搏器随访门诊、心电图室或随访医师口袋内备一个磁铁，以便能够迅速地判断起搏系统的功能，并能迅速终止可能的PMT或ICD的频繁误电击。

四、起搏程控分析仪

起搏程控分析仪是最可靠的判断起搏系统功能正常与否的金标准。利用各厂家匹配的程控分析仪可对各自品牌的植入装置的工作参数，包括电池和起搏导线的所有物理参数进行准确的检测和判断，对间歇发生的相关故障通过分析脉冲发生器存储的趋势图（如阻抗、起搏阈值等）也能提供相关的信息。另外，利用脉冲发生器记录的有关心律失常以及心脏功能信息，可对患者的诊断（例如心房颤动、室性心动过速等）和治疗（如是否应用抗凝药物）等提供有益的帮助。

值得一提的是，临床医师多只重视起搏器本身的工作参数，而对脉冲发生器记录的其他相关信息则远远不够重视。笔者所在中心曾对一LVEF 48%的轻度心功能不全患者植入DDD起搏器（患者为SSS），术后第3年反复晕厥数次，晕厥前诉有短暂心悸症状，平素心功能好。多次进行Holter检查未发现明显异常，UCG检查示左室轻度增大，LVEF 45%。通过程控仪调出患者晕厥发生时的事件记录，发现有快速的VS事件，频率近200次/分（图3-7-17），与患者发生晕厥时间相符。由此证明是持续室性心动过速导致患者心源性晕厥。遂更换为ICD，随访3年，未再有晕厥发生。

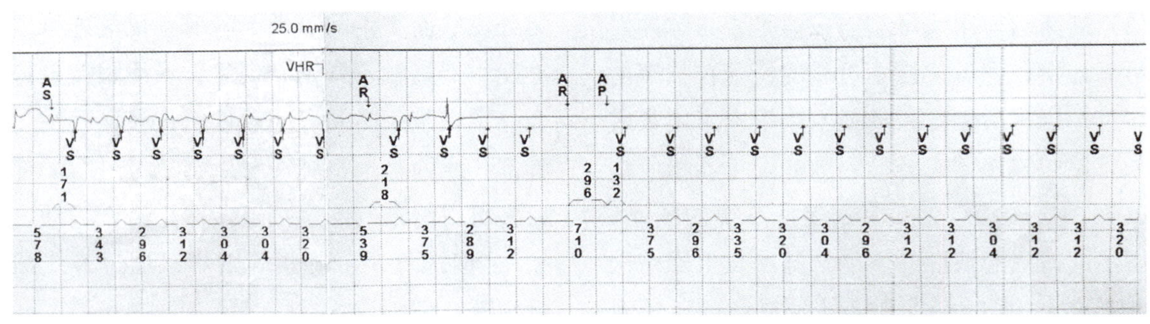

图3-7-17 DDD起搏器记录的快速室性心律失常事件

图示快频率心室感知事件，频率约200次/分

在大的CIED植入中心，建议将各厂家的起搏程控仪放在病房的库房而不是门诊的诊室，这样无论在什么时间（如夜间）都能够迅速拿到程控仪，能及时针对患者的突发紧急情况进行诊断和处理（如起搏不良、ICD误放电、CRT的膈肌刺激）。很多医院门诊夜间停诊，不能及时拿到起搏程控仪，如遇到上述紧急事件时会出现很大麻烦。

五、胸部X线检查

胸部X线检查通常为术后出院前常规检查的内容，其主要目的是判断电极导线/脉冲发生器的位置和判断术后是否存在诸如气胸或胸腔积液等并发症。而起搏器植入术后的常规随访中一般并不需要胸部X线检查。后者多在出现症状、发现起搏ECG异常或程控检查显示起搏系统存在问题时才建议进行检查。进行胸部X线检查的目的：

（1）明确电极导线及脉冲发生器的位置，并与术后即刻的胸片进行比较，观察是否存在起搏电极导线的移位、电极的脱位或可能存在的心脏穿孔。

（2）协助判断电极导线的完整性是否存在问题，如发现起搏电极导线的阻抗持续性或间歇性过高或过低，应进行胸部X线检查，观察电极导线的完整性。导线阻抗太低往往提示起搏导线绝缘层破损/磨损，而导线阻抗太高则是导体断裂的结果。如能仔细进行导线的检查，多能够确定导线的完整性是否存在问题（图3-7-18）。当然，对被脉冲发生器遮挡的导线部分则较难发现其完整性是否存在问题，必要时进行不同体位的X线检查。

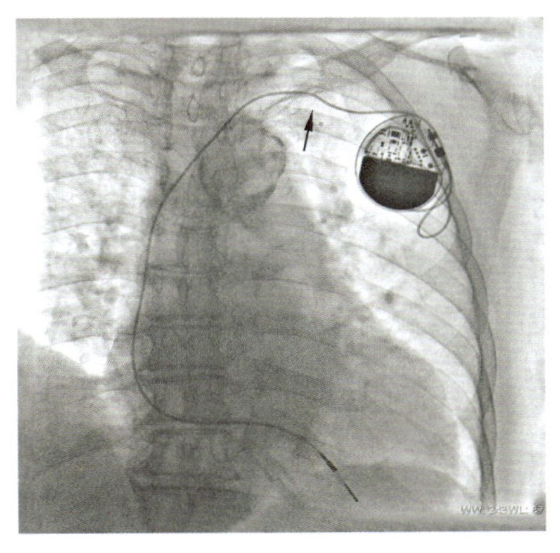

A

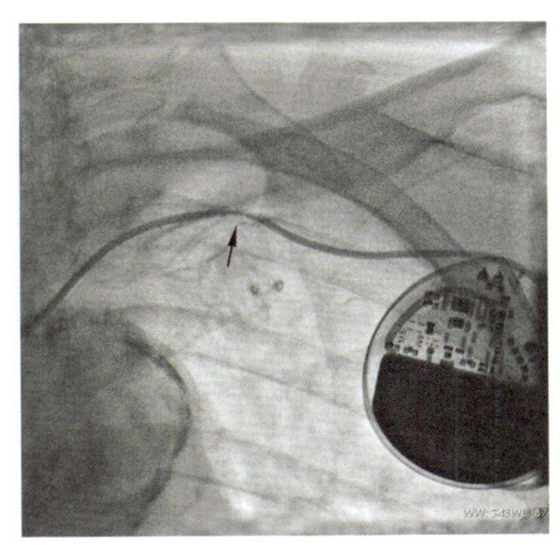

B

图3-7-18 胸部X线片

A. 起搏电极导线形态好、连续性存在，但导线经肋锁关节处边缘毛糙、变细（箭头示）；B. 将导线经肋锁关节处局部放大后证实导线绝缘层破损（箭头示）

（3）判断起搏导线尾端连接器是否与脉冲发生器可靠连接，两者连接不可靠的情况在临床上并非罕见。因术后螺丝松动或术中根本未旋紧或术中未将尾端连接器充分插入脉冲发生器相应接孔等（图3-7-19），都可造成起搏系统的断路，导致不能起搏（起搏脉冲不能自脉冲发生器输送到导线导体）。此时会发现随体位变化或压迫囊袋处皮肤而产生间歇性不起搏（尾端连接器与脉冲发生器接触不紧密）现象，导线阻抗趋势图也会显示在某个时间段间歇性阻抗显著升高。通过胸部X线检查，将脉冲发生器部位进行局部放大后多可以清晰判断尾端连接器是否充分插入（出头），但螺丝是否旋紧等则难以通过X线图像进行判断。

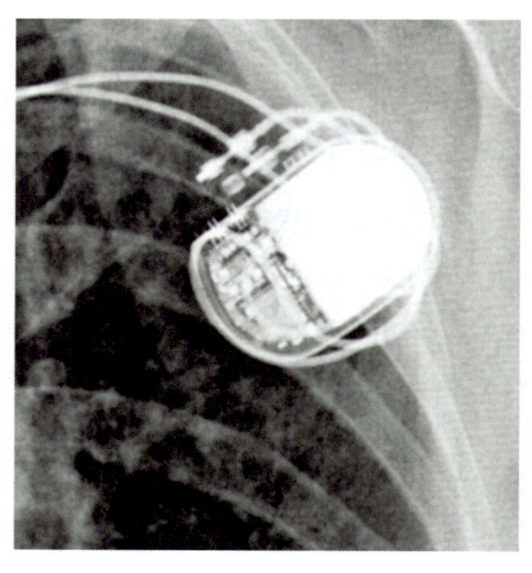

A

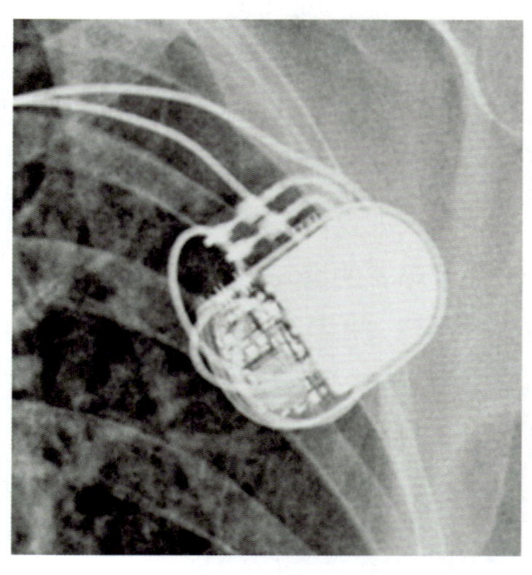

B

图3-7-19　导线未充分插入脉冲发生器内

A. 心室电极连接器未完全插入插孔，程控仪测试心室起搏、感知功能不良；B. 重新打开囊袋，将心室电极完全插入插孔后X线影像

六、远程监测设备

具有远程监测功能的起搏器的临床应用越来越广泛，这为及时判断起搏器的功能提供了一个全新的诊断方式。利用远程监测功能，医师每天可在计算机终端监测植入到患者体内的器械及部分心律失常和心脏功能的诊断信息，所见结果与诊室随访程控仪所得到的内容一致。多个临床研究均已证实这对减少患者来院随访及其产生的相关费用、及时发现患者器械和病情的变化、尽快采取相应的诊疗措施并减少事件的发生率（住院率及死亡率）等有明显获益。只是目前尚不能做到远程程控，即只能看到这些数据，而不能对相关参数进行程控修改。具体内容可参见第六章。

（宿燕岗）

第四章

ICD术后管理

相对于普通心脏起搏器的术后管理，ICD术后的管理复杂很多。这源于以下几方面。

（1）疾病本身的严重性。很多植入ICD的患者伴有较严重的心脏疾病，尤其是一级预防（多是LVEF≤35%的心力衰竭）患者。因此，对原发疾病的管理非常重要，而多数植入普通心脏起搏器的患者不存在严重的器质性心脏疾患。

（2）器械本身的复杂性。一方面，ICD具有几乎所有普通心脏起搏器治疗缓慢心律失常的功能和算法；另一方面，由于它对快速室性心律失常的诊断和治疗功能，ICD同时又具有相应的更加复杂的针对快室率诊治的算法和精细的程控。针对每一次治疗事件都必须仔细查看其治疗的正确性和有效性，需要结合患者当时的临床表现修正ICD相应的诊断、治疗参数。

（3）相比于普通心脏起搏器功能，植入/随访医师对ICD的功能以及详细的算法等并不十分熟悉，包括如何个体化的进行参数的程控调整等，尤其是国内的植入医师。国内开展ICD治疗的历史较短，且植入数量少（多数医院每年植入的ICD数量是个位数），当遇到诸如电击或电风暴（electrical storm）等时，主管医师往往不知如何处理。

除了管理本身的复杂性外，其重要性也毋庸置疑。ICD术后必须对ICD系统，包括患者本身的疾病等进行个体化管理，否则多会出现问题甚至是严重的临床问题，比如反复的误电击、电风暴或不电击等，这些都会导致患者出现严重的临床后果甚至死亡。因此，虽然ICD的植入手术本身与普通心脏起搏器并无太大差异，手术难度亦相当，但术后管理远比普通心脏起搏器复杂和重要，植入和随访医师必须给予足够的重视。

本章就ICD适当与不适当电击、减少不适当放电的临床试验、如何个体化设置参数、高DFT的处置、电击后的处理流程、电风暴的处理和抗心律失常药物的应用等进行阐述。

第一节　适当与不适当电击

众所周知，ICD对快速室性心律失常的治疗包括ATP和电击（shock）两种方式，前者称为无痛治疗，而后者可称为有痛治疗。尽量选择ATP（无痛治疗）而不首选电击是目前业界推崇的对快速室性心律失常的治疗方式。虽然ATP也存在适当（对室性心动过速的治疗）和不适当（针对室上性心动过速和心外噪声等）治疗，但由于ATP治疗只是脉冲发生器发放程序性的刺激脉冲，既不耗电（相对于放电治疗），也不引起患者的不适（疼痛），因此通常业界对ATP治疗是否恰当关注并不多。因此本文只述及适当和不适当放电，因为放电本身，无论正确与否，都更具有现实的临床意义。

一、适当与不适当电击的概念

ICD的电击治疗分为适当电击（appropriate shock）和不适当电击（inappropriate shock）。顾名思义，适当电击就是指临床上需要对患者发生的室性快速心律失常进行的电击治疗，包括对导致血流动力学不稳定状态的持续性室性心动过速（sustained ventricular tachycardia, SVT）和心室颤动的电击。这是植入ICD的主要目的所在，也是人们希望ICD行使的使命。而不适当电击是指任何不用于终止潜在的具有致命性室性心律失常的电击，也称为不恰当电击。严格地讲，不适当电击包括两种情况：非必须放电和误放电（false shock）。

1. 非必须放电　所谓非必须放电就是对血流动力学稳定或可耐受的持续或非持续性室性心动过速、ATP可有效终止的VT进行的放电治疗。按照工程师设计对室性心动过速识别的算法，脉冲发生器对所有的VT都应识别和治疗；但从实际临床角度出发，有些VT并未引起患者的血流动力学障碍，患者尚能忍受甚或无明确不适，这种VT的速度往往不会太快，多能通过ATP进行有效终止（根据PainFREE等的研究结果，70%的VT可被ATP成功终止），或不经过任何干预可自行终止，或至少在临床上可以不必紧急处理这些VT，或可先试用药物进行终止。针对这些VT的迅速电击治疗是不必要的、非必需的。

显然，哪些电击被称为非必须电击需要个体化分析，这主要取决于患者对该室性快速心律失常的耐受性。对VT的耐受性与其发作频率、室速的起源（来源于右心、心外膜、心尖部等部位的室速对血流动力学的影响更大）、基础心脏疾病、心脏功能及患者的耐受性等有关。同样频率的VT在不同患者或疾病的不同阶段所导致的症状会有明显的不同，针对该VT的电击在有些患者（血流动力学明显障碍者）是必需的，而对另外的患者就是非必需的（无明显血流动力学障碍者）。

2. 误放电　即ICD在不应该放电的情况下发生了放电，该放电是错误的，不应该发生的。误放电主要是指对非室性及非心电信号等进行的放电，其主要原因是过感知。导致误放电的原因主要分为以下三种情况。

（1）对室上性心动过速（super ventricular tachycardia）的误电击。是最常见的引起误电击的原因。在ICD系统的术语中，室上性心动过速与临床上该概念的常用含义不同，是指来源于房室交界及其以上兴奋点发出的过快频率兴奋心房后经房室路径下传引起的心动过速，包括窦性心动过速、房性心动过速、房室交界区相关（房室或房室结内）的折返性心动过速、心房扑动和心房颤动。虽然上述快速房性心律失常的发病机制及其治疗原则有所不同，但从电治疗角度而言，并不需要分清其发病机制或具体的类型。除了窦性心动过速外，对房速、房室交界区相关的折返性心动过速、房扑和房颤，如临床需要体外电治疗，都是采用体外同步直流电复律的方法，只是所需要的电击能量有所不同而已。而针对ICD而言，同体外电复律/除颤一样，也不必将上述室上性心动过速的概念再细分（实际上，ICD本身也难以将上述各种快速心律失常区分）。即只要并非心室来源的心动过速，ICD都将其归为室上性心动过速。

显然，这些心律失常绝大多数情况下并不导致明显的血流动力学异常，不需要对其进行过分积极的诸如电击治疗，而对此发生的电击治疗就是误电击。其中，窦性心动过速、房颤是最常见的引起误电击的原因（图4-1-1）。

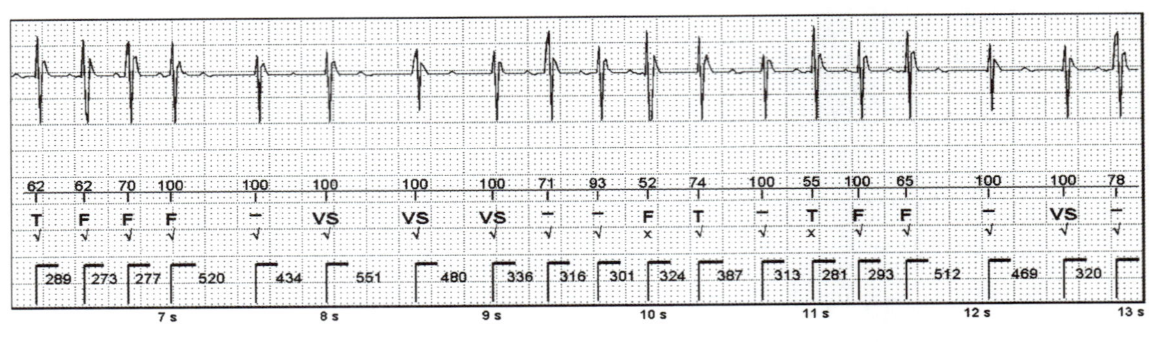

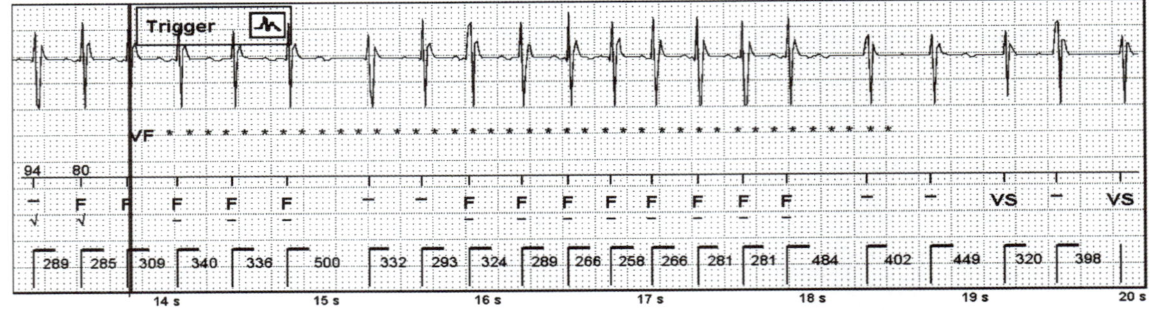

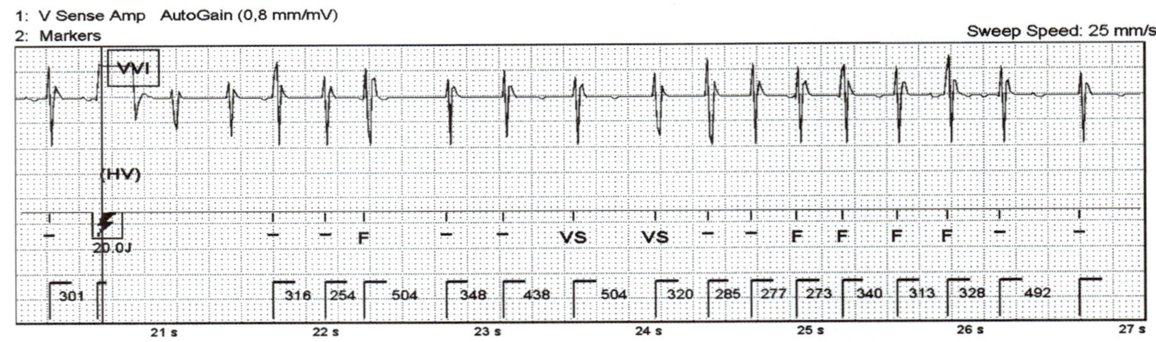

图4-1-1 房颤引起的误电击（腔内心电图，包括电击的mark标记）

（2）对非心室除极波的误放电。ICD系统过感知非QRS波，主要是指T波和远场心房感知。其中，过感知T波相对更为常见（图4-1-2）。主要见于自身心室除极波（R波）振幅减小时。另外，T波振幅过高（如高血钾）或QT间期延长等也是导致T波过感知（T- wave over sensing, TWOS）的常见原因。与对室上速的误电击相比，过感知T波导致的误电击相对少见。

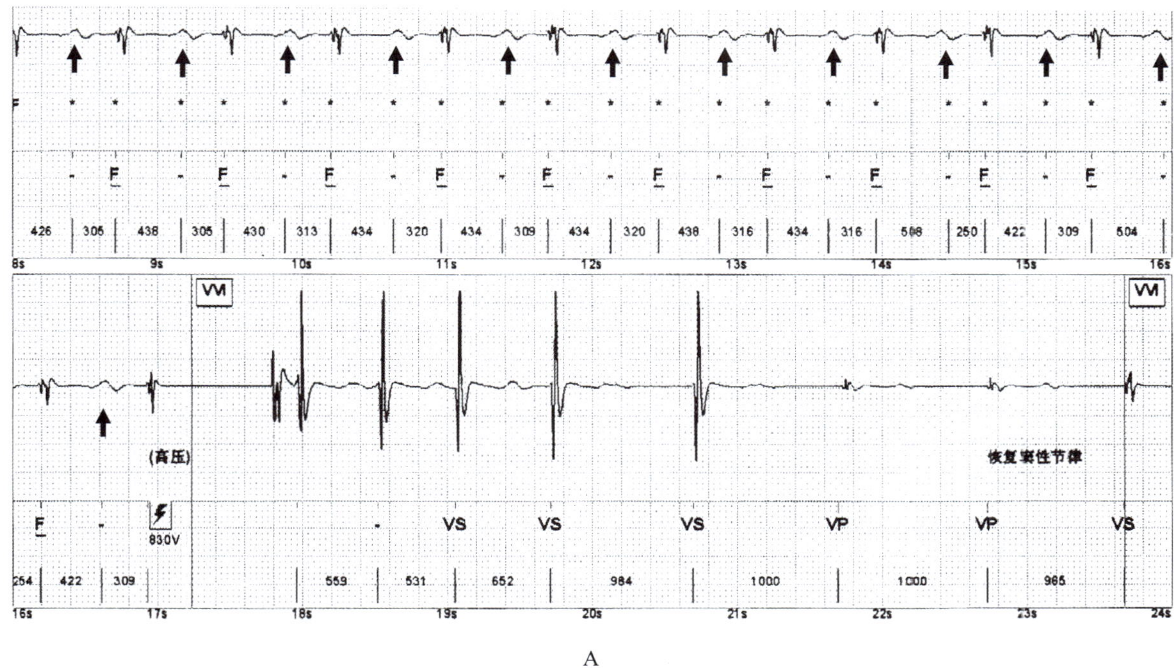

A

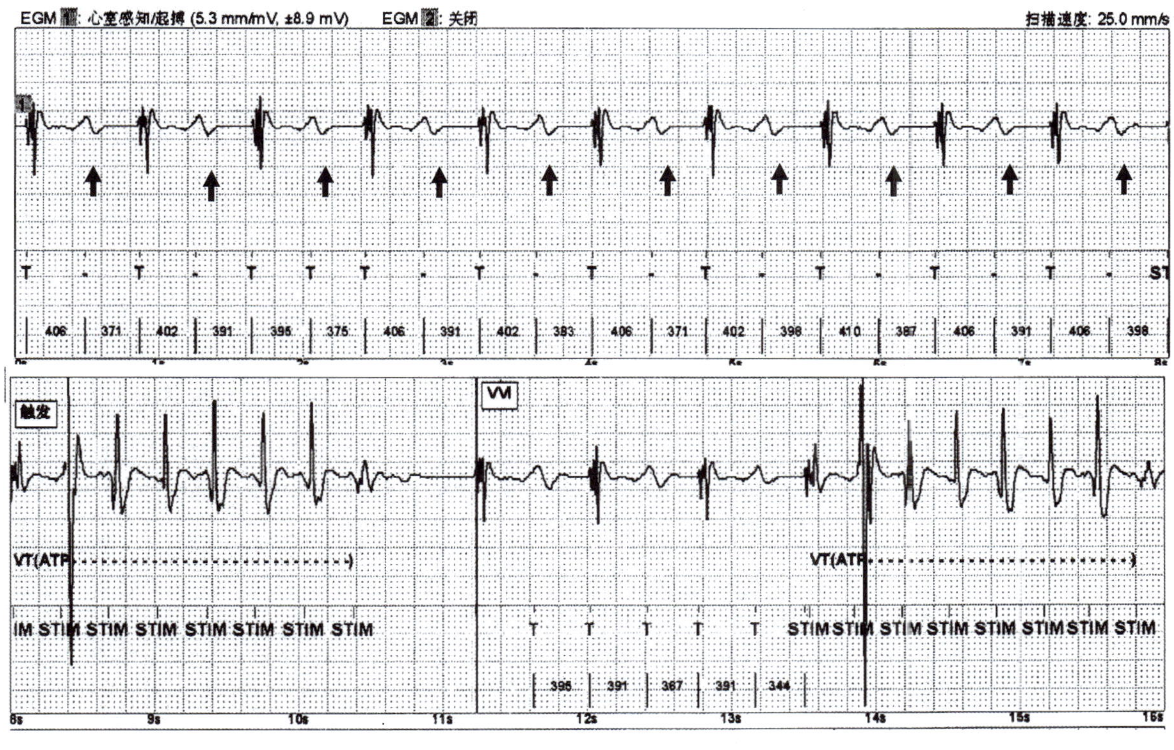

B

图4-1-2　T波过感知引起的误电击（腔内心电图，包括电击的mark标记）

A. R波振幅过低致T波过感知误为“室颤”，引起不适当电击1次，箭头所示为感知T波；B. R波振幅过低致T波过感知误为“室速”，引起ATP工作2次，箭头所示为感知T波

（3）对非心电信号的误放电。是误电击原因中最少见者。主要是指ICD系统过感知了心外噪声信号并将其误识别为室性快速心律失常。多见于除颤导线的完整性出现了问题（导体或绝缘层破损）时，由此导致ICD误感知了心外信号，后者主要包括肌电感知、体外电磁干扰和ICD导线（尤其除颤线圈）间的相互摩擦等（图4-1-3）。

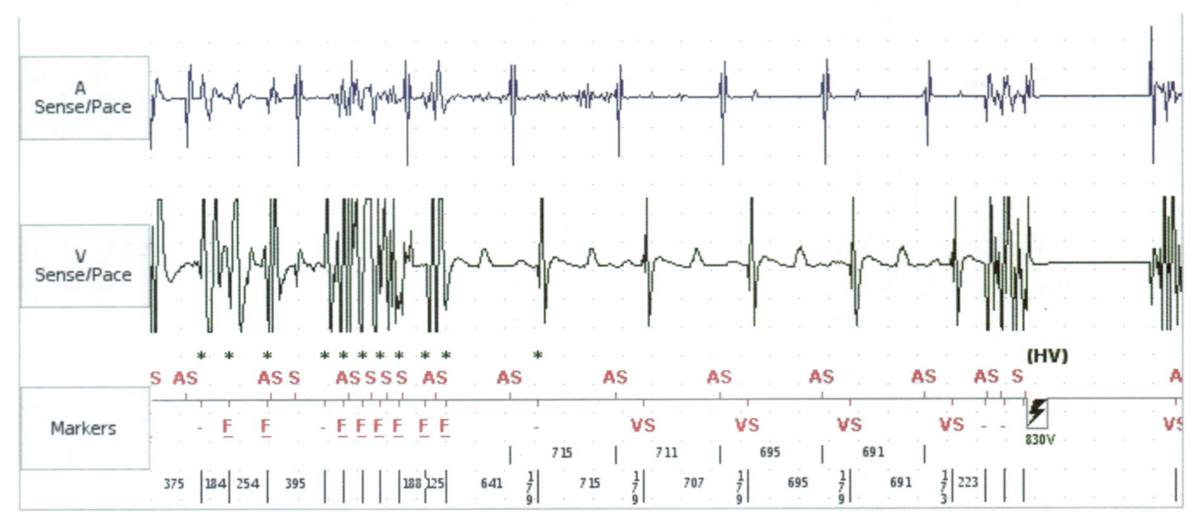

图4-1-3 肌电干扰导致误电击（腔内心电图，包括电击的mark标记）

二、适当与不适当电击带来的问题

毋庸置疑，适当电击是ICD行使功能的必须工作方式，以此能全天候迅速及时地将恶性室性快速心律失常成功复律，挽救患者的生命。因此，适当电击是ICD的使命，已有大量的随机对照研究显示植入ICD能避免一级或二级预防患者发生SCD，降低猝死发生率30%～60%。但是，无论适当还是不适当电击，电击本身会带来如下问题。

（1）降低患者的生活质量。多数植入ICD的患者对发生的放电治疗刻骨铭心，很多患者在放电时有触电、心痛等强烈痛苦不适，对后续可能再发生的电击感到恐惧和焦虑。尤其是误电击，因为此时患者往往并无明显不适，电击带来的感觉会更加剧烈。而如果患者发生的是真正的快速室速或室颤，因心输出量的下降可能已导致脑供血不足，患者此时神志模糊甚至意识丧失，电击带来的痛苦反而要小很多。

（2）导致心肌的损伤、诱发心力衰竭甚至ICD电风暴。电击后检查患者的心肌肌钙蛋白T（cTnT）都会发现增高，说明电击会导致心肌细胞损伤。如果患者发生了持续性VT和VF，恶性心律失常本身以及诱发恶性室性心律失常的诱因（如急性心肌梗死）也会导致心肌细胞缺血、缺氧而产生心肌细胞损伤、心肌功能下降。已有大量研究及临床发现，短时间内的反复电击会导致患者心力衰竭加重、住院率和死亡率增加，尤其是对于心功能本已严重下降的患者（如多数ICD一级预防患者），无论是正确电击还是不适当电击都会诱发或加剧心肌损伤，尤其是反复发生者。

（3）反复电击会大量消耗电能，缩短ICD的使用寿命。临床上有时能遇到一天电击数十次的病例，除了引起患者一系列临床问题外，很多时候电池电压迅速降到ERI而需要提前更换。

（4）增加患者因为电击的随访。发生电击后患者通常会联系相关植入医师或自行来院检查，而植入医师要对接受电击的患者紧急安排就诊和随访等工作，如发生电风暴通常需要住院治疗。如患者在偏远地区，有时还要医师和技术人员共同出诊。除了增加患者的交通费等就诊相关费用外，也会明显增加植入/随访医师的工作量。

（5）在我国，反复电击，尤其是误电击还可能导致患者的不理解，由此带来医患关系的紧张并可能产生相应的纠纷。

一方面，如无ICD，一次持续性VT或VF发作可能就导致患者猝死；但另一方面，VT也许会自行终止，下一次VT可能在相当长的时间后才会发生。而一旦电击，电击所导致的疼痛、恐惧、心肌损伤和心力衰竭等诱发的交感风暴会使下一次VT/VF甚或ICD电风暴接踵而来，明显加重心肌损伤和心力衰竭，导致恶性循环，尤其是对ICD一级预防或植入CRTD的患者（本就存在心功能不全），会明显恶化预后。

与未植入ICD的高危患者相比，ICD无疑能降低SCD，这已被多个大规模临床研究证实，也是有关ICD指南不断修正、推荐证据和级别逐渐提高的证据来源。但对于植入ICD的患者而言，与未治疗者相比，无论是恰当还是不恰当的治疗（包括ATP）都会导致患者住院率和死亡率的增加，这同样也是很多临床研究的结论。被ICD治疗过的患者死亡率增加，一方面反映了其病情较重，另一方面也说明了电击本身的危害。

ICD的电击治疗犹如心脏起搏器治疗缓慢心律失常一样。心脏起搏避免了心脏停搏，从而规避了患者因心脏停搏导致的风险，但心室起搏本身对心功能带来损害。ICD放电避免了SCD，但电击本身会带来诸多弊端。总体而言，在临床上减少ICD不适当电击的重要性并未得到充分的重视。

因国内多数医院植入ICD的数量为个位数，医师对电击重视不够甚或希望有电击事件发生（以显示ICD的疗效）。不少医师尚未遇到过被ICD电击的患者，或不认识ICD频繁电击的严重危害性或对其束手无策。随着国内ICD/CRTD植入数量的不断增多（一级预防植入比例的增加将会大大增加ICD植入数量），相信今后减少电击的重要性会日益被临床医师所认识。

三、适当与不适当电击的发生率

显然，电击的发生率与多种因素有关。基础心脏疾病的严重性、一级或二级预防、针对快速室性心律失常采取的措施（如β受体阻滞剂、射频消融等）、随访的时间和ICD的程控参数等都会左右电击的发生率。

1. 适当电击的发生率　MADIT-Ⅱ和SCD-HeFT研究中，在随访的2～4年时间里，＜30%的患者接受了恰当的电击治疗。二级预防患者的适当电击率高于一级预防。

2. 不适当电击的发生率　不适当放电是一个比较常见的现象，通常比人们想象的发生率要多，在临床实践中经常能够遇到。通过问诊多能够判断是否为不适当电击。询问患者被电击前有何不适，如电击前患者无任何不适，通常可基本推断该电击治疗是不适当电击。已有很多研究总结了不适当放电的比例，这些数据来自不同的研究、不同的患病人群且随访时间不同（随访时间越长，发生不适当电击的比例越高），故缺乏可比性。总的不适当放电的比例在15%～30%，其中室上性心动过速（心房颤动）是导致不适当电击的最主要原因。

四、适当电击的防治措施

如发现电击是适当的，可以说ICD成功地终止了一次影响血流动力学障碍的恶性室性心律失常事件，也许就是挽救了患者的一次生命。因此，当通过远程监测或电击后患者找医师就诊发现ICD的适当电击后，针对患者后续的诊疗措施包括：

（1）通过远程监测发现电击或患者电话医师发生电击后应尽快安排患者来医院就诊，并对其进行积极诊治，包括对ICD工作参数的询问和修改等。

（2）安抚患者，必要时服用镇静剂和抗焦虑药物，减轻患者交感兴奋状态。

（3）努力寻找诱发本次VT/VF发生的诱因，并尽快治疗。如对电解质紊乱（尤其是低血钾）、急性感染、心力衰竭和心肌缺血等进行针对性治疗，避免再次诱发VT/VF的发生。

（4）继续针对患者的基础心脏疾病进行治疗。包括缺血性心脏病的血运重建、瓣膜病的外科手术等。

（5）针对室性心律失常本身，建议加用或加大β受体阻滞剂、胺碘酮等抗心律失常药物用量，必要时可进行射频消融，以减少今后VT的发生。一般植入普通心脏起搏器的患者不再需要关注缓慢心律失常，而植入ICD的患者则通常需要对快速心律失常进行监测并多需要服用药物预防和治疗该快速室性心律失常。

（6）ICD系统的管理。因为是适当电击，因此对原来设置的参数（如VT/VF识别、治疗频率等）不需要重新调整。但可根据具体情况，观察ATP是否对VT有效，或可增加ATP次数。随访时注意ICD的电池电量及充电时间。

五、不适当电击的防治措施

相对于适当电击，不适当电击的防治同样重要。

（一）针对非必须放电的处理

针对患者发生VT的诱因和患者基础心脏疾病及心律失常本身的防治原则同适当电击的处理原则，努力避免今后VT的再发。

此时，针对ICD系统本身的管理显得更加重要，ICD的识别、治疗参数需要调整。虽然ICD对VT的诊断是正确的，但由于患者对VT的耐受性好，因此，需要进行如下程控。

（1）提高ICD对VT的识别频率，根据发作时患者实际发作VT的频率及当时患者的感受，适当提高识别频率，如从180 bpm提高到200 bpm。

（2）延迟发放治疗，可参照MADIT-RIT的结果，≥170 bpm时延迟60 s，而≥200 bpm延迟12 s。如此，一些NSVT可能就会自动终止而免于被ICD治疗。从临床上讲，电击也不必过分迅速。临床上和Holter检查及DFT测试时经常会发现某些VT/VF可以自行终止；另外，持续一定时间的VT或FVT会使患者对电击的疼痛感觉减轻。

（3）提高识别间期设置。如NID自18/24提高到30/40，避免对一些NSVT的诊断和治疗。

（4）增加ATP次数。很多临床研究证实75%以上的VT可被ATP终止，尤其是单形、频率较慢的VT。所以可增加ATP次数，或只ATP，不电击，开启“ATP before”或“during charge”功能。

图4-1-4所示为ICD的程控界面。

（二）针对误放电的处理

首先要有确凿的证据证明误放电的诊断，包括放电时患者的症状、程控仪调出发作时的腔内心电图。当然，最好有发作当时客观的心电图记录。如上述，引发误电击的常见原因主要是过感知，包括过感知自身的心电信号及心外噪声。

1. 对室上性心动过速造成误电击的处理

（1）预防快速室上性心律失常的发生，包括应用药物治疗或射频消融。如不能维持满意窦性节律，可应用药物控制室率（洋地黄类、β受体阻滞剂及钙通道阻滞药），甚至必要时消融房室结。通常加大β受体阻滞剂剂量是一个最常用、最有效的方法。只要心室率不快，ICD就不会产

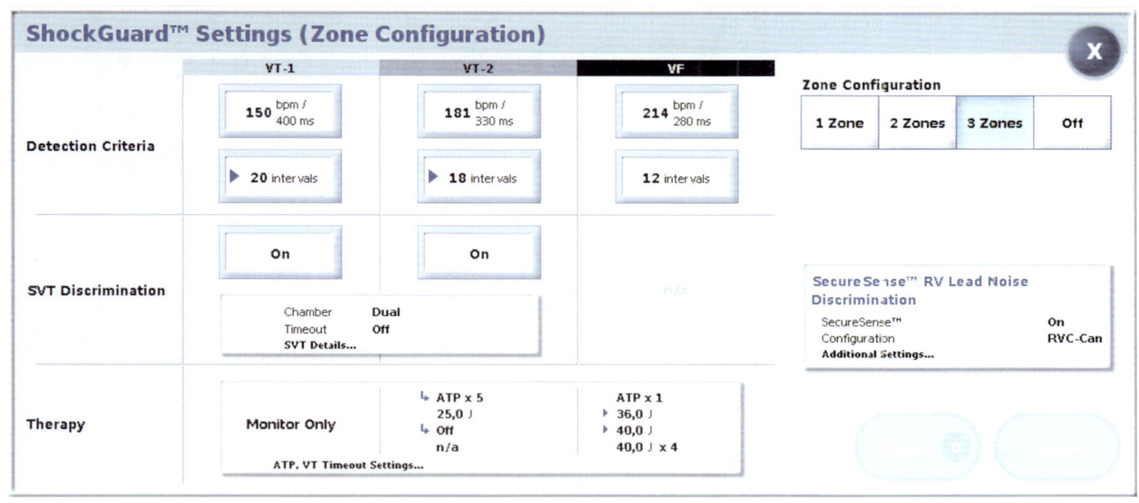

图4-1-4 ICD的程控界面

生误识别及后续的误治疗问题。

（2）开启鉴别室上速的程序。应开启室上速鉴别程序，以减少误识别。包括突发性（onset）、稳定性（stability）、形态（wavelet）和PR logic或Rhythm ID（针对双腔ICD或CRTD）等。详可参见相关专著，在此不再赘述。

（3）适当提高ICD的识别频率。如至少提高到200 bpm。因为通常室上速的下传心室率不会太快，这样也能有效避免将快室率下传的房颤等误判断为VT。

2. 对非QRS波（T波）的误感知造成误电击的处理　普通起搏器和ICD都存在T波过感知，但所造成的危害有所不同，后者的危害明显大。在起搏器患者中，TWOS会造成起搏频率低于程控的低限起搏频率，患者会出现心动过缓的症状。而在ICD患者中，当其自身心率较快时，T波过感知所造成的心室率双倍计数极易导致ICD误电击。

TWOS诊断容易（电击时无明显不适，腔内心电图可证实），但处理相对比较难，包括无创的方法和有创的方法，后者在前者不能解决问题时采用。

如前述，除颤电极所在部位的R波由于各种因素导致其振幅降低是TWOS的最主要原因。R波振幅降低会导致ICD的感知起始高度明显降低，在同样感知灵敏度逐渐提高的过程中很容易感知到T波，而ICD以为感知到心室的除极波，由此导致ICD双倍计数并产生误电击。R波振幅降低的原因主要与术后局部心肌病变的进展（纤维化、坏死等）或电极早期的微脱位等有关。另外，如T波振幅过高，就容易在感知数值逐渐下降的过程中被ICD系统感知而误认为是R波，同样导致ICD双倍计数（图4-1-5）。T波振幅过高的原因见于高血钾、心肌超急性损伤期等。

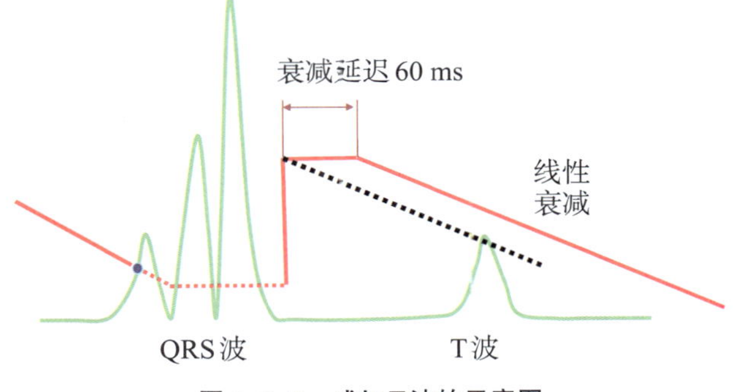

图4-1-5　感知T波的示意图

衰减延迟间期设置为60 ms，正好滤过了T波（红色实线部分）。否则，若不设置衰减延迟（0 ms），可能就会过感知到T波（黑色虚线部分）

（1）无创的方法包括：①降低感知灵敏度，

但如此会存在感知不到振幅不高的室颤波的可能性，有一定风险。②延长心室不应期。③提高心室感知阈值起始。④延长衰减延迟间期（decay delay）。

（2）有创的方法包括：①重新放置新的除颤导线。②重新放置新的普通起搏导线，这是临床上目前更常采用的方法，毕竟只是ICD感知出现了问题，治疗（ATP或电击）功能正常，换用普通起搏导线较除颤电极导线无论从费用、粗细、导致三尖瓣反流概率和程度以及导线之间的相互作用（除颤电极导线除颤线圈之间更容易发生相互干扰）等方面更具有优势。图4-1-6所示为一患者R波振幅降低为3 mV发生误电击后重新放置了一根新的普通起搏感知电极导线。③更换具有低频带通滤波器的ICD。已有个案报道，发生TWOS后换用不同公司ICD脉冲发生器后TWOS消失，这与不同公司ICD的滤波功能存在差异有关。

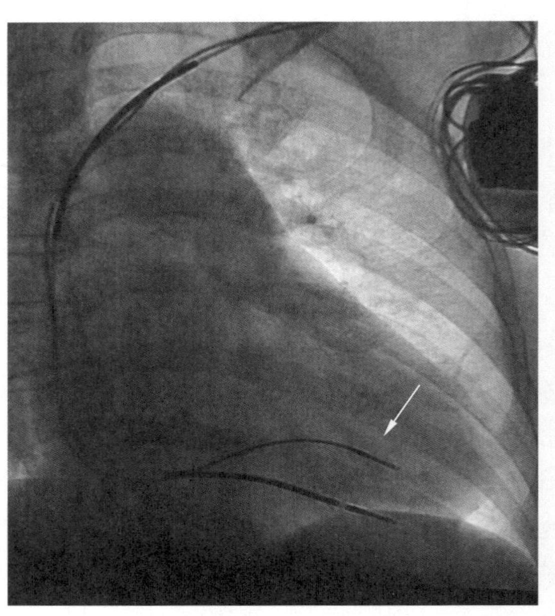

图4-1-6　植入新的心室电极导线代替原来起搏感知电极（箭头所示），纠正R波振幅过低引起T波过感知导致不适当电击

（3）TWOS的预防。植入术中必须保证足够高的R波振幅（程控仪测试＞5 mV）。术中用起搏分析仪测试的R波振幅往往会低于用各家公司相应的程控分析仪测试的数据，甚至减少50%以上，而有些公司的产品（如Boston Scientific公司）两者差别不大。这是由于两种测试方法不同所致，但应以程控仪测试为准。通常起搏分析仪测试的R波振幅至少＞8 mV，最好＞10 mV。因此，将脉冲发生器放入囊袋后必须用相应程控仪测试R波振幅，如＜5 mV，则必须重新放置除颤电极的位置。

3. 心外非心电噪声干扰的处理　心外噪声主要指肌电感知、导线或绝缘层破损、ICD导线间相互摩擦和体外电磁干扰等。①如证明是除颤导线完整性（导体或绝缘层）出现问题，则只能更换新的ICD电极导线。②如为ICD导线之间的彼此干扰引起，应移除腔内多余除颤导线。③如为导线与脉冲发生器的接口松动或未旋紧，应重新手术旋紧螺丝。④远离电磁干扰源。

（宿燕岗）

第二节 减少不适当放电的临床试验

ICD针对非快速性室性心律失常及可自行终止的室性心动过速（室速）等发放的不适当放电会降低患者的临床获益，甚至增加死亡风险。因此，如何减少ICD不适当放电是临床迫切需要解决的问题。目前已进行多项临床试验证实减少ICD不适当放电的可行性与安全性。

1. ATP治疗冠心病患者自发的快室速以减少放电研究（PainFREE RX Ⅰ） 前瞻性、非随机、多中心的临床试验，入选220例首次植入ICD的冠心病患者，平均随访6.9个月。研究结果表明，ICD患者中快率室速（FVT，诊断频率为188～250次/分）常见，ATP可有效治疗约75%的FVT事件，其加速VT或导致晕厥的风险较低。ATP治疗成功与失败范例如图4-2-1所示。

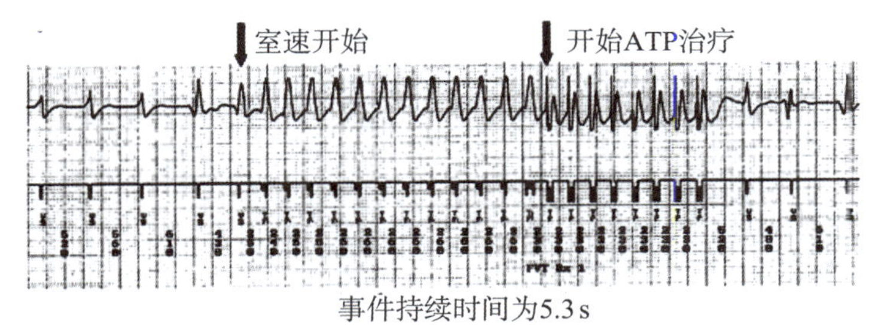

A

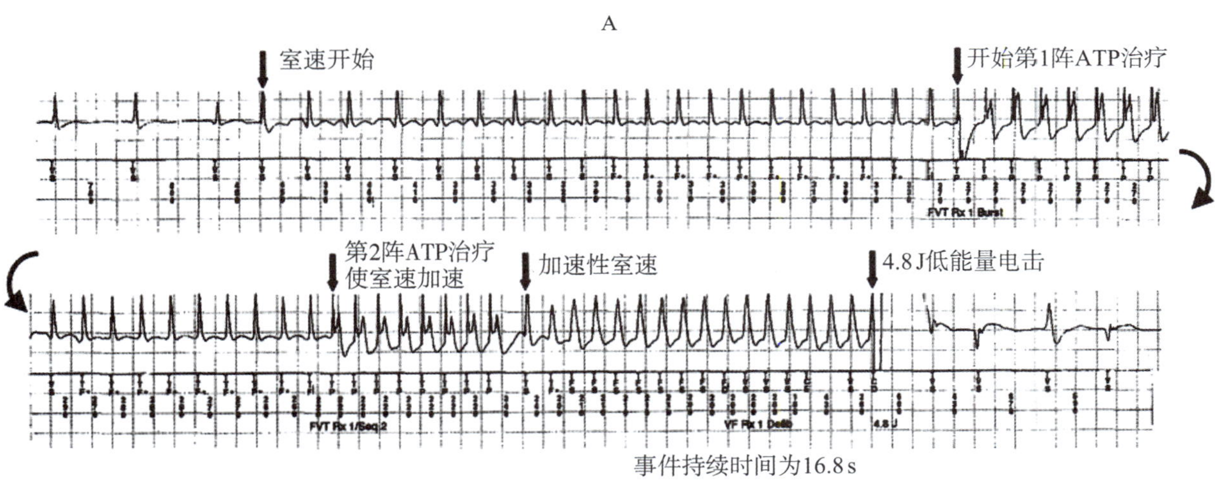

B

图4-2-1 PainFREE RXⅠ试验中ATP治疗成功与失败范例

A. 室速发作后持续5.3 s，由ATP终止；B. 室速发作后首次ATP未能终止，第2次ATP后出现加速性VT，后由电击终止

2. 比较经验性ATP与放电治疗自发的快室速研究（PainFREE RxⅡ） 前瞻性、随机、多中心的临床试验，也是第一个比较ATP和电击对FVT（循环周期240～320 ms）疗效的大规模随

机试验。入选634例患者，按照1∶1随机分配到电击治疗组（n=321）和经验性ATP治疗组（n=313），平均随访11个月。结果显示，与电击治疗相比，经验性ATP治疗对于FVT是安全有效的，并能提高患者的生活质量。

3. 非缺血性心肌病伴左心室功能异常患者中ICD做一级预防的长诊断时间程控策略的有效性和安全性研究（RELEVENT） 前瞻性、多中心、非随机的平行对照研究，共入组324例患者，平均随访6个月。研究表明，通过延长的诊断时间，90%的室性及室上性心律失常可自行终止，ICD放电次数明显减少（P<0.001），心力衰竭住院率显著降低（HR=0.38，P<0.004），不增加晕厥或死亡事件。延长诊断时间组与对照组对ICD治疗的影响如图4-2-2所示。

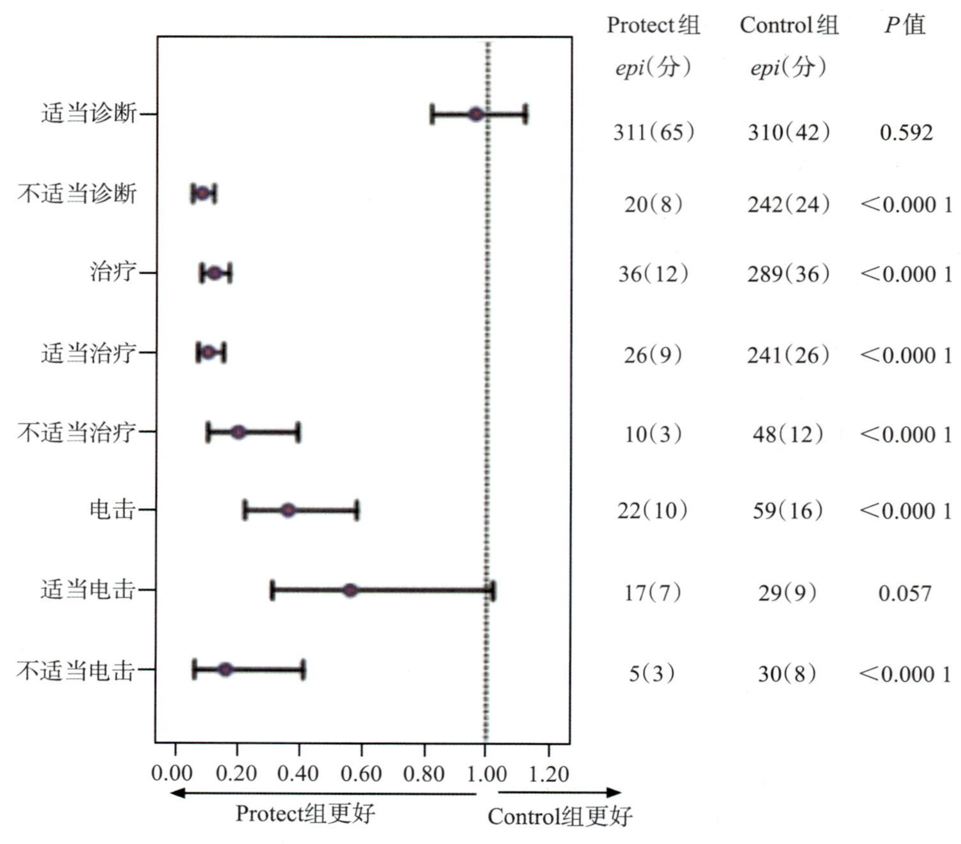

图4-2-2 RELEVENT试验组间事件发生率比值

Protect组：延长诊断时间组；Control组：对照组

4. 减少不适当治疗的多中心自动除颤器植入试验（MADIT-RIT） 专门针对ICD一级预防患者，旨在探讨通过程控策略减少ICD的不适当治疗。为多中心、前瞻性、随机对照研究。共入选1 500例患者，患者随机按照1∶1∶1分为传统程控组、提高诊断频率组和延长诊断时间组，平均随访4年。研究显示，与传统程控设置组相比，提高诊断频率或延长诊断时间，首次不适当治疗分别减少了79%（P<0.001）和76%（P<0.001），死亡率分别减少了55%（P=0.01）和44%（P=0.06），而首次晕厥的发生率差异无统计学意义（图4-2-3、图4-2-4）。

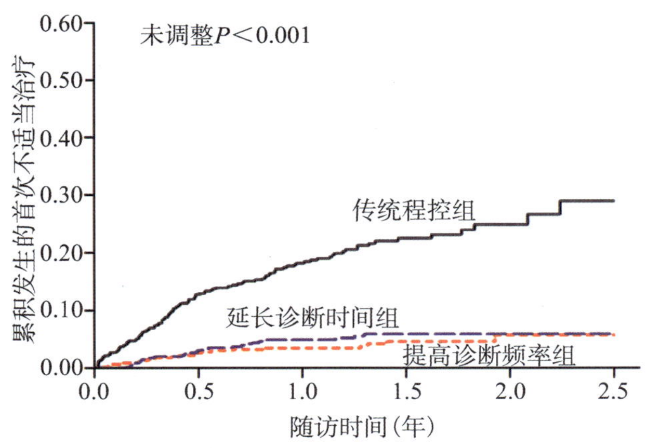

图4-2-3 MADIT-RIT试验，组间首次不适当治疗事件发生的对比

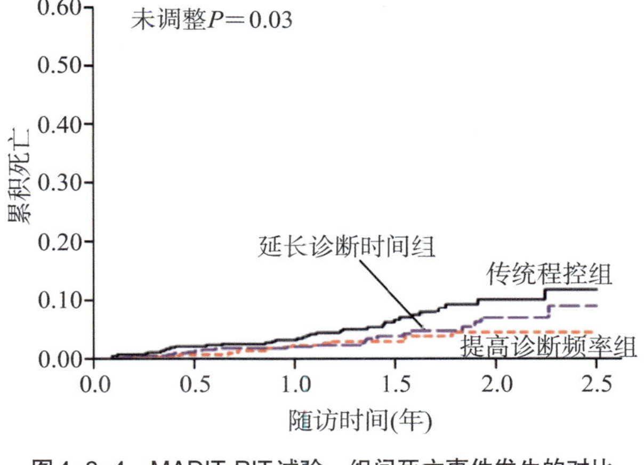

图4-2-4 MADIT-RIT试验，组间死亡事件发生的对比

5. 避免治疗非持续性室性心律失常研究（ADVANCE Ⅲ） 入选了1 902例首次植入ICD患者，其中75%为一级预防，25%为二级预防。研究为多中心、随机、单盲、平行对照试验，患者按照1∶1随机分配至延长诊断窗口组和标准诊断窗口组。平均随访1年后发现，与标准诊断窗口组（NID 18/24）相比，延长诊断窗口组（NID 30/40）显著减少ICD治疗发放，不适当放电和住院率也明显降低，而病死率和晕厥率差异无统计学意义。研究提示，延长诊断窗口可有效减少ICD治疗及不适当放电。组间首次治疗与首次不适当治疗发生率对比如图4-2-5所示。

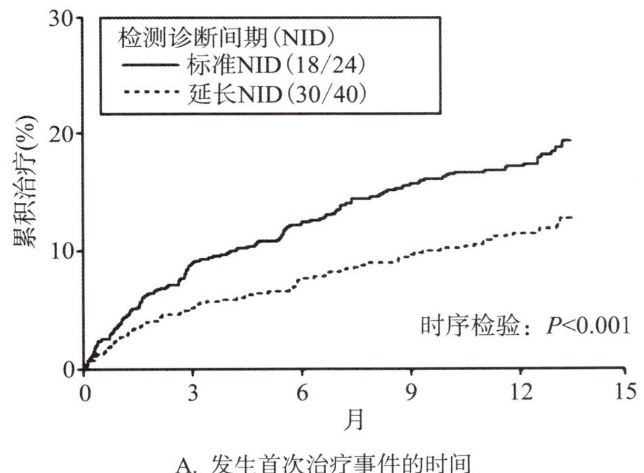

A. 发生首次治疗事件的时间

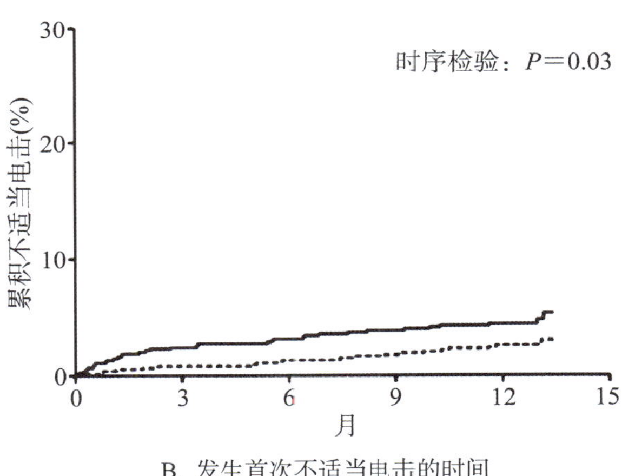

B. 发生首次不适当电击的时间

图4-2-5 ADVANCE Ⅲ试验，组间首次治疗与首次不适当治疗发生率对比

A. 延长诊断窗口组首次治疗事件发生概率显著低于标准诊断窗口组；B. 延长诊断窗口组首次不适当治疗事件发生概率显著低于标准诊断窗口组

6. 一级预防参数设置评估研究（PREPARE） 是第一个专门探讨ICD一级预防参数设置的临床试验。为多中心、前瞻性、队列研究，共入选700例患者，随访时间为1年。研究的程控策略为：①避免对频率较慢的室速诊断成立。②避免对非持续性VT/VF的诊断成立。③对FVT区应用ATP治疗。④打开室上性心动过速鉴别功能，避免将室上性心动过速误诊断为VT/VF。⑤第1阵高能量电击治疗。结果表明对于一级预防的ICD患者，策略性程控可以减少ICD的放电次数、心律失常性晕厥和对持续性VT/VF治疗缺失的联合终点发生率。

7. 标准化和医师个体化ICD程控的比较研究（EMPIRIC） 多中心、前瞻性、单盲、平行、非劣效性，以评价与医师个体化的设定方法相比，标准化的ICD程控策略能否在减少ICD放电的同时，保证治疗的有效性。共入选900例患者，其中一级预防为416例，二级预防为484例，1∶1随机分组，随访时间为1年。结果显示标准化程控策略显著减少了发生5次以上电击的患者数目及住院率。两组在全因病死率、晕厥等方面差异无统计学意义。因此，简单的标准化程控策略可行、有效，不增加电击相关的病死率。

8. 通过程控ICD推迟一级预防患者首次放电出现时间的研究（PROVIDE） 多中心、前瞻性、随机临床试验。入选了1 670例一级预防的患者。患者按照1∶1随机分配至试验组和对照组。与对照组相比，试验组程控特点为：检测频率更高，检测时间更长，设置更多ATP治疗，采用SVT鉴别功能。平均随访1.5年，该研究再次证实提高检测频率、延长检测时间、合理应用ATP及SVT鉴别功能等程控策略可以有效减少ICD治疗，降低总病死率，同时不增加心律失常性晕厥事件。组间首次不适当电击治疗对比如图4-2-6所示。

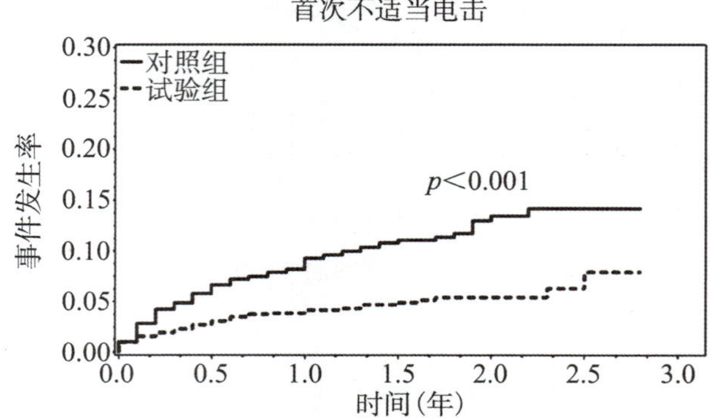

图4-2-6 PROVIDE试验，试验对首次不适当电击治疗事件发生概率显著低于对照组

（梁义秀）

第三节 个体化程控参数的设置

对ICD植入患者，在维持电解质平衡、防止心肌缺血及积极治疗心力衰竭的基础上，服用抗心律失常药物、进行射频消融治疗及合理程控ICD参数可以有效减少不适当放电。其中，ICD合理程控起到非常关键的作用。

一、ICD参数

ICD参数分为诊断和治疗两类。诊断参数包括基本识别标准和辅助识别标准。基本识别标准包括频率标准和持续时间标准，用于VT/VF的初始识别和再识别。辅助识别标准包括突发性、稳定性及形态学标准，用于VT与SVT的鉴别。双腔ICD还可通过分析P波与QRS波的关系，进行VT与SVT的鉴别。此外，还有专门针对T波过感知、导线断裂、噪声干扰检测等的特殊参数。治疗参数分为ATP、低能量转复及高能量除颤。下文依次对各项参数进行介绍，并特别讨论如何通过个体化程控参数设置减少不适当治疗。

1. 基本识别标准 基本识别标准用于ICD对VT/VF的首次诊断，包括频率和持续时间。不同制造商的表示方法不同，有的采用间期代替频率，以间期个数表示持续时间。心率达到识别频率，并且满足持续时间的标准，ICD即已启动基本识别。目前，ICD根据频率最多可分3区，每区可单独程控不同的识别频率和持续时间。

（1）频率（间期）。Wilkoff等研究发现，与二级预防相比，一级预防患者的VT频率更快，SVT频率相对较低，两者频率重叠较少。针对一级预防患者的PREPARE研究证实高识别频率可显著减少放电。MADIT-RIT研究结果显示提高识别频率治疗组与传统治疗组比较，可显著减少不适当治疗及全因死亡。因此，对于一级预防患者，建议程控较高的识别频率，例如治疗区最低识别频率应设置为185～200 bpm，以减少不必要的治疗。针对二级预防患者，由于尚缺乏此方面的大规模临床研究证据，可根据其术前发作VT频率来设置。为了保证安全，一般VT区识别频率要比发作VT频率低至少10 bpm，但为了临床安全仍不建议高于200 bpm。对年轻患者或者SVT与VT鉴别困难的患者，无论是一级预防还是二级预防，识别频率均可以适当地设置更高以避免误诊断，前提是低于识别频率的情况下不会发生血流动力学不稳定的临床事件。

（2）持续时间（间期个数）。VT区一般为连续或累计计数，而VF区一般为概率计数，其持续时间短于VT区。PREPARE研究首先证实长持续时间标准可显著减少放电。RELEVANT研究比较了长持续时间标准与短持续时间标准对一级预防患者放电次数及死亡率的影响。结果显示长持续时间在不增加死亡率的基础上，显著减少放电次数。除了提高识别频率治疗组，MADIT-RIT研究还设有延长监测时间治疗组。结果显示与传统治疗组相比，延长监测时间治疗组也显著减少不适当治疗。ADVANCE Ⅲ研究显示延长识别间期可以有效减少ATP及放电治疗，降低不必要放电率。目前建议对于无论是一级预防还是二级预防患者，监测时间应持续至少6～12 s，或30个间期。对于术前有NSVT发作且无血流动力学障碍的患者，可设定更长的间期个数以避免针对NSVT的治疗。

（3）单区间与多区间设置。目前的技术允许ICD设置单个或多个监测区间，并且对落入不同监测区间的心律失常进行不同的治疗。虽然目前没有明确的、直接的临床研究证据（特别是头对头的随机对照试验）证实多区间可以较单区间设置显著改善临床预后，但有理由相信前者可以针对性地对低危的心律失常（如慢VT或血流动力学稳定的VT）提供ATP等缓和的治疗，减少电击或其他不适当治疗。此外，在不同的区间内开启VT与SVT的鉴别功能（见下文），可以进一步细化与提高心律失常诊断的正确率，调整治疗方式，改善临床预后。观察性的ALTITUDE REDUCES研究即证实，双区间较单区间减少电击。因此，目前推荐ICD程控常规设置多区间分层监测。

2. 辅助识别标准　辅助识别标准即SVT鉴别功能，于事件满足基本识别标准后启动。该标准多用于VT区，一方面是为了不延误VF的治疗，另一方面是因为SVT更易与VT发生频率重叠。研究显示AF伴快速心室率及其他SVT引起的放电占所有不适当放电的80%。如前所述，一级预防患者的VT频率较高，SVT频率相对较低，而二级预防患者的VT与SVT存在更多频率重叠。因此，合理利用辅助识别标准有助于减少不适当放电，尤其是对于二级预防患者。

（1）单腔辅助识别标准。单腔辅助识别标准主要包括突发性、稳定性及QRS波形态学鉴别（morphology）。Medtronic公司相关设置界面示例如图4-3-1所示。

1）突发性。VT通常突发，利用该特点可与窦性心动过速进行鉴别。突发性功能测定与计算非心动过速间期和心动过速间期之间的差值（通常采用各自四个心动周期平均值）有关，如果差值大于某时间界限（例如100 ms）或某间期比例（例如非心动过速间期的80%），则诊断为室速并发放治疗，反之则诊断为室上速不发放治疗。由于突发性仅能进行一次判定，不能进行判定后的

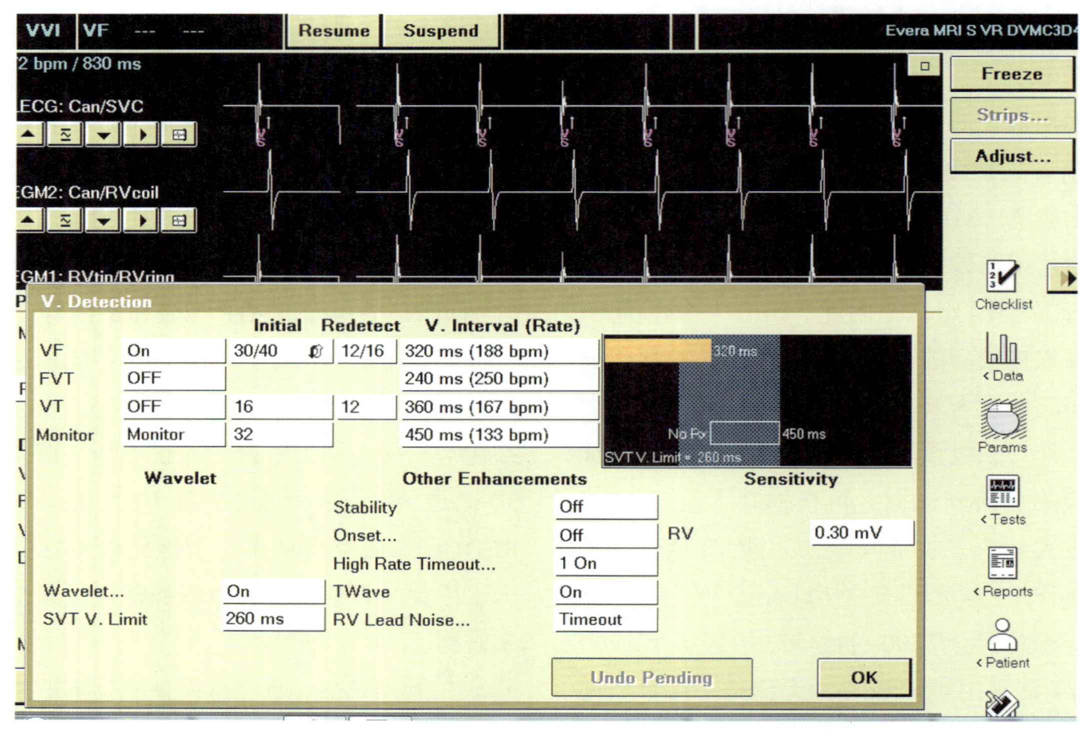

图 4-3-1　Medtronic公司产品单腔辅助识别标准界面

修改，所以目前并不常用，或者仅与其他鉴别功能联合使用。

2）稳定性。AF心室率相对不规整，稳定性标准可以用来区分AF伴快速心室率与VT。事件满足初始识别标准及突发性标准后，才会进行稳定性的判定，其具体数值在不同的制造商有所不同。值得注意的是，AF心室率过快时（>170 bpm），其不规整性相对降低，导致稳定性功能鉴别的特异度下降。因此对于AF患者，应积极通过药物控制心室率。此外，药物可能导致单形性室速不规则或成为多形性室速，进而导致根据稳定性标准识别失误，这点在进行SVT与VT的鉴别心律分析时应特别注意。

3）形态学鉴别。ICD通过比较VT/VF与正常情况下的腔内图形态进行鉴别。不同制造商的腔内图来源及比较方法存在差别。室内差异性传导、腔内图截顶现象（与感知放大器设置不合适有关）或者新出现的束支传导阻滞等情况会导致该功能无法正确鉴别。对于室内差异性传导患者，可通过快速起搏心房获取正常模板，并关闭模板自动更新来解决。腔内图截顶现象需要重新设定放大器增益以获取正确模板。与突发性和稳定性相比，形态学鉴别的灵敏度和特异度更高，建议常规开启。开启形态学鉴别功能后，如果模版匹配度不满意，需重新获取模版，以提高形态学鉴别的准确度。

（2）双腔辅助识别标准。双腔ICD比单腔ICD增加了分析AV关系的功能，并可与单腔辅助识别标准联合应用。不同制造商的具体算法基本相似，如St. Jude Medical公司称之为频率分支鉴别（rate branch discriminator），Medtronic公司称其为PR logic, Biotronik公司称之为SMART。图4-3-2是频率分支鉴别的程控界面。双腔ICD一旦检测到心动过速，分别测定心房和心室率，通过比较房率与室率分为V>A、V=A、V<A三组。V>A组直接诊断为VT，V=A组进行形态学及突发性鉴别，而V<A组进行形态学及稳定性鉴别。

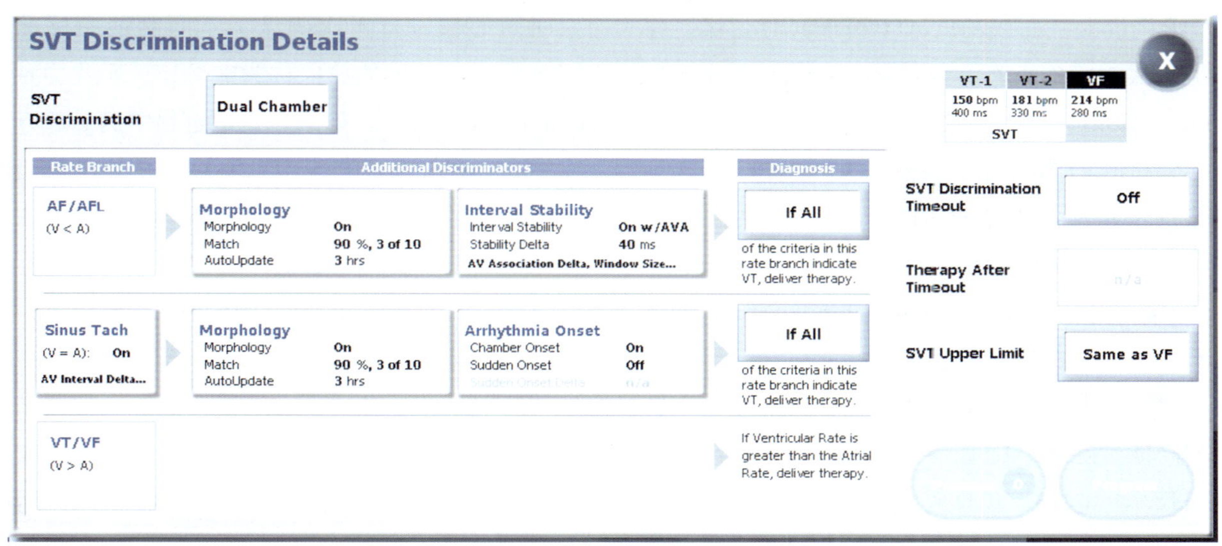

图4-3-2 St. Jude Medical公司产品频率分支鉴别程控界面

双腔辅助识别标准的正确运行依赖于心房通道的正确感知。既要避免远场R波（far field R wave, FFRW）感知过度，又要防止AF时感知不良。一旦出现FFRW感知过度，可降低心房感知灵敏度或者延长心室后心房空白期，但这会增加感知不良的风险。由于心房感知问题，早期的一些研究并未得出双腔ICD在诊断方面优于单腔ICD的结论。随着心房导线结构设计的改进及双腔辅助识别标准的完善，随后的DETECT研究发现双腔ICD可以减少53%的不适当诊断。DATAS研究同样发现，对于二级预防患者，双腔ICD的鉴别功能可减少不适当治疗。对于一级预防患者，RAPTURE研究结果显示单腔ICD与双腔ICD在不适当放电及生活质量方面无明显差异，费用方面双腔ICD更高。因此，对于非持续性AF的二级预防及慢VT患者，推荐植入双腔ICD，以减少不适当放电。对于没有起搏适应证的一级预防患者可以考虑植入单腔ICD，通过提高初始识别频率和延长持续时间减少不适当放电。

3. *治疗参数* VT/VF诊断成立后，ICD即发放相应的治疗。目前ICD的治疗为分层治疗，包括ATP及放电。不同的分区可分别设置不同的治疗参数。一般VT区首先设置2～3阵ATP治疗，无效时进行低能量电复律，再无效时进行高能量除颤治疗；VF区主要为放电治疗。

（1）ATP。PainFree Rx Ⅰ研究显示，ATP可以有效终止89%的快室速。PainFree Rx Ⅱ研究显示，ATP治疗组较电击组减少70%以上的放电，同时不增加额外的晕厥或室性心律失常加速的风险。ATP有两种基本形式，即短阵快速起搏（burst）和周长递减起搏（ramp）。短阵快速起搏指在同一阵起搏中，周长相等且短于心动过速周长的起搏方式。周长递减起搏指在同一阵起搏中，周长逐渐缩短的起搏方式。研究证明对于慢室速，短阵快速起搏与周长递减起搏的有效性和安全性相当，而对于快室速，短阵快速起搏的有效性更高，加速心律失常的风险更低。建议在周长递减起搏治疗前优先设置短阵快速起搏治疗，以提高ATP治疗转复的成功率。建议所有因结构性心脏病植入具有ATP治疗功能的ICD患者，应在所有心室率小于230 bpm的治疗区开启ATP治疗，以减少不必要的放电，除非已有证据证实ATP治疗无效或可致心律失常。ATP应包含至少8个脉冲，并将脉冲发放间期设置为VT周长的84%～88%。失败的ATP可以通过自动化功能关闭，直接发放后续治疗，例如Medtronic公司的

SMART mode。而成功的ATP可被ICD记忆，作为下一次治疗的首选，例如Biotronik公司的ATP Optimization。

分析腔内图发现很多落入VF区的事件实为单形性快室速，可通过ATP终止。针对落入VF区的快室速，可选择在充电前（ATP before charging）或充电中（ATP during charging）给予一次周长递减起搏。

（2）放电。放电根据能量可分为低能量电转复和高能量除颤。随着现代ICD双向波和高能量输出技术的改进，ICD放电的成功率明显提高。建议将VF区的第1阵电击治疗能量程控至最大值以达到第1阵电击治疗即可成功转复室性心律失常的效果，除非前期的除颤测试已证实低能量除颤即可转复。

除颤阈值测试存在一定风险，而且目前证据显示除颤阈值测试对改善预后无益，但在以下情况下可考虑行除颤阈值测试：导线位于非常规位置、脉冲发生器置于右侧、服用胺碘酮、儿童患者及植入全皮下ICD时等。

放电极性是可程控的另一项参数。其出厂设置在不同的制造商有所不同。2006年，Kroll等通过荟萃分析发现以右室除颤线圈作为阳极，可降低除颤阈值测试结果。目前ICD放电均为双向波，极性对于提高放电成功率所起的作用较小。若除颤阈值测试结果较高，可尝试通过改变放电极性解决。

4. 再识别标准、事件终止标准及放电前确认标准　ICD给予治疗后进行再识别，判断心律失常事件是否继续存在，是否需要发放下一步治疗。再识别时一般仅应用频率标准和持续时间标准，不再采用辅助识别标准，持续时间一般要短于初始识别标准。事件终止在不同的制造商有不同标准，有些可以程控（St. Jude Medical公司），有些不可程控（Medtronic公司和Biotronik公司）。放电前确认标准用于充电过程中，充电结束时对心律进行再次确认，不同制造商标准不同。开启此标准的放电称为非约定式放电（non-committed shock）。如果在充电过程中满足放弃治疗标准，则ICD停止充电，不再给予放电。关闭此标准的放电为约定式放电（committed shock），即充电结束后必定会放电。开启放电前确认标准可以避免对自行终止的VT/VF的不必要放电，建议打开。

5. 植入术中除颤阈值测试　除颤阈值测试可能引起严重并发症，包括：麻醉导致的心肌收缩抑制、呼吸抑制；未经系统性抗凝的房颤患者，除颤阈值测试时房颤转复导致的心腔内血栓脱落，进而引发卒中及短暂性脑缺血发作；持续低血压导致脑部灌注不足；由于VF或多次电除颤导致的心脏电-机械分离甚至死亡等。基于SIMPLE及NORDIC-ICD两大研究结果，目前推荐左胸经静脉植入ICD的患者术中可不进行除颤阈值测试。同时强调，不进行除颤阈值测试的前提是确认导线固定及连接良好、感知功能（＞5～7 mV）及起搏阈值在合理范围内。对于其他诸如梗阻性肥厚型心肌病、离子通道病、右胸经静脉植入或者不确定导线固定位置及功能，或右胸经静脉ICD更换时，建议进行术中除颤阈值测试。根据除颤阈值测试结果，VF区首次放电能量应至少比除颤阈值测试高出10 J，从第二次开始应使用最高能量。VT区首次放电可选用较低的能量，之后的放电也应使用最高能量。

对于S-ICD，尚无证据显示其免予除颤测试是否安全有效，因此目前仍建议常规进行术中除颤阈值测试。

6. 远程监测　远程监测可实时或定期将ICD事件传输供医师或医疗团队查阅，必要时对患者进行干预。临床随机对照试验结果显示远程监测缩短了从事件发生到临床干预的时间，可以显著减少ICD不适当放电（详见相关章节）。

二、特殊情况的程控

1. T波过感知　R波幅度低、T波异常增高及QT间期延长等容易导致T波过感知，常见于肥厚性心肌病、长Q-T间期综合征（LQTS）及Brugada综合征患者。T波过感知可导致VT误识别，引起ICD不适当放电，可通过程控或者其他途径解决。程控方面，降低心室感知灵敏度可以避免感知T波，但会增加VF感知不良的风险。T波识别功能（Twave discrimination, Medtronic公司）根据信号频率成分和模式分析识别R-T模式，并能确定R波及T波的准确位置。该算法并不消除T波过感知，但可避免由T波过感知引起的放电。可程控的右室感知向量（RV vector）通过选择真正双极（tip to ring）或者集成双极（tip to distal coil）感知环路，避免T波过感知。此外，还可通过改变感知衰减的参数如提高threshold start及延长decay delay（St. Jude Medical公司）或者选择Enhanced T-Wave Suppression（Biotronik公司）功能来避免T波过感知。

2. 导线相关的噪声　导线磨损及断裂引起的噪声过感知是引起不适当放电的另一个重要“元凶”。导线完整性报警（Lead Integrity Alert, Medtronic公司）可监测导线变化，防止出现由于导线问题引起的不适当放电。其激活标准为满足以下3项标准中的2项：①导线阻抗异常变化。②≥2次NSVT（＞5跳），VV间期＜220 ms。③连续3天内出现至少30个短VV间期计数。该功能激活后除了报警之外，还会自动延长识别间期，其有效性已得到证实，建议常规打开。利用导线断裂或螺丝松动导致的噪声通常局限在近场感知信号的特征，右室电极噪声鉴别（RV Lead Noise Discrimination, Medtronic公司）可有效识别噪声，抑制治疗。建议常规开启导线噪声鉴别功能，以避免非生理性信号所引起的误放电。如果ICD检测到的VT/VF没有被除颤回路或其他的远场通道证实，该算法将暂时抑制电击发放。

三、2015 HRS/EHRA/APHRS/SOLAECE ICD程控及测试优化专家共识推荐

2015年四大国际性心电生理学会组织——美国心律学会（HRS）、欧洲心律学会（EHRA）、亚太心律学会（APHRS）、拉美心脏起搏与电生理协会（SOLAECE）共同撰写了《2015 HRS/EHRA/APHRS/SOLAECE植入型心律转复除颤器程控及测试优化专家共识》，其中针对各制造商的ICD程控设置提出了推荐意见（表4-3-1）。必须指出的是，这个推荐意见是对一般患者的常规建议，针对不同患者的具体病情，应该进行更加个体化的设置。

ICD作为预防SCD的有效治疗手段，犹如一把双刃剑：一方面，针对出现严重血流动力学障碍的VT/VF，需要积极治疗以降低死亡率；而另一方面，针对短阵VT/VF及SVT等发放的不必要和不适当放电严重影响患者生活质量，增加死亡率。临床医师需要根据实际情况对ICD进行个体化程控，并配合药物、射频消融等其他治疗，最大限度地发挥其降低死亡率的作用，给患者带来最大临床获益。

表4-3-1 不同制造商ICD快速心律失常程控设置推荐

制造商	项目	设置
Biotronik公司	监测	一级预防患者（患者无VT史） VF：231 bpm，24/30个周期（Iperia, Itrevia和Inventra为30/40） VT2：188 bpm（194 bpm或200 bpm亦可接受），30个周期 VT1：根据情况可以仅监测
		二级预防患者（VT间期已知） VF：231 bpm（减安全余量），24/30个周期 VT2：188 bpm（194 bpm或200 bpm亦可接受，减安全余量），30个周期 VT1：10～20 bpm＜VT间期时治疗，或根据情况可以仅监测
	治疗	VF：ATP One-Shot，一阵8次间期为85%VT间期的burst刺激，随后最高输出电击 VT2：ATP≥1阵8次间期为85%VT间期的burst刺激，10 ms阵间递减，然后电击 VT1：同VT2治疗（建议更多ATP）或仅监测
	SVT鉴别	单腔ICD 形态匹配（MorphMatch）：开启（Iperia, Itrevia和Inventra） 突发性：开启 稳定性：开启 持续室速计时器（Sustained VT Timer）：关闭
		双腔ICD/CRTD SMART算法：开启（默认设置，或根据已知VT情况调整）
	过感知排除	导线完整性监测：开启 Biotronik家庭监测：开启
Boston Scientific公司	监测	一级预防患者（患者无VT史） VF：满足8/10的间期加5 s的延迟，250 bpm VT：满足8/10的间期加12 s延迟，185 bpm（190 bpm、195 bpm或200 bpm亦可接受） VT-1：根据情况可以仅监测，≥12秒持续时间
		二级预防患者（VT间期已知） VF：5 s持续时间，250 bpm VT：12 s持续时间，185 bpm（190 bpm、195 bpm或200 bpm亦可接受）或10～20 bpm低于VT频率 VT-1：10～20 bpm低于VT间期，≥12 s持续时间或仅监测
	治疗	VF：Quick Convert™开启至300 bpm 所有电击：最高输出 VT：ATP-1，递减扫描刺激，≥1阵burst，84%联律间期和周长的8个脉冲（最小200 ms），10 ms递减 ATP-2，关闭 所有电击：最高输出 VT-1：同VT区设置，建议更多ATP
	SVT鉴别	ICD Rhythm ID®：开启 CRTD 突发性/稳定性：开启或Rhythm ID®：开启 持续频率时间（sustained rate duration, SRD）：关闭 SVT鉴别器仅在230 bpm以内启用
	过感知排除	非生理性信号探测（non-physiological signal detected）：开启（Latitude™）
	其他	开启每天导线测量“超出范围时报警” 开启RV起搏阻抗突然改变报警（Latitude™） 单腔：建议开启%RV起搏百分比报警（Latitude™） 双腔：在非AVB患者中，建议开启%RV起搏百分比报警（Latitude™） CRTD：建议开启CRT%起搏百分比报警（Latitude™）

续表

制造商	项目	设置
Boston Scientific 公司	S-ICD（EMBLEM™ S-ICD）	电击区：230 bpm 条件区：200 bpm 建议除颤后起搏开启
Medtronic 公司	监测	一级预防患者（患者无VT史） VF：30/40个周期，188 bpm（194 bpm或200 bpm亦可接受） FVT：关闭 VT：关闭 VT Monitor：根据情况
		二级预防患者（VT间期已知） VF：30/40个周期，188 bpm（194 bpm或200 bpm亦可接受） FVT：关闭 VT：24个周期，低于室速频率10～20 bpm VT Monitor：根据情况
	治疗	VF：充电前ATP治疗，ChargeSaver开启 所有电击：最高输出 VT：Rx1, ATP≥1阵8次间期为88%VT间期的burst刺激，10 ms递减 Rx2～6：电击
	SVT鉴别	单腔ICD 波形鉴别（wavelet）：开启 SVT频率限制：260 ms（230 bpm） 稳定性：关闭 突发性：关闭
		双腔ICD/CRTD PR Logic：开启 波形鉴别：开启 SVT频率限制：260 ms（230 bpm） 稳定性：关闭 突发性：关闭
	过感知排除	导线完整性报警：开启 T波过感知：开启 右室导线噪声：开启
St. Jude Medical 公司	监测	一级预防患者（患者无VT史） VF：30个周期，250 bpm VT2：30个周期，187 bpm（190 bpm、193 bpm、196 bpm或200 bpm亦可接受） VT1：根据情况可以仅监测
		二级预防患者（VT间期已知） VF：30个周期，250 bpm VT2：30个周期，187 bpm或低于VT频率10～20 bpm VT1：10～20 bpm<VT频率时治疗，或根据情况可以仅监测
	治疗	VF：充电时ATP，8次间期为85%VT间期的burst刺激 所有电击：最大输出（第一次电击能量低于最高输出4～6 J） VT2：≥1阵8次间期为85%VT间期的burst刺激，10 ms扫描步长，Re-adaptive开启，最短VT间期CL200 ms，电击 VT1：同VT2治疗，建议更多ATP

续表

制造商	项目	设置
St. Jude Medical 公司	SVT鉴别	单腔ICD 形态学：开启 其他设置：观察
		双腔ICD/CRTD 形态学：开启 心律失常突发性：开启 间期稳定性：开启 CRT： 模板每30天自动更新和模板起搏滞后（template pacing hysteresis)：开启 或模板自动更新：关闭 SVT上限：230 bpm SVT鉴别超时：关闭 VT治疗超时：关闭
	过感知排除	低频衰减：开启 SecureSense右室导线噪声鉴别：开启

（梁义秀）

参考文献

[1] Wathen M S, Sweeney M O, DeGroot P J, et al. Shock reduction using antitachycardia pacing for spontaneous rapid ventricular tachycardia in patients with coronary artery disease[J]. Circulation. 2001; 104(7): 796-801.

[2] Wathen M S, DeGroot P J, Sweeney M O, et al. Prospective randomized multicenter trial of empirical antitachycardia pacing versus shocks for spontaneous rapid ventricular tachycardia in patients with implantable cardioverter-defibrillators: Pacing Fast Ventricular Tachycardia Reduces Shock Therapies (PainFREE Rx Ⅱ) trial results[J]. Circulation. 2004; 110(17): 2591-2596.

[3] Gasparini M, Menozzi C, Proclemer A, et al. A simplified biventricular defibrillator with fixed long detection intervals reduces implantable cardioverter defibrillator (ICD) interventions and heart failure hospitalizations in patients with non-ischaemic cardiomyopathy implanted for primary prevention: the RELEVANT [Role of long dEtection window programming in patients with LEft VentriculAr dysfunction, Non-ischemic eTiology in primary prevention treated with a biventricular ICD] study[J]. Eur Heart J. 2009; 30(22): 2758-2767.

[4] Moss A J, Schuger C, Beck C A, et al. Reduction in inappropriate therapy and mortality through ICD programming[J]. N Engl J Med. 2012; 367(24): 2275-2283.

[5] Gasparini M, Proclemer A, Klersy C, et al. Effect of long-detection interval vs standard-detection interval for implantable cardioverter-defibrillators on antitachycardia pacing and shock delivery: the ADVANCE Ⅲ randomized clinical trial[J]. JAMA. 2013; 309(18): 1903-1911.

[6] Wilkoff B L, Williamson B D, Stern R S, et al. Strategic programming of detection and therapy parameters in implantable cardioverter-defibrillators reduces shocks in primary prevention patients: results from the PREPARE (Primary Prevention Parameters Evaluation) study [J]. J Am Coll Cardiol. 2008; 52(7): 541-550.

[7] Saeed M, Hanna I, Robotis D, et al. Programming implantable cardioverter-defibrillators in patients with primary prevention indication to prolong time to first shock: results from the PROVIDE study[J]. J Cardiovasc Electrophysiol. 2014; 25(1): 52-59.

[8] 中华医学会心电生理和起搏分会，中华医学会心血管病学分会，中国医师协会心律学专业委员会植入型心律转复除颤器治疗专家共识工作组. 植入型心律转复除颤器治疗的中国专家共识[J]. 中华心律失常学杂志. 2014, 18(4)：242-253.

[9] Wilkoff B L, Fauchier L, Stiles M K, et al. 2015 HRS/EHRA/APHRS/SOLAECE expert consensus statement on optimal implantable cardioverter-defibrillator programming and testing[J]. Europace, 2016, 18(2): 159-183.

第四节 高DFT的处置

相对于不适当电击，高DFT少见，尤其是随着现代ICD算法的进步、快速充电技术的发展和高能量电池ICD脉冲发生器的使用等，临床上较少遇到高DFT的情况。但高DFT是一个非常严重的临床情况，处置不当会导致严重后果甚或引起患者死亡。

一、高DFT的定义

自第一台ICD被植入人体以来，高DFT就成为临床医师必须面临的一个巨大挑战。众所周知，除颤阈值测试是用于预测ICD能终止临床实际情况下出现的持续性VT或VF的最小除颤能量。DFT的测试方法包括逐步升高/降低除颤能量（通常以5 J为阶梯）和安全范围测试法，临床上基本均采用后者。对于植入ICD的患者，常规要求保证至少10 J的安全度，即DFT应比ICD最大能量输出至少要小10 J。当发放的除颤能量没有足够的安全范围时，该患者即存在高DFT的情况。

通常ICD的最高输出能量多为35 J，因此，如患者的DFT＞25 J或与ICD最大程控能量之差不足10 J者定义为高DFT。目前由于高能量（40 J）ICD的临床使用，针对该机型定义高DFT的具体数值也许应该再提高。

DFT测试时通常设置两个除颤能量：第一次至少比最大能量低10 J，而第二次多为最大能量输出。DFT测试时通常会发生以下几个结果。

（1）未能诱发VF，或只诱发出NSVT，此时通常需要改变诱发策略：①改成直流电诱发方式，通过右室除颤线圈发放约9 V的直流电持续刺激心肌2 s或程控更长的刺激时间（图4-4-1A）。②改变Shock On T的电击间期，普遍采用在第8个150 bpm VVI起搏后的T波易损期上给予1～2 J小能量电击，若未能诱发成功，则可改变心室起搏脉冲钉至T波的小能量电击间期，提高成功率后再次尝试（图4-4-1）。

（2）诱发成功且识别良好，设置的第一次除颤能量治疗成功。

（3）诱发成功且识别良好，第一次除颤能量治疗不成功但第二次最高的输出能量治疗成功。

（4）诱发成功且识别良好，第一次和第二次设定的输出能量治疗都不成功，需要体外除颤。

（5）诱发成功但未识别，需要体外或手动除颤。其中第（3）、（4）两种情况应称为高DFT。

高DFT分为植入术中发现的高DFT以及术后随访时发现的高DFT。

二、术中高DFT的原因及处理

既往的研究显示在植入ICD时，高DFT的发生率高达10%。但在笔者所在中心的临床实践中，术中高DFT还是很少见的。随着越来越多的中心不再进行DFT测试，相信术中发现高DFT将会更加少。

术中高DFT的原因很难准确预测。已知的影响因素包括基础心脏病（如心肌疾病）及心功能（低LVEF、大心脏）、肾功能、药物（使用钠通道或钙通道阻滞药、芬太尼、氟烷、异氟醚、西地那非、口服胺碘酮等）、手术过程（如气胸、

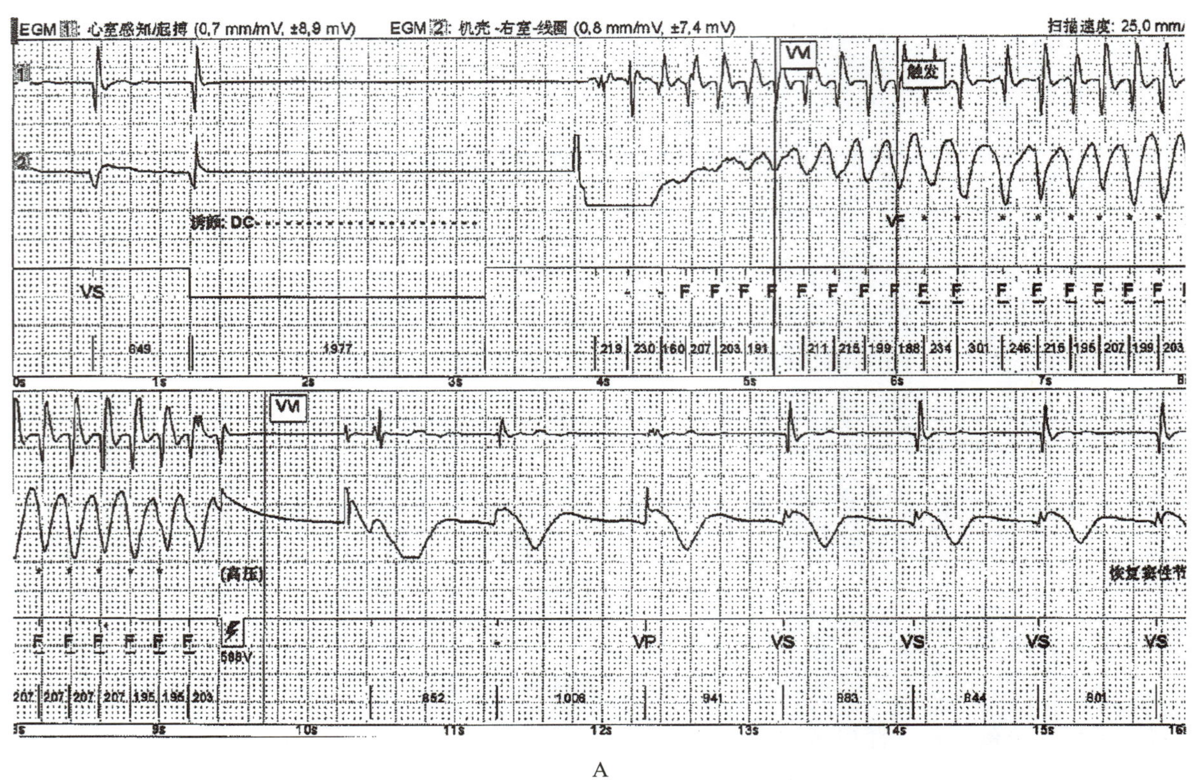

A

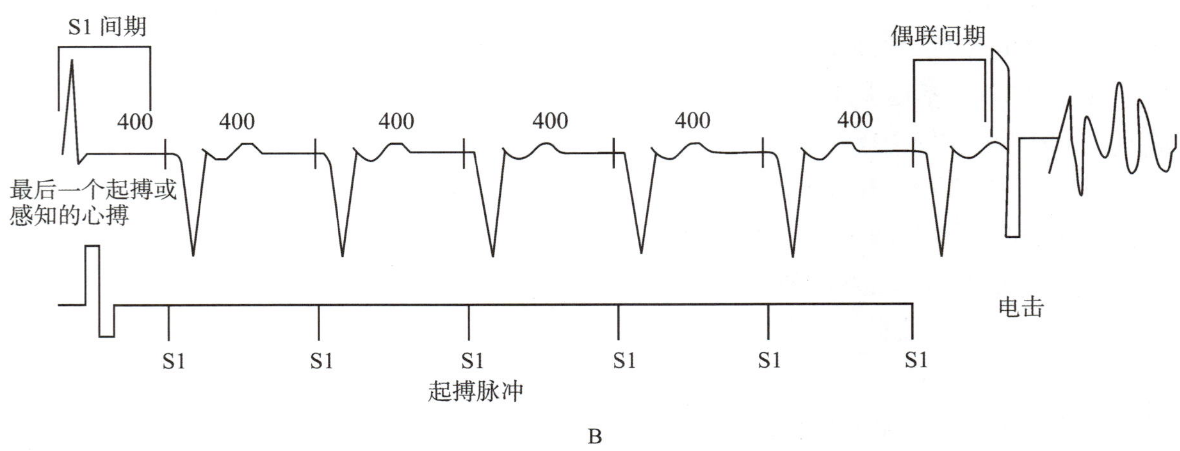

B

图4-4-1 DFT的诱发方式

A. 直流电（DC）诱颤方式；B. shock on T诱颤方式

电极/脉冲发生器位置）等。

术中高DFT会明显延长手术时间，重新放置导线等会增加手术并发症的风险（感染、心脏穿孔等），连续/多次DFT测试可能会诱发心肌缺血、心力衰竭甚至使诱发的VF不能被转复等。

术中解决高DFT的方法包括更换电极导线位置、更改脉冲发生器参数的设置、更换双线圈除颤电极导线、换用高除颤能量的脉冲发生器等。具体可参见其他专著，本节主要述及术后高DFT的处理。

三、术后高DFT的原因及处理

有资料显示，多达16%的ICD患者在植入术后DFT升高10 J或更多；多达9%的ICD患者在2年内DFT升高至≥25 J。另外，长期胺碘酮治疗可增加大约62%的除颤所需能量。图4-4-2为一高DFT患者，前两次均未电击成功（其中一次是ICD的最高能量输出），第三次最高能量输出时才将VF终止。术后高DFT的确切发生率实际上难以统计，很多患者因高DFT导致猝死后并未前往医院，没有机会通过程控仪调出储存的相关参数进行高DFT的认证。

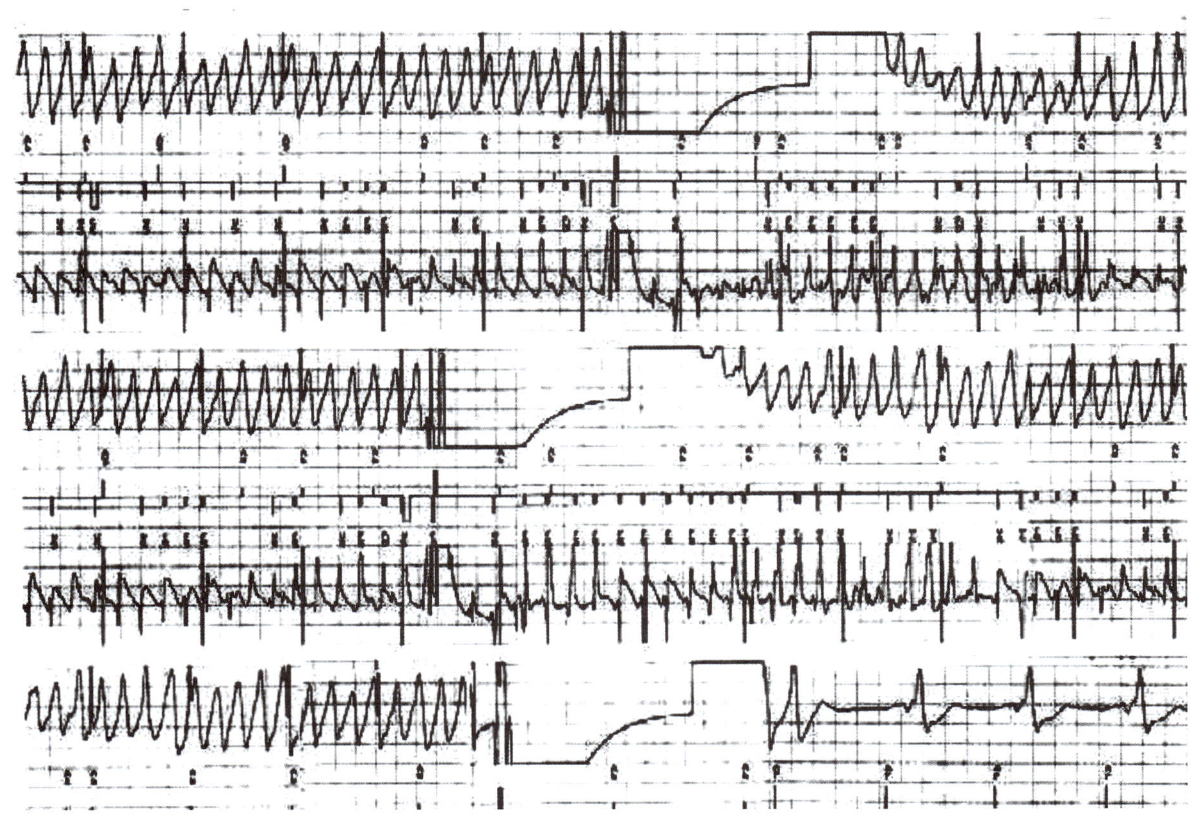

图4-4-2　2次电击不成功，第三次电击成功

相对于术中高DFT，术后高DFT是一个更加严重的临床问题。表现在两个方面：①更加危险，术中发生高DFT时植入手术医师在场，包括体外除颤仪在内的多种设备和药物均能随时使用，大多成功除颤而不产生恶性后果，而术后发生的高DFT如ICD最高的输出能量数次均不能电击成功，VF的患者多会猝死（除了患者的持续VT/VF能自行转复者）。②处理更加棘手，多需要将患者收住入院进行详细检查和治疗，并应在调整ICD相关参数或再次手术后再进行DFT测试。

1. 高DFT的原因

（1）基础心脏疾病的进展性变化，如心力衰竭加重、心肌梗死、心脏扩大、肾功能恶化等。

（2）其他的临床情况，气胸、心肌缺血、高钾、药物（如长期使用胺碘酮）等可逆性因素造成DFT升高。

（3）植入ICD手术时就是高DFT患者，只是术中未行DFT测试。

（4）即使术中通过了DFT测试，但术后仍然发生高DFT现象。已有多个研究显示术中DFT不能预测术后除颤的成功率，因为诱发的VF和自发性VF可能是两种不同的心律失常（包括诱发VF的因素和当时患者的机体状态等都有所不同）。

（5）ICD电池耗竭。

2. 高DFT的处理

（1）首先必须除外误电击，例如针对窦速、T波过感知或肌电干扰等的电击，显然，此时电击不会终止ICD认为的“VT/VF”。可根据发病时临床表现、腔内R波振幅（太低容易T波过感知）、发作时的频率（如>400 bpm的心室频率多认为是噪声）和腔内心电图等来判定。

（2）纠正可逆的临床情况，如气胸、心肌缺血、心力衰竭、电解质紊乱（高钾）和感染等，并停用导致DFT升高的药物。以下药物可以降低DFT：钾通道阻滞剂（索他洛尔、多非利特、静脉用胺碘酮）和溴苄铵等，而普萘洛尔不影响DFT。可根据具体病情，将升高DFT的药物换用上述药物，如可将胺碘酮换为索他洛尔等。

（3）脉冲发生器本身的调整包括以下几个方面。

1）无创调整有关的除颤治疗参数。可通过调整ICD除颤参数的设置提高电击成功率（图4-4-3）。①可程控的除颤波形，单向波或双相波。

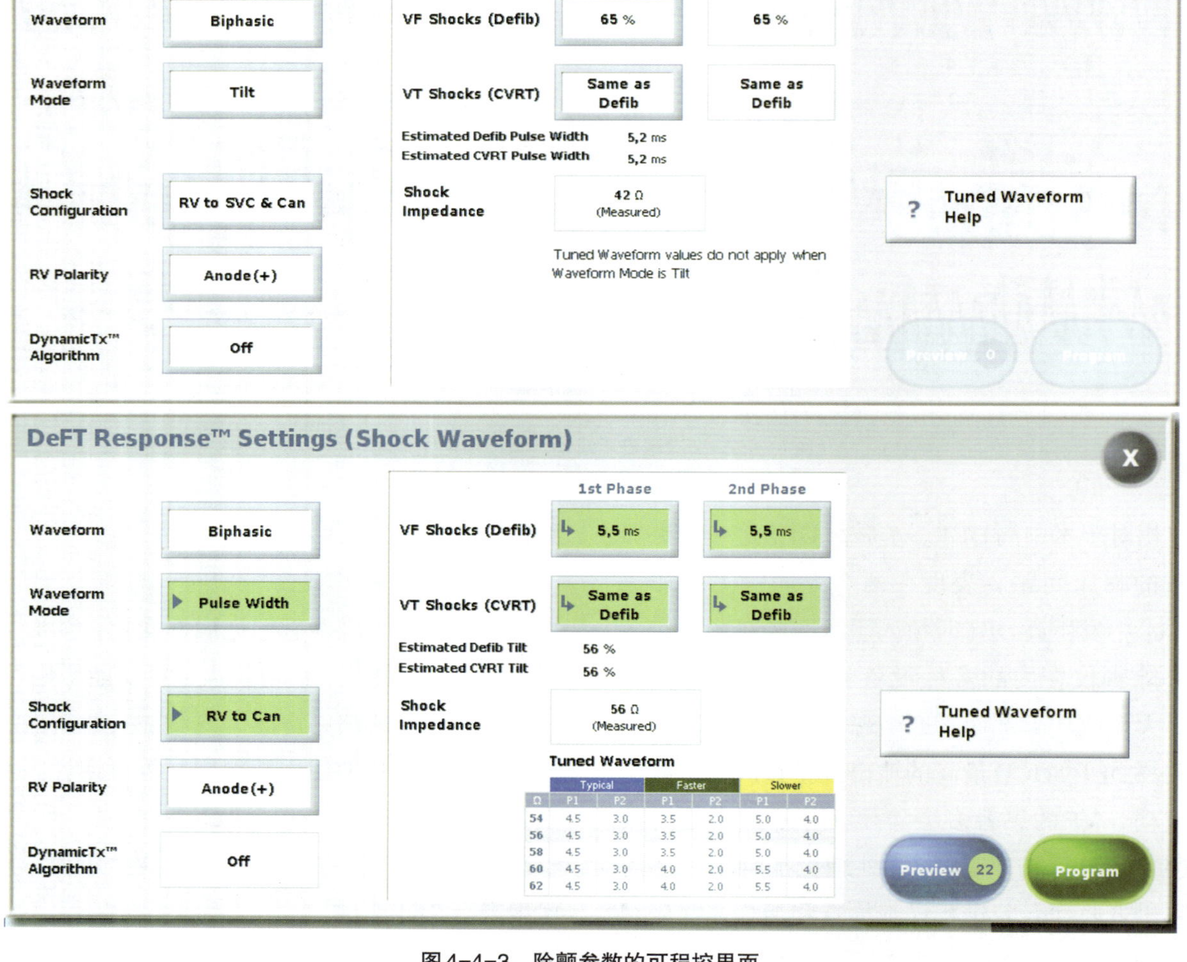

	Typical		Faster		Slower	
Ω	P1	P2	P1	P2	P1	P2
54	4.5	3.0	3.5	2.0	5.0	4.0
56	4.5	3.0	3.5	2.0	5.0	4.0
58	4.5	3.0	3.5	2.0	5.0	4.0
60	4.5	3.0	4.0	2.0	5.5	4.0
62	4.5	3.0	4.0	2.0	5.5	4.0

图4-4-3 除颤参数的可程控界面

研究显示，双相波能降低DFT，因为第二相波形可去除第一相电击后存在细胞边缘可能重新引发室颤的残余电荷，因此目前ICD多已默认程控为双相波。②可程控的斜率（tilt），固定斜率产生的脉宽可能并不是除颤最理想的脉宽。研究显示40%～65%的斜率优于80%的斜率。③非侵入性SVC线圈关闭/打开，如植入的为双除颤线圈电极导线，可启闭SVC线圈，使除颤方向发生改变，增加有效除颤电流通过心脏的面积。④可程控的极性（电击向量），RV至SVC和机壳或SVC和机壳至RV（极性反转，reverse polarity），研究显示，RV作为阳极在88%的时间内更有效。⑤可程控的除颤脉宽，当以固定斜率方式除颤遭遇高DFT时，有观点认为是由于除颤最重要的第一相波形持续时间过长，超过了心肌细胞反应的最佳时间而导致除颤失败，所以此方式可以通过程控缩短除颤波脉宽使第一相除颤波发生于心肌细胞最佳反应时间内，从而提高除颤波的有效性并降低DFT。

2）更换为高能量的脉冲发生器。目前大能量的ICD（40 J）已在临床上开始广泛应用。如其他方法难以解决高DFT，极端情况下也可更换为大能量的脉冲发生器。但前提是确定在原来输出能量的基础上增加5 J（以往很多ICD的输出能量为35 J）就能成功除颤（即确定新脉冲发生器高出的能量能达到足够的安全范围，但实际上在临床上很难确定），且需与患者及家属充分沟通（包括费用问题等）。另外，新的脉冲发生器往往充电时间短，这也是能够降低DFT的原因。随着VF持续时间的增加，DFT也会相应增高，VF持续时间过长会影响ICD的治疗效果。

3）更换为全皮下ICD。虽然目前尚无类似的研究，但由于全皮下ICD的输出能量较大（80 J），随着S-ICD的广泛应用，可能也是一个可以尝试的解决高DFT的方法。

（4）除颤电极导线的调整。实际上，这是解决术后高DFT更加常用和有效的方法。包括以下几种方式。

1）改变右室除颤电极导线的位置。重新放置电极导线，调整除颤线圈的位置。与体外除颤一样（常规的除颤电极分别放到心尖部和胸骨右缘第2～3肋间），ICD除颤时同样要求有效电流穿过的心肌范围要足够大。图4-4-4所示的两例除颤导线位置，其DFT会有差别。已有报道右室流出道和右室心尖部的DFT存在差异，只是这种差异较小，临床意义不大。通常在临床上不会为了解决高DFT而单独更换除颤电极位置（除非是初次植入术中发现的高DFT），多在更换新的除颤导线（如单线圈更换为双线圈）及新的脉冲发生器时同时进行，毕竟术后随访发现的高DFT只更换电极导线的位置并不能确定能降低DFT，而更换除颤线圈位置的手术很复杂（包括原囊袋内电极导线的分离、导线的拔除以及可能造成的感染等）。

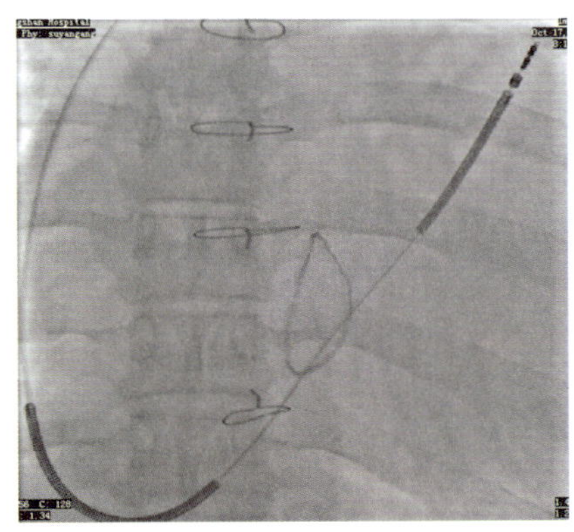

A

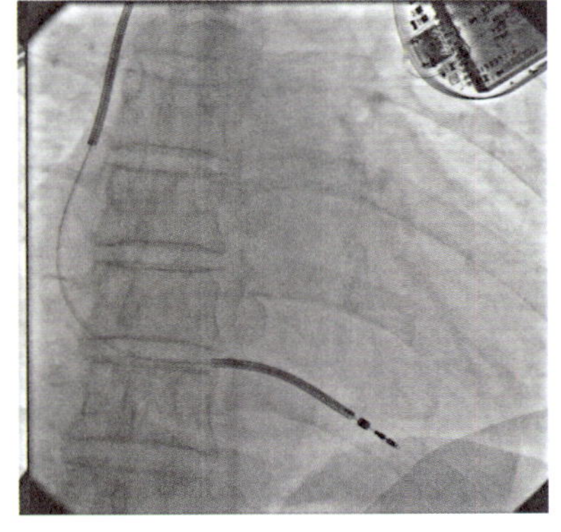

B

图4-4-4　除颤电极导线的位置可能会影响DFT

2）添加一根除颤电极片（sub-Q array）或皮下除颤电极导线以增加除颤面积。前者为一网状电极，后者为一附加电极。电极片通过外科途径缝在心外膜上（图4-4-5A）；而皮下除颤导线及其植入方法如图4-4-5B和图4-4-6所示。两者都很少使用，国内未见使用报道。

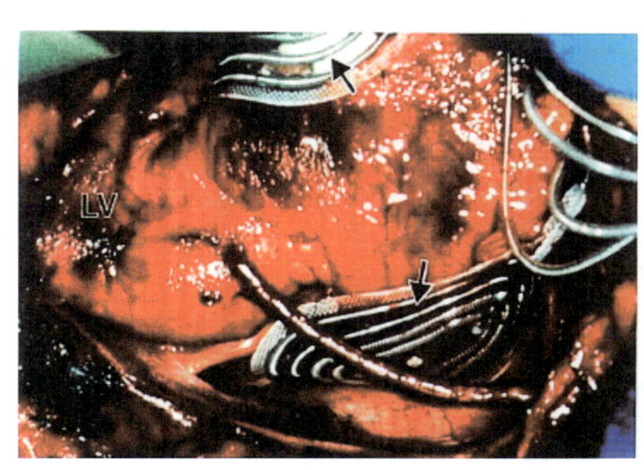

A

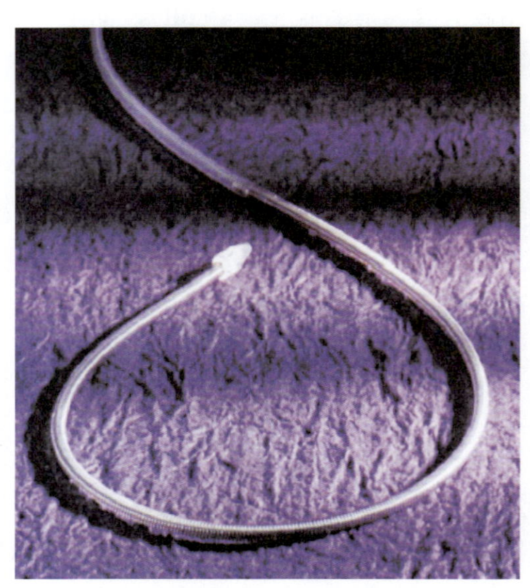

B

图4-4-5　电极片和皮下除颤导线

A. 除颤电极贴片（箭头所示，分别位于心脏的前后位）；B. 除颤电极（6996 SQ皮下除颤导线）

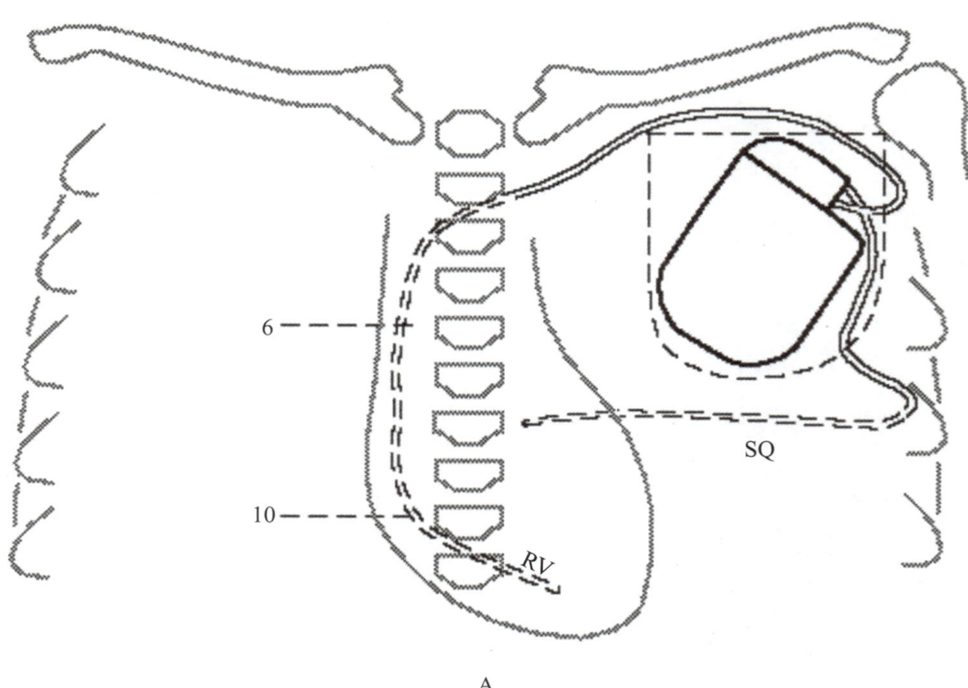

A

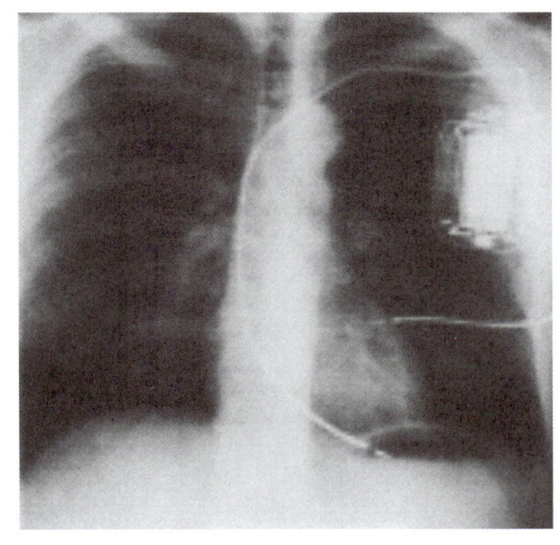

B

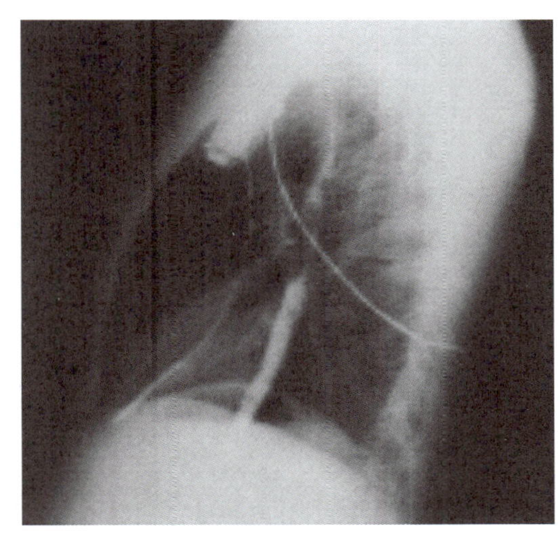

C

图4-4-6　皮下除颤电极线圈放置的位置

A. 模拟图，显示电极导线位于平右房电极水平的后外侧胸部，导线头端接近脊柱；B. 术后正位片；C. 术后侧位片

3）静脉内添加一根除颤线圈电极导线。可将除颤电极导线放置（漂浮）在左锁骨下静脉、左头臂静脉、冠状静脉和奇静脉（azygos vein）内，尤其是冠状静脉和奇静脉均位于心脏的后方，而常规的位于右室的除颤电极导线在心脏的前方，如此能更好地包绕心脏，达到增加除颤电流覆盖更多心肌面积的目的。图4-4-7所示为添加的除颤电极导线位于左锁骨下静脉和冠状静脉内，而图4-4-8为除颤电极导线漂浮在奇静脉内。

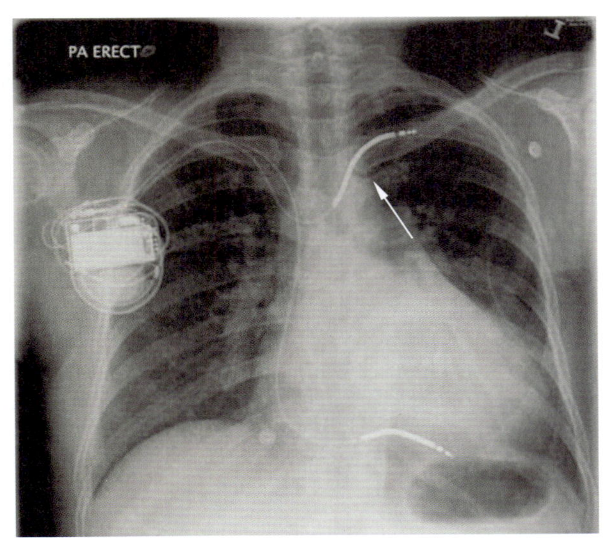

A

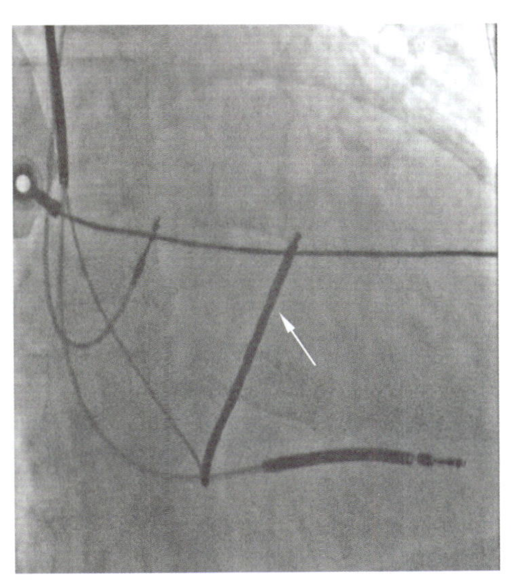

B

图4-4-7　附加的除颤电极导线（白色箭头所示）

A. 位于左锁骨下静脉；B. 位于冠状静脉内

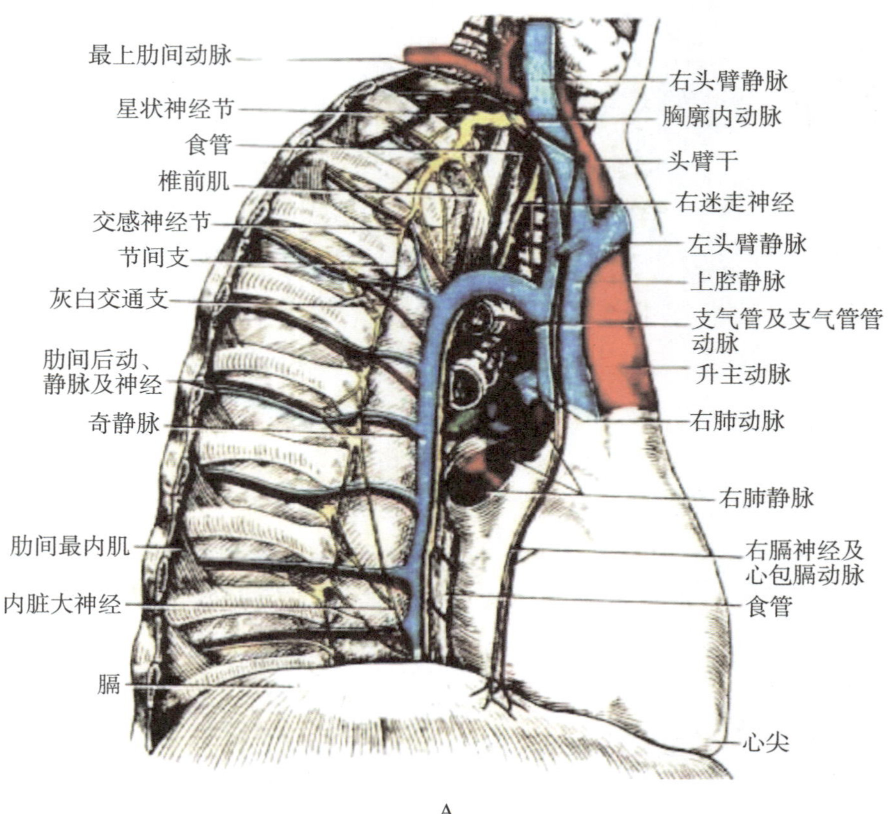

A

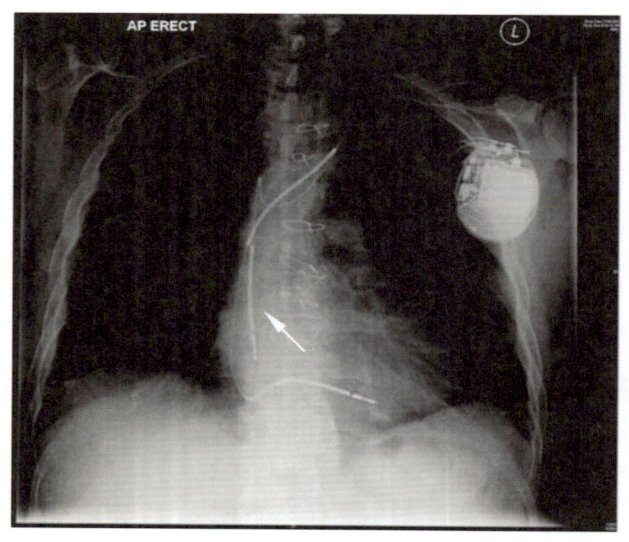

B

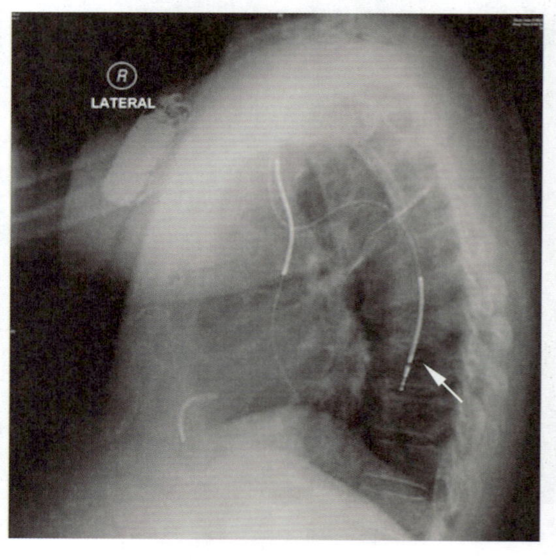

C

图4-4-8 附加的除颤电极导线植入奇静脉内（黄色箭头所示）

A. 奇静脉解剖图，奇静脉达第4胸椎高度形成奇静脉弓注入上腔静脉，奇静脉沿途收集食管和后纵隔的静脉血；B. 术后前后位胸片；C. 术后侧位胸片，显示附加的电极导线位于心脏后方的奇静脉内

相对于除颤电极片和皮下除颤电极导线，在静脉内放置一根漂浮的除颤电极导线更加常用。将添加的除颤电极导线尾端连接器连接脉冲发生器，通常连接在上腔静脉除颤线圈的孔内。如原除颤电极导线为双线圈，则需将原除颤电极导线尾端的上腔静脉端用无菌套封闭后包埋于原囊袋内。显然，目前已开始使用的三合一的（DF4）的尾端连接器就不能采取这种添加另一根除颤电极导线的做法（脉冲发生器上没有多余的孔），除非此时更换整个除颤系统。

值得注意的是，高DFT的患者经过上述无创或有创处理措施后，应该且必须择期再在导管室内进行DFT测试，以保证患者今后电击的成功。当然再次进行DFT测试时需要仔细评估患者能否再次耐受诱发VF及电击的风险（尤其是心力衰竭未充分纠正的CRTD/ICD患者）。

图4-4-9和图4-4-10是Mainigi等［Mainigi S K, Callans D J. How to manage the patient with a high defibrillation threshold. Heart Rhythm, 2006, 3(4): 492-495］总结的有关高DFT的处理策略，它分为最高除颤能量不能转复（图4-4-9）和首次能量不能转复但最高输出能量能转复（图4-4-10）两种情况，其中，前者多不主张再用无创的程控方法，而后者可以先采取无创程控的方法，如不能奏效，再采取有创的补救手段。

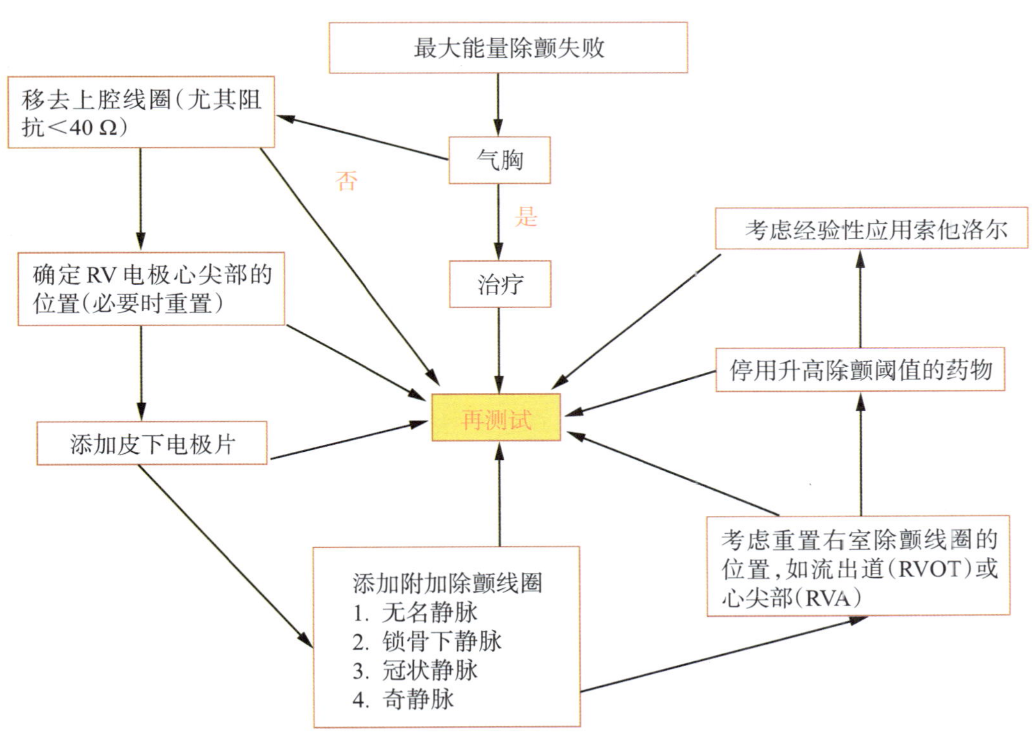

图4-4-9 最大能量除颤失败时的处理流程

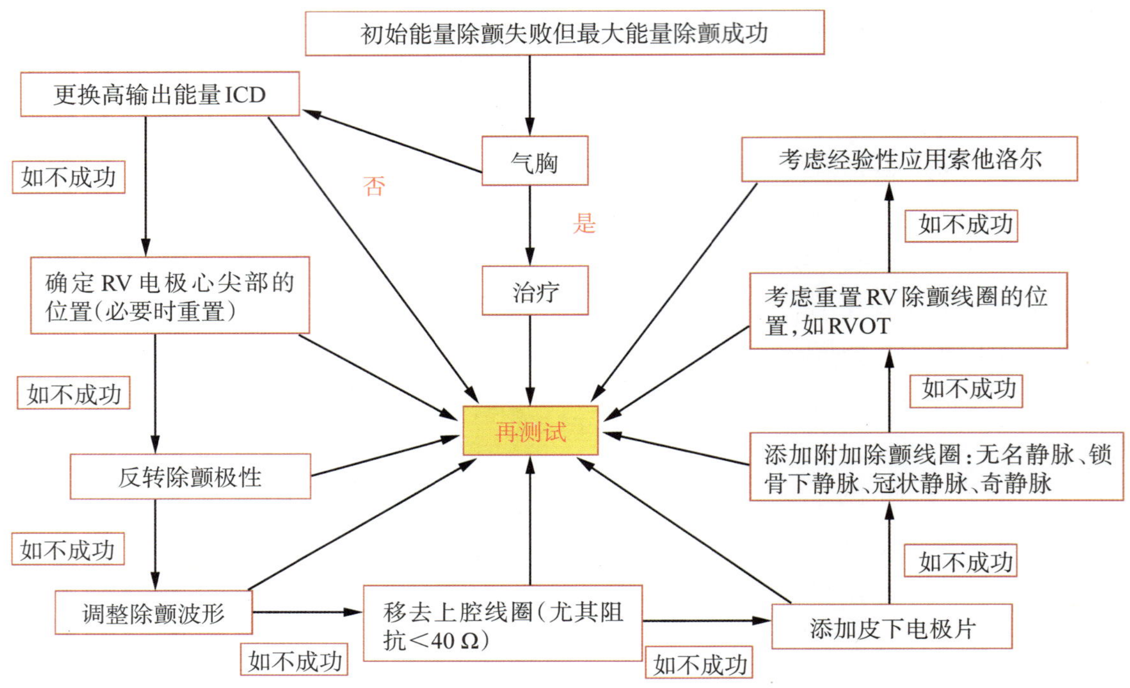

图4-4-10 初始能量除颤失败但最大能量除颤成功时的处理流程

（宿燕岗）

参考文献

Mainigi S K, Callans D J. How to manage the patient with a high defibrillation threshold[J]. Heart Rhythm, 2006, 3(4): 492-495.

第五节 电击后的处理流程

因国内多数医院植入ICD数量为个位数，对术后患者被电击后如何处理比较生疏，甚或感到束手无策或高/低估电击的严重性。

一、处理流程

（1）当得知患者发生电击后（患者打电话给植入医师或通过远程监测发现患者被电击时），要告知患者勿紧张、要放松，嘱患者如可能尽快到医院就诊。如电击发生在夜间，可告知患者服用镇静安眠药物休息一晚后第二天再来就诊，除非已经被电击了数次。

（2）通知相应公司TSR，一起参与患者的随访、询问（不少植入医师对ICD的程控界面及程控细节并不太熟悉）。

（3）询问患者发生电击前的症状。如电击前无明确症状或症状不明显，通常该电击属于不适当电击或患者感觉异常；如电击前患者症状明显（如头晕、心悸、意识模糊、黑矇甚至晕厥），则该电击多是正确的。

（4）通过程控仪调出ICD储存的数据，仔细分析电击前后的心律失常及治疗的结果。

（5）如发生反复不适当电击（电击前无不适），应紧急关闭除颤系统。

（6）如患者病情严重（如心力衰竭/心肌缺血明显、持续存在严重心律失常、感染等），应急诊收住入院进一步诊治，包括对产生本次快速室性心律失常基础病因和诱发因素的治疗，可参见本章第六节相关内容。

二、ICD诊治参数的设置

（1）如电击前患者无明显症状，说明：①诊断参数设置太敏感，此时可采取提高识别/治疗标准（提高检测频率、延迟发放治疗和长识别间期设置等）和采取尽量无痛治疗措施（增加多阵ATP治疗或只ATP而不电击）。②器械误识别，可能是对房颤/窦速等室上速的误电击或对T波等非QRS波或其他噪声的误治疗，应仔细检查器械本身的信息等，包括除颤导线的完整性等。③幻觉，尤其是曾经历过电击的患者，程控仪可以证实。

（2）如电击前患者有症状，应判断症状的严重性（血流动力学、患者的感受等）。①如症状轻微，也应提高ICD的识别/治疗标准（见上文）。②如症状不能忍受或意识已模糊，电击后症状消失，说明电击是正确且必需的，应维持原ICD的参数设置，并加强其他预防VT/VF再发的措施。

三、频繁电击原因及处理

虽然比较少见，但在临床工作中也时常能碰到。频繁电击是医患都感头痛的问题。24 h内的频繁电击就是ICD电风暴（参见本章第六节），但也会遇到近期频繁电击但不属于电风暴定义的情况。导致频繁电击的原因包括对室性快速心律失常的正确电击及对非室性快速心律失常的误电击。

1. 针对室性快速心律失常的正确电击　VT/VF导致反复电击的原因如下。

（1）电击不能成功终止VT/VF，后者再次触发ICD治疗。常见原因：①设置问题，除颤能量小于除颤阈值。②心肌本身因素，心肌梗死、心力衰竭、心脏扩大等致DFT增高。③器械故障，除颤电路出现问题或电池耗竭。④其他，电解质紊乱或药物影响，如服用胺碘酮可使除颤阈值增高。应查明具体原因后进行相应治疗。

（2）电击后能够终止VT/VF，但后者反复发作，如在24 h内频繁发作，则称为ICD电风暴。治疗措施：①寻找VT/VF反复发生的原因（心力衰竭、心肌缺血、交感兴奋、电解质紊乱等）并对其治疗，包括抗交感措施等。②加强药物或非药物措施，如加大β受体阻滞剂及胺碘酮的用量，必要时行射频消融治疗。

（3）ATP加速原有VT到VF区。较少见，此时应调整ATP策略或提高ATP识别治疗频率。

2. 针对非VT/VF的误电击　均由过感知引起。

（1）过感知心内心电信号，包括：①过感知室上性心动过速下传的QRS波，最常见，尤其是快心室率的房颤。此时应开启室上速的鉴别程序、药物和射频消融治疗室上速。②过感知非QRS波，如T波和远场心房感知，前者相对更常见，多由于R波振幅减少、T波振幅过高、QT间期延长及右室除颤线圈太靠近心房导致。可采取降低感知灵敏度、延长心室不应期、提高心室感知起始阈值和延长衰减延迟间期等无创措施，必要时需重新放置感知电极导线。

（2）过感知心外噪声，包括肌电感知、导线或绝缘层破损、ICD导线间相互摩擦和体外电磁干扰措施等。应根据具体原因进行处理，包括更换新的起搏感知导线、拔除废弃ICD电极导线等。

（宿燕岗）

第六节 ICD电风暴的处理

电风暴，包括ICD电风暴是心内科的急症，需要紧急处理，否则会危及患者的生命。

一、ICD电风暴的定义

Kowey于20世纪90年代首次提出心律失常风暴（arrhythmic storm）的概念，亦称电风暴。系指心电生理不稳定的状态，表现为短时间内多次发作VT/VF。2006年ACC/AHA/ESC在《室性心律失常诊断和心脏性猝死预防指南》中定义为24 h内自发的VT/VF≥2次并需要紧急治疗的临床症候群。临床上常常能遇到电风暴，主要见于急性冠脉综合征时的急性心肌缺血、急性重症心肌炎、心力衰竭、严重电解质紊乱（如低钾）以及三度AVB伴尖端扭转性室速等。

ICD电风暴，顾名思义，为植入ICD患者发生的与ICD治疗事件相关的电风暴。目前缺乏公认的定义，现多数将24 h内发生≥3次互不相连（每次事件相隔＞5 min）的ICD治疗事件定义为ICD电风暴。治疗事件包括ATP或电击成功的事件，而未能被终止的VT/VF不能算作新事件。值得注意的是，ICD的误识别引起的反复误放电不属于ICD电风暴的范畴。

二、ICD电风暴的发生率

随植入适应证、心脏基础疾病、是否药物/消融治疗及随访时间等的不同，ICD电风暴的发生率并不一致。研究显示，1～3年内ICD电风暴的发生率为10%～25%，多发生在术后2～3年，与植入手术机械刺激和炎症过程多无关。心脏性猝死一级预防电风暴的发生率为5%（来自MADIT-Ⅱ研究），而二级预防为28%（来自AVID研究）。电风暴发生时VT的发生率高于VF。肾功能不全、VT和低LVEF等是电风暴的独立危险因素。显然，ICD电风暴会增加住院率和死亡率，并导致患者生活质量下降。随着国内ICD/CRTD植入数量的增多，时常会遇到发生ICD电风暴的患者，ICD电风暴已成为日益重要的临床问题。

三、ICD电风暴的发生机制

ICD电风暴的发生机制比较明确，心肌缺血、心力衰竭、电解质紊乱（尤其低钾）、感染等可以触发患者发生VT/VF，后者会导致：①触发ICD电击治疗。②交感神经系统过度兴奋、大量释放儿茶酚胺，患者出现焦虑、疼痛、恐惧和绝望等，这会再次触发VT/VF并导致ICD再次电击，由此形成ICD电风暴。其中，ICD电击本身也会导致交感系统兴奋。ICD电击/VT/VF除了能加重电风暴外，也可导致心肌细胞损伤（表现为cTnT升高、心肌水肿等）、心功能恶化和心肌缺血加重，由此再次诱发患者发生VT/VF，形成恶性循环。

电风暴的发生基础就是交感风暴（有时两个名词混用），此时交感神经系统过度激活，释放大量儿茶酚胺（短时间内升高数十倍至数百倍），从而导致：①心肌损伤、心功能下降（β受体密度下调，应答功能下降）、急性冠脉综合征（易诱发斑块破裂、冠脉痉挛）和心肌重塑（长期交感兴奋的结果）。②电损伤，心脏异常电活动增加、中枢性致心律失常作用（中枢性交感风暴）、室颤阈值下降和复极异常（Niagara瀑布样T波、T波电交替）等，由此诱发VT/VF。

未植入ICD患者，多数在首次发生VT/VF或电风暴后猝死；植入ICD后，绝大多数第一次VT/VF均能被ICD有效终止，但有时VT/VF会在短期内再次出现，继而引起ICD电风暴。因此，ICD就像一把双刃剑，如无ICD，发生心脏骤停后多导致患者心源性猝死，而ICD会通过及时电击转复室颤挽救患者的生命，但电击诱发的交感系统风暴可能会触发后续恶性心律失常的发生并引发ICD再次电击，产生恶性循环。因与ICD介导相关，也称之为ICD介导的电风暴。

ICD电风暴常有反复发生倾向。虽然ICD误放电并不属于ICD电风暴范畴，但ICD误放电同样会导致心肌损伤、交感兴奋，并可能诱发真正的ICD电风暴。植入ICD的患者本身就是发生电风暴的高危人群，而发生ICD电风暴后会明显恶化患者的预后，必须努力预防电风暴的发生并给予积极迅速的治疗。

四、ICD电风暴的治疗

如上述，ICD电风暴是一个心脏内科的急症，必须积极、快速地给予相应的正确治疗。

针对ICD电风暴必须采取综合治疗的措施，包括祛除诱因（改善供血、纠正心力衰竭及可能存在的电解质紊乱等）、降低交感神经活性、应用抗心律失常药物、ICD的程控设置和射频消融VT等。需要指出的是，这些治疗措施并无明显的先后之分，通常需要同时实施。

（1）立即心电监护、评价心功能及生命体征。仔细询问患者病史，努力寻找诱发因素。询问电击前的症状，电击前有心悸、头晕、黑矇、意识模糊甚至晕厥者往往提示电击的正确性。进行相应的血液检查（电解质、肾功能、血常规、cTnT、proBNP等）、胸片、ECG和UCG等检查。

（2）同步进行以下处理措施。

1）程控仪询问ICD，调取存储资料，仔细分析电击原因，首先除外频繁反复的误电击的“假电风暴”。后者虽不属于ICD电风暴范围，但误电击同样会过度激活交感神经，并触发真正的ICD电风暴。另外，个别患者有被电击的幻觉，尤其是曾经发生过被电击者，自觉受到电击，甚至出现局部疼痛或肌肉痉挛等症状，但程控仪并未发现相关的电击治疗事件。针对后者，应进行相应的心理咨询、疏导等解释、安抚工作。

2）控制焦虑、恐惧情绪非常重要。安慰患者不要紧张，可口服镇静、抗焦虑药物，必要时可应用静脉内镇静剂/麻醉剂或采用冬眠或亚冬眠疗法（氯丙嗪、哌替啶、异丙嗪等），以减少应激和紧张、焦虑情绪，度过交感风暴期，避免VT/VF的反复发作。

3）应用肾上腺素能受体拮抗药，首选静脉应用β受体阻滞剂以抑制过度兴奋的交感神经，它通过竞争性与受体结合，逆转交感神经的过度兴奋，阻断中枢交感活性，并具有抗心肌缺血和提高室颤阈值的作用。如美托洛尔5 mg，静脉推注，必要时重复或加大原来的口服剂量。应用这些药物时要注意心功能及患者的血压。

4）静脉应用抗心律失常药物，多选用胺碘酮。口服无效的患者静脉应用仍可有效（150 mg静脉推注，0.5～1 mg/min，24 h内<2 g）。多主张与β受体阻滞剂联合应用（交感风暴时，循环中过高的儿茶酚胺和自主神经张力的变化可影响削弱药物的电生理作用，因此多主张与抑制交感的β受体阻滞剂合用）。值得注意的是，胺碘酮可使VT频率降至小于诊断频率，并能使除颤阈值升高。

胺碘酮无效时可选择静脉应用利多卡因，很多时候终止室速的效果要优于胺碘酮，只是要注意其负性肌力作用，毕竟ICD电风暴的多数患者都存在心力衰竭。

5）尽快对因/对症处理。约50%的电风暴可找到诱因，如心肌缺血、心力衰竭、电解质紊乱（尤其是低钾，电击造成心肌细胞损伤更易使细胞内失钾）、药物不良反应（如大剂量索他洛尔）和突然停药（如β受体阻滞剂）等。应针对不同的诱因进行相应的治疗。

6）频繁误电击的紧急处理措施。临床上偶能遇到患者短时间内遭遇多次电击的情况（1 h内电击数十次，如图4-6-1所示），患者万分恐惧。囊袋上方放置磁铁后会终止Tachy的所有功能，此时ICD仅起搏功能在运作（非磁铁模式）。当然，一定要明确是误电击时才能使用该方法（通过心电监护），而在正确电击时应根据患者当时的血流动力学状态决定，否则会产生更严重的后果。

VT/VF Epsodes

ID#	Date/Time	Type	V.Cycle	Last Rx	Success	Duration
	(No data since last session.)					
	Last Session（Feb 26, 2010）					
107	Feb 25 12:13:25	VT	350ms	VF Rx1	Yes	31sec
106	Feb 07 20:15:32	VT	330ms	FVT Rx2	Yes	44sec
105	Feb 07 18:14:24	FVT	270ms	VF Rx1	Yes	23sec
104	Feb 06 12:49:49	VT	460ms	VT Rx3	Yes	1.6min
103	Feb 06 00:39:20	VT	330ms	VF Rx1	Yes	53sec
102	Feb 04 04:07:57	VT	320ms	VF Rx1	Yes	21sec
101	Feb 04 01:52:45	VT	330ms	VT Rx1	Yes	21sec
100	Jan 27 23:04:55	VT	360ms	VT Rx1	Yes	8sec
99	Jan 26 07:50:49	VT	350ms	VT Rx1	Yes	8sec
98	Jan 26 07:39:55	VT	350ms	VT Rx1	Yes	8sec
97	Jan 23 07:10:54	VT	350ms	VT Rx1	Yes	7sec
96	Jan 22 07:18:54	VT	350ms	VT Rx1	Yes	7sec
95	Jan 22 07:13:04	VT	340ms	VT Rx1	Yes	8sec
94	Jan 22 07:11:23	VT	340ms	VT Rx1	Yes	8sec
93	Jan 22 07:10:35	VT	350ms	VT Rx1	Yes	8sec
92	Jan 22 07:06:36	VT	350ms	VT Rx1	Yes	7sec
91	Jan 22 07:02:29	VT	350ms	VT Rx1	Yes	8sec
90	Jan 22 06:58:26	VT	350ms	VT Rx1	Yes	8sec
89	Jan 22 06:56:29	VT	350ms	VT Rx1	Yes	7sec
88	Jan 22 06:48:21	VT	350ms	VT Rx1	Yes	8sec
87	Jan 22 06:42:55	VT	350ms	VT Rx1	Yes	8sec
86	Jan 22 06:38:58	VT	340ms	VT Rx1	Yes	7sec
85	Jan 22 06:36:19	VT	350ms	VT Rx1	Yes	7sec
84	Jan 22 05:41:40	VT	360ms	VT Rx1	Yes	8sec
83	Jan 22 05:33:08	VT	360ms	VT Rx1	Yes	8sec
82	Jan 19 23:18:30	VT	350ms	VT Rx2	Yes	8sec
81	Jan 19 23:11:11	VT	340ms	VT Rx2	Yes	9sec
80	Jan 19 23:05:35	VT	340ms	VT Rx2	Yes	7sec
79	Jan 19 22:56:52	VT	350ms	VT Rx2	Yes	8sec
78	Jan 19 22:52:37	VT	350ms	VT Rx2	Yes	7sec
77	Jan 19 22:48:08	VT	360ms	VT Rx2	Yes	7sec
76	Jan 19 22:32:41	VT	340ms	VF Rx1	Yes	44sec
75	Jan 19 22:20:46	VT	360ms	VT Rx2	Yes	8sec
74	Jan 19 21:47:15	VT	360ms	VF Rx1	Yes	8.8min
73	Jan 19 21:03:57	VT	340ms	VF Rx1	Yes	25sec
72	Jan 19 20:51:22	VT	330ms	VT Rx2	Yes	8sec
71	Jan 19 20:48:30	VT	340ms	VT Rx2	Yes	7sec
70	Jan 19 20:09:56	VT	350ms	VT Rx2	Yes	7sec
69	Jan 19 19:11:00	VT	340ms	VT Rx2	Yes	7sec
68	Jan 19 19:05:45	VT	350ms	VT Rx2	Yes	8sec
67	Jan 19 15:40:37	VT	340ms	VT Rx2	Yes	9sec
66	Jan 17 09:05:52	VT	330ms	VT Rx2	Yes	7sec
65	Jan 16 07:41:14	VT	340ms	VT Rx2	Yes	7sec
64	Jan 12 09:21:17	VT	330ms	VF Rx1	Yes	33sec
63	Jan 12 09:19:01	VT	340ms	VT Rx2	Yes	8sec
62	Jan 12 09:12:13	VT	340ms	VT Rx2	Yes	7sec
61	Jan 10 10:14:48	VT	330ms	VT Rx2	Yes	9sec
60	Nov 18 15:46:13	VT	310ms	VF Rx1	Yes	23sec
59	Nov 17 18:13:19	VT	290ms	VT Rx2	Yes	9sec

图4-6-1 程控界面显示ICD电风暴，短时间内放电百余次

医院要常规配备起搏器程控仪和磁铁，并放在心脏科病房内，以方便24 h存取、使用。

7）如果反复发生VT/VF或电风暴，药物难以控制，在有经验的医疗中心可考虑做急诊导管消融术。

8）心功能低下者ICD电风暴的处理。CRTD占ICD数量的百分比正在增加，同时心力衰竭、心肌梗死后植入ICD/CRTD的患者也在增加，这些患者都存在较严重的心力衰竭。一方面这类患者容易发生电风暴，另一方面，心功能低下患者发生ICD电风暴后的处理更加棘手：①由于心功能、血压等问题，难以承受大剂量β受体阻滞剂的使用。②电击导致心肌受损，由此使心功能恶化并引起VT/VF，后者再次被ICD电击，产生恶性循环。③纠正心力衰竭药物（多巴胺、多巴酚丁胺）的使用可能增加室性心律失常的发生。④患者往往已经在使用抗心律失常药物，后续用药的选择发生困难（可选择的抗心律失常药物的种类有限）。⑤电击或心肌水肿引起左室导线微脱位或起搏阈值升高致失夺获，致左室不能起搏而加重心衰等。因此，CRTD患者一旦发生电击事件，更应尽快就诊并及时纠正，避免发生电风暴，以免使后续的治疗比较棘手。

五、ICD电风暴的预防

预防ICD电风暴非常重要。主要的措施包括：

1. 药物治疗　心力衰竭而行ICD一级预防的患者（包括CRTD），应常规使用β受体阻滞剂并逐步增加到最大耐受量；另外，针对二级预防的患者建议再加用胺碘酮以预防室性快速心律失常。患者要在医师（最好是植入医师）定期指导下进行药物的服用（包括治疗心力衰竭的药物），避免突然增减或停用某些药物，例如突然停用β受体阻滞剂会导致交感兴奋、诱发心绞痛和心律失常的复发等。

2. 器械的调整　主要是指个体化设置ICD的诊治参数。ICD出厂设置并不适合每个患者。不同于普通心脏起搏器患者（起搏器的默认参数适合绝大多数患者，术后也多不需要调整），植入ICD的所有患者通常都应根据其适应证（一级还是二级预防）、患者心功能、既往发作时的临床表现等个体化设置VT/VF的识别、治疗策略。应根据在随访过程中的具体病情随时调整器械治疗策略而非千篇一律。器质性心脏病、心力衰竭患者可能不耐受快VT，治疗应积极（降低识别和干预频率）；而对于无明确器质性心脏病、能耐受高室率患者，尤其是非持续性VT者，可放宽识别和干预标准。

随访如发现电击时患者并无明显的血流动力学改变，则即使识别、治疗均正确，仍建议将识别频率提高，或只ATP而不电击。很多临床研究（MADIT- RIT、ADVANCE Ⅲ 、PainFree SST、PREPARE和Shock-Less等）结果显示，提高检测频率、延迟发放治疗和长识别间期设置较传统配置减少了恰当和不恰当治疗及住院率，降低全因死亡率。

在工程学上，植入ICD的目的是对所有的VT都能发现并进行治疗；但在临床上，最好是只对有临床意义（出现血流动力学问题者）的事件进行治疗，而后者因患者的病情（心功能、缺血程度等）不同对VT频率的耐受性会有很大的差异。目前多主张采取“宽松”的Tachy治疗策略,这是由于某些VT/VF可以自行终止（临床、Holter和DFT测试过程中证实），而电击导致的心肌损伤和交感风暴反而易诱发ICD电风暴。持续一定时间的VT或FVT会使患者的意识模糊，此时患者比较容易耐受电击引发的不适。

3. 导管消融　已有不少的研究资料显示，植入ICD前或植入ICD后进行射频消融可减少ICD放电，同样可以降低ICD电风暴的发生。

（宿燕岗）

第七节　抗心律失常药物应用问题

ICD的问世与发展改变了SCD患者的命运，ICD技术的改进及程控参数的多元化进展使其临床应用更为普及。随着一系列大规模随机对照临床研究如AVID、CIDS、CASH以及MADIT、MUSTT、MADIT-Ⅱ、SCD-HeFT等结果的公布，ICD由于其疗效明显优于抗心律失常药物等其他治疗手段，目前已经被广泛接受为SCD一级预防及二级预防的首选治疗方案。但ICD在SCD治疗中的干预位点处于“下游”位置，只能及时终止恶性心律失常，不能减少或抑制恶性心律失常的发生。恶性心律失常的病因往往是不可逆的，多有反复发作的倾向。因此，在植入ICD的同时，合理应用抗心律失常药物的需求更为迫切。

一、ICD术后使用抗心律失常药物的目的

ICD术后使用抗心律失常药物的最主要目的是预防、减少恶性室性心律失常的发生，避免电击，包括适当电击与不适当电击。一方面，电击给患者带来身体上的巨大痛苦，影响患者的生活质量；另一方面，SCD-HeFT证实ICD术后发生电击（包括适当电击与不适当电击）与术后死亡风险增加显著相关，其原因可能是电击及快速室性心律失常对心肌造成的伤害。

抗心律失常药物减少电击的机制包括以下几方面：①减少室性心律失常事件的发作频率。②减慢室性心律失常发作时的心室率，提高ATP治疗的概率与成功率。③减慢房颤发生的心室频率，避免鉴别失败导致的误治疗。

二、ICD术后需用抗心律失常药物治疗的患者选择

患者是否应当接受抗心律失常药治疗取决于其发生ICD电击的风险。既往研究证实，ICD术后发生电击的危险因素包括：①因SCD二级预防植入ICD。②VT是其主要心律失常，或者说VT是其植入ICD的主要原因。③近期出现首次ICD适当治疗。④因心力衰竭或冠心病事件住院。⑤LVEF＜25%。⑥有可能引起不恰当电击的室上速、快室率房扑/房颤。尽管目前尚缺乏抗心律失常药物可以改善其预后的直接证据，但理论上讲，具有这些危险因素的患者，应该常规接受抗心律失常药物治疗，以期减少快速心律失常的发生。

三、抗心律失常药物治疗应用时机

对于ICD一级预防的患者，根据目前的证据并不常规推荐术后即刻开始应用抗心律失常药物，除了以下几种情况：①患者为慢性心力衰竭或心肌梗死后，应尽早使用β受体阻滞剂。②患者发生多次症状性非持续性室速，应尽早使用抗心律失常药物治疗，或及时更换其他抗心律失常药物。③患者发生导致ICD不恰当电击和（或）可能诱发室速的室上性心动过速，应尽早使用抗心律失常药物。对于ICD二级预防的患者，建议在ICD植入术后尽早使用抗心律失常药物治疗。

四、ICD术后抗心律失常药物与选择

1. Ⅰ类抗心律失常药物 奎尼丁、普鲁卡因胺和美西律等药物，主要用于ICD电风暴的治疗，一般不单独使用，可以与胺碘酮和β受体阻滞剂合用。Brugada综合征患者中，有个例报道或小样本的研究发现，奎尼丁或能有效治疗VT/VF电风暴的发作。只是目前国内市场上已没有奎尼丁和普鲁卡因胺；而应用美西律时应注意患者的心脏功能。

2. Ⅱ类抗心律失常药物 β受体阻滞剂可以减少缺血性心脏病和心力衰竭患者的总死亡率，降低这部分患者心脏性猝死的发生率，减少ICD恰当电击和不恰当电击，可改善电风暴的急性生存率，是ICD植入患者抗心律失常的一线和基础药物治疗。此外，β受体阻滞剂是治疗某些离子通道病（如长Q-T间期综合征、腺苷敏感多形性室速）的首选药物，因此对由于这些疾病植入ICD的患者，可能可以减少ICD的治疗。

3. Ⅲ类抗心律失常药物 国内主要使用的是胺碘酮，也是目前应用较广的抗心律失常药物，可减少室速、室颤的发生率，减少ICD电击，并能控制房颤发作时的心室率，维持窦性节律，与β受体阻滞剂联合使用疗效最佳。索他洛尔兼具Ⅱ类与Ⅲ类抗心律失常药物作用，可显著减少室速的发生率，减少ICD电击的疗效可能优于单独使用β受体阻滞剂，但可能出现心动过缓、QT间期延长并可能诱发多形性室速等不良反应，应注意控制剂量（每天<240 mg）。多非利特对ICD植入后患者发生室速/室颤的治疗疗效与索他洛尔相似，但对ICD植入后患者发生的房颤的治疗疗效较优。OPTIC研究是一项大型随机对照研究，对比了单用β受体阻滞剂、胺碘酮联合β受体阻滞剂与单用索他洛尔对因二级预防植入ICD患者发生电击事件的影响。结果显示单用β受体阻滞剂在ICD植入后1年电击事件发生率仍很高（38.5%），而胺碘酮联合β受体阻滞剂较β受体阻滞剂或索他洛尔显著降低电击事件风险（风险比分别为0.27和0.43，P均<0.05）。当然，联用会同时伴随更多药物相关副作用，应注意随访。

4. Ⅳ类抗心律失常药物 维拉帕米等钙通道阻滞药可用于减少由于快室率房扑、房颤引起的不恰当电击，可与β受体阻滞剂联合使用，减少短联律间距室性期前收缩诱发的多形性室速。

5. 其他抗心律失常药物 洋地黄制剂也是一种抗心律失常药物，地高辛亦可用于减少由于快室率房扑、房颤引起的不恰当电击，特别是合并心力衰竭的患者。但多个临床研究显示，地高辛可能对ICD植入患者的生存率有不利影响，需谨慎使用。

6. 抗心律失常药物的选择 根据目前的证据，建议对所有伴器质性心脏病植入ICD的患者术后即开始使用β受体阻滞剂治疗。如果患者发生症状性VT或VF，建议加用胺碘酮，维持剂量为每天200 mg。如果服用低剂量胺碘酮时心律失常事件保持稳定或者不再复发，可在服用胺碘酮1年后考虑停药，而如果仍有显著复发，建议将维持剂量提高至每天300或400 mg。如果心律失常在服用高剂量胺碘酮时保持稳定，可在6个月后降低至每天200 mg。如果患者偶发伴有症状的VT而且电击治疗，可在6个月后将胺碘酮降至每天200 mg，并加用Ⅰa类抗心律失常药物。在β受体阻滞剂加用高剂量的胺碘酮都不能控制心律失常发作时，应考虑行心电生理检查与射频消融。

如果服用胺碘酮出现明显的副作用，可以考虑更换为多非利特或索他洛尔治疗，但索他洛尔需要维持较高剂量。索他洛尔亦可与β受体阻滞剂使用，特别是伴有器质性心脏病的患者。

器质性心脏病植入ICD术后抗心律失常药物选择步骤见图4-7-1。在因离子通道病而植入ICD的患者中，抗心律失常药物的选择应针对特定的基础疾病（如上文所述）。

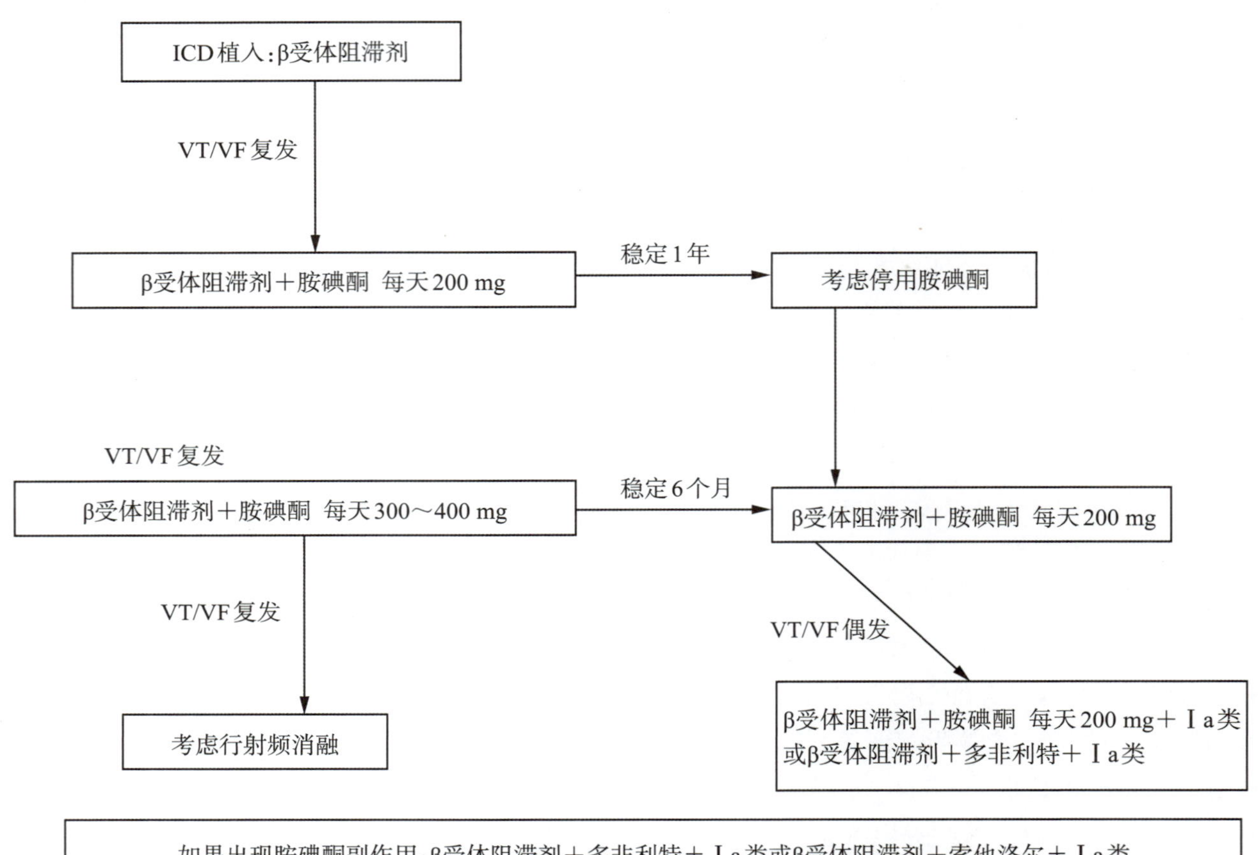

图4-7-1 器质性心脏病患者ICD植入术后抗心律失常药物选择步骤

五、特殊情况下抗心律失常药物应用

（1）ICD植入术后电风暴。电风暴定义为24 h内连续发生3次或3次以上室速或室颤，需抗心动过速起搏或电复律/除颤终止其发作，是ICD植入后的一种急性心律失常事件，其形成机制与引起心律失常的机制，如心肌梗死、通道疾病以及交感活性升高等因素有关。多数病例治疗时首选药物为β受体阻滞剂，即使在患者已经口服β受体阻滞剂治疗，静脉注射管理也有助于减少电风暴的发生，抗心律失常药物治疗次选为胺碘酮、索他洛尔，β受体阻滞剂可与胺碘酮联合使用。长期预防时可口服胺碘酮。ICD术后电风暴处理是项综合治疗手段。此类患者通常伴有高度紧张、焦虑，应酌情采用镇静、抗焦虑等治疗措施。

（2）无缺血性心肌病和心力衰竭。如长Q-T间期综合征患者，发生VT/VF电风暴，需纠正电解质紊乱，适当补钾、补镁，用心脏起搏或异丙肾上腺素提高心率，β受体阻滞剂等的应用能获得疗效。

（3）儿茶酚胺增高引起的室速，β受体阻滞剂治疗有效。

（4）短联律间距的多形性室速，维拉帕米或美西律可能有效。

六、抗心律失常药物对ICD的影响

抗心律失常药物可以影响ICD对室性心律失常的监测和治疗，而这种影响往往被忽视。如前所述，抗心律失常药物会降低VT频率，当心室率降低至低于ICD监测诊断频率时会出现漏诊断，这种情况主要见于Ⅰ类抗心律失常药物和胺碘酮（具备部分Ⅰ类抗心律失常药物作用）。

抗心律失常药物可能导致心室起搏阈值改变。氟卡尼（Ⅰc类）、普罗帕酮（Ⅰc类）和胺碘酮会导致起搏阈值升高，普鲁卡因胺（Ⅰa类）和利多卡因（Ⅰb类）对起搏阈值影响尚不明确，β受体阻滞剂对起搏阈值无影响。快速起搏时（如ATP）起搏阈值也会升高，而且某些抗心律失常药（特别是Ⅰc类）会导致这种效果更加明显。因此，在加用或者调整抗心律失常药物后，应密切关注起搏阈值变化，同时ATP输出应程控为正常心率时起搏阈值的4～5倍。

抗心律失常药物还可能导致除颤阈值改变。Ⅰa类和Ⅰc类药物对DFT的影响目前尚不明确，Ⅰb类药物已被确认会导致DFT增高，多非利特则会降低DFT。OPTIC研究显示，β受体阻滞剂和索他洛尔组DFT轻度下降，胺碘酮组中DFT增加但无统计学意义［（8.53±4.29）到（9.82±5.84），P=0.091］。因此，在加用Ⅰ类抗心律失常药后，建议重新测定DFT。

通常抗心律失常药物可以减慢窦性心率和延缓房室传导，从而引起起搏比例增加。一方面可能增加ICD电池消耗，导致电池提前耗竭；另一方面可能导致起搏器综合征或起搏器诱导的心功能不全。所以在开始使用抗心律失常药物后，应该重新调整起搏器参数以减少起搏比例。

最后，有些抗心律失常药物有致心律失常作用，因此可能导致更频繁的心律失常和更频繁的ICD治疗。Ⅲ类抗心律失常药物可导致QT间期延长与尖端扭转型室性心动过速（TDP）。在Ⅲ类抗心律失常药物中，胺碘酮诱发QT间期延长与TDP的风险低于多非利特和索他洛尔。Ⅰ类抗心律失常药物与胺碘酮合用时，可能延缓心房传导速度使房颤转化为房扑伴规则房室传导，使ICD鉴别错误并发放不适当治疗。此外，Ⅲ类抗心律失常药物导致的QT间期延长可能导致T波过感知，从而进一步导致ICD诊断错误和不适当治疗。

（梁义秀）

参考文献

［1］Van Herendael H, Pinter A, Ahmad K, et al. Role of antiarrhythmic drugs in patients with implantable cardioverter defibrillators［J］. Europace. 2010; 12(5): 618-625.

［2］Abboud J, Ehrlich J R. Antiarrhythmic drug therapy to avoid implantable cardioverter defibrillator shocks［J］. Arrhythm Electrophysiol Rev. 2016; 5(2): 117-121.

［3］Connolly S J, Dorian P, Roberts R S, et al. Comparison of beta-blockers, amiodarone plus beta-blockers, or sotalol for prevention of shocks from implantable cardioverter defibrillators: the OPTIC Study: a randomized trial［J］. JAMA. 2006; 295(2): 165-171.

［4］Poole J E, Johnson G W, Hellkamp A S, et al. Prognostic importance of defibrillator shocks in patients with heart failure［J］. N Engl J Med. 2008; 359(10): 1009-1017.

［5］Priori S G, Wilde A A, Horie M, et al. HRS/EHRA/APHRS expert consensus statement on the diagnosis and management of patients with inherited primary arrhythmia syndromes: document endorsed by HRS, EHRA, and APHRS in May 2013 and by ACCF, AHA, PACES, and AEPC in June 2013［J］. Heart Rhythm. 2013; 10(12): 1932-1963.

第五章

CRTP/CRTD术后管理

相对于普通心脏起搏器和ICD，CRT的术后管理最为复杂，这主要源于患者和器械两者本身的管理都比较繁杂。一方面，这些患者都存在较严重的心力衰竭，需要针对存在的心力衰竭进行疾病的长期管理；另一方面，植入的CRTP/CRTD系统的功能复杂，因为它兼有普通心脏起搏器和ICD的所有功能。

本章自AV/VV间期的术后调整、保证双室起搏的措施、特殊临床情况下的处理、脉冲发生器反映心功能参数的指标、CRT无反应及超反应的处理和药物的治疗等几个方面阐述CRTP/CRTD术后管理。

第一节　AV/VV间期的术后调整

植入普通起搏器多不需要对AVD的出厂值进行改动，但对植入CRT的患者除了常规将AVD缩短外，不少患者需要对AVD和左右心室起搏间期（VVD）进行个体化调整，以增加心室的舒张功能和改善双室的同步性，达到增加每搏量和提高CRT疗效的目的。

一、AV间期的术后调整

优化AVD的目的是保证最大比例双心室起搏的前提下获得最大的左心室充盈，从而保证最大的每搏量。AVD如果设置得太短，则会出现心房收缩时二尖瓣关闭，损失心房收缩对心室的充盈，影响每搏输出量；过长则缩短了被动充盈时间；而稍短于自身PR间期的AVD，则不能保证心室始终被起搏（心力衰竭时交感神经的兴奋、窦性心动过速等都可使PR间期缩短），可能会出现假性融合波。合适的AVD应使左房的收缩峰压出现在左室收缩开始时（图5-1-1），使左室的被动充盈时间最长，且不限制左房收缩引起的主动充盈。

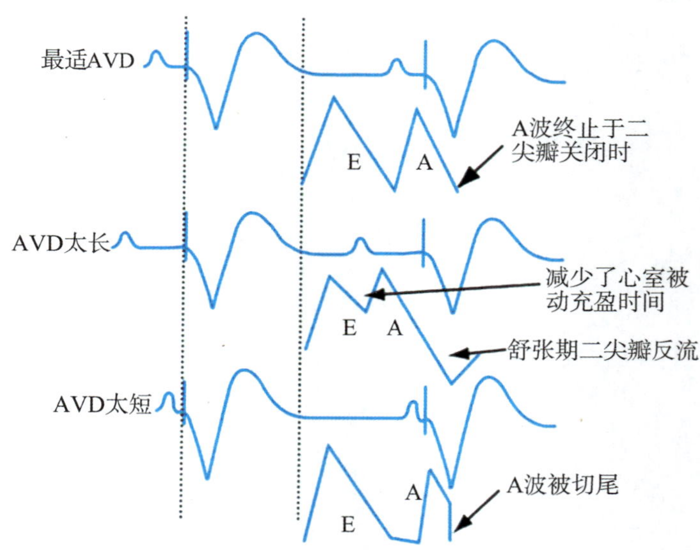

图5-1-1　体表心电图和心超E峰、A峰关系的示意图

合适的AVD可以使E峰和A峰均完整

CRT装置的AVD包括右心房至右心室AVD（右侧AV间期）和右心房至左心室AVD。由于心房电极通常置于右心耳，起搏信号经心房肌间缓慢传导，导致心房间传导延迟和左房激动延缓。左心房激动明显延缓会导致左心房至左心室AVD（左侧AVD）的缩短，出现血流动力学障碍。因此，起搏AVD（PAV）应当长于感知AVD（SAV），以避免左侧房、室活动不协调和不生理现象。目前多数采取在优化的PAV或SAV基础上减去或加上一定的经验补偿值（30～40 ms）来确定相应的SAV或PAV，但有研究发现经验性补偿值远不能满足优化AV间期的需要。部分患者房间传导延迟甚至可能超过右心房室的传导时间，而延长AV间期会造成实际心室起搏比例的降低，对这类患者进行AV间期优化相当困难，选择房间隔起搏、心房多部位起搏或房室结消融可能更加合适。

心室内传导阻滞的患者，尤其是左束支传导阻滞的患者，房室结和房室束功能多正常，右心室的兴奋收缩多正常，而左心室心肌兴奋和机械收缩都晚于右心。如果让心房激动自由下传兴奋右室的同时调节AVD使双心室同步激动（临床上称之为三腔四点起搏或双室三点起搏）（图5-1-2），则可以保留部分正常的右心室激动顺序。虽然在体表心电图上看到QRS波内有脉冲钉，类似融合波，但临床研究显示能缩短QRS时程，改变左室内机械收缩不同步的状态，提高6个月和1年的CRT应答率。目前Medtronic公司的Adaptive CRT就是基于该原理设计的一款脉冲发生器。但由于PR间期影响因素较多且变化较大，如何维持自身激动和心室起搏的恰当融合仍面临较大的挑战。

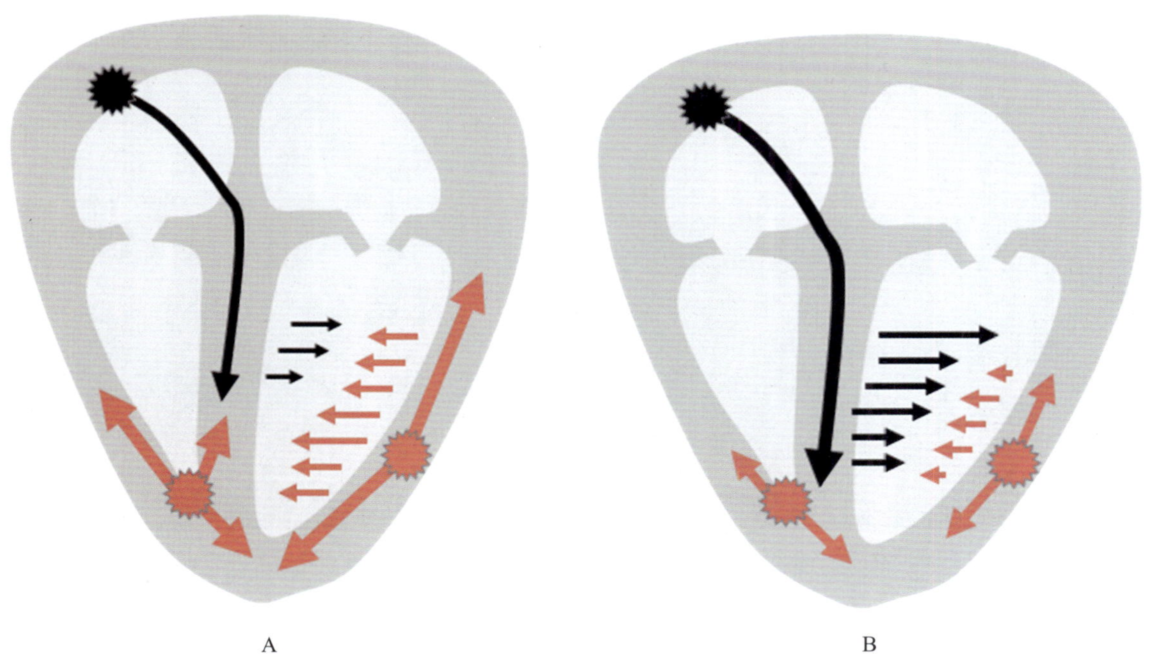

图5-1-2 三腔四点起搏示意图

A. AVD越短，起搏激动得越多；B. AVD越长，自身激动得越多。三腔为右房、右室和左室，四点除了三腔起搏点以外，还包括通过房室结和房室束下传的兴奋激动部分心室

以导管测得左室dp/dt（max）的AVD为理想的AVD，但因为有创不能被广泛开展。在层出不穷的无创方法中，尚无普遍接受的金标准。

超声心动图是目前优化AVD的首选无创方

法。二尖瓣血流频谱法利用脉冲多普勒技术，调整AV间期以减少二尖瓣血流E峰、A峰融合，并避免二尖瓣提早关闭出现A峰切尾，使得左心室充盈最佳。最初的Ritter法虽然简便，但在房室传导正常或心率较快的CRT患者中的应用受到限制，而迭代法和EA时限法目前较为常用。近来研究证实，二尖瓣血流速度时间积分（velocity-time integral, VTI）指导下的AV间期与有创性LV dp/dt优化的AV间期高度相关，EA时限法次之，Ritter法最差。另外，使用连续多普勒技术可避免脉冲多普勒测量误差大、重复性差的不足。主动脉瓣血流频谱法通过测定主动脉瓣口VTI来估计左心室每搏量，可以用来选择最佳AV间期（图5-1-3）。学者们发现，主动脉瓣口VTI指导下的AV间期优化值和有创性LV dp/dt法的相关性与EA时限法相当。新近也有关于三维超声心动图和心腔内超声技术用于优化AV间期的报道。

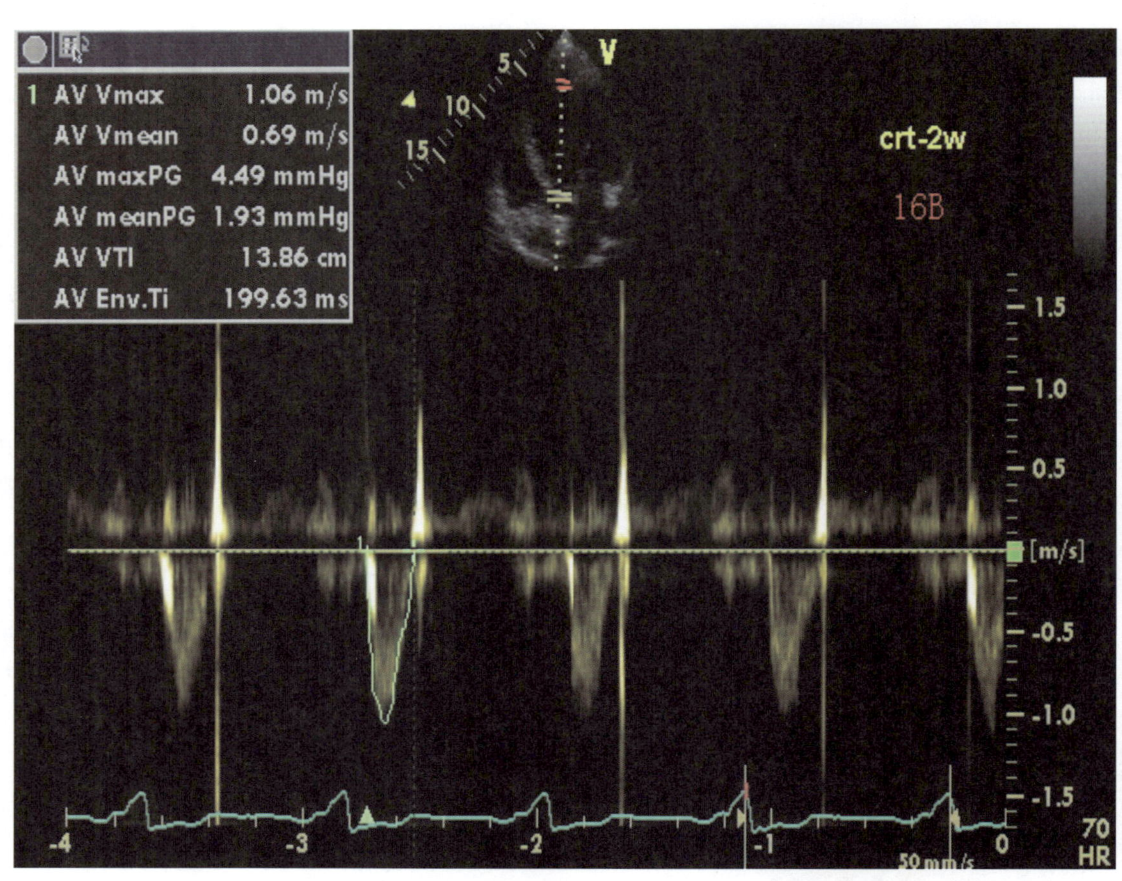

图5-1-3 主动脉速度时间积分（VTI）的测量

CRT患者最佳AV间期随时间和病情而不断变化，利用CRT的自动程序实时调整AV间期是更为理想的措施。QuickOpt™（St. Jude Medical公司）旨在设置最佳AV间期使左心室起搏恰好在心房激动和机械收缩完成后出现。它根据右心房腔内心电图自身除极时间的长短，给予一定的经验补偿值，两者之和即为优化的SAV, PAV则在此基础上延长50 ms。临床试验证明，该法与超声方法确定的AV间期具有可比性。Smart Delay™（Boston Scientific公司）则根据腔内心电图起搏和感知时的自身AV传导时间以及左右心室的激动传导时间确定最佳AV间期，使得自身激动和来自左心室激动最延迟部位的起搏激动对向传播并恰好融合。另外，该算法能单独优化SAV和PAV，还可兼顾左心室单独起搏或双室起搏模式以及左心室导线位置等多个因素做不同的调整，但它不提供VV间期优化。现已证实，Smart Delay™算法优于传统超声优化方法，且与有创性LV dp/dt法有极好的相关性。

二、VV间期的术后调整

由于冠状静脉解剖变异较大，在最延迟收缩的部位可能没有静脉走行或静脉扭曲难以达到或存在膈神经刺激等，因此并不是每一个患者左室起搏导线都植入在最理想的部位。实际在临床上也不可能在术前评估每一个患者左室的最晚激动部位，多在术中根据心脏静脉的分布放置左室电极导线。优化VVD可以部分代偿电极位置的不理想，进一步改善左室内收缩同步性，保证最大的每搏输出量。VV间期调整的内容包括选择优先起搏的电极和设置合适的VVD，更侧重于心室内同步性的改善。

除有创的左室dp/dt（max）检查以外，M型超声通过测量室间隔、左心室后壁的运动延迟（septal-to-posterior wall motion delay, SPWMD）可以优化室间隔和后壁的同步性，但它仅能测量室间隔和后壁2个节段收缩的时间差，不能反映心脏各个壁的收缩情况。由于部分患者存在室间隔矛盾运动无法判断收缩末的波形，临床上应用较少（图5-1-4）。主动脉瓣口VTI目前最常用于VVD优化，临床上常选择VTI最大的VVD设置；组织多普勒显像（TDI）基本原理类似于血流多普勒，以低速运动（<10 cm/s）心肌组织为观察对象，将回波信号（速度低、振幅高）通过降低总增益和滤波器方法送到自相关器估计速度，以二维彩色图像或频谱曲线形式将心肌运动的信息实时显示出来。它能直接定量心室机械同步性，识别理想的入选者，预测治疗效果，以及识别室壁运动最延迟的部位。该技术及其衍生技术（组织同步化显像、组织追踪成像等）可用于优化VVD，以改善心室间和心室内的同步性。通过心室同步性指标和主动脉VTI确定的VVD有相当高的一致性。但两者均无法在同一心动周期中评价左室的收缩功能及同步性。

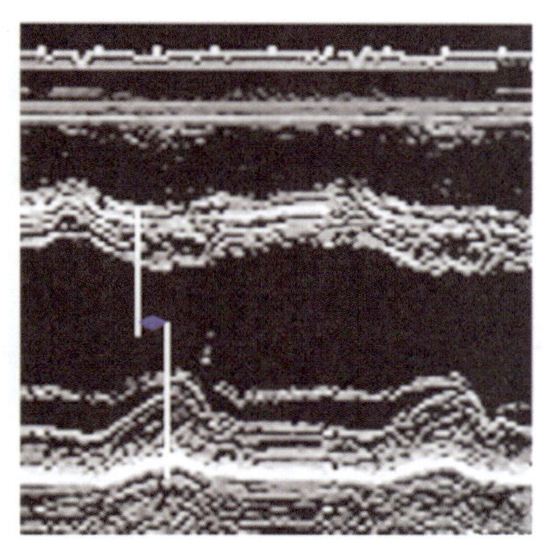

LV 20

A

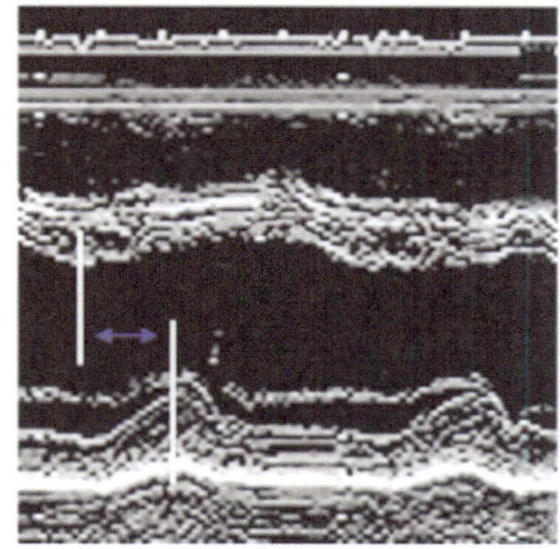

LV 4

B

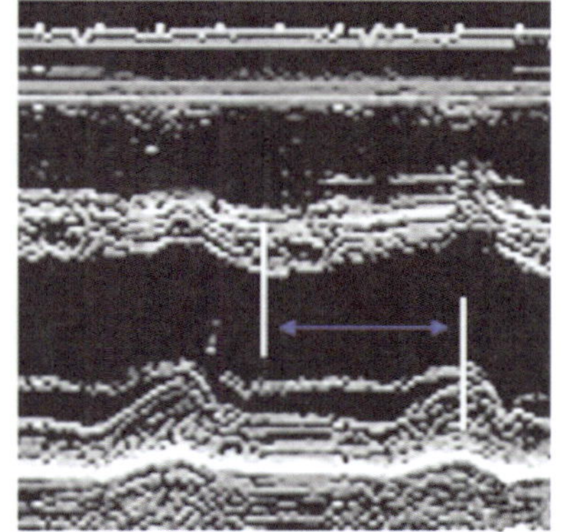

RV 20

C

图5-1-4 根据SPWMD来优化VVD

A. LV优先20 ms，同步性最佳；B. LV优先4 ms；C. RV优先20 ms，同步性最差

St. Jude Medical公司的QuickOpt™也可自动调整VVD。根据IEGM分别测定左室及右室电极感知自身下传心室激动的时间差值（Δ值），以及起搏左室后到右室电极感知的时间及起搏右室后到左室电极感知的时间，并计算差值（￡值）（均为8次测定的平均值）；优化VV间期＝（Δ+￡）×50%。该算法简单快捷，与传统主动脉VTI法比较有良好的相关性。

近年来，学者们相继报道心音图法可以快速、有效进行间期优化。通过调整AV间期和VV间期，使得自QRS波起始至心音图所描记的第一心音二尖瓣成分间的电机械延迟时间最短，可获得良好的急性血流动力学效应和短期临床获益。该法不仅与传统多普勒方法指导下的优化结果具有可比性，且重复性更好，使用简便，在理论上有广泛的应用前景。但临床经验有限，需要进一步的随机对照临床试验，明确其可靠性和应用价值。

理论上应对每一个CRT术后患者都进行AV/VV间期优化，但实际上由于心超优化比较耗时，因此难以对所有患者术后均进行间期优化操作（可能也并不需要，毕竟得出CRT有效结论的大型RCT研究并不常规进行间期的优化），尤其是在大的植入中心。但对于CRT无反应或术中左室导线放置在非理想部位时应进行间期的优化，以提高CRT的疗效。

（秦胜梅）

第二节　保证双室起搏的措施

心脏再同步治疗就是通过双室的同步收缩，纠正心力衰竭患者业已存在的双室机械收缩活动不同步。很显然，只有保证持续的双室起搏，才能保证CRT的疗效。这些措施包括及早发现左室失夺获、良好的心房感知、预防房性或室性快速心律失常、设置恰当的AVD及较高的上限跟踪频率、药物或消融房室结以保证房颤患者的双心室起搏比例等。

1. 及早发现左室失夺获　由于左室电极放置在静脉内，而静脉壁光滑，缺乏供电极锚定的固有结构，因此，左室电极微脱位及失夺获现象较传统的右房/右室电极导线常见。由于左室、右室电极同时出现脱位的可能性很低，而脉冲发生器程控的AVD小于自身PR间期，故在心电图上多会发现心室起搏信号且显示心室被起搏的QRS波群（只是此时起搏信号是双室起搏脉冲，但除极波却仅为单纯的右室被起搏的QRS波）。因此，单纯从起搏脉冲、起搏频率、某个或某几个导联（非全部导联）的体表心电图很难发现左室或右室的起搏功能故障。而单纯的右室起搏（左室失夺获时）加上缩短的AVD，对血流动力学来讲非但无益反而有害。因此，尽早发现左室失夺获具有重要临床意义。

LV失夺获表现为起搏QRS波形态变化、心力衰竭恶化或膈肌刺激等，其中心电图变化是比较确切、容易的诊断方法。当然，最终确定左室是否失夺获需要起搏程控仪进行判断。图5-2-1所示为单纯右心室心尖部、单纯左心室和双心室起搏时的心电向量。

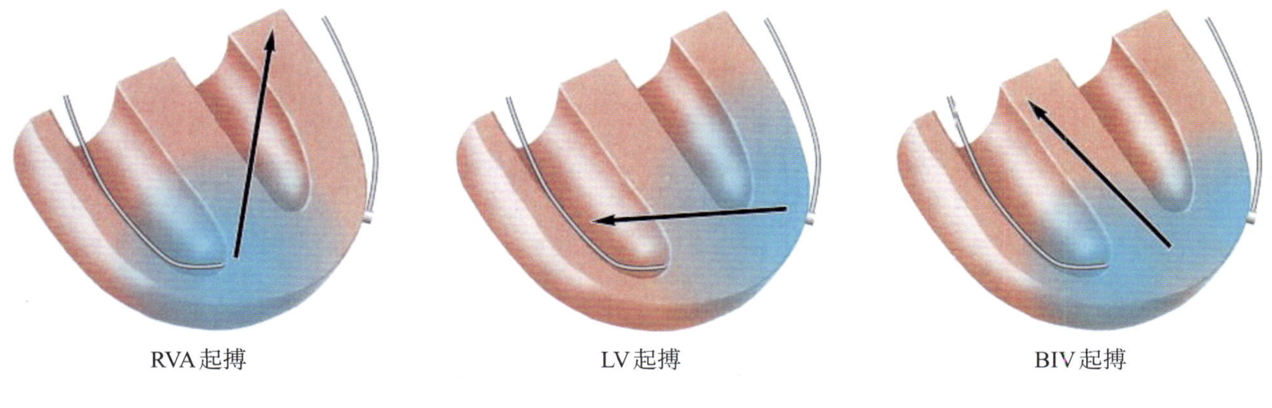

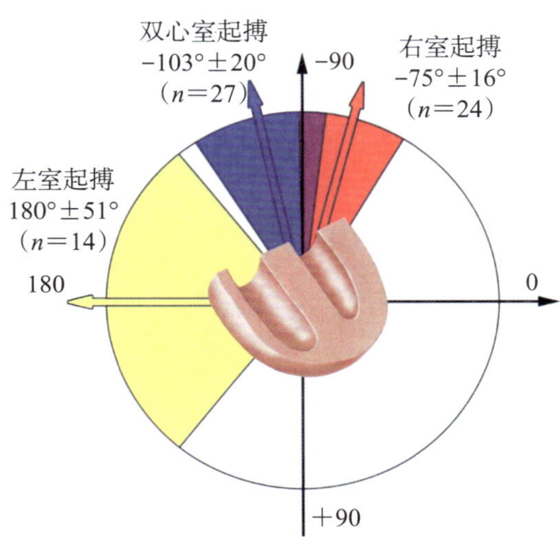

图5-2-1 起搏部位与QRS电轴

RVA起搏电轴左偏，单纯LV起搏时电轴右偏，而双室同步起搏时心电轴位于两者之间，很多时候在无人区（此时Ⅰ和aVF导联均以负向波为主）

当单纯右室心尖部（RVA）起搏时，Ⅰ导联主波向上，Ⅱ、Ⅲ、aVF导联主波向下，电轴左偏，V1导联主波向下。左室心外膜起搏的ECG远比RVA表现复杂，这主要是由于：①左室电极导线可放置的范围很广，可位于后间隔、下壁、后壁、侧壁和前壁，而不同部位起搏所产生的向量肯定不同甚至相反（如左室后壁和左室前壁）。②起搏电极位置的高低（自心底部到心尖部，依电极插入的深浅而定）也会明显影响ECG的变化。③术前室内传导阻滞的类型。④术后VV间期决定了左右室发放脉冲的先后/时机，当然会影响心室除极的先后。⑤心腔大小。显然，左、右室内径的大小及形状也会影响起搏心电图的形态。

由于左室起搏位点多，加之与右室起搏的多种组合，双室起搏心电图复杂，无固定图形。但以下几点有助于判断左室是否夺获：①双室夺获时Ⅰ导联多倒置，R/S≤1或存在Q波（较胸前导联灵敏度和特异度高）。②双室起搏时电轴右偏或在无人区。③V1导联R/S可≥1（当左室导线位于后静脉或侧后静脉时）。④术后QRS变窄多提示双室起搏。最好保留患者术前及术后即刻心电图，术后随访时与术后即刻的心电图进行比较，则容易判断左室是否夺获（如双室起搏功能均正常，则起搏心电图在术后随访过程中不会出现明显的变化）。图5-2-2所示为单纯右室起搏和双室起搏的心电图。

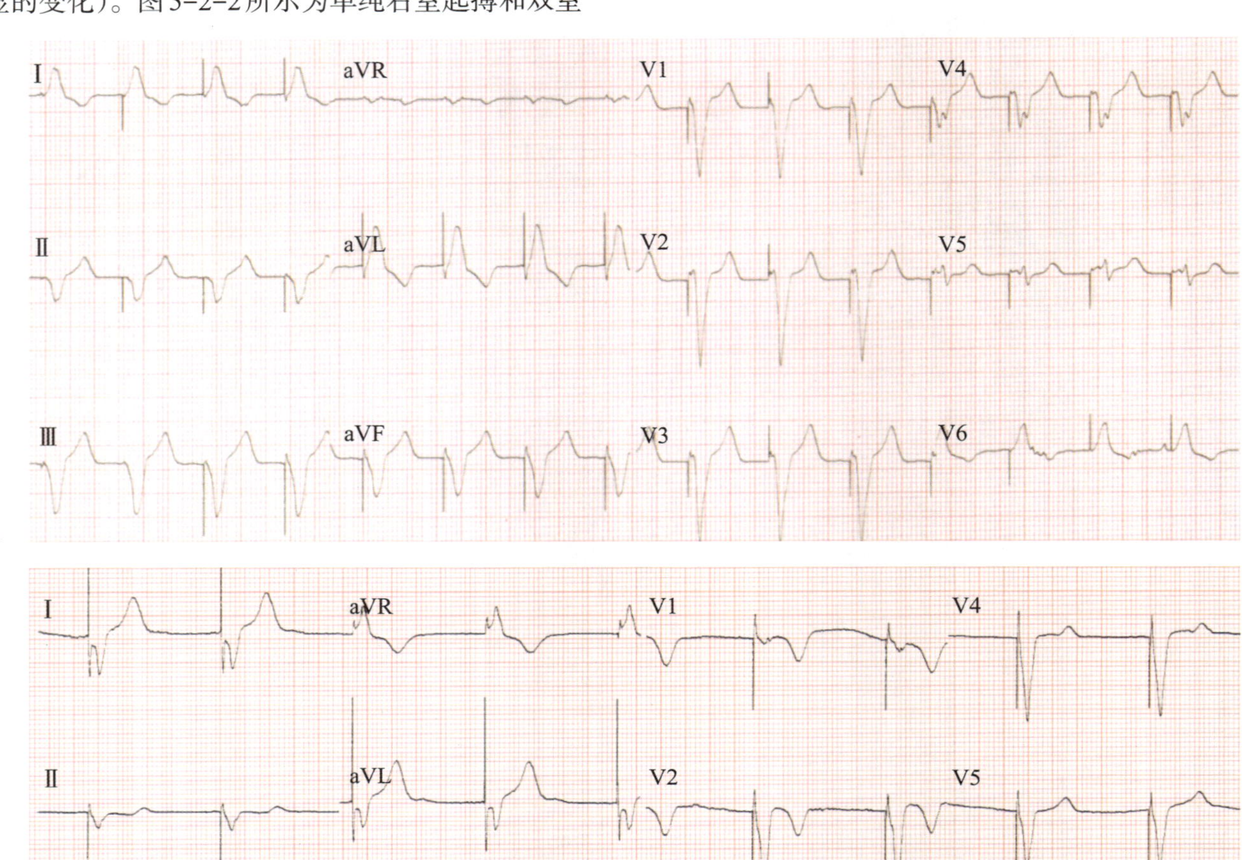

图5-2-2 RVA起搏和双室起搏的心电图

A. RVA起搏：Ⅰ导联向上，Ⅲ导联向下，电轴左偏，V1导联倒置；B. BIV起搏：V1主波向上，Ⅰ主波向下，电轴右偏

如发现左室失夺获，通常采取的诊疗步骤为：①胸片检查，确定左室导线是否存在脱位。如证实明确的脱位，通常需要重置左室导线。如未发现明确脱位，则需要根据起搏参数综合决定是否需要重置左室导线。②观察提高输出电压或脉宽能否夺获，如能夺获且左室输出能量不至于太高（如输出电压<3.5 V，脉宽<1.0 ms），可以先通过提高左室输出电压（如提高至4.5 V），同时尽量减低右房和右室输出电压的方式，暂不用采取导线重置的措施。有时患者心力衰竭病情的恶化等会短暂影响左室的起搏阈值，而左室的失夺获又导致患者心力衰竭病情的加重并形成恶性循环。临时通过程控方法提高输出电压以夺获左室而使心功能改善后，不少患者左室起搏阈值会有所下降，从而免于手术重置。③如植入的为双极或四极导线，应尝试其他的起搏点及向量，时常能够解决问题。

当然，还要综合考虑患者对CRT的疗效决定是否重置左室导线。例如患者对CRT疗效差，起搏QRS波较宽，此时如发现左室起搏阈值增高，也许就更应考虑采取重置左室导线的方法。反之，如患者对CRT的反应很好，则尽量不要采取更换左室起搏位点的方法，因为重新选择的起搏点不能保证同样的疗效。

2. 良好的心房感知　CRT中往往更注重左室的起搏功能和右室的感知功能（尤其是CRTD），对右心房电极的感知功能往往不够重视甚或被忽略。实际上，右房导线的感知功能非常重要。心房感知不良的危害包括：①正常下传的心室除极波被心室感知电路所感知后就会被误认为是室性期前收缩（PVC），因为此VS前无心房激动事件（感知或被起搏）。在程控随访时提供错误的诊断信息（误认为患者存在很多PVC），可能会导致不必要的误治疗。当然，此种情况多在窦速时发生，因为此时前一次VS所触发的VA间期在下一次VS前尚未结束，否则多会发放心房刺激脉冲，此时后续的VS将不会被判断为PVC（图5-2-3）。但无论如何，感知到的自身下传的QRS波将不能做到真正的双室（原因见前述）。②心房感知不良不能触发AVD，当然不能启动双室起搏。③如患者自身存在房室传导阻滞，则会导致其房室不同步。④不能触发起搏模式自动转换（AMS）功能，心力衰竭患者阵发性房颤的发生率较高，如心房感知不良会导致不能发生AMS，从而引起快频率的心室起搏跟踪。

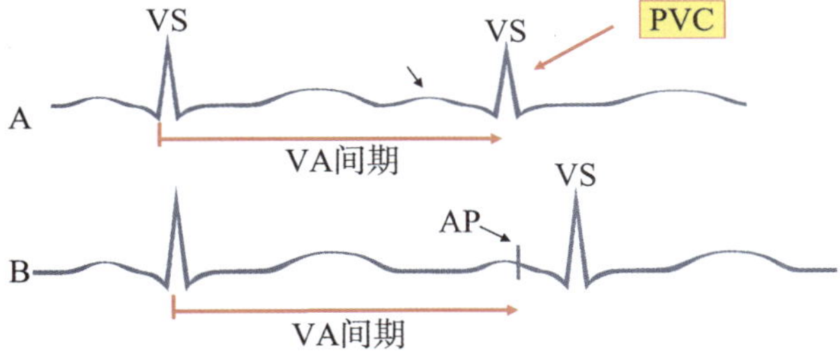

图5-2-3　心房感知不良导致误计数PVC

A. 黑箭头示未被感知的P波，致其将正常下传QRS波误认为是PVC；B. 多发生在窦速时，否则心房感知不良会导致误心房起搏脉冲，后续的QRS波不会被误记为PVC

所以，心房感知功能在CRT中非常重要，应确保心房正确、可靠的感知，包括电极导线的位置和术后感知灵敏度的恰当设置等。

CRT患者的右房往往较大，且存在心房肌纤维化等，有时在植入时难以寻找到比较理想的固定和参数都满意的位置。当起搏和感知不能同时满足要求时，选择更好的感知部位比起搏阈值更加重要。

当术后发现心房感知低下时，可选择程控为双极及提高感知灵敏度等方法。如不能通过程控解决或发现心房电极脱位明显，则应重新放置右房电极导线。

3. 预防房性和室性快速心律失常　房性或室性快速心律失常给CRT带来的诸多问题。

（1）房性快速心律失常。过快的房率会引起CRT发生模式转换（AMS），起搏模式变为DDI（R）或VVI（R），此时不能跟踪心房电活动，产生房室失同步；另外，过快下传的QRS波会导致双室不能被起搏。虽可开启VS后触发双室起搏的功能，但此时VV间期不能调整，包括心室伪融合波问题，都会导致真正的双室起搏功能下降。虽然PIAF、STAF、RACE、AFFIRM和AF-CHF等大型临床研究显示，针对房颤患者的节律控制和室率控制的终点事件发生率并无明显差异，但针对植入CRT/CRTD者，维持窦律（节律控制）可能显得尤其重要，即更强调采用维持窦律的措施。应服用药物（如胺碘酮）预防术后房颤的复发，或消融房颤。

（2）室性快速心律失常。除VT外，PVC同样会带来不利的血流动力学弊端。一方面，PVC的心搏量明显少于正常（心室尚未足够充盈就开始射血，且此时房室及双室均不同步）；另一方面，PVC会导致双室起搏（BIV）的效应下降。各家公司都设计了在VS后触发BIV的功能（VS后同时或先后触发左、右心室起搏），但此时的VP都不是真正的BIV，而是融合波甚至假融合波

（VS均不发生在QRS波的起始部分，而且VS后也多不立即启动心室脉冲发放）。另外，原来设置的VV间期也不再起作用。如来源于左室的PVC（比右室更常见）传导至右室而被其感知时（CRT的左室电极不能感知），往往左室心肌大部分已经除极，由此再触发的心室脉冲所激动的心室往往只占整个心室除极的较小部分。

对于心力衰竭患者，不建议常规或预防性使用除β受体阻滞剂以外的抗心律失常药物（包括胺碘酮）治疗无症状、非持续性室性心律失常（包括频发室性期前收缩、NSVT）（Ⅲ类，A级）。但对于心力衰竭植入CRTP/CRTD的患者，更加积极建议应用预防心律失常的药物（胺碘酮）（增加BIV比例，改善心功能，减少误电击），更加强调足量β受体阻滞剂的应用。对持续频发室性期前收缩者可考虑射频消融治疗。

4. 设置合适的AVD（避免假性或真性融合波） 针对存在窦性心律的CRT Ⅰ类适应证患者，双室起搏是通过脉冲发生器感知心房自身电活动（AS）后触发双室起搏做到的。显然，为保证双室起搏，脉冲发生器的AVD必须短于患者自身PR间期。因此，针对窦性心律患者，只需要将起搏器的AVD设置短于自身PR间期即可。通常PR间期的正常值为120～200 ms，CRT的默认AVD为110 ms（各公司略有差别）。

但若AVD太短，则A峰被切，心房收缩失去或部分失去对心室的充盈作用，造成心室舒张功能受损并导致心房壁被牵张，由此激活神经内分泌系统。而稍短于自身PR间期，则不能始终保证心室被起搏（心力衰竭时交感神经的兴奋、窦性心动过速等都可使PR间期缩短），有时会产生融合波（图5-2-4）。最好在超声下优化AVD，既要保证双室的持续被起搏，又要避免过短的AVD（详可参见本章第一节）。必要时可开启AVD的负滞后功能。

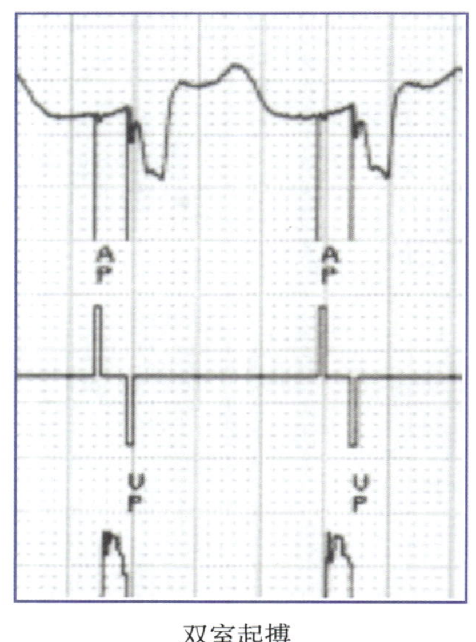

双室起搏

融合波

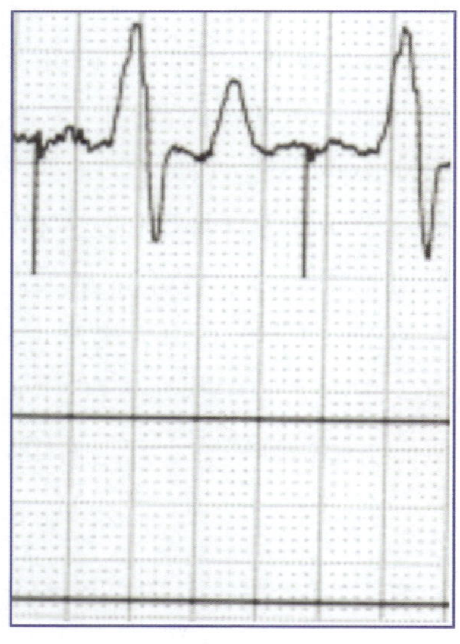

自身传导

图5-2-4 不同的AVD导致的结果

5. 设置较高的上限跟踪频率 心力衰竭患者易出现窦速。如MTR设置太低，则可能导致下列情况发生。

（1）起搏设置的短AVD将不起作用，引起：①如房室传导正常者，则由于部分自身心室下传而导致CRT失效。②如房室传导阻滞者，则AVD会不适当延长（图5-2-5）并由此导致二尖瓣反流。

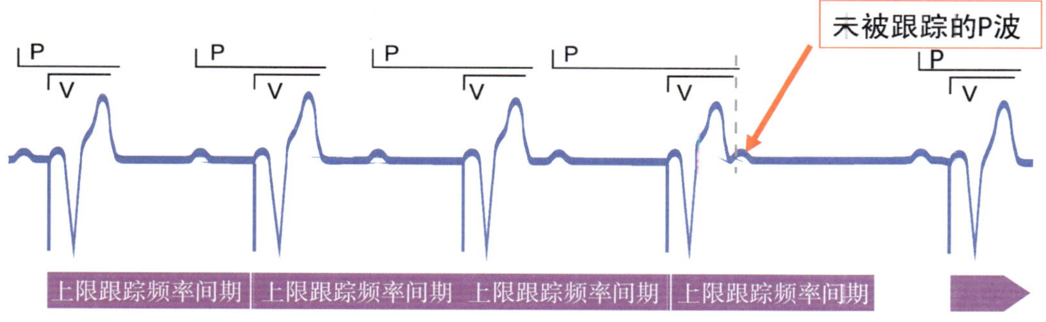

图5-2-5　如设置的MTR小于窦性心率，会导致CRT比例下降及房室不同步

（2）频发不能被跟踪或未下传的P波会引起房室失同步。因此，在CRT系统中，应设置MTR要明显大于预期的最大窦性心率。

6. 持续房颤患者的满意室率控制　房颤时心室多数情况下不能跟踪心房的电活动。这是由于：①房颤的f波振幅明显降低，很多f波心房电极不能感知。②房颤时f波频率太快（500次/分左右），对于落在心房不应期内的f波心房不能感知（落入AV间期及心室后心房空白期内的f波）或感知后不能触发房室间期，即不能被心室跟踪（心室后心房相对不应期内的f波）（图5-2-6）。③多数情况下心室都能快速下传，起搏器感知自身心室活动后不能再发放起搏脉冲，即使开启了房颤时保证双室起搏的程序（心室感知反应、心房跟踪恢复、房颤传导反应等），通常也都是融合波甚或伪融合波（原因见上述）。

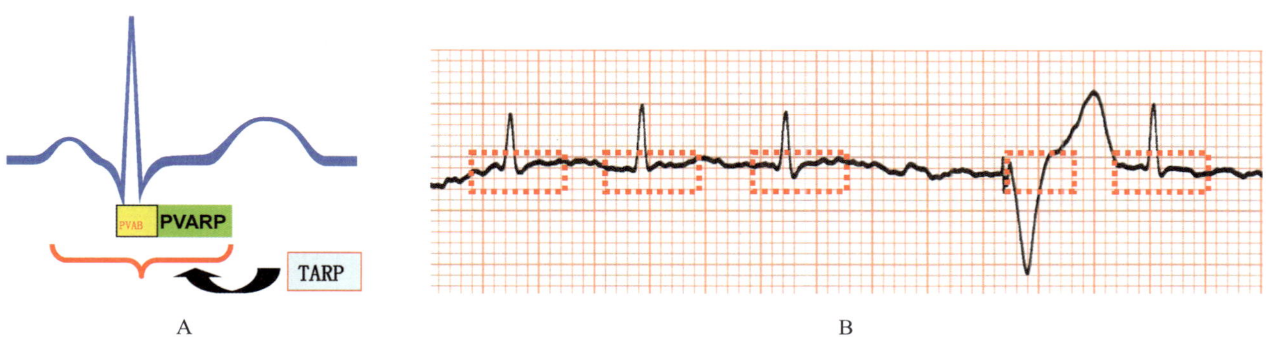

图5-2-6　窦性心律及房颤时的心房不应期

A. 总心房不应期示意图，包括房室延迟（AVD）+心室后心房不应期（PVARP），后者包括前半部分的心室后心房空白期（PVAB）；B. 显示TARP，TARP内的f波不会被感知，或感知后也不会触发AVD；另外，PVARP外的f波可能未被感知，也可能在感知后触发的AVD内发生了自身的心室下传；红色虚线方框显示心房不应期

因此针对永久性房颤患者，术前应评价术后双室起搏的比例。对室率较慢（如房颤合并高度或三度AVB）的患者，可采取术后加大药物剂量（β受体阻滞剂、胺碘酮和地高辛）以控制心室率，术后通过程控或Holter检查评估双室起搏的比例。值得注意的是，程控检查发现的双室起搏的比例包含了融合波，因此，可能会高估真正的双室起搏，此时需要进行Holter检查，分析其中真正的双室起搏所占比。如经上述药物治疗措施仍不能保证高的双室起搏，应果断进行房室结消融（有时应为首选）。笔者所在中心针对永久性房颤行CRT治疗者，如评估患者术后难以达到满意的双室起搏，则均在术中将左室及右室导线放置完毕后立即消融房室结（即术中一次性完成CRT联合房室结消融）。实际上，房室结消融后的规整室率也是减少患者心悸症状、提高每搏量、改善患者生活质量的一个有效方法。

（宿燕岗）

第三节　特殊临床情况下的处理

CRT与普通起搏器的主要不同点就是多了一根左室电极导线，当然，CRTD同时也具有ICD的所有功能。因此，其术后针对起搏系统本身的管理远较普通起搏器复杂。本节主要介绍膈神经刺激、左室起搏输出电压增高和左室导线重置几个特殊问题，其他诸如电击、心律失常的管理等可参考本书其他相关章节。

1. 膈神经刺激　与普通起搏器不同，CRT植入患者PNS更为常见。左室电极通常植入侧后静脉和后静脉，而左侧膈神经走行于心包表面，经过心脏的后壁和侧壁（图5-3-1），两者在分布区域上有重叠，在此神经附近起搏可能会导致其受到刺激，患者会出现上腹部跳动不适，呃逆、呕吐等胃肠道症状以及失眠、烦躁，甚至诱发或加重心力衰竭，严重影响生活质量甚至预后。CRT患者在起搏器植入或随访中PNS发生率在13%～37%。PNS与体位、呼吸以及心脏的大小、电极的移位均有关，并不一定出现在术中。时常能发现患者在术中无PNS，术后站立时出现PNS，可能与立卧位时心脏位置等有关，并非电极微脱位所致。

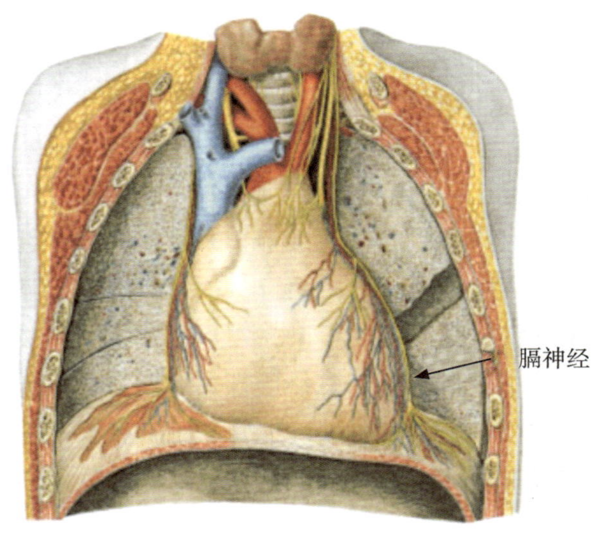

图5-3-1　膈神经走行示意图

PNS应当在术中尽量避免。在左室电极固定良好后测试阈值的同时应10 V输出了解有无PNS，如有，可以调节起搏极性重新测定，如仍不能避免，应当选择其他血管。如其他血管位置不佳或最延迟收缩的部位无其他可以选择的血管，或同样出现PNS，可以选择将电极导线向血管远端进一步推送或向近端回撤。一般固定良好的导线很难被推送到血管的更远端，而向近端回撤则容易出现固定不良和脱位可能，此时可以换用主动固定电极导线，如Medtronic公司的4195导线或带翼的左室电极导线如Medtronic公司的4396导线、Boston Scientific公司的4543导线。另外，双极导线、双阴极导线或四极导线是个很好的选择，前两者有4个起搏向量可以选择，而后者可以提供多达10个起搏向量，能有效避免PNS，降低起搏阈值。心脏静脉的远端往往靠近心尖部位，而有研究发现心尖部位起搏不利于血流动力学的改善，但不放置于静脉远端，固定往往不佳。四极导线能够实现将导线置于静脉远端，在固定良好的前提下实现基底段或中间段起搏，达到最大血流动力学改善的目的。如果PNS仍不能避免，可以测定起搏阈值和PNS的阈值，若PNS的阈值为5 V以上或起搏阈值的3倍以上也可以接受。

对于术后出现的PNS，应尽量通过转换起搏极性、改变起搏向量、减小起搏电压或同时增加脉宽来解决，但是部分患者PNS阈值与起搏阈值接近，减小起搏电压可能会导致左室的失夺获，影响CRT的正常工作，必要时需再次手术重置左室电极位置，包括选择其他诸如四极左室导线等措施。

2. *左室起搏阈值增高* 由于左室电极导线植入在静脉血管内壁，并非像右房、右室电极一样与心肌直接接触，加上易发生微脱位等，因此，左室起搏阈值增高的现象更加常见。

左室电极多置于后静脉或侧后静脉，常常会阻断局部的静脉回流导致心肌组织水肿，但由于其位于静脉远端、静脉侧支循环较动脉丰富，影响不大。某些导线，比如4195导线，伞叶张开后外径接近8 mm，可以植入较粗的静脉分支内，较大静脉闭塞可造成邻近部位心肌起搏阈值明显增高，且持续时间长。

左室起搏阈值增高会导致左室失夺获，此时双室不能同步起搏，心力衰竭加重，导致左室更加不容易被起搏，从而产生恶性循环。如明确左室无明显脱位，只是起搏阈值增高（高起搏输出时能夺获），此时建议提高输出能量，夺获左室后改善心功能，尤其是在植入初期，不少患者在心功能改善后左室起搏阈值会下降。当然，如经长时间观察左室起搏阈值不下降的话，应权衡利弊，决定是否重新调整起搏导线的位置。通常左室输出起搏电压阈值≤3.5 V是可以接受的，此时将左室输出电压调高至4 V左右，同时通过降低右房、右室的输出电压基本不会导致起搏器寿命的明显缩短。如果输出电压太高，将会明显缩短起搏器的使用寿命（图5-3-2）。

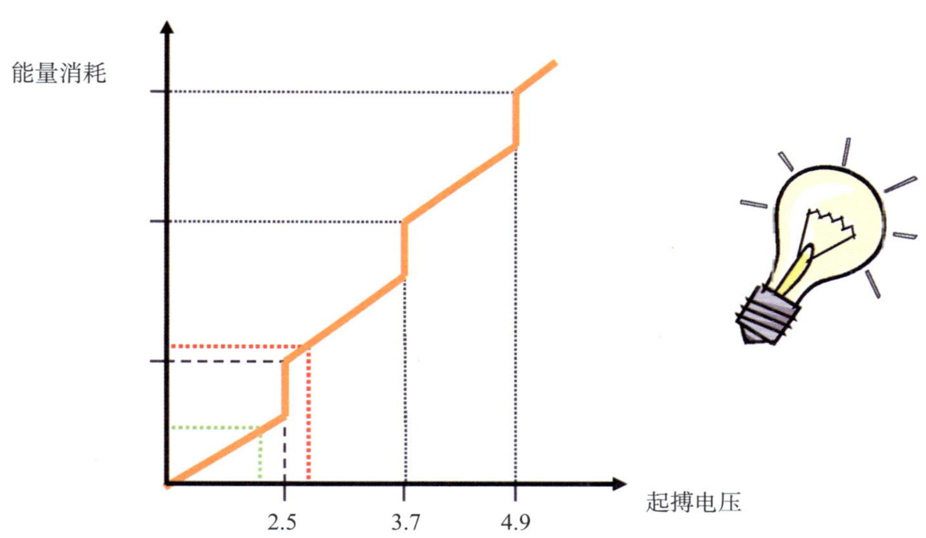

图5-3-2 输出电压与能量消耗之间的关系

如植入的为多极（双极或四极）电极导线，可通过程控不同起搏点及向量，观察是否存在起搏阈值较低的起搏位点，如存在，通过无创程控即可迅速解决高起搏输出问题。

另外，某些CRT具有左室阈值自动管理的功能，如Medtronic公司的C2TR01等，可开启此功能，以保证左室的持续夺获（图5-3-3）。

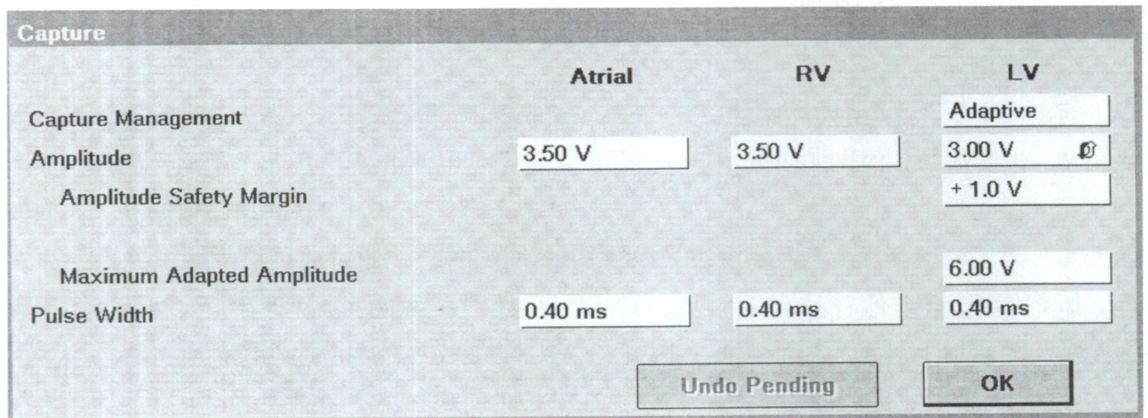

图5-3-3 左室起搏阈值管理功能的程控界面

3. *左室电极导线重置* 如上述，左室导线脱位率较普通右房、右室电极导线高。如发现明显的左室电极脱位，通常采取的方法包括：

（1）经静脉再次重置左室导线。可继续使用原来的左室导线进行重置，通常为植入1年内，否则左室导线拔除可能面临困难。只要不存在其他部位（如锁骨下静脉或上腔静脉）的严重粘连，导线如脱位到心腔内可能较容易移动。如导线拔除或囊袋内原导线分离困难（通常比较难分离，需要耐心、仔细），也可重新植入新的左室电极导线。此时建议再次行静脉造影，不能只单纯依靠初次植入时的静脉造影影像，因为左室导线植入后通常所在分支静脉会发生闭塞，侧支循环的形成会使原静脉造影的影像发生变化。另外，如因为原来靶静脉比较平直导致脱位等，建议使用具有主动固定功能的左室导线，如Medtronic公司的4195导线，以确保植入后不会再次发生脱位。

（2）如初次植入时就发现靶静脉植入非常困难、其他可选静脉不多等原因，预测再次植入仍然存在脱位可能的话，建议选择外科心外膜导线植入。如患者存在持续房颤，亦可考虑左室心内膜起搏。

（3）如植入后数年发生导线脱位或起搏阈值明显升高等，患者心脏功能良好，心脏超声指标满意时，也可选择暂时不进行左室导线重置，待脉冲发生器电池耗竭时再一并将脉冲发生器和左室导线更换，以避免多次手术带来的创伤。前提是密切随访患者的心脏功能。

（秦胜梅）

第四节 重视脉冲发生器反映心功能参数的指标

CRTP/CRTD系统除了能改善心功能外，尚能对心功能进行长期监测和评价，包括监测肺水肿（通过测试经胸阻抗）、心率变化（静息、夜间心率及HRV）、患者活动度、双室起搏百分比、房性快速心律失常（房颤负荷及房颤时心室率）等，通过程控分析仪或无线网络，可调出这些参数进行分析，为植入ICD/CRT后心力衰竭的管理提供了一个很好的工具。本节就此进行讨论。

1. 心力衰竭预警　明确区分心力衰竭的有无有时并非易事。目前尚少有客观的心力衰竭诊断标准。NT-proBNP有需要抽血、费用高、特异度问题（房颤、肝肾功能不全以及AVB患者亦增高）、不能区分左心衰还是右心衰等不足。常用的胸片、ECG和UCG等检查也存在特异度问题，如心影增大、心室扩大和射血分数（EF）降低等与NYHA心功能分级之间缺乏直接关联。

心力衰竭患者病情的加重十分隐袭，早期不易察觉，当心力衰竭到一定程度时因心输出量的下降导致肾脏灌注减少和胃肠道淤血，出现气急、尿少、水肿、食欲缺乏，使药物（尤其是利尿剂）经胃肠道吸收明显减少，随血流到达肾脏的药物更加减少（因肾脏代偿性灌注减少）。口服利尿剂效果往往明显下降，全身淤血加重。这时常需急诊住院予静脉药物（如利尿剂和正性肌力药物）后才能缓解病情，由此增加了患者的住院率及相关费用等。因此，临床上需要一种心力衰竭的监测技术，它能够在心力衰竭症状加重与体征出现前报警，提醒患者及时就医调整治疗，把心力衰竭的恶化阻止在萌芽中。

Medtronic公司在2004年其InSync Scentry系列中采用了OptiVol™心力衰竭预警装置，以协助植入CRT的患者及时发现肺水肿的先兆，并提醒患者及时去找医师采取相应措施，以期打断心力衰竭的恶性循环过程。其工作原理是利用水的良好导电特性，通过测量植入的脉冲发生器和电极导线顶端之间的胸腔内阻抗变化来判断肺内积水情况，从而间接判断心脏功能状态（图5-4-1）。当心力衰竭患者液体潴留加重出现肺淤血时，胸腔内阻抗下降。早期研究（MIDHeFT研究）表明，胸内阻抗的降低与肺毛细血管楔压降低及液体平衡呈负相关，其预测心力衰竭再住院的灵敏度达76.9%，假阳性率为1.5%，预警时间能比心力衰竭症状的出现提前15.3天±10.6天。与无Optivol™功能的CRT对照组患者相比，经胸阻抗监测能使心力衰竭患者的再住院率减少58%，住院天数减少44%，减轻了患者的医疗费用。

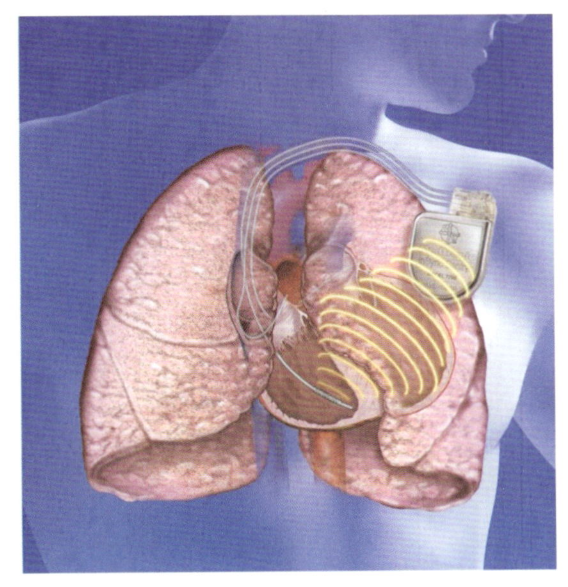

A

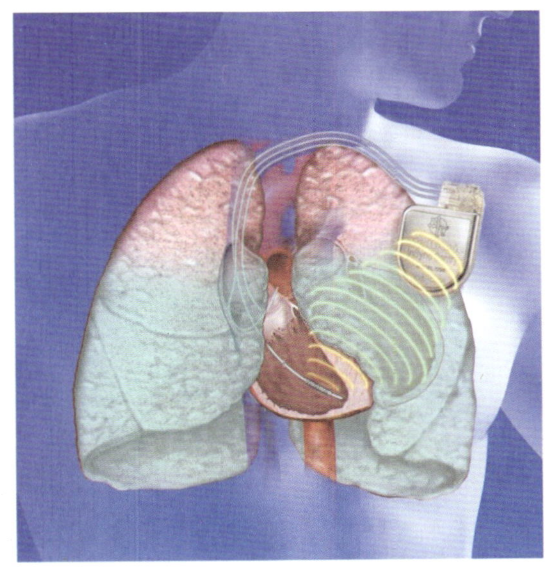

B

图5-4-1　经胸阻抗测量的示意图

A. 无肺淤血，肺部水肿消退，胸腔内阻抗增加；B. 肺淤血，液体在肺内积聚，胸腔内阻抗下降由于囊袋处于阻抗监测回路的范围内，为避免术后早期囊袋水肿等因素对经胸阻抗测试的干扰，OptiVol™功能需在手术三四天后启用。动物实验的数据表明右心室电极的具体位置不会影响阻抗的测量。虽然理论上体位可能会影响阻抗的测量，但每天测试的时间持续5 h（从每天12:00至17:00，这一时间段的经胸阻抗与心功能关系的相关性最强），每隔20 min自动测量从机壳自右室线圈的阻抗，然后将即时测得的阻抗与其自身参考基线进行比较，全天采样64次，再计算出平均值作为实测值。由于采样测试的时间跨度大，因此可以将呼吸及患者体位对阻抗值的影响降到最低。

阻抗取自最近4天每天阻抗值的平均值，是一个相对滞后的阻抗趋势，反映患者的胸腔基本阻抗状态。OptiVol™指数的计量单位为ohm/d，定义为每天平均阻抗与参考阻抗相比下降的幅度（ohm）（升高则不计算）。OptiVol™的阈值可以通过程控来设置，表示对于个体患者可能具有临床意义的阻抗水平。基于MIDHeFT的研究数据，OptiVol™阈值被程控为60 ohm/d，但它可以在30～180 ohm/d调整，其设置主要是根据患者对肺内液体潴留耐受性的判断及医师决定对患者进行干预的病情状态（图5-4-2）。

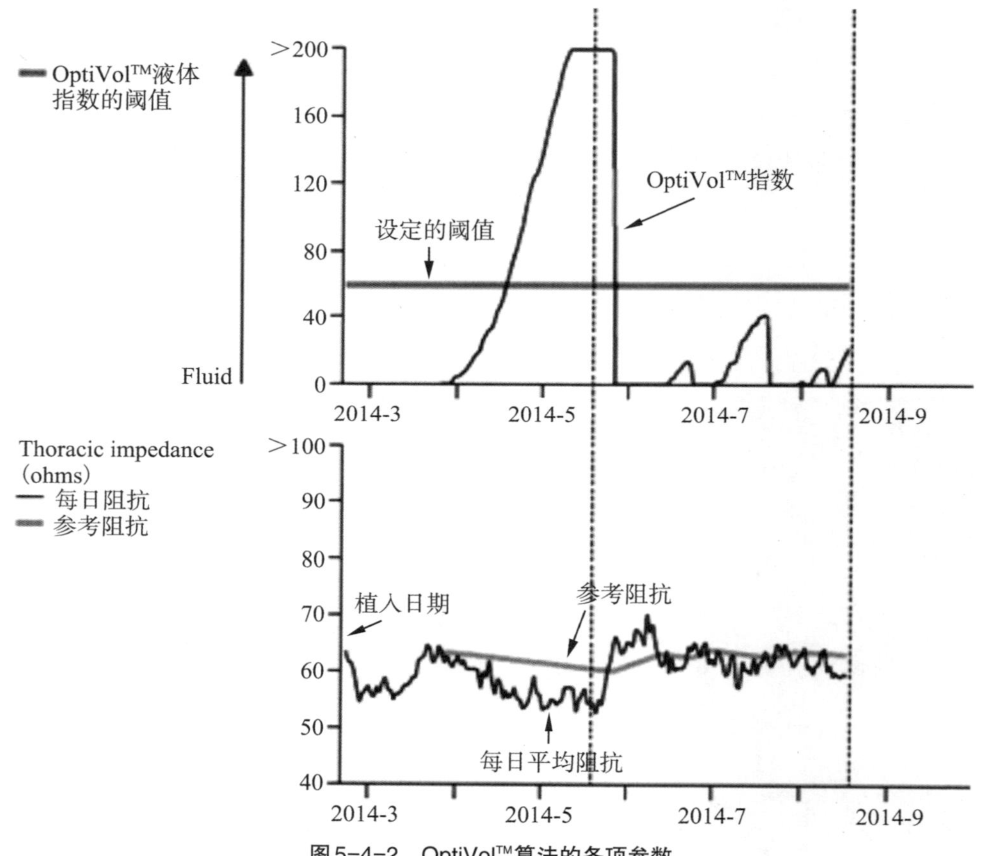

图5-4-2 OptiVol™算法的各项参数

可能会影响经胸阻抗计算的几个因素：①胸腔内的病变，如肺炎或胸腔积液，可能会降低阻抗测量值。但不会受植入区域以外的充血状态，如腹水等的影响。②肺中空气容量增大可以增加胸腔阻抗测量值。在设置阈值和心力衰竭诊断时应考虑这些疾病对经胸阻抗的影响。

阻抗自动监测实际上为医师提供了观察肺内淤血程度变化的图形。胸内阻抗自动报警与NT-proBNP的增高相关，可易化心力衰竭患者的管理，对肺淤血的判断也由听诊变为“视诊”。与下述的心率、心率变异性等不同（是靠房室电极的感知或起搏计数来判断，需医师程控调出），心力衰竭预警是靠测定胸内阻抗来主动提醒患者及时就诊。它改变了以往临床上被动处理心力衰竭患者的局面，使心力衰竭的治疗提升到能主动监测病情、主动治疗的“管理”阶段。

2. 白天和夜间心率 心率增高反映了交感神经的兴奋，是心力衰竭的代偿机制，提示心功能的恶化。CORDIS试验发现静息心率>90次/分的人群中发生全因和心血管疾病的死亡风险明显高于静息心率<85次/分的人群。夜间心率是静息心率较好的替代。在夜间0:00至4:00平均心率最低。白天和夜间休息心率随心力衰竭加重而增加，而白天和夜间心率的差异随心力衰竭加重而减少（图5-4-3A）。其中，夜间心率的采样取决于每次随访时程控仪的时间，测量均为非不应期的心室间期事件。夜间心率趋势图通过显示患者平均夜间（0:00到4:00）心率的向上或向下变化趋势来表明心力衰竭疾病的变化情况（图5-4-3B）。

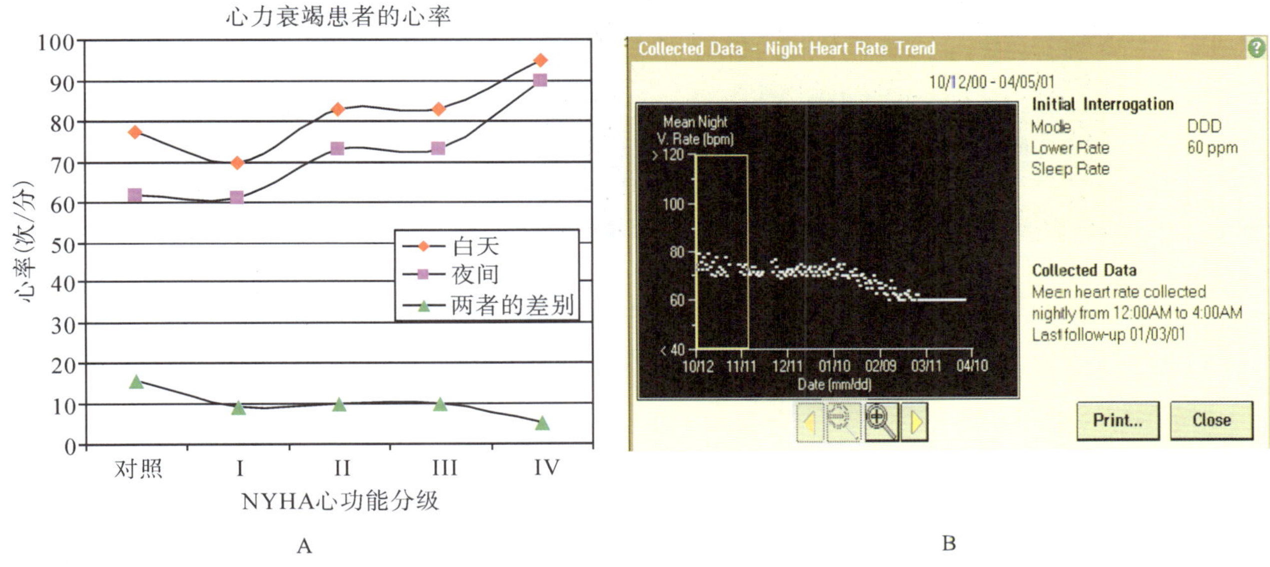

图5-4-3 心率与心功能的关系及程控界面

A. 日夜间心率与心功能的关系；B. 程控界面显示夜间心率变化

3. 心率变异性 HRV指连续出现的QRS波间期变化情况。HRV的大小实质上反映神经体液因素与窦房结相互作用的平衡关系，也就是反映了自主神经系统中交感神经活性与迷走神经活性及其平衡协调的关系。在迷走神经活性增高和（或）交感神经活性减低时HRV增高，反之则相反，且迷走神经活性的强弱对HRV的影响尤其重要。据研究，电刺激迷走神经时HRV增高，切断迷走神经后HRV即消失；而刺激交感神经使血中儿茶酚胺同步升高时HRV相应下降。

心率变异性是目前评价自主神经系统活性及其调节功能的定量、无创、可重复指标，它的降低是慢性心力衰竭不良预后的独立危险因子。监测长期的HRV能够为心力衰竭患者再住院提供重要的预测信息，但因该指标缺乏简易的长期监测方式未被广泛应用。近年来，随着植入设备的发展，测量长期的心率变异性成为可能（图5-4-4）。在CRTP/CRTD中，通过起搏器感知到的5 min心房-心房间期的中位值［SDAAM，与心电图标准时域分析中的5 min均值窦性间期标准差（standard deviation of 5 minute average of normal to normal interval, SDANN）的计算方法基本相同］来判断HRV。有两种计算方式获得：①计算时间差异，SDNN（standard Deviation of all Normal to normal interval，所有窦性间期标准差）、SDANN。②计算频率差异。HRV滚动收集了6个月每天的心率变异值。该测量基于非不应期的心房感知事件之间的间期。在心房高频事件时的心房事件之间的间期都应被排除在外。如果患者的心房起搏事件或者心房高频事件的比例超过当天的80%，则当天的HRV不会被收集。

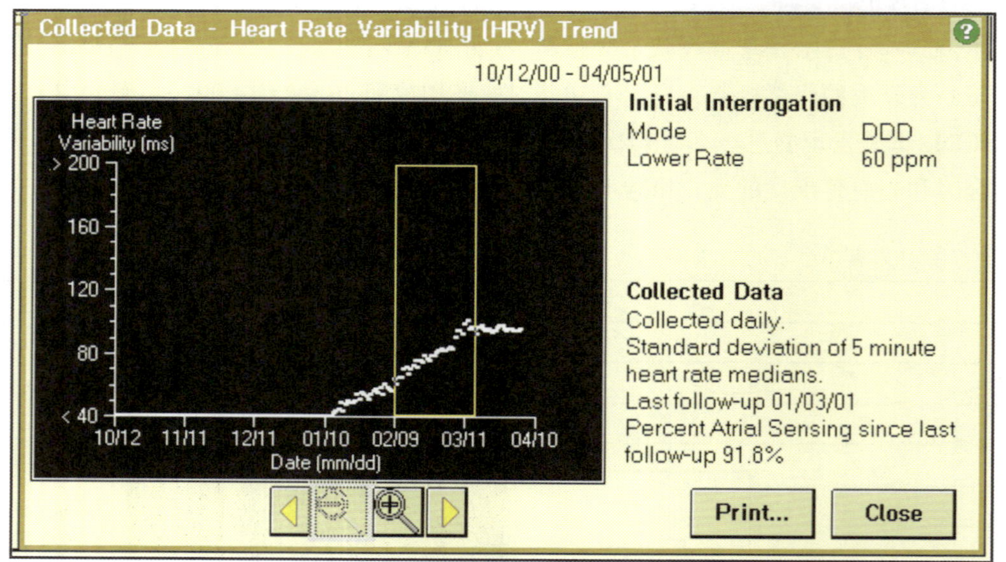

图5-4-4　显示HRV长期监测的程控界面

研究证实SDNN、SDANN降低与心力衰竭加重相关（图5-4-5），SDNN是全因死亡和心力衰竭死亡的独立预测因子，SDANN下降对CRT患者预测心力衰竭再住院的灵敏度可达70%，且SDANN＜50 ms持续超过4周者死亡率增加近3.2倍。

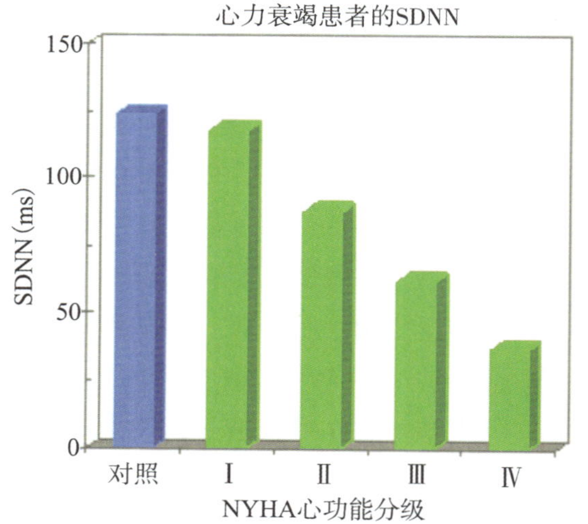

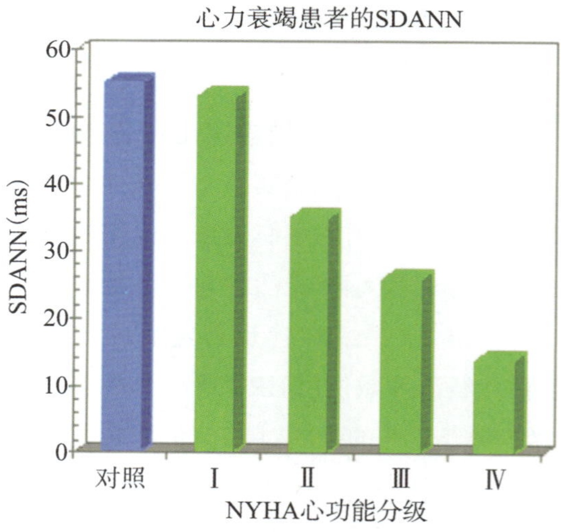

图5-4-5　SDNN、SDANN降低与心力衰竭（HF）加重相关

［资料引自Casolo G C, Stroder P, Sulla A, et al. Heart rate variability and functional severity of congestive heart failure secondary to coronary artery disease[J]. European Heart Journal, 1995, 16(3): 360-367］

现在各家起搏器公司的CRT、CRTD均具有HRV监测功能。

4. 患者活动度监测 NYHA心功能分级具有明显的主观性，而活动度趋势图则是一个客观和直观地测量一段时间内患者活动度水平的指标。它运用体动感受器去测量患者的活动情况，滚动记录6个月中患者每天的活动时间。每一分钟患者的体动感受器计数都会被累加，如果在某1 min累计的计数达到或超过了设定的计数阈值（如1 min内连续走70步），则认为在那1 min患者是在活动状态。患者活动度是指每天每分钟活动量超过60～70步的总小时数（图5-4-6）。

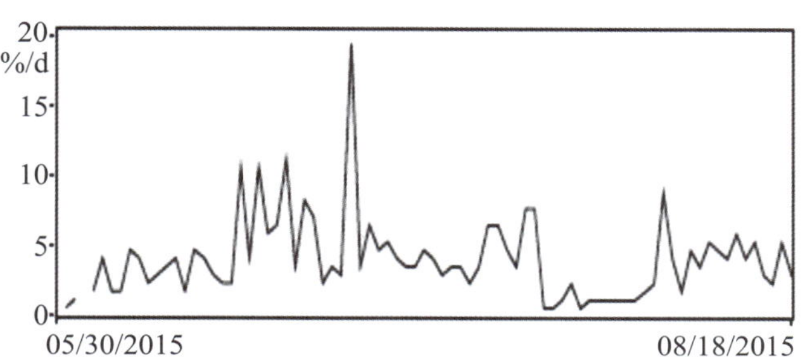

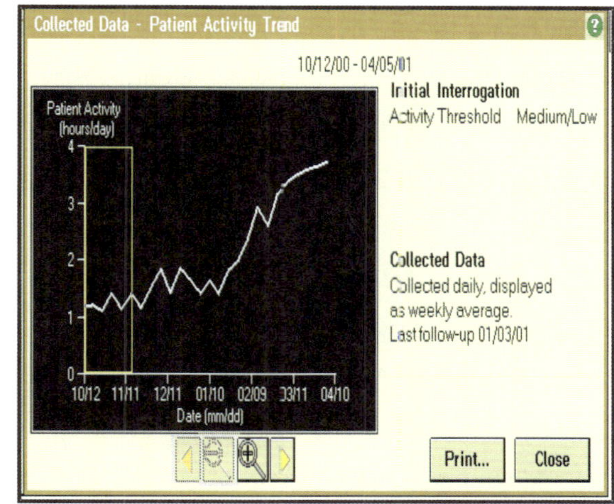

图5-4-6 患者每天活动度监测折线图

左图显示患者活动量的波动，而右图可看到患者的活动量逐渐增加

Adamson发现，CRT患者在心力衰竭再住院发生之前，植入器械记录到其日常活动度下降。Braunschweig等研究发现患者活动度的减少可预测心力衰竭的加剧。日本最近一项研究也显示，日常活动≤4 889.4步/天的心力衰竭患者死亡率增高约2.28倍。

传统的活动度监测基于起搏器中体动传感器提供的数据，但其并不能完全真实地反映患者活动的变化情况。比如较为颠簸的汽车可能引起体动传感器的计数，而缺少相对运动的活动方式如自行车又往往难以启动体动传感器工作。近年来St. Jude Medical公司采用一种新型算法，将起搏器体动传感器数据与患者自身心率按一定加权比例组成一组新的数据，能有效地避免之前由单一体动传感器提供数据的缺陷，使起搏器对患者活动度的监测评估更接近于真实情况。

由于该项指标个体差异性大、影响因素多且受主观因素影响较大，缺乏大规模的研究数据支持，对于心力衰竭再住院的预测价值有待进一步证实。

5. 双室起搏比例 显示双室起搏比例是决定CRT疗效的关键，目前所有CRTP/CRTD的程控界面都能显示双室起搏比例（图5-4-7），双室起搏比例最好是100%。如发现双室起搏比例低，一定要寻找原因，诸如AVD不合适或室性期前收缩太多或发生房颤等。值得注意的是，如开启诸如VSR等功能，融合波并不计算在总双室起搏比例中（分别记录到R事件或event episodes里），以利于随访时区分真正的双室起搏，避免高估了双室起搏的比例。

Diagnostics Summary	Since 12 Jan 2016
AP	9,1 %
BP	>99 %
AMS Episodes	0
Mode Switch	0%
AT/AF Burden	0%

图5-4-7 双室起搏比例程控界面

6. 房颤负荷　脉冲发生器能根据心房电极感知到的心房除极波的频率及持续时间做出心房颤动的诊断。脉冲发生器对“房颤”的定义可有不同的程控设定。多数临床研究都将心房率＞200次/分，且持续至少6个RR间期作为诊断房颤的标准，这与房颤时心房波腔内振幅较低，容易漏感知、总心房不应期内的f波不会被感知或不应期内感知不会参与计数等有关。因此，若设定诊断房颤的频率过高，则容易发生漏识别的房颤事件。Carlioz等于2001年发表于*Europace*的研究报告显示，起搏器统计房颤事件的特异度为100%，灵敏度为90%。

房颤在心力衰竭患者中的发生率为10%～50%，并随着心力衰竭严重程度的增加而增加。目前CRT主要应用于窦性心律的心力衰竭患者，但欧洲CRT植入者中约1/5患者合并永久性房颤。另外，部分患者术后随着疾病的进展也会发生房颤。

发生房颤时，多种原因会导致心室起搏比例明显下降、心功能恶化：①感知房颤波后，由此触发的AVD内可能发生了经自身房室交界下传QRS波，后者被心室电路感知而抑制心室脉冲的发放。②TARP外的f波并非都能被感知，因为房颤波的腔内振幅较低，因而容易被常规设置的心房感知灵敏度漏感知，不能及时转换模式。③房颤时超过起搏器设定的频率发生模式转换，起搏器以DDI模式起搏，起搏频率一般为下限起搏频率基础上加10次/分，房颤时如心室率高于起搏频率，将会抑制心室脉冲发放，导致起搏比例下降。④提高双心室起搏比例的算法，如VS后触发双室起搏，通常都是假性融合波，并非真正的双室同步起搏。因此，房颤时实际双心室起搏比例低，且常低于起搏器记录的双心室起搏比例。心力衰竭患者发生房颤容易并发血栓栓塞事件，导致预后不佳。

目前国内植入的CRTP/CRTD均有记录房颤负荷的功能，包括房颤发生的时间、次数、持续时间，以及房颤时的心室率。房颤的诊断设置与普通起搏器相同，CRTP/CRTD将上述事件自动汇总，画成折线图、散点图或条形图（图5-4-8），帮助医师了解房颤（尤其是无症状阵发性房颤）的发作频繁程度，结合既往的记录，临床医师决定是否给患者应用或调整抗心律失常药物以及及时应用抗凝药物。另外，了解房颤发作时的心室率有助于决定是否调整β受体阻滞剂和地高辛的剂量或是否开启确保双心室起搏的诸多功能。

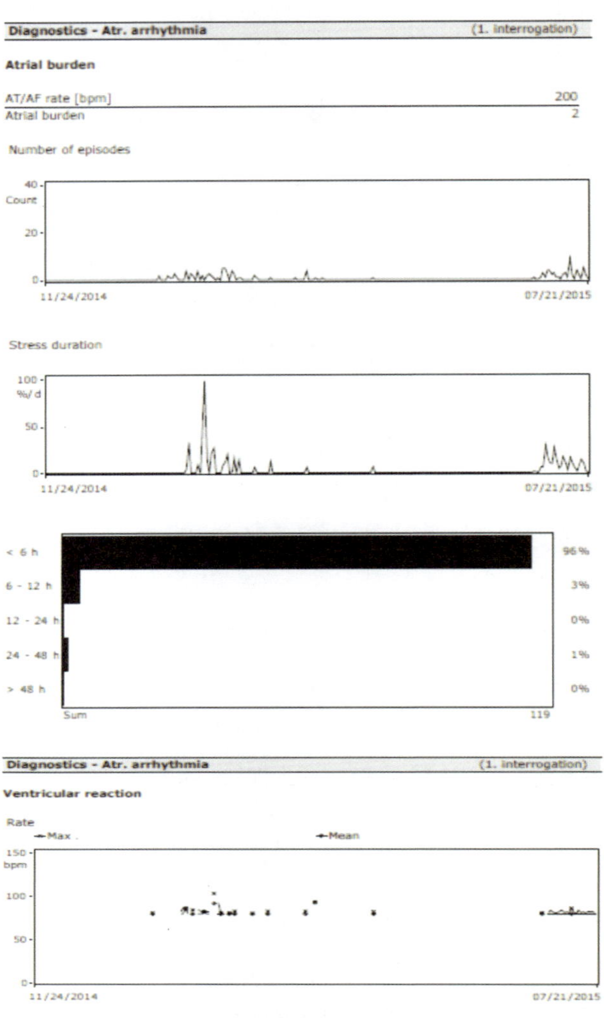

图5-4-8　起搏器程控房性心律失常界面，可见房颤发生次数和持续时间的曲线图以及房颤发生时间的柱形图、房颤时心室率

CAREHF研究证实，CRT植入器械记录到房

速/房颤的患者，其心力衰竭再住院率提高2～4倍，房速/房颤大于每天6 h的持续天数与心力衰竭再住院率呈正相关，新发房颤对心力衰竭再住院的发生也有一定的相关性。

虽然已有大量研究证实心力衰竭患者室率和节律控制的疗效相似，但是针对植入CRT的患者更应强调节律控制，以保证真正的双室起搏并能进行AV和VV间期的优化。针对阵发性房颤患者，尽量采取节律控制措施。随着术后心功能的改善，有患者能减少AF发作甚至长期维持窦律。对持续性或永久性房颤不准备采取节律控制措施的患者，不少学者采用较大剂量β受体阻滞剂降低心室率以获得较大比例的心室起搏。但实际上，一方面心力衰竭患者很难耐受大剂量的β受体阻滞剂；另一方面，即使静息状态下能显示100%心室起搏，也不能确保患者在活动时、交感神经兴奋状态下心室仍然完全被起搏，因为此时自身房室传导速度加快。因此，目前多主张进行房室结消融，房室结消融后能保证100%双室起搏；另外，尚能使RR间期变得规则，平均每搏量提高，减轻心悸不适症状。MILOS研究显示房室结消融后CRT疗效与窦性心律者相似，优于未消融者。荟萃研究亦显示，对行CRT的房颤患者，房室结消融可以显著改善长期生存与降低心血管死亡风险，并改善NYHA心功能分级。目前证据支持对行CRT的房颤患者，房室结消融应作为联合治疗策略的基本步骤实施。

7. 远程监护　起搏器已不再仅有简单的起搏治疗功能，更拥有丰富的诊断功能，如上文所述。经胸阻抗监测、心率变异性、患者活动度监测、房颤负荷、双心室起搏比例等，能为部分心血管疾病提供及时的相关信息与预警。因为信息量较大，很难做到对上述事件一一预警，例如目前Medtronic公司选择根据OptiVol™指数预警，通过预警音通知患者需要及时就诊，但由于预警早于临床出现相关症状，不少患者并不重视或报警时患者睡眠或听力下降，听不到报警，致贻误最佳治疗时机。因此，如何及时让医师了解患者的情况而不增加患者和医院的随访负担成为目前起搏器的发展方向。

1971年，最早由Furman等应用经电话传输（TTM）对安装起搏器患者进行监测随访，之后一直被用来对植入起搏器患者进行远程监测。然而，TTM只能评估电池状态和心房、心室夺获及感知功能等基本信息，无法对植入设备功能异常和参数设置进行评估，因此限制了TTM的应用。Home Monitoring™（HM, Biotronik公司）家庭监测技术从2000年始在临床上使用，这是一个远程监测系统，主要包括具有无线传输功能的体内植入设备，远程传输设备CardioMessenger（CM）以及信息服务中心。CM通过GSM网络自动传送信息，通常是在夜间或发生心血管事件的情况下进行，医师或技术人员可以登录网站随时查看患者的基本状况及治疗数据。当患者发生报警事件，例如室快速性心律失常触发电击治疗，或当电极阻抗超过安全范围等，信息服务中心会将本次事件通过传真、电子邮件或短信方式告知医师。CM可以随身携带，适用于有GSM网络的任何国家和地区，极大地保证了患者的安全。Medtronic公司目前所有系列的CRTP/CRTD均可以通过患者主动监测，在有mylink远程监护系统的地区进行信息无线传输和远程随访监测，其余过程与Biotronik公司类似。

多项研究已经证明了远程监控系统在设备故障、心律失常和心脏衰竭等方面远程监测的可行性和可靠性。相关的临床研究可参见第六章。

但是家庭监测系统同样存在“假阴性”的问题。Horae-ICD研究评估了家庭监测系统提供信息的灵敏度和特异度。该研究纳入了271名植入ICD的患者，并分析了908份Home Monitoring™系统传递的数据。结果显示，有14%的病例出现“假阴性”的结果。作者对于如何避免假阴性结果给出了以下意见：①不要放弃首次常规随访。②当患者已经出现了起搏阈值的问题时，不能够放弃常规随访。③在患者住院后立即给予常规的院内起搏器程控检查。④当ICD识别出心律失常事件时，要召回患者接受常规的程控检查。⑤如果患者主诉出现症状，医师需要召回患者接受常规起搏器程控。回顾性分析显示，如果按照以上的要点对患者进行监控，能够有效地避免由于假阴性结果对Home Monitoring™远程监控系统带来的干扰。RIONI研究评价了家庭监测系统提供的IEGM信息，结果表明，根据家庭监测系统检测提供的IEGM信息，对不适当放电诊断的正确率为95.4%，对心动过速诊断的正确率为93.4%。然而，“假阴性”依然存在，IGEM信息对放电治疗是否合理的判断存在7.1%的假阴性，而诊断心律失常时为12.4%。

虽然目前植入的ICD/CRTP/CRTD几乎都具有上述诊断心力衰竭的相关参数，但真正被临床医师使用的并不多，尤其是国内。如上述，已有多个临床研究显示这些指标（尤其是观察多个指标）反映心力衰竭的特异度较好。充分利用装置的这些诊断功能，可明显提高患者心功能并具有降低心力衰竭死亡的作用。植入医师应重视和充分利用这些指标，以更好地管理植入CIED后的心力衰竭患者。

（秦胜梅）

第五节 CRT无反应患者的处理

CRT无反应是一个棘手的临床问题，尤其是在国内。由于CRT昂贵，政府医疗保险覆盖比例很小，绝大部分费用需要患者自己支付，加之国内紧张的医患矛盾，如遇到CRT无反应者，植入医师会面临很大的压力，也不利于今后CRT工作的推广和开展。因此，如何处理CRT无反应者，是一个非常重要的现实临床问题。

一、CRT无反应的定义和发生率

如何定义CRT“有、无反应”仍然是一个尚未完全达成一致的问题。评价心力衰竭疗效最可靠的终点是全因病死率，大型随机对照试验都是以死亡、心力衰竭住院或两者联合事件等为硬终点。CRT有效应是指对以上这些终点事件的发生有降低作用。但实际上，这仅是评价大规模临床试验的可靠指标，评价每一名具体患者时显然并不适用。目前用于评价心力衰竭患者疗效的其他替代终点指标包括：住院次数、6 min步行距离（6MWD）、NYHA心功能分级、生活质量（QoL）指数、LVEF、左室收缩期末容积（LVESV）减少程度和最大氧耗量等。这些替代性指标有些是主观的，如NYHA心功能分级、QoL指数等，而有些是相对客观的，如LVEF和LVESV减少程度等。

目前存在的主要问题包括：①替代终点与终点指标（如死亡率）的相关性仍不清楚。②主观性替代指标（NYHA分级、QoL指数）受患者情绪、心理、不同时间等的影响较大，可重复性差，其可靠性究竟如何尚存在问题。③某一个替代终点“无反应”，是否另一个替代终点也“无反应”？多少个替代指标为标准（指标越多，越高估无反应比例）？这些都会影响对CRT有无反应的判断。④对主观指标"无反应"是否对客观指标也"无反应"？临床实践中经常发现上述主/客观指标相关性很差、NYHA心功能分级明显改善的患者，其LVEF并未改善。此类患者应归为"有反应"还是"无反应"？⑤心力衰竭患者的血流动力学是一个不断波动的过程。病程中发生急性心力衰竭时会导致主、客观指标的明显下降，而心力衰竭纠正后上述指标就会有较大的改善，评价点的不同会明显左右结果。⑥相对于NYHA心功能分级Ⅲ～Ⅳ级患者，NYHA心功能分级Ⅰ～Ⅱ级患者主观指标的改善通常并不明显。

现有的不同临床研究评价CRT无反应的指标不尽相同。总体来说，目前业界认可的CRT无反应标准为：CRT术后6个月时，NYHA无改善甚至恶化；LVESV缩小比例≤10%～15%或LVEF增加＜5%。目前认为心脏机械结构变化优于临床症状变化。左室的逆重构是最重要的替代死亡率的指标，左室容积的减少与事件的降低明显相关（尽管其测量存在一定的误差）。

尽管如此，上述评判标准也有不少问题：①与高血压等的临床研究不同，心力衰竭是一个不断恶化的进展性疾病，能延缓心力衰竭进展的疗法在某种程度上讲就是有效的治疗措施。如果某种干预使其在相当长的时间内不恶化，或保持稳定，理应看作是"有反应"。左室收缩期末内径（LVESD）未增加或减少程度不到15%被定义为"无反应"可能过分严格，因为此时CRT已经延缓了左室的重构恶化过程，实际上已经"有效"了。目前判断有反应的标准是CRT不但需要延缓心力衰竭的进展，且需要逆转心力衰竭的进程。②CRT有无反应及其程度具体患者肯定不同。如应答范围分为"改善、无进展及恶化"可能更加具有针对性。

以往多数研究显示，CRT无反应率在30%左右。这是在CRT入选标准较为宽泛时（QRS＞120 ms即可，无论束支传导阻滞类型）的结果。实际上，近年由于CRT入选标准的更加严格（Ⅰ类适应证为左束支传导阻滞，QRS≥130 ms），因此目前Ⅰ类适应证患者的CRT无反应率肯定低于30%。当然，如非左束支传导阻滞的CRT患者，其无反应率仍然偏高。

二、CRT无反应的处理

针对CRT无反应者，必须努力纠正CRT无反应状态，改善患者心脏功能，但总体处理比较棘手，也难以对所有CRT无反应者均奏效。治疗方法包括对患者的管理、装置的调整和考虑实施其他有创治疗措施。

1. 患者的管理

（1）要做好耐心的解释工作。非常重要，尤其是对无反应者，能缓解患者及家属的不良情绪。实际上，CRT术前一定要进行充分的沟通，要告知CRT适应证患者的不良预后（相当于恶性肿瘤，5年生存率50%左右）和目前所有疗法的局限性（包括心脏移植）。CRT的确是一个积极、有效的治疗方法，但疗效的取得并非100%，尤其是对终末期的长期心力衰竭患者。要使患者及家属对所患心力衰竭疾病的严重性及CRT疗效的预期有一个客观、切合实际的认知。如此，如CRT效果不好，也更容易接受些。

（2）要努力寻找本次心力衰竭的原因，包括药物使用情况、是否存在快速心律失常和肺部感染等。明确原因后对症处理。一定要清楚患者的服药情况，不少患者自行停药（如停用利尿剂）或加大药物（β受体阻滞剂）剂量，由此导致心力衰竭的加重。术者应亲自随访植入CRT术后患者，调整器械及药物治疗方案，这一点至关重要，因为其他医师一方面不了解CRT的工作参数等，另一方面对患者的关注度肯定不如手术医师，尤其当这些患者接受CRT治疗后。

（3）要采取预防房性和室性快速心律失常的措施，包括药物及消融，参见本章第二节。

（4）治疗心力衰竭的药物调整。药物是心力衰竭治疗的根本，应优化患者的药物治疗及剂量，如逐渐增加β受体阻滞剂和阻断RAAS系统的药物剂量等，详见本章第七节，在此不再赘述。

2. 装置的管理　应针对植入的CRTP/CRTD装置本身进行管理。管理的内容包括两方面。

（1）优化AV和VV间期。每个患者由于心脏病变范围及程度、传导阻滞类型、左室电极导线位置、电极周围心肌瘢痕分布及左右心室电极之间距离的差别等，其最优的房室传导时间、左右心室发放脉冲的时间（VV间期）等肯定不一样。理论上讲，应对所有CRT术后患者都进行AV/VV间期的优化，但由于比较费时，在大的植入中心并不能做到，除非CRT脉冲发生器具有“一键式”优化的功能。但对于CRT无反应者，进行间期的优化是必须进行的一个治疗方法，能够改善部分患者的无反应状态。具体可参见本章第一节。

（2）调整参数的设置，提高双室起搏的比例。显然，高比例或100%的双室起搏是保证CRT疗效的前提。提高双室起搏比例的方法参见本章第二节相关内容。

3. CRT无反应的其他有创处理方法

（1）血运重建。如明确证实存在缺血的存活心肌，应进行血运重建［包括PCI和冠脉搭桥术（CABG）］。欧美植入CRT的患者缺血性心肌病占80%左右，而我国只占20%左右，原因比较复杂。心肌梗死后LVEF＜35%的患者，行CRT的疗效较差，同样，对这些患者进行血运重建改善心功能的效果也往往并不理想，主要是瘢痕负荷太重而存活心肌/可工作心肌较少的缘故。

（2）外科方法。包括瓣膜的外科手术（如重度的二尖瓣关闭不全等）、心脏移植和左室辅助装置等。需要评价外科手术的风险（低LVEF的手术风险大）及可能的术后疗效。心脏移植主要问题是供体稀缺、昂贵及术后排异等，笔者所在中心曾有2例患者CRT术后效果不佳进行心脏移植的患者，短期效果很好。LVEF＜35%的患者进行二尖瓣修复/置换术的风险较大，可在改善CRT反应状态后再考虑外科手术，也可采取介入修补二尖瓣的方法（Mitraclip系统）。左室辅助装置国内尚未开展。

（3）增加左室一个起搏位点。CRT的最重要机制就是恢复左室内的电-机械同步性，故左室快速一致的迅速除极至关重要。CRT无反应的原因多与未能很好解决患者的左室失同步性有关。左室的单点起搏有时并不理想，增加左室一个起搏位点理论上能够使整个左室的激动更加快速和生理，增加双室电-机械活动的同步性。该方法也可称为左室多部位起搏（multisite pacing, MSP）。

可以分为初次植入时就选择MSP或CRT无反应后再选择MSP。现有的个案及小规模的研究多显示与传统的双室起搏相比，MSP后的左室同步性改善，无反应率下降。显然，所有CRT适应证患者都进行MSP起搏是不必要的，也是不可能的，毕竟MSP手术较复杂、耗时、曝光多、手术成功率较传统CRT低（70%左右）且术中及术后并发症可能增多（包括感染、PNS等），而传统的双室起搏后多数患者的疗效是满意的。因此，对CRT无反应者再选择MSP可能是更加合理的。

由于目前市场上无多接口脉冲发生器，选择MSP时必须使用Y型适配器（Y-adaptor）以并联两根左室电极导线。而使用Y型适配器存在弊端（阻抗下降并由此导致耗电增加、囊袋内异物增多等）。另外，国内Y型适配器已不能使用（注册证过期）。因此，目前国内MSP只适用于持续心房颤动患者，此时将心房孔内的原心房导线移除，把新植入的左室电极导线插入脉冲发生器的心房孔内。图5-5-1所示为笔者所在中心一例术后CRT无反应、持续房颤患者，再次植入另一根左室导线的术后X线图像。该患者术后起搏QRS波缩短，患者症状明显改善。显然，此时两个左室起搏位点不能同时发放脉冲，需要间隔25～30 ms（起搏器的最短房室延迟时间）。至于左室两个电极导线哪一个连接心房孔或心室孔，可根据术中的UCG结果，判断哪一种连接方式的VTI比较高，然后决定连接方式。

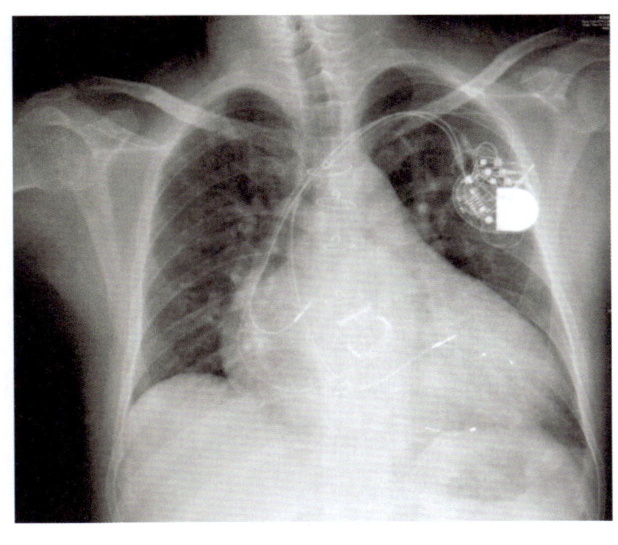

A

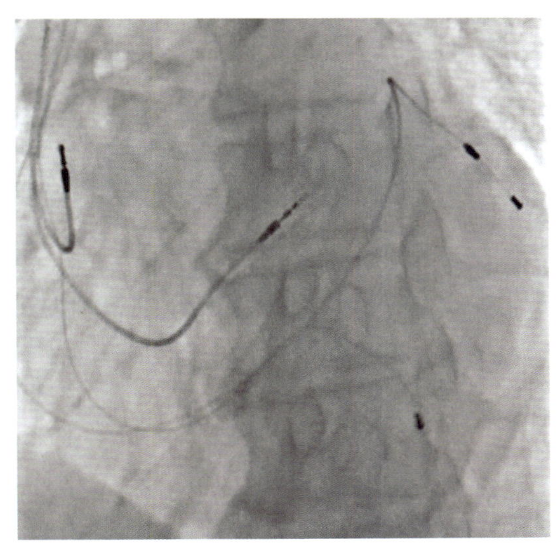

B

图5-5-1 CRT无反应后升级为左室双部位起搏

A. 术后前后位胸片。右室电极置于右室流出道间隔部，原左室电极位于心后静脉，新植入的左室电极位于心中静脉；B. 术后LAO 40° X线影像。右室导线位于右室流出道高位间隔部，原左室导线位于心后静脉，新植入的左室电极位于侧静脉。［资料引自宿燕岗，柏瑾，秦胜梅，等.左心室双部位双心室同步起搏两例[J]. 中华心律失常学杂志，2010，14（4）：314-317］

虽然已有不少临床研究证实心室多部位起搏的临床疗效优于常规的左右心室同步起搏，但由于心脏多部位起搏尚未进行过大规模的临床研究，因此，心室多部位起搏的针对人群尚无相关的专家共识。下列情况可能适合心室多部位起搏：①CRT术后无反应且存在持续房颤患者。②术后左室仍然巨大或起搏QRS波很宽者。③UCG证实左室内仍然存在显著的不同步。④缺血性心脏病或高瘢痕负荷者（单部位起搏传导速度慢）。患者最好术前为CLBBB，而CRT术后疗效差于预期。如患者术前非CLBBB（有反应率本来就不高），此时再选择MSP应慎重，因为此时CRT无反应多与是否未解决左室内的同步性无关，术前需要和患者/家属做好充分的沟通工作。

（4）更换为多点起搏（multipoint pacing，MPP）系统：MPP是MSP的一种，只是多特指利用一根左室多极电极同步起搏同一分支静脉内的两个不同位点。近年来各家起搏器公司先后推出了左室四极电极导线。的确，临床研究及临床实践均发现四极电极导线具有明显的优势：①术中优势，减少X线曝光、避免PNS、便于寻找低刺激阈值位点和固定可靠。②术后优势，无创解决PNS及高起搏阈值、低导线脱位率、提高血流动力学疗效及降低死亡率，所谓可以“插入心尖（电极固定可靠）、起搏心底（提高疗效）”。这些临床研究都是基于左室四极导线本身，而脉冲发生器还是传统的（单点起搏），只是可供选择的起搏位点增多而已。近年St. Jude Medical公司工程技术人员通过利用左室四极导线，在左室单点起搏的基础上研发了相应的新脉冲发生器（Quadra Assura MP™ CRTD），它额外增加了一个起搏向量，使每个心动周期都能向四极电极上的两个电极同时或先后发出起搏脉冲，做到MSP。MPP的优点是利用一根左室四极电极和一个特殊的脉冲发生器，手术本身与普通的CRT操作无异，是在一根心脏静脉内同步起搏两个不同左室位点。比上述方法（3）的手术操作明显简单。

已有报道显示CRT无反应患者采用MPP起搏方式后变成有反应者。CRT无反应患者换用MPP时需要与患者进行充分的沟通，包括需新植入左室四极电极导线（如果初次植入的不是四极电极导线时）、更换新的脉冲发生器、并非一定有效等。同样，患者为非CLBBB者采用此方法时更需慎重，毕竟这些患者自CRT获益的概率本来就不高。

（5）改为左室心内膜起搏。已有多个动物试验和少部分临床研究证明了左室心内膜起搏的优点：①室壁激动顺序更符合生理（心外膜起搏会增加透壁复极的离散度，延长QT间期，心内膜起搏QT离散度明显降低）。②相对于心外膜起搏，心内膜起搏能够更多且更方便地选择左室起搏点，不受心脏静脉解剖、高阈值和PNS等的限制，使选择最晚激动部位进行起搏变为更可行。后者可能是选择左室心内膜起搏的最优势所在。③较低的左室起搏阈值，几无膈神经刺激风险。④有助于提高心室同步化效率，较心外膜起搏具有更快的传导速度和更短的心内膜周长，能进一步缩短心室激动间期。

笔者所在中心在国内首次报道经房间隔穿刺植入左室心内膜电极导线的方法（图5-5-2）。图5-5-3所示为一例经左室心外膜起搏无效后改为左室心内膜起搏的病例。显示如将起搏导管置于

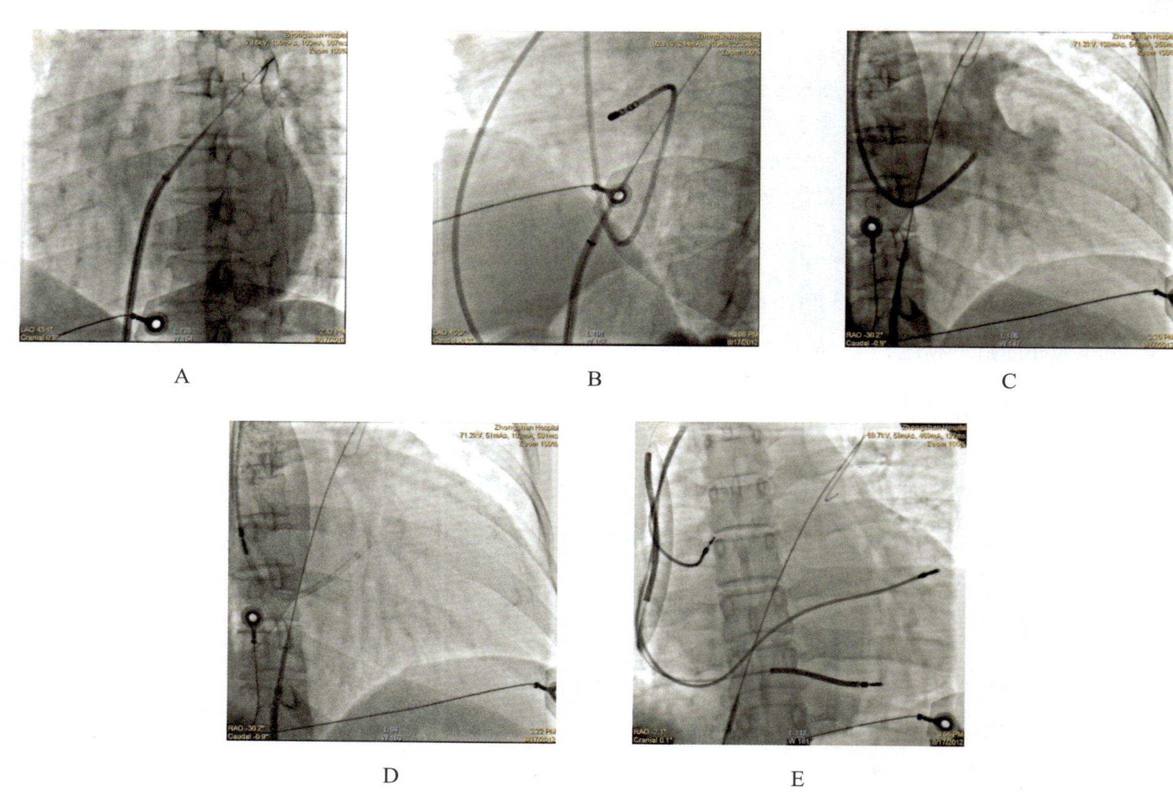

图5-5-2 通过穿刺房间隔途径送入左室心内膜电极导线

A. 导丝留置在左上肺静脉内，用扩张鞘扩大房间隔的通道；B. 将消融导管在左室递送系统中成功通过房间隔穿刺点进入左心房；C. 通过扩张鞘管造影显示左心系统（包括左房、肺静脉、二尖瓣和左室）；D. 通过位于左房的扩张鞘送入心室主动固定电极导线；E. 前后位显示的左室心内膜起搏导线的位置。[资料引自宿燕岗，聂振宁，赵萍，等. 经房间隔穿刺行左心室心内膜植入心脏再同步除颤器一例. 中华心律失常杂志，2012，16(5)：384-386]

原左室导线（心外膜中间段）正对侧的心内膜时，dp/dt（max）为1 198 mmHg/s，而将心内膜起搏电极置于左室基底段部位时，dp/dt（max）升高（1 462 mmHg/s）。术后患者症状明显改善。此病例意义在于，原心外膜电极的正对侧心内膜起搏亦不能获得良好的血流动力学反应，提示主要是左室的起搏部位而非左室壁的内外侧是影响CRT疗效的主要因素，突显心内膜起搏最大的优势还是使左室起搏部位有了更多的选择。

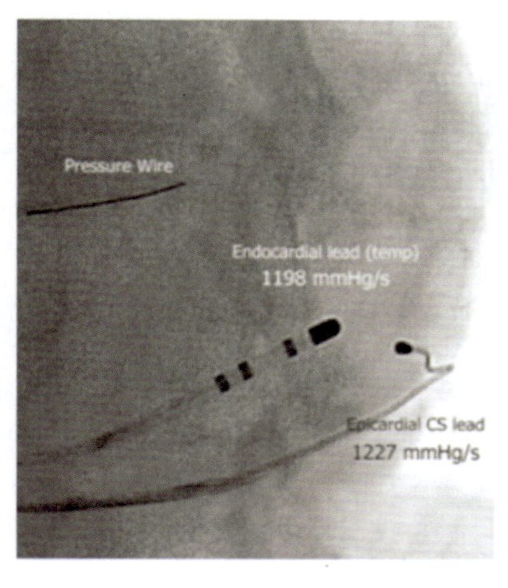

A

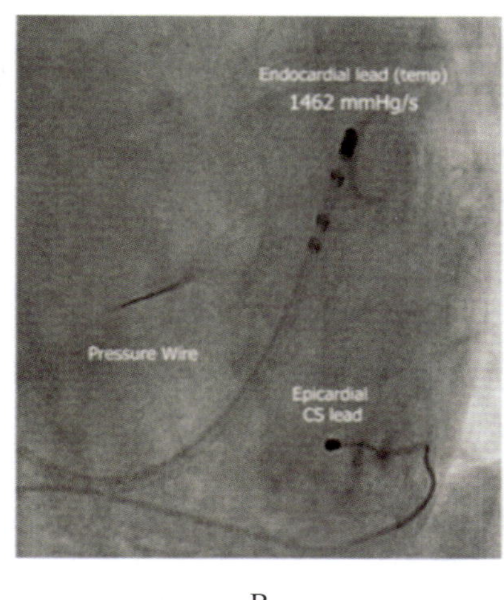

B

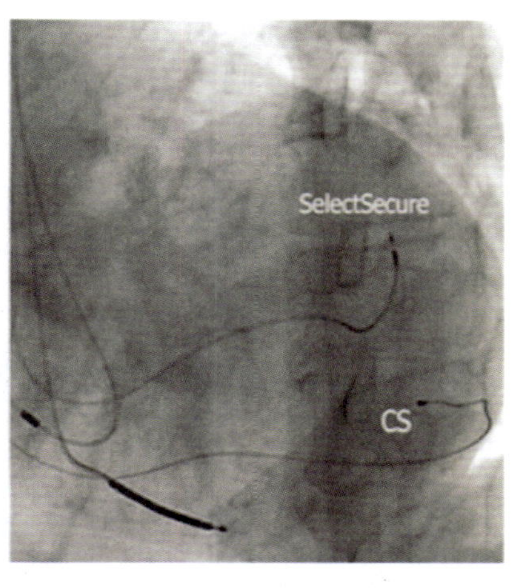

C

图5-5-3 左室心外膜起搏CRT无反应后改为左室心内膜起搏

A. 将起搏导管置于原左室导线正对侧时（隔着左室壁，为中间段），dp/dt（max）为1 198 mmHg/s；B. 将起搏导管置于左室基底段部位时，dp/dt（max）变高（1 462 mmHg/s）；C. 术后LAO位X线影像。Pressure Wire：测压导丝；Endocardial lead：左室心内膜导线；Epicardial CS lead：经冠状窦的常规左室心外膜导线；SelectSecure：植入于左室心内膜的3830主动电极导线。［资料引自Bracke F A, Houthuizen P, Rachel B M, et al. Left ventricular endocardial pacing improves the clinical efficacy in a non-responder to cardiac resynchronization therapy: role of acute haemodynamic testing［J］. Europace, 2010, 12(7): 1032–1034］

不可否认，经心内膜左室起搏仍然存在不少尚未解决的问题。主要是心内膜起搏需要长期抗凝（避免体循环栓塞）和现有的临床证据尚少。另外，手术术式本身也有不少瓶颈，例如通过房间隔路径的顾虑：①传统的经下腔静脉（股静脉）房间隔穿刺方法植入左室心内膜导线比较困难，主要问题是难以自上腔静脉寻找到该房间隔穿刺孔。因此，广泛开展自房间隔穿刺植入左室心内膜导线依赖于自锁骨下静脉穿刺房间隔器械的应用。②电极导线对二尖瓣结构和功能的影响，包括可能导致的二尖瓣反流和二尖瓣的损伤，尤其是后者，有引发感染性心内膜炎的可能。③今后拔除左室导线面临的风险（损伤二尖瓣、房间隔）等。④现有的临床证据尚少（病例数都较少；多为急性血流动力学指标，罕见中长期疗效报道）。室间隔穿刺不经过二尖瓣，无二尖瓣损伤的风险是其优点，其缺点是：①缺乏穿刺室间隔部位的确切位置标记，寻找室间隔穿刺点可能比较耗时。②冠状动脉前室间支、室间隔支分布于室间隔，术中应多体位行冠脉造影，在室间隔穿刺时需要避免损伤这些动脉。

但无论如何，左室心内膜起搏为CRT无反应患者提供了一个可以采取的解决方案，尤其是对CLBBB患者，当由于心脏静脉解剖或起搏参数等的限制而放置不了理想的起搏部位时可以采取该方法。

（6）房室束起搏。房室束起搏可使部分CLBBB患者的QRS波恢复正常；另外，通常房室束起搏后QRS波的宽度比双室起搏要窄，反映了双室电活动和机械活动同步性的提高。已有大量研究证实房室束起搏较传统右室起搏的优点，也有研究显示针对常规CRT无效的患者改为房室束起搏后血流动力学得到改善。图5-5-4所示为CRT无效后再进行房室束起搏的术中影像。目前国内正在进行一个有关心力衰竭伴持续性快室率的房颤患者，房室结消融联合双室起搏与房室结消融联合房室束起搏的疗效对比研究，预计2018年能公布研究结果。

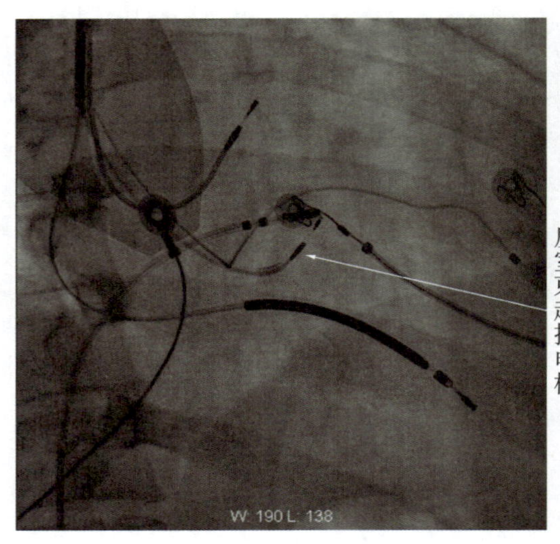

图5-5-4　CRT无反应者加用房室束起搏

CRT无效改为房室束起搏的可能适应证为：CRT无反应且伴有永久性房颤患者，房室束起搏电极导线需要连接到脉冲发生器的心房孔（如非三度AVB时应进行房室结消融）；另外，最好选择双室起搏QRS波仍然很宽且UCG证实仍然存在心室机械活动不同步者。术后程控为DDD起搏模式，心房发出的脉冲刺激房室束起搏，起搏QRS波抑制双室起搏脉冲的发放。此时需关闭脉冲发生器的心室安全起搏功能，以免发放不必要的心室安全起搏脉冲。

（7）加用心肌收缩调节器。CCM是一种新的能够治疗心力衰竭的电子装置，由植入上胸部的CCM刺激仪（Optimizer Ⅲ, Impulse Dynamics, NY, USA）通过精确的计时间期于心肌细胞的绝对不应期发放高能电信号，它不能引发心肌细胞动作电位，却能够使局部心肌细胞的Ca^{2+}内流增加，心肌收缩力增强。主要适用于LVEF＜35%而不适合植入CRT或CRT术后无反应的慢性中重度心力衰竭患者。迄今为止，全球大约已有1 500例患者植入了CCM，已有的临床研究初步证明了CCM的安全性及有效性，且已在部分欧洲国家正式应用于心力衰竭的临床治疗。

笔者所在中心曾对一例CRT术后2年无反应的患者植入了CCM，术后1年多的随访显示患者自觉症状改善，NYHA心功能分级改善为Ⅰ级，LVEF自16%升至35%（图5-5-5A）。CCM需要植入一根右房电极导线和两根右室电极导线，后者要求植入在右室间隔的不同部位。图5-5-5B为笔者所在中心另一例ICD术后因心力衰竭再植入CCM的患者。

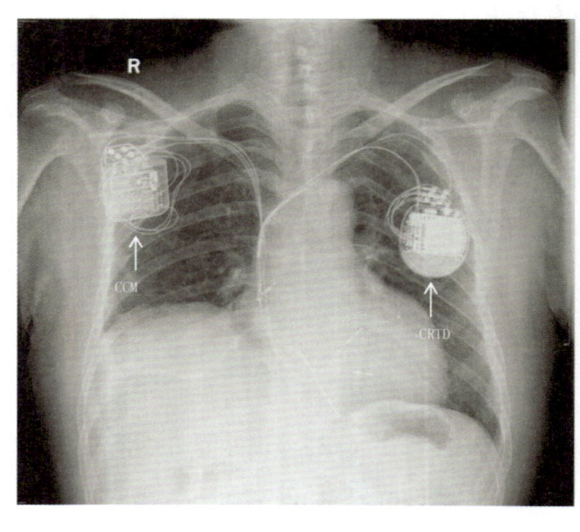

A

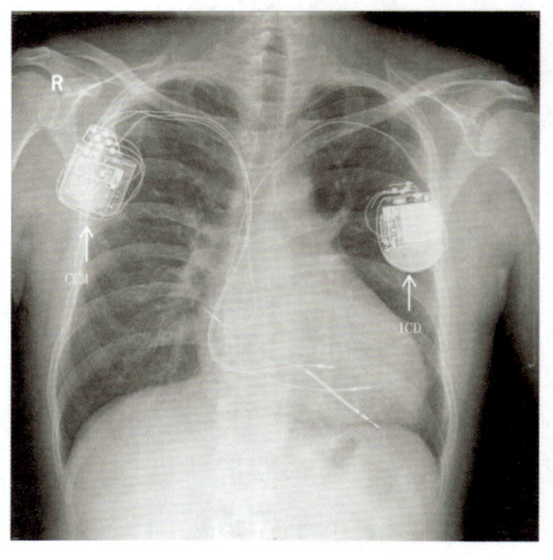

B

图5-5-5　ICD或CRTP/CRTD无反应者加用心肌收缩调节器（CCM）

A. CRTD术后2年，无反应，LVEF 16%，加用CCM；B. ICD术后半年，LVEF 26%，加用CCM

虽然目前尚无CRT能改善心力衰竭患者硬终点的多中心临床研究结果，但对于CRT无效的患者的确提供了一个可选择的解决方案。

CCM尚未获得CFDA批注，因此目前在国内不能常规使用。

（8）改房间隔起搏。CRT心房和心室电路工作的算法均以右侧心脏除极为准（无论是AS-VP还是AP-VP），而在心力衰竭患者中左侧房、室电-机械同步的重要性要远大于右侧。为夺获心室，设置的起搏器AVD要小于PR间期，尤其是当LV优先起搏时左侧心脏的PR间期缩短更突出；此时，如右心耳被起搏，则会导致左房激动更加延迟（图5-5-6A），从而加剧左侧PR间期的缩短，引起左房、室电-机械活动的明显不同步，导致左房对左室的充盈作用显著下降。当然，这在心功能正常的患者并不会导致明显血流动力学变化，但对于心力衰竭患者可能就显得非常重要。

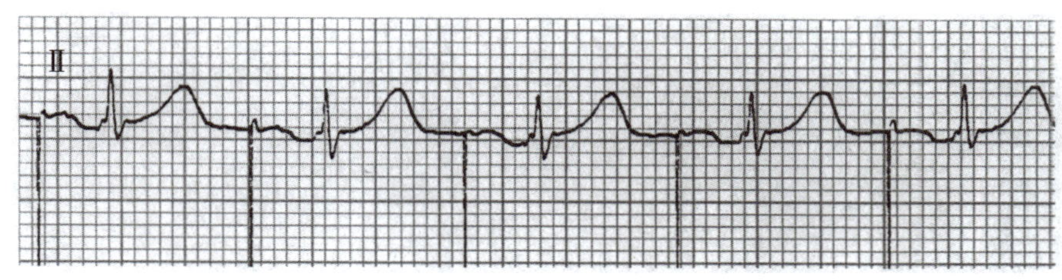

A

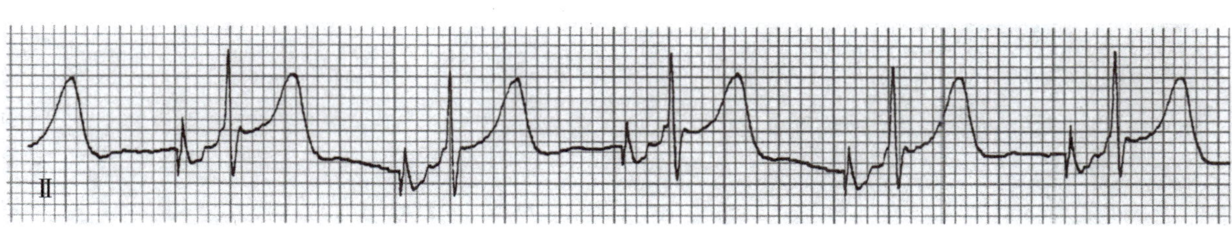

B

图5-5-6 右心耳起搏和房间隔起搏的P波宽度

A. 右心耳起搏，P波明显增宽，尤其是后半倒置的P波部分（反映了左房除极）；B. 低位房间隔起搏，P波明显缩短

通常植入CRT的患者并无窦房结功能障碍，相反，由于心力衰竭患者交感兴奋的代偿作用，不少患者存在窦速，因此CRT的工作模式多为VAT方式（AS-VP），右房被起搏的概率并不高。但当患者本身存在窦房结功能不全或由于应用较大剂量β受体阻滞剂后少数患者会变为心房起搏依赖。这些患者的左房激动肯定滞后。

当CRT无反应患者存在心房起搏依赖，尤其是患者本来就存在房间传导阻滞（IACB，患者的左房激动延迟）时，此时起搏AVD的调整变得困难。房间隔起搏可以使起搏的P波明显变窄（图5-5-6B），从而使左房的激动相对提前，以增加左房对左室的充盈。

当患者心房起搏依赖且起搏P波很宽时，可以考虑进行房间隔起搏。只是单纯为了房间隔起搏而再次进行手术需要慎重，应权衡手术本身的风险（如感染）与获益的可能，如存在其他导线工作参数不满意需要手术时，同时进行房间隔起搏可能是更加合理的。实际上，当患者本身存在IACB或窦房结功能不良，预计植入CRT后心房起搏比例较高的患者，应在初次进行CRT时就将心房电极导线植入在房间隔而非右心耳。

（宿燕岗）

第六节 CRT超反应患者的处理

CRT术后随访研究结果显示，部分心力衰竭患者术后疗效极为显著，其临床症状与心脏结构及功能指标较术前明显改善，数值接近甚至达到正常人标准，称为CRT“超反应”（CRT super-response或hyper-response），这部分患者则称为“超反应者”（super-responder）（图5-6-1）。

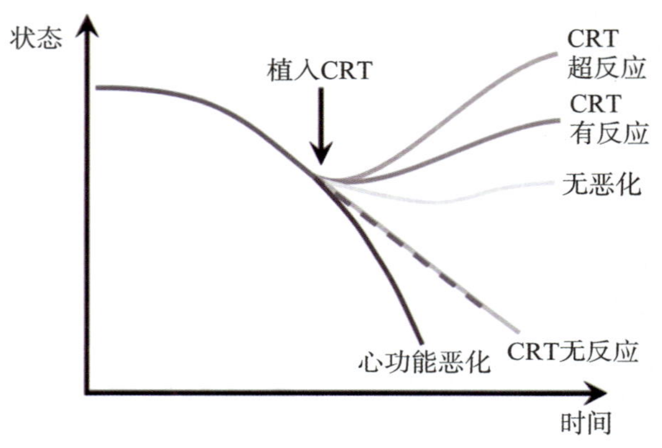

图5-6-1 CRT术后转归

CRT超反应者目前尚缺乏统一的定义与标准。首先，在不同的研究中，评价患者是否达到超反应的时间标准存在差异。例如部分研究定义为术后随访过程中（通常为3个月至数年不等），至少有1次达到超反应的评价标准，即认为该患者达到CRT超反应；而在另一些研究中，则明确界定为术后6个月。其次，与CRT有效性的评价指标相对应，CRT术后超反应的判定标准也可分为以下几方面：①临床指标，NYHA心功能分级改善Ⅰ或Ⅱ级。②心脏功能指标，LVEF绝对值增加≥15%～20%或绝对值≥45%（或≥50%）。③心脏结构指标，LVESV缩小比例≥30%。既往不同的研究中选用的标准不同，可以选用单项指标作为判定标准，也可以选用多项指标结合作为判定标准。在目前缺乏共识的背景下，判定超反应者推荐选用多项指标结合，并且其中必须包括心脏功能或结构的指标。

根据不同判定时间与判定标准的差异，目前CRT术后超反应的发生率为8%～30%（多为15%左右）。目前已知的CRT术后超反应的预测因素包括：女性，术前心力衰竭病程，非缺血性心脏病，术前心电图示左束支阻滞、明显的QRS增宽，术前心脏超声示左心室舒张末内径小、二尖瓣反流程度轻、机械失同步程度重等。显然，CRT超反应者的远期预后明显优于非超反应者。

临床工作中CRT术后随访发现与确定超反应者后常常遇到的两个问题是：超反应者是否需要继续除颤功能？超反应者是否需要继续接受双室起搏？

一、超反应者是否需要继续除颤功能

一方面，超反应者的左室重构逆转带来心脏结构和功能的明显改善，有些已与正常人无异；另一方面，临床研究亦显示超反应者预后优于非超反应者，因此，有理由推测此类患者心律失常事件（特别是恶性室性心律失常事件）发作频率较其他CRT术后患者更低。MADIT-CRT研究结果显示，术后1年LVESV缩小≥25%的患者较LVESV缩小＜25%的患者，随访2年时发生室性心律失常事件风险低63%，ICD适当电击事件风险低67%。此外，超反应者由于左室重构逆转，左室功能亦有明显改善，此时也往往不再符合ICD的适应证。加之除颤器本身有昂贵、可能带来电击等不良事件等缺点，因此，当CRTD电池耗竭或故障等需要更换脉冲发生器时，是否可以考虑摈弃除颤器（即CRTD中的除颤功能）直接植入CRTP？对此目前缺乏足够的临床研究证据，尚无临床试验对比在超反应患者中开启与关闭除颤器对其预后的影响，而且ICD一级预防的临床试验中也未包含过CRT超反应的患者。

尽管超反应者室性心律失常事件较其他患者发生率低，但并不代表这些患者不会发生或发生率低至可忽略的程度。van der Heijden等的研究显示，植入CRTD后超反应者（定义为LVESV缩小≥30%）在平均随访57个月后，23%发生了ICD适当治疗，14%发生了ICD适当电击，13%发生了ICD不适当电击。ICD治疗1年累计发生率为3%，5年累计发生率为27%；ICD适当电击1年累计发生率为2%，5年累计发生率为15%。此外，术后6个月LVEF恢复至＞45%的患者中，5年时ICD治疗和ICD电击发生率分别为26%和13%，与LVEF≤45%的患者比较无统计学差异。面对如此的室性心律失常发生率，在更换CRT时摈弃除颤器治疗显然是不安全的，可能导致一部分患者发生猝死。

超反应者长期室性心律失常风险并未显著降低可能有几方面原因。

（1）CRT并非针对病因治疗，如缺血性心脏病心肌瘢痕等并不能因接受CRT而改善，所以其导致室性心律失常的因素仍然存在，发生VT的风险也不会降低。

（2）CRT独特的左室电极通过冠状静脉窦刺激左室心外膜的工作机制，改变了心室壁生理激动顺序，心外膜与中层心肌间会产生明显的传导延缓，导致跨室壁复极离散度增加，表现为心电图上的T峰-T末时限延长，进而导致室性心律失常事件风险增加。

（3）心力衰竭是一个漫长的疾病过程，只要患者的基础心脏疾病不能解决，疾病的反复是一个很常见的现象。CRT术后早期疗效好，后期患者心功能恶化的现象并不少见。如更换为CRTP后心力衰竭再次恶化到LVEF＜35%时则是一个很尴尬的局面。

综上，目前临床证据显示超反应者仍然有较高的发生室性心律失常事件的风险，同时又缺乏对这种风险相关的预测因素的研究。在此背景下，建议对更换CRTD患者仍继续CRTD治疗，避免降级为CRTP。

二、超反应者是否需要继续接受双室起搏

由于超反应者在左室结构和功能方面的显著改善，特别是考虑到如前所述的CRT潜在致心律失常作用，有意见认为这些患者可以不再继续接受双室起搏。此问题的根源在于，CRT带来的益处到底意味着对疾病的治愈还是只有暂时的控制。目前普遍的观点是，除了某些本身可逆转的心脏疾病（例如急性心肌炎或心动过速诱导的心肌病）外，绝大多数导致心力衰竭的原发疾病是不可逆的，CRT对心力衰竭的控制和纠正只是对疾病进程的暂时控制，因此理论上停止双室起搏后，即使是超反应者，其心力衰竭病情仍为持续性进展。当然，对此问题的回答最重要的仍然是临床试验的证据。

关于超反应者是否继续接受双室起搏的临床研究同样很少。Cay针对此问题进行了一项随机对照试验，试验入选了19例CRT术后的超反应者（定义为NYHA心功能分级Ⅰ～Ⅱ级且LVEF≥50%），随机分组为起搏开启或起搏关闭，随访6个月和12个月后发现起搏关闭组的临床症状和心脏结构与功能均出现加重或恶化，包括NYHA心功能分级升高，6 min步行距离降低，LVEF降低，左室舒张期末内径（LVEDD）、LVESD增加（P均＜0.05），且6个月和12个月之间亦存在显

著差异。而起搏继续开启的这部分患者，则在临床症状和心脏结构功能方面没有显著的变化。同时，起搏关闭组的住院风险显著高于起搏开启组（P=0.027），心力衰竭住院、器械介入治疗和死亡的复合终点事件发生风险亦显著高于起搏开启组（P=0.01）。这项小规模的随机对照试验对超反应者行双室起搏的问题提供了重要证据，即关闭起搏很可能导致原来病情明显好转的患者出现病情的反复或恶化。

虽然缺乏高质量的临床证据，但目前的建议是对常规CRT超反应患者应持续行双室起搏治疗。在某些特殊的情况下，例如存在难治性膈肌刺激，或者频发可以确定由于左室心外膜起搏导致的室性心律失常，可以暂时关闭起搏或在起搏依赖患者中闭关左室起搏，但应密切监测临床症状和左室功能。如果出现临床病症或左室功能明显恶化，应尽快开启CRT或行左室导线重置。

综上而言，在目前相对缺乏临床研究证据的背景下，特别是缺乏对CRT超反应患者之后发生室性心律失常事件和心力衰竭进展事件相关预测因素研究的情况下，对CRT超反应者行脉冲发生器更换时建议继续保留除颤器功能和双室起搏功能。即使是超反应者，也应当在CRT配合下继续坚持指南指导下的药物治疗。

（梁义秀）

参考文献

［1］ Steffel J, Ruschitzka F. Superresponse to cardiac resynchronization therapy［J］. Circulation. 2014; 130(1): 87–90.

［2］ van der Heijden A C, Höke U, Thijssen J, et al. Super-responders to cardiac resynchronization therapy remain at risk for ventricular arrhythmias and benefit from defibrillator treatment［J］. Eur J Heart Fail. 2014; 16(10): 1104–1111.

［3］ Cay S, Ozeke O, Ozcan F, et al. Mid-term clinical and echocardiographic evaluation of super responders with and without pacing: the preliminary results of a prospective, randomized, single-centre study［J］. Europace, 2016, 18(6): 842–850.

［4］ Hsu J C, Solomon S D, Bourgoun M, et al. Predictors of super-response to cardiac resynchronization therapy and associated improvement in clinical outcome: the MADIT-CRT(multicenter automatic defibrillator implantation trial with cardiac resynchronization therapy) study［J］. J Am Coll Cardiol. 2012; 59(25): 2366–2373.

第七节 加强CRT术后的药物管理

药物治疗是心力衰竭治疗的基石。在植入CRTP/CRTD后，更应加强药物治疗，包括抗心力衰竭药物和抗心律失常药物，以期减少心力衰竭住院、心律失常发生，提高CRT疗效，使患者最大限度获益。

一、抗心力衰竭药物治疗

植入CRT的心力衰竭患者，其抗心力衰竭药物的使用原则与未植入CRT的患者无异。值得注意的是，植入CRT后由于症状的改善，自行停用抗心力衰竭药物的情况在临床上并非罕见，应对患者及其家属进行及时宣教，杜绝类似事件的发生。实际上，由于CRT的使用使患者血流动力学和症状得到改善，患者就能够耐受更大剂量的β受体阻滞剂和血管紧张素转换酶抑制剂（ACEI）/血管紧张素受体阻滞剂（ARB），器械和药物治疗两者相辅相成，形成对心力衰竭治疗的良性循环。

1. 利尿剂　利尿剂是心力衰竭治疗中最常用的药物，通过排钠排水减轻心脏的容量负荷，对缓解淤血症状、减轻水肿有十分显著的效果。心力衰竭干预试验均同时应用利尿剂作为基础治疗。有液体潴留证据的所有心力衰竭患者均应给予利尿剂（Ⅰ类，C级）。合理使用利尿剂是其他治疗心力衰竭药物取得成功的关键因素之一。如利尿剂用量不足造成液体潴留，会降低对ACEI类的反应，增加使用β阻滞剂的风险。另外，不恰当地大剂量使用利尿剂会导致血容量不足，增加发生低血压、肾功能不全和电解质紊乱的风险。慢性心力衰竭患者原则上应在一段时间内维持使用利尿剂，水肿消失后，一般以最小剂量长期使用且不必加用钾盐。

常用的利尿剂有袢利尿剂和噻嗪类利尿剂。首选袢利尿剂如呋塞米或托拉塞米，特别适用于有明显液体潴留或伴有肾功能受损的患者。噻嗪类仅适用于有轻度液体潴留、伴高血压而肾功能正常的心力衰竭患者。新型利尿剂托伐普坦是血管加压素V_2受体拮抗剂，具有仅排水不利钠的作用，伴顽固性水肿或低钠血症者疗效更显著。

2. 血管紧张素转换酶抑制剂　ACEI用于心力衰竭时，除发挥扩血管作用改善心力衰竭时的血流动力学、减轻淤血症状外，更重要的是降低心力衰竭患者代偿性神经-体液的不利影响，阻止或延缓心肌、小血管的重塑，改善心肌功能，延缓充血性心力衰竭的进展，降低远期死亡率。ACEI在心力衰竭的药物治疗中是循证医学证据最多的药物，也是公认的治疗心力衰竭的基石和首选药物。所有LVEF值下降的心力衰竭患者，都必须且终身使用ACEI，除非有禁忌证或不能耐受（Ⅰ类，A级）。

ACEI目前种类较多，虽从药理学如组织选择性、ACE结合部位等有不同，但临床研究结果并没有显示明显不同，故均可选用。应从小剂量开始使用，逐渐递增，直至达到目标剂量，一般每隔1～2周剂量倍增1次。滴定剂量及过程需个体化。调整到合适剂量应终身维持使用，避免突然撤药。应监测血压、血钾和肾功能，如果肌酐增高＞30%，应减量，如仍继续升高，应停用。ACEI的副作用有低血压、肾功能一过性恶化、高血钾及干咳。曾发生致命性不良反应，如喉头水肿、严重肾功能衰竭或妊娠妇女，应禁忌使用。有以下情况者须慎用：双侧肾动脉狭窄、血肌酐＞265.2 μmol/L（3mg/dl）、血钾＞5.5 mmol/L、伴症状性低血压（收缩压＜90 mmHg）、左室流出道梗阻（如主动脉瓣狭窄、梗阻性肥厚型心肌病）等。

3. 血管紧张素受体阻滞剂　适应证基本与ACEI相同，临床证据少于ACEI。推荐用于不能耐受ACEI的患者（Ⅰ类，A级）。也可以应用于经利尿剂、ACEI和β受体阻滞剂治疗后临床状况改善仍不满意，又不能耐受醛固酮受体拮抗剂的有症状心力衰竭患者（Ⅱb类，A级）。小剂量起用，逐步将剂量增至目标推荐剂量或可耐受的最大剂量。与ACEI相似亦可能引起低血压、肾功能不全和高血钾等，故在开始应用及改变剂量的1～2周内，应监测血压、肾功能和血钾。此类药与ACEI相比，最突出优点是干咳等不良反应少、依从性好。

4. 醛固酮受体拮抗剂　螺内酯等抗醛固酮制剂作为保钾利尿药，在心力衰竭治疗中的应用已有较长的历史。近年来的大样本临床研究证明小剂量醛固酮受体拮抗剂可抑制心血管的重构、改善慢性心力衰竭的远期预后。LVEF值低于35%，NYHA心功能分级Ⅱ～Ⅳ级的患者、已使用ACEI（或ARB）和β受体阻滞剂治疗，仍持续有症状的患者均应使用醛固酮受体拮抗剂（Ⅰ类，A级）。从小剂量起始，逐渐加量，螺内酯初始剂量每天10～20 mg，目标剂量每天20 mg。血钾＞5.0 mmol/L、肾功能受损者［肌酐＞221 μmol/L（＞2.5 mg/dl），或eGFR＜30 ml/（1.73 m²·min）］不宜使用。建议定期监测血钾和肾功能。如血钾＞5.5 mmol/L，应减量或停用。避免使用非甾体类抗炎药物和环氧化酶-2抑制剂，尤其是老年人。螺内酯虽可引起男性乳房增生症，但为可逆性，停药后可消失。

5. β受体阻滞剂　慢性心力衰竭由于长期持续性交感神经系统的过度激活和刺激，可使心肌重塑、增加猝死发生。β受体阻滞剂可对抗交感神经激活，阻断上述有害影响。研究表明β受体阻滞剂长期应用（＞3个月）可改善心功能、降低心室肌重量和容量、改善心肌重塑。临床上所有病情相对稳定的心力衰竭患者均应使用β受体阻滞剂，除非有禁忌或不能耐受。应用本类药物的主要目的并不在于短时间内缓解症状，而是长期应用达到延缓病变进展和降低猝死的目的。

由于β受体阻滞剂确实具有负性肌力作用，故应待心力衰竭情况相对稳定并已无明显体液潴留后从小量开始使用，逐渐增加剂量至目标剂量或最大耐受量，长期维持治疗。临床疗效常在用药后2～3个月才出现。根据目前的研究推荐应用缓释琥珀酸美托洛尔、比索洛尔、卡维地洛。静息心率是心脏β受体有效阻滞的指标之一，通常要将心率降至55～60次/分，此时的剂量为目标剂量或最大耐受剂量。开始用药时部分患者可出现心力衰竭加重，应及时调整利尿剂用量。β受体阻滞剂的禁忌证为活动性哮喘、反应性呼吸道疾病、二度及二度以上的房室传导阻滞。

6. 地高辛　适用于慢性心力衰竭已应用利尿剂、ACEI（或ARB）、β受体阻滞剂和醛固酮受体拮抗剂，LVEF≤45%，仍持续有症状的患者，伴有快速心室率的房颤患者尤为适合（Ⅱa类，B级）。NYHA心功能分级Ⅰ级的患者不宜应用地高辛。用维持量每天0.125～0.25 mg，老年或肾功能受损者剂量减半。控制房颤的快速心室率，剂量可增加至每天0.375～0.50 mg，应严格监测地高辛中毒等不良反应及药物浓度。

7. 伊伐布雷定　是第一个窦房结内向离子（If）电流选择特异性抑制剂。适用于窦性心律的心力衰竭患者，在使用了ACEI（或ARB）、β受体阻滞剂、醛固酮受体拮抗剂，且已达到推荐剂量或最大耐受剂量，心率仍然≥70次/分，并持续有症状（NYHA心功能分级Ⅱ～Ⅳ级），可加用伊伐布雷定（Ⅱa类，B级）。不能耐受β受体阻滞剂、心率≥70次/分的有症状者，也可代之以伊伐布雷定（Ⅱb类，C级）。起始剂量2.5 mg，每天2次，根据心率调整用量，最大剂量7.5 mg，每天2次，患者静息心率宜控制在60次/分左右，不宜低于55次/分。不良反应有心动过缓、光幻症、视力模糊、心悸、胃肠道反应等，均少见。

8. ACEI和β受体阻滞剂、醛固酮拮抗剂的联用　ACEI和β受体阻滞剂两药哪个先用并不重要，关键是要尽早合用，在一种药低剂量基础上加用另一种药，比单纯加量获益更多。两药合用后可交替和逐步增加剂量，分别达到各自的目标剂量或最大耐受剂量。为避免低血压，β受体阻滞剂与ACEI可在一天中不同时段服用。在ACEI和β受体阻滞剂基础上加用醛固酮受体拮抗剂，应成为慢性心力衰竭的基本治疗方案。不能耐受ACEI者，可用ARB代替。

9. 血管扩张剂　各种扩血管药曾广泛用于治疗心力衰竭。20世纪80年代末以来，由于应用ACEI治疗心力衰竭除了其扩血管效应外，尚有更为重要的治疗作用，已部分取代了扩血管药在心力衰竭治疗中的地位。对于慢性心力衰竭已不主张常规应用肼屈嗪和硝酸异山梨酯，更不能用以替代ACEI。仅对于不能耐受ACEI的患者可考虑应用小静脉扩张剂硝酸异山梨酯和扩张小动脉的α_1受体阻滞剂肼屈嗪等。当然，对急性心力衰竭或慢性心力衰竭急性加重时，血管扩张药物的作用是肯定的，能显著改善血流动力学，改善患者症状，尤其静脉内使用时。

10. 抗凝和抗血小板药物　慢性心力衰竭一般无须常规抗凝或抗血小板治疗，除非存在如下合并症：①心力衰竭伴明确动脉粥样硬化疾病如冠心病或心肌梗死后、糖尿病和卒中而有二级预防适应证的患者必须应用阿司匹林，其剂量应在每天75～150 mg。②心力衰竭伴持续性房颤的患者应长期应用华法林抗凝治疗，并调整剂量使INR在2～3；亦可使用新型口服抗凝药（如达比加群、利伐沙班和阿派沙班等）。③明确有心室内血栓，或者超声心动图显示左心室收缩功能明显降低、心室内血栓不能除外时，亦需要抗凝治疗。

二、抗心律失常药物

与抗心力衰竭药物的使用在心力衰竭治疗不可替代的地位不同，抗心律失常药物因不能改善心力衰竭患者的预后，推荐级别往往不高，尤其是Ⅰ类抗心律失常药物，由于其负性肌力作用及在缺血性心脏病中的副作用（CAST试验显示反而导致心肌梗死患者死亡率增加），通常并不在心力衰竭患者中常规推荐使用，除了Ⅱ类的β受体阻滞剂，而使用β受体阻滞剂的主要目的也并非抑制心律失常本身（往往效果较差），而是源于其能改善心力衰竭预后的考虑。

但针对植入CRT的患者，抗心律失常药物的应用似应更加积极，主要原因为：①窦性心律的维持对CRT发挥作用非常重要，无论是房颤或室性期前收缩，都会削弱CRT的双室同步起搏及房室同步功能。②房颤导致的快室率可能导致CRTD的误放电，而VT或NSVT也会触发CRTD电击，两者都可能诱发后续的ICD电风暴。因此，对存在房性和室性快速心律失常植入CRT的患者，更主张常规使用抗心律失常药物，主要是胺碘酮和β受体阻滞剂。

1. 抗室性心律失常药物　心力衰竭患者是心脏性猝死的高危人群，一旦发生症状性心力衰竭，前2.5年的死亡率为20%～25%，其中50%为恶性心律失常所致的心脏性猝死。胺碘酮可以增加放电治疗的成功率或减少心律失常复发，尤其使用于有血流动力学障碍的室性心律失常患者。此外，临床研究证实索他洛尔能有效减少ICD电击（OPTIC研究），也可用于ICD二级预防适应证患者。2014年EHRA/HRS/APHRS年室性心律失常专家共识抗心律失常药物的定位为：在非持续性室性心律失常治疗中盐酸胺碘酮、盐酸索他洛尔或其他β受体阻滞剂可用于减少ICD放电，抑制非持续性室速的发作。在持续性室速的长期治疗中，抗心律失常药物只能作为ICD的辅助治疗措施。

2. 抗室上性心律失常药物　心力衰竭患者因心房增大、神经内分泌因素等促使房颤的发生，在NYHA心功能分级Ⅰ～Ⅱ级患者中16%～20%出现房颤，在Ⅲ～Ⅳ级患者有21%～35%，是心力衰竭患者常见而危害较大的一种室上性心律失常。植入CRTD患者如合并阵发性或慢性房颤、房扑，其伴发的快速心室率可能导致CRT双室起搏比例下降及ICD不恰当治疗的发生。对合并房颤的心力衰竭患者，胺碘酮是转复和维持窦律治疗的理想选择。AFFIRM、PACE等研究显示，对合并持续性房颤的心力衰竭患者，控制心室率及预防血栓栓塞事件是首要目标。在控制心室率方面可以选用β受体阻滞剂、洋地黄类药物及胺碘酮；但在症状性心力衰竭患者中首选洋地黄类，β受体阻滞剂则须按心力衰竭治疗原则应用，如β受体阻滞剂无效或有禁忌时，胺碘酮可作为首选。

（陈学颖）

第六章

有远程监测功能的CIED的术后管理

CIED总体上是非常安全的医疗设备，但临床应用中亦面临故障可能。以往除了患者按照随访时间来院随访外，多在患者出现不适时才来医院寻找医师，医患处于被动状态；另外，随访的依从性亦较差，随访成本过高（交通、食宿成本，家人陪同等）。因此，具有远程监测功能的心脏电子装置近年来在国内得到了越来越多的应用。在给患者和医师随访带来方便的同时目前也面临不少的问题，本章就此进行讨论。

第一节 CIED的远程监测及其必要性和适应证人群

一、CIED的远程监测

远程监测是近年发展起来的新型监测随访系统。简而言之，植入装置通过定时传送或事件触发远程传送信息至监测中心，由监测中心进行分析和储存，紧急时将信息直接发送给医师，以便对异常参数或事件及时介入处理。目前几大CIED制造商均拥有自己的远程监测系统，这些系统的外观不同（图6-1-1），在功能上亦各有特点（表6-1-1），简介如下。

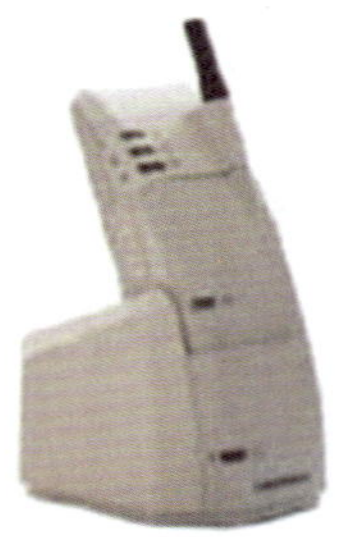

Biotronik公司Home Monitoring™

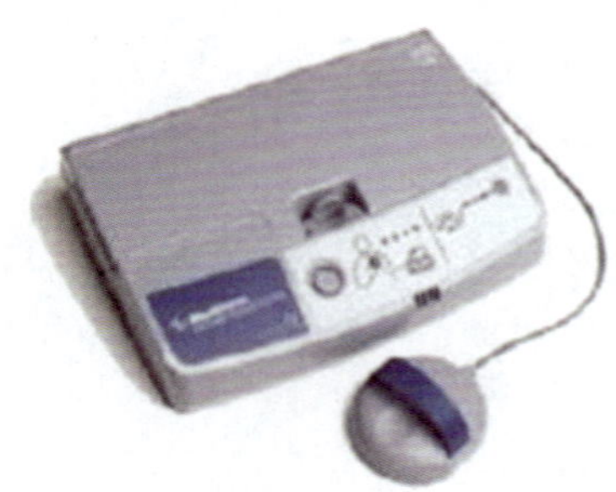

Medtronic公司CareLink™

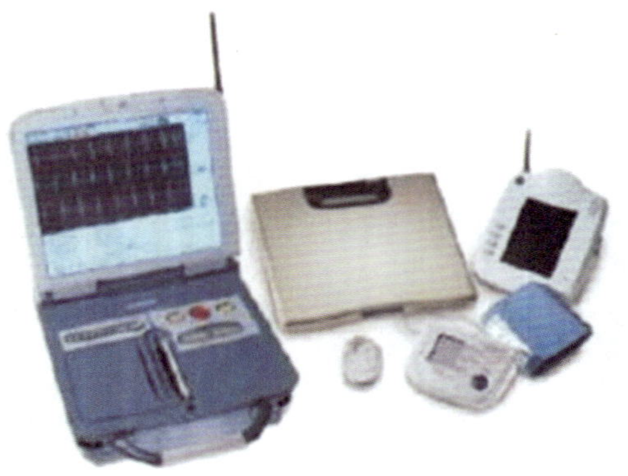

Boston Scientific公司Latitude™

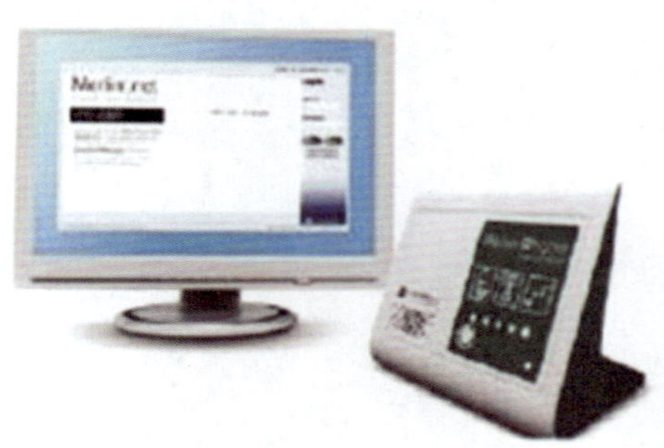

St. Jude Medical公司Merlin.net™

图6-1-1 主要的CIED远程监测系统

表6-1-1　各CIED远程监测系统功能总结与比较

	Home Monitoring™	CareLink™	Latitude™	Merlin.net™
资料传输	GSM网络	模拟电话线	模拟电话线	模拟电话线
发射器	移动式	固定式	固定式	固定式
发送资料频率	每天，事件触发	定期，事件触发	定期，事件触发	定期，事件触发
通知医师	短信，电子邮件，传真	短信，电子邮件	传真，电话	短信，电子邮件，传真
反馈患者或发射器的方式	显示正常或就医	显示正常或就医	自动显示信息文本或声音通知	显示就医，或自动电话通知
腔内心电图（实时监测）	30 s	10 s	10 s	30 s
系统特性	在线自动报警；自动RV或LV阈值	自动RA、RV和LV阈值测定；OptiVol™肺液体状态预警；黄色或红色报警	无线血压计和体重计；配备资料传输到监护者；黄色或红色报警；电子健康栏案	在线报警；自动RA、RV和LV阈值测定

1. Home Monitoring™系统　是Biotronik公司的CIED远程监测系统，也是首项通过FDA批准和在国内最先使用的植入性心脏电子装置的远程监测系统。它由CIED内置的信息发射装置、移动数据发射器、卫星网络数据传输、全球信息处理中心和网络终端等组成。由于CIED内装有天线，可以自动发射器械贮存的资料，有效地实施监测。系统每天以固定的时间间隔无线发送数据至监测中心，在临床相关事件发生即刻也会实时发送数据。监测中心接收信息后由计算机对数据进行自动分析和处理，然后发送到网络终端供医师浏览，也可以以传真或短信的方式发送给患者的家属、护理人员或监护人。

系统可以查询器械的各种参数，还能获取高分辨率的腔内心电图（IEGM），所以监测范围既包括植入器械的功能（取决于CIED的类型），也涵盖临床事件。Home Monitoring™常规发送信息或事件触发发送信息的参数均可根据患者的情况在网上进行程控，也可根据患者的情况发送治疗建议和措施。Home Monitoring™是全自动的、悄无声息的，无须患者进行操作。对标准的每月、三个月或半年一次的远程随访来说，医师能够方便地获得存储在安全网络站点上的既往数据，迅速浏览趋势报告和其他存储的数据，而不用在诊室进行常规随访。

2. CareLink™系统　是Medtronic公司开发的CIED远程监测系统。该系统的患者装置（发射器）以无线或有线的方式与植入器械完成信息的沟通，再通过标准电话线将患者的数据传输至数据监测中心的储存库以便处理、存储和浏览。由于CareLink™远程监测系统是临床事件触发式的，需要患者的主动参与，发生特殊的临床事件时，器械会发出声音向患者报警，再由患者启动发射器与监测中心的数据传输和信息交流，并对监测到的事件做出反应，如器械相关的改变、临床事件（心律失常等）和已经实施的治疗。它需要手动程控随访时间和设置植入装置与数据存储库之间的自动数据传输。相关的心脏报告能够用图表的形式展示患者14个月以来的疾病临床进展情况，包括心房和心室总的起搏数量、心率变化的趋势图、心房颤动事件的发生和患者活动情况。

该系统的独特之处是整合了OptiVol™功能，OptiVol™是一种肺部液体蓄积量感受器（根据阻抗的原理），通过肺部液体量和胸内阻抗之间的变化关系，判定心功能的改变，用于植入CRT、ICD或CRTD患者心力衰竭恶化的早期监测。此外该公司生产的植入型循环记录仪（ILR）也可以采用CareLink™系统实施有效监测（图6-1-2）。

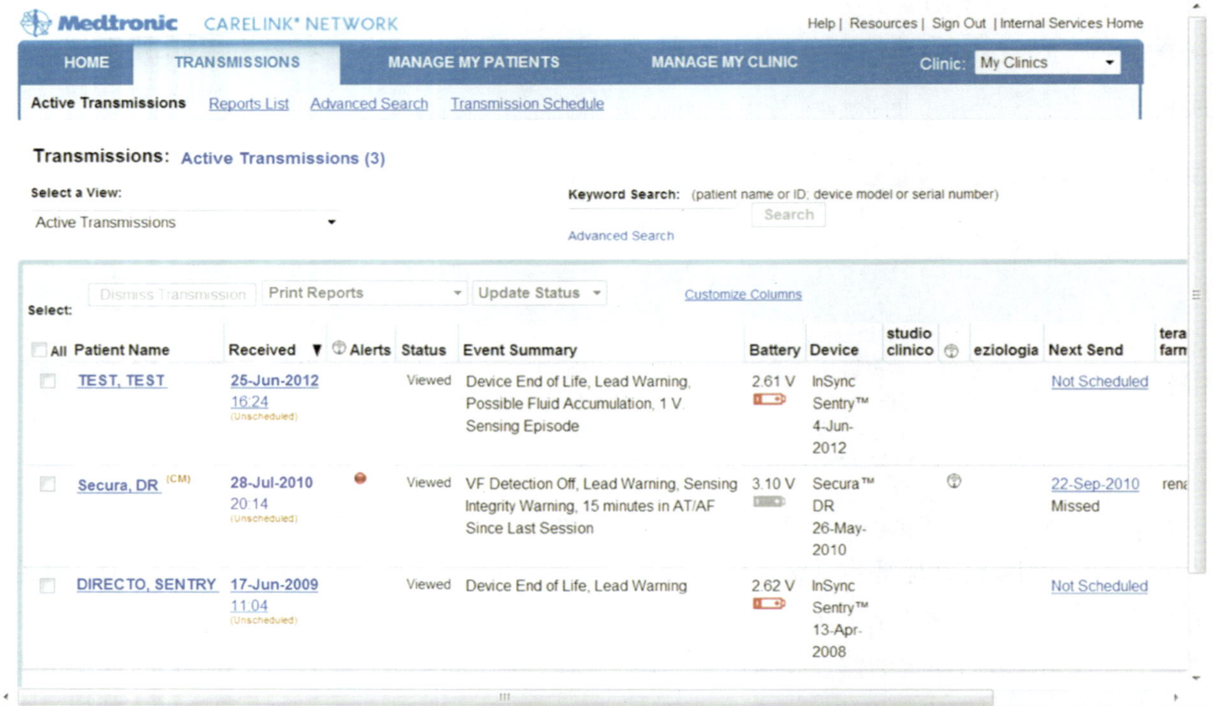

图6-1-2 Carelink™远程监测界面

3. Latitude™系统 Boston Scientific公司的Latitude™系统除了实现常规远程监测外，还有一项独特的功能，它能连接体重和血压测量仪从而远程监测患者心力衰竭状况的突然变化情况，尽管其临床效果有待于RAPID-RF试验结果来验证。根据植入装置的不同，采用有线或无线的发射器在家中对CIED进行询问，通常每周一次。数据传输通过模拟电话线完成。当患者需要启动一次通讯时（如CIED监测到了相关事件），发射器上的患者动作按钮会自动闪烁以提示患者，通常有两个水平的事件通报：红色警报，或是紧急事件通知，当系统识别到患者没有处于合适的CIED治疗状态时启动；黄色警报，或临床事件通知，向临床医师及时通报有关的患者信息和装置功能信息。由于卫星网络频段的问题，尚不能在我国使用。

4. Merlin.net™系统 St.Jude Medical公司的Merlin.net™系统能够为大多数的ICD和CRTD的远程监测系统提供软件和硬件的更新，适用于St. Jude Medical公司生产的ICD和CRTD装置。发送器查询的数据通过标准电话线发送至中心数据储存库以待处理。因为该系统需要患者在感知到振动报警后，手动建立从装置到数据存储中心的通讯联系，而接收方必须也处于互动状态，这些限制了系统的移动性和无症状事件的早期识别。远程随访可由患者启动（当患者有症状时），而监测中心也可以启动。由于在通过遥测杆传送数据时电话必须切断，因而在装置询问时需要中断电话联系。

二、CIED远程监测的必要性

与其他植入装置如人工关节、人工瓣膜不同，CIED植入后需要定期监测装置工作参数是否正常，患者的病情发生变化时也需要调整工作参数。传统的监测方法是患者定期至门诊随访，通过程控仪测定参数与读取事件（否则就不知晓CIED及患者的情况）。这种传统的门诊随访存在诸多不足，而远程监测在一定程度上克服了传统随访的弊端，其优势如下。

（1）减少临床随访次数。目前指南推荐CIED植入后门诊随访平均每年1～2次。远程监测可通过评价CIED的基本信息参数确定CIED的基本工作情况和患者临床状况，这些基本参数包括：导线的阻抗、起搏阈值、心房/心室感知/起搏功能、电池状态等。评价患者临床状况的基本参数有：基本心律、心律失常负荷（房性/室性早搏、心房颤动、室上性/室性心动过速等）、休息/活动时平均心率、心房/心室起搏比例和肺水肿情况等，获取的信息量与门诊随访方式获取的资料相近。显然，在测定参数显示正常且无临床事件发生的情况下，患者不再需要定期至门诊随访，从而显著减少随访次数。植入CRT患者的随访次数和装置再程控的次数均比植入普通起搏器和ICD的患者更多，远程监测配合自动左室阈值测定和输出调整，可以进一步减少随访次数和时间。

（2）更早发现器械故障和患者的病情变化。在常规随访中如果器械故障或病情变化未导致患者明显的临床症状，例如导线脱位、CIED的程序故障特别是心律失常事件，则不会引起患者的注意，也不会主动就诊进行CIED的查询和调整，而远程监测可以及时获知此类信息并告知医师。特别是对植入ICD的患者来说，当发生ICD治疗事件后，医师可以根据远程监测传输的数据信息判定ICD的治疗是否适当，进而决定患者是否应该去医院进行装置再程控或调整药物治疗。大多数植入ICD、CRT或CRTD的患者通常存在左室收缩功能不良的心力衰竭，OptiVol™功能通过肺部液体量和胸内阻抗之间的变化关系，判定心功能的改变，对植入ICD或CRT的心力衰竭患者进行早期监测与及时诊治，明显优化疾病的诊疗过程（图6-1-3）。

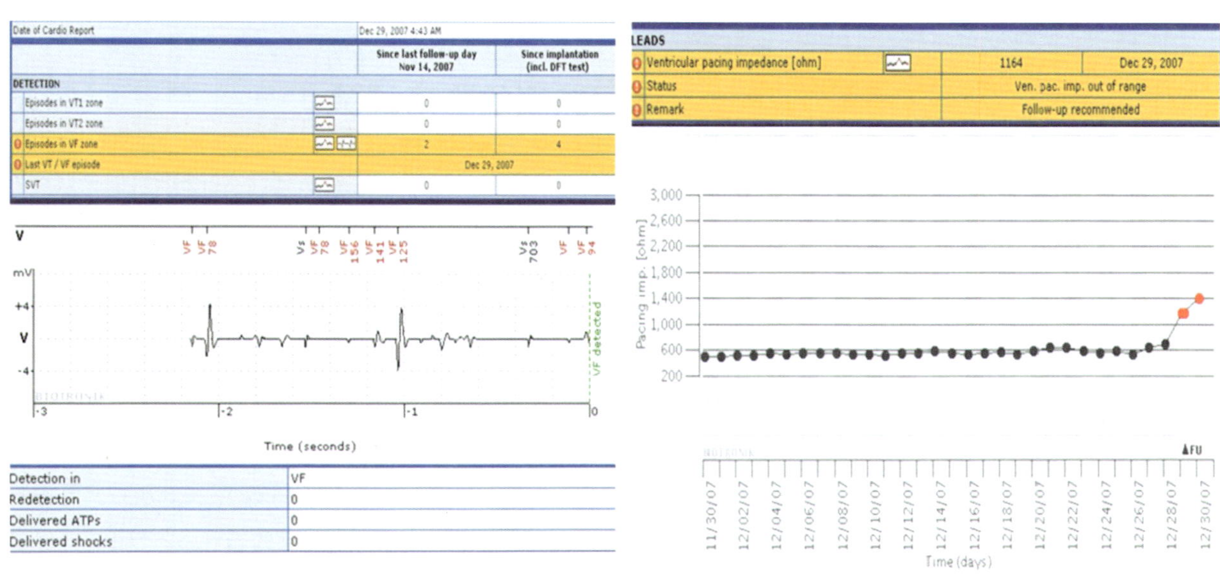

图6-1-3　远程监测发现心律失常事件与器械故障示例

左图. 远程监测发现VF事件，传输的腔内心电图提示落入VF诊断区的不规则感知事件，未发放治疗，提示事件自行终止；右图. 远程监测发现起搏电极阻抗突然显著升高，紧急电话告知患者就诊诊断为导线断裂，后行原导线拔除与新导线重置术

（3）节省费用，提高患者的满意度与生活质量。常规门诊随访占用患者和医师大量时间及经济支出，也占用了医疗资源。许多患者居住地远离随访中心，交通不便利或对随访成本的顾虑都会导致患者在无症状时拒绝随访，导致门诊随访依从性差。显然，远程监测避免因常规的门诊就诊节省往返交通费用，以及可能因就诊带来的误工费用和其他可能因定期随访就诊带来的经济损失。对一些偏远地区、交通不便、身体较虚弱的患者而言，避免门诊就诊显著改善了日常生活的质量；即使对普通CIED植入术后患者而言，由远程监测带来的安全感（考虑到自己的病情一直得到医师监测）也带来生活质量的提升。对医师而言，虽然远程监测事件通知可能导致日常工作外时间增加，但门诊患者数量减少本身亦可减少工作量，可能在一定程度上提高医师的工作效率。

事实上，在实际的临床试验中，远程监测也被证实可以更早地发现导线及器械故障，减少由此引起的ICD不适当治疗，甚至降低CIED植入患者远期的不良事件发生率和死亡率，对此笔者将在后文中更详细地介绍。

考虑到远程监测带来的显著临床获益，最新的指南推荐远程监测应作为所有植入CIED患者的标准随访管理策略。此外，尽管远程监测的作用在ICD与CRTD术后表现更明显（在这两类CIED植入患者中的临床证据也更丰富），目前仍建议对所有的CIED（包括起搏器、ICD、CRTD）采取相同的远程监测随访流程。

三、CIED远程监测的适应证人群

理论上讲，所有植入的CIED均适合远程监测（美国>90%的患者均植入具有远程监测功能的CIED)。国内考虑价格等因素，可能更适合的人群包括：①心室起搏依赖的缓慢心律失常患者。②偏远、活动受限问题等致随访不便。③经济条件允许、有一定文化程度。④对植入物焦虑、恐惧等神经敏感患者，具有远程监测功能可使患者获得踏实感。⑤植入ICD/CRTP/CRTD的患者。

（梁义秀）

第二节 CIED远程监测的临床试验

远程监测至今得到相关学会指南的支持与推广，得益于其背后大量的高质量临床试验研究证据。已有多项随机对照研究和大样本的回顾性研究，对包括起搏器、ICD以及CRTD在内的CIED开启远程监测功能后的效果进行了评估，这些效果终点既包括发生临床事件诊断时间、发生事件至医师介入治疗时间、ICD电击事件等软终点事件，也包括死亡与住院等硬终点事件。

1. PREFER研究　多中心前瞻性随机对照试验，共入选897例植入单腔或双腔起搏器的患者，按照2：1比例随机分配至远程监测组（CareLink™系统）和对照组（常规随访配合电话随访），终点为临床活动事件（CAE，包括新发心房扑动/心房颤动、非持续性室性心动过速、起搏失夺获、起搏阈值增高等）。随访375天±140天，远程监测组和对照组各有3.76%和4.5%的患者发生至少1次CAE，远程监测组平均首次诊断CAE时间为5.7个月，对照组为7.7个月，远程监

测组显著早于对照组（$P<0.001$）。其中远程监测组共676次事件中，446次（66%）是通过远程监测发现的，而对照组的119次事件中，仅有3次（2%）是通过电话随访发现的。研究证实相比常规随访配合电话随访，远程监测可能显著且更早与更多地发现植入起搏器后的临床事件。

2. COMPAS试验　多中心随机对照试验，共入选538名植入双腔起搏器的非起搏依赖患者，随机分配至远程监测组（Home Monitoring™系统）和对照组，主要终点为两组主要不良事件（MAE，包括死亡、因起搏系统并发症住院和因心血管事件住院）发生率。随访18个月，远程监测组主要终点发生率为17.3%，对照组发生率为19.1%（HR：0.90，$P=0.63$）。具体而言，远程监测组与对照组死亡率分别为7.3%和5.3%（$P=0.37$），因心血管事件住院率分别为11.7%和11.8%（$P=0.66$），因起搏系统并发症住院率分别为0.4%和2.8%（$P=0.03$）；远程监测组的非计划随访0.51次（人·年）±0.71次/（人·年），对照组为1.15次（人·年）±1.07次/（人·年），前者较后者减少56%（$P<0.001$）。远程监测组发生事件至医疗介入中位时间为17天，对照组为139天，前者较后者平均提前117天（$P=0.001$）。研究证实远程监测在保证安全的前提下，可以有效地减少门诊随访次数，并且可以尽早发现起搏器术后不良事件并进行介入处理。

3. TRUST试验　多中心前瞻性随机对照试验，共纳入1 339例符合Ⅰ/Ⅱ类适应证植入ICD的非起搏依赖患者，按2∶1随机分配至远程监测组（Home Monitoring™系统）和常规随访组，终点为住院行器械评估次数、不良事件发生率（包括死亡、卒中和需手术治疗的事件）和首次心律失常事件（包括心房颤动、室性心动过速、心室颤动和室上性心动过速）发生至医师介入评估的时间。研究随访时间15个月，结果显示远程监测组住院行装置评估2.1次/（人·年），对照组为3.8次/（人·年）（$P<0.001$）；远程监测组85.8%的患者完全通过远程监测完成术后6个月、9个月和1年的随访。远程监测组和对照组随访1年不良事件发生率均为10.4%（双侧非劣性检验$P=0.01$）；远程监测组生存率96.4%，对照组94.2%（$P=0.174$）。远程监测组首次心律失常事件发生至医师介入评估时间为1天，对照组为35.5天（$P<0.001$）。研究证实远程监测较常规门诊随访不增加风险，并且显著减少植入ICD患者随访次数和更早地发现及介入心律失常等临床事件。

4. CONNECT试验　多中心前瞻性随机对照试验，共入选1 997例植入ICD或CRTD的患者（CareLink™系统），初级研究终点为需处理的临床事件（包括心律失常、心血管疾病进展和器械异常等）发生至医师处理的反应时间，次级研究终点为心血管疾病就诊和非计划门急诊就诊次数，以及住院时间。研究共随访15个月，结果显示远程监测组的临床事件发生至处理中位时间为4.6天，而对照组为22天（$P<0.001$）；因心血管疾病就诊的次数组间无显著差异，其中远程监测组和对照组年化住院次数分别为0.5次/人和0.47次/人（$P=0.542$），年化急诊就诊次数分别为0.24次/人和0.21次/人（$P=0.325$），年化非计划门诊就诊次数分别为2.24次/人和1.95次/人（$P=0.099$）。远程监测组平均每次因心血管疾病住院时间为3.2天，对照组为4.3天（$P=0.002$）。组间全因死亡对比无显著差异（ICD患者$P=0.31$，CRTD患者$P=0.46$）。研究结论为远程监测可以帮助医师在发生事件后尽早介入处理，以及可以显著减少因心血管疾病住院时间。

5. ECOST研究　多中心前瞻性随机对照试验，433例植入单腔或双腔ICD的患者，随机分组到远程监测组（Home Monitoring™系统）和对照组，终点事件为主要不良事件（MAE，包括全因死亡、心血管或操作与器械相关的严重不良事件，后者包括导致住院、残疾或受伤、器械发放不适当电击等事件）。随访24.2个月，结果显示MAE发生率远程监测组为40.3%，对照组为43.3%（非劣性检验P=0.04）；远程监测组和对照组分别有10.6%和5%的患者发生不恰当电击，前者较后者减少52%（P=0.03）；在发生不适当治疗的患者中，远程监测组和对照组分别有11例和3例住院，前者较后者减少72%（P=0.02）。远程监测组电击次数较对照组减少71%（P<0.05），电池寿命远程监测组较对照组减少了76%的电容充电，从而延长了电池寿命（P<0.02）；由于远程监测组较对照组显著减少ICD充电（P=0.02），电池寿命增加7.9个月（P=0.005）。最后，总随访（包括门诊随访与住院期间程控）次数远程监测组为1.46次/（人·年），对照组为2.23次/（人·年）（P<0.001）。研究证实远程监测相对常规门诊随访不会显著增加临床不良事件，同时可以显著减少ICD电击和延长ICD电池寿命。

6. EVOLVO试验　多中心前瞻性随机对照试验，200例LVEF≤35%并植入ICD或CRTD的患者随机分配至远程监测组（CareLink™系统，带有OptiVol™功能）和常规随访对照组，初级终点为因心力衰竭、心律失常或与ICD相关的至急诊或紧急门诊就诊事件，其中因心力衰竭发生的事件和因心律失常或与ICD相关发生的事件又分别为2项次级终点。研究随访16个月，远程监测组初级终点事件发生为0.59次/（人·年），对照组为0.93次/（人·年）（P=0.005）；因心力衰竭发生的急诊或紧急门诊就诊事件远程监测组为0.38次/（人·年），对照组为0.73次/（人·年）（P<0.001）；因心律失常或与ICD急诊或紧急门诊就诊事件远程监测组为0.21次/（人·年），对照组为0.2次/（人·年）（P=0.649）；总体医疗事件（包括门诊、急诊与超过1晚的住院）远程监测组为4.4次/（人·年），对照组为5.74次/（人·年）（P<0.001）。此外，ICD报警至医师介入治疗平均时间远程监测组为1.4天，对照组为24.8天（P<0.001）；同时远程监测组明尼苏达生活质量评分中位改变值为−2，对照组为2，前者显著优于后者（P=0.026）。研究证实远程监测不仅可以显著减少患者急诊或紧急门诊就诊次数以及总就诊次数，而且可以显著缩短事件发生至医疗介入时间，改善因心力衰竭植入ICD或CRTD患者的生活质量。

7. REFORM试验　多中心随机对照试验，共入选符合MADIT-Ⅱ试验标准的植入ICD的155例患者，随机分配至远程监测组（Home Monitoring™系统）和对照组，终点事件为各组非计划随访与总随访事件。随访24个月，结果显示非计划随访远程监测组为0.64次/（人·年），对照组为0.27次/（人·年）（P=0.03；远程监测组随访次数较对照组增加<1，P<0.001）；远程监测组随访次数为3.85次/（人·年），对照组为1.6次/（人·年）（P<0.001）；组间全因死亡、住院率和住院时间均无显著差异，但1年失访率远程监测组高于对照组（P=0.04）。研究证实远程监测较常规门诊随访在不影响患者死亡与住院风险的前提下，显著降低了随访负荷。

8. IN TIME试验　多中心随机对照试验，入选诊断慢性心力衰竭3个月及以上、NYHA心功能Ⅱ～Ⅲ级、LVEF≤35%并符合ICD或CRTD适应证的患者，随机分配至远程监测组（Home Monitoring™系统）和单纯标准治疗组（对照组）。初级终点为由全因死亡、心力衰竭住院、NYHA心功能分级改变和患者自身整体评价改变组成的复合临床评分，次级终点为全因死亡、住院和心力衰竭住院。试验共入选664例患者，其中远程监测组333例，对照组331例，随访12个月，远程监测组和对照组患者复合临床评分恶化比例分别为18.9%和27.2%（P=0.013），其差异主要来源于死亡终点事件，1年全因死亡率远程监测组和对照组分别死亡3.4%和8.7%（$P=0.004$）；组间住院次数与住院人数无显著差异（$P=0.38$和$P=0.35$）。研究结论为远程监测可以显著延缓心力衰竭患者病情恶化并降低ICD或CRTD植入后的死亡风险。

9. AWARE研究　回顾性分析评估Home Monitoring™系统，共入选23个国家11 624例植入配备Home Monitoring™功能的起搏器（4 631例）、ICD（6 548例）和CRTD（445例）的患者，平均随访10.5个月。共传输3 004 763次事件，结果显示86%为疾病相关事件（如房室或室性心律失常），另有3%为器械异常事件（如电池耗竭），11%为系统配置异常事件（如起搏/感知不良）。Home Monitoring™系统向医务人员发送警报次数平均为0.6次/（人·月），其中单腔ICD最低为0.3次/（人·月），CRTD最高为2.1次/（人·月）；47.6%的患者无事件发生。起搏器、单腔ICD、双腔ICD和CRTD平均随访间隔分别为5.9个月、3.6个月、3.3个月和1.9个月。研究认为通过此大样本的分析，证实Home Monitoring™系统安全便捷，可以有效地改善CIED患者的随访监测流程。

10. ALTITUDE研究　回顾性分析评估194 006例植入配备Latitude™系统的ICD和CRTP/D患者，69 556例患者具备移动网络条件进行远程监测随访，124 450例患者进行了常规门诊随访。平均随访28个月，结果显示ICD患者远程监测组较常规随访组死亡风险下降43%（$P<0.001$），CRTD患者远程监测组较常规随访组死亡风险下降33%（$P<0.001$）。配对队列分析显示，ICD患者远程监测组较常规随访组死亡风险下降43%（$P<0.001$），CRTD患者远程监测组较常规随访组死亡风险下降55%（$P<0.001$）。研究证实此远程监测系统可以显著改善CIED特别是ICD和CRTD患者的预后。

11. MERLIN研究　回顾性分析269 471例植入配备Merlin.net™系统的起搏器、ICD或CRT的患者，平均随访2.9年。结果显示53%的患者从未开启使用远程监测系统，定义为未开启组，25.2%的患者开启使用远程监测系统时间比例大于75%，定义为高比例组，剩余开启使用远程监测系统但时间小于75%的患者定义为低比例组。分析显示，高比例组和低比例组的存活率均显著高于未开启组（风险比2.10和1.58，P均<0.001），同时高比例组存活率亦显著高于低比例组（风险比1.32，$P<0.001$）。按照器械类型分类研究，在所有类别中高比例组与低比例组术后生存均优于未开启组；除了CRTP外，高比例组也均优于低比例组。研究证实，无论何种器械，开启远程监测均可较常规随访改善患者长期生存，而且这种获益与远程监测开启时间比例正相关。

一项包含了9项随机对照临床试验的荟萃分析，纳入了植入ICD的6 469例患者，对比远程监测功能对主要临床终点的影响。分析结果显示，远程监测对主要临床终点无显著影响，包括全因死亡（比值比0.83，$P=0.285$），心血管死亡（比值比0.66，$P=0.103$）和住院（比值比0.83，$P=0.196$）。此外，远程监测对ICD电击也没有显著影响（比值比1.05，$P=0.86$），但远程监测组患者发生不恰当治疗风险显著下降（比值比0.55，$P=0.002$）。值得注意的是，3项针对Biotronik公司Home Monitoring™系统的试验的荟萃分析显示其可以显著降低全因死亡风险（比值比0.65，$P=0.021$），而4项针对Medtronic公司的CareLink™系统的试验的荟萃分析则显示其对全因死亡无显著影响（比值比1.07，$P=0.767$）。TRUECOIN研究是对TRUST、ECOST和IN-TIME 3项Home Monitoring™相关临床试验的进一步荟萃分析，结果显示随访1年后远程监测功能使得全因死亡风险下降38%，全因死亡与心力衰竭加重住院风险降低36%，进一步奠定与强化了Home Monitoring™系统改善CIED植入患者术后预后的循证医学证据。

以上各项临床试验或研究，终点事件均为临床医师常常关注的临床事件，并且证实了远程监测给患者带来的临床获益。但在传统门诊随访的基础上增加的远程监测，理论上势必带来器械成本和随访费用的增加。为此，有2项随机对照试验还对远程监测产生的益处与支出进行了经济学分析。

ECOST试验：对研究患者平均随访27个月的费用分析显示，人均年非住院费用远程监测组为1 695欧元±1 131欧元，对照组为1 958欧元±1 023欧元（$P=0.04$），前者费用减少主要获益于器械管理与调整支出减少；住院费用远程监测组为2 829欧元±6 382欧元，对照组为3 549欧元±9 714欧元（$P=0.46$）。在支出减少的情况下，患者的生活质量组间无显著差异。分析显示远程监测显著减少了非住院费用，但对住院费用没有影响。

EVOLVE试验：对研究者平均随访16个月的费用分析显示，年费用远程监测组1 962.78欧元，对照组2 130.01欧元（$P=0.8$）；患者支出费用远程监测组291.36欧元，对照组381.34欧元（$P=0.01$）。费用的下降一方面来源于常规门诊随访次数的减少，另一方面来源于急诊或紧急门诊就诊事件（如前所述）的减少。

总之，大型随机对照试验和超大样本量的回顾性分析显示，远程监测不仅仅给医师和患者随访带来便利，更为重要的是降低患者住院风险，改善预后。临床研究亦显示远程监测可以减少CIED术后费用，具有良好的经济学效益。

（梁义秀）

第三节　术后远程心电监测管理及其问题

目前为止，先后共有两项有关CIED远程监测的专家共识公布。2008年，HRS/EHRA首次发布了《心血管植入电子设备监测的专家共识》，当时远程监测与远程查询的概念尚未清晰，远程监测的技术亦欠成熟，更重要的是尚缺乏大规模的临床研究证据，治疗建议多为专家共识，证据等级较低。2012年中华医学会心电生理和起搏分会公布了《心血管植入型电子器械术后随访的专家共识》，其中包括了对远程监测的介绍和适用人群。随着新型植入设备和新的监测手段不断发展与更新，2015年HRS公布了《心血管植入电子设备远程查询与监测专家共识》，对远程监测的内容提出了更详尽的要求和建议。

一、术后远程监测管理

1. 远程监测随访流程与监测频率　医师应在CIED植入术前向患者解释远程监测功能，并记录于术前知情同意书中。远程监测功能可以在术后首次常规门诊随访时开启，亦可在术后出院前开启，术后首次门诊随访时确认数据传输是否正常。植入带有远程监测功能的CIED术后随访流程，根据患者基本心脏病情况，植入器械的种类、植入时间，患者居住地医疗情况与随访门诊的路途远近及方便情况等决定。推荐术后至少每季度1次或每半年1次的远程查询，此时间间隔对起搏器而言可为6～12个月，ICD可为每3至6个月。值得强调的是，远程监测不能完全取代原有的门诊随访，在有远程监测的条件下，仍建议所有患者每年至少1次门诊随访。此外，CIED植入术后随访不应取代其他疾病（例如心力衰竭等慢性疾病）的就诊与随访。

2. 远程监测团队成员的角色和职责　在HRS《心血管植入电子设备远程查询与监测专家共识》中，远程监测团队包括患者、医师、护士与助理、协同专员和制造商，以及助手、医疗机构和第三方服务提供商等。中国国情决定了监测随访团队规模相对较小，主要包括医师、随访技师或护师以及制造商TSR，而且国内大部分开展起搏治疗的医院往往并没有专门负责CIED随访的工作人员，医院也没有这些人员的编制。

患者的职责中有两点需要特别告知。一是患者与其监护人必须意识到远程监测并非一套急诊反应系统，当事件发生并传输至信息中心时，相关工作人员并非必须立即解读分析事件内容而是可以在一定的时间窗内处理（例如下一个工作日），此时患者需要自行就诊（例如急诊就诊处理）。二是远程监测只是协助患者与医护人员沟通的工具，不能完全取代门诊随访，因此常规疾病的随访仍应按照原计划进行。

医师、随访技师或护师的职责包括：对于具有远程监测功能的CIED，医师应对在远程监测中发现的“紧急”报警信息，给予及时的临床处理意见和建议。对于制造商发布的某些产品纠正或召回信息，须由医师及其医院最终决定如何通知及管理随访患者。随访医师及医院有责任保留患者随访档案，其内容包括患者病史及植入适应证、植入记录及术中参数记录、历次随访程控报告。对于制造商发布的某些产品纠正或者召回信息，随访技师协助医师和制造商的技术服务人员与患者进行沟通和管理；随访技师或护师维护日常的CIED远程监测过程，将“紧急”CIED报警信息及时通知随访医师，并协助医师进行患者沟通和管理工作。

TSR在随访过程中提供专业技术支持，使用和操作其公司的设备，对患者进行程控检查。TSR在从事CIED患者随访工作时必须遵循以下规定：TSR的工作仅在医院负责医师的要求下进行，其任务是为医师和随访技术人员提供技术支持；在临床环境中，TSR不能单独对患者进行程控检查；在患者家中，当没有责任医师和随访技师或护师在场时，TSR不能提供技术支持；罕见或紧急情况下，在责任医师的书面指令下，TSR可帮助对患者实施处理；除了紧急情况，TSR不能为竞争制造商的器械提供技术支持。

3. 数据管理、医疗报销、法律和隐私保护　数据储存库是指器械通过远程监测传输数据后储存数据的地方，包括制造商的注册数据库，经销商的器械程控仪，第三方服务提供商和医疗机构等。数据储存分散于不同的储存库，但又需要在储存库之间相互传输，数据内容的完整性和格式的一致性就至关重要。在美国，HRS组织了CIED制造商与标准制定机构，制定了远程监测与随访过程中参数的定义和数据转换方案，达成了植入型器械心脏观察章程（IDCOP）。凡是符合ICDOP规定的器械，包括起搏器、ICD和CRTD，其远程监测数据均可互相转换，有利于数据的分析与处理。由于起步较晚，目前国内尚缺乏相关标准。

二、远程监测面临的问题

1. 费用的支付问题　远程监测系统出现并不久，其临床效果仅在最近几年被证实，因此在很多国家都不能报销，目前仅有美国和德国实现全额报销。特别是我国经济发展水平有限，即使对已有充分证据的ICD一级预防等适应证，报销比例也显著不足，远程监测的报销更难以实现。但随着证据的积累和经济的发展，可以预见将来会将其纳入正规的报销范围。此外，目前器械的初始费用往往将接收器和随访的费用包括在内，但由于有些医院或医疗机构仅能完成带有远程监测功能CIED的植入，经济上或技术上不具备完成后续随访工作的能力，为了增加市场竞争力，这些医疗机构可能会选择不带远程监测功能的CIED，这种情况和行为应当尽量避免。

2. 法律问题　作为一项相对较新的技术，远程监测目前还面临诸多法律问题。最主要的问题是，当远程监测到事件并发出警报时，未处理或不能及时处理是否违法？谁去时刻读取所获得的数据？最好是医师，但无疑增加植入医师业已繁忙的日常医教研工作，实际上不可能；医院专职随访技术人员当然也可以，但国内缺乏类似的人员编制；公司及第三方则可能存在是否合规及法律问题。另外，远程监测并非急诊反应系统，这种情况允许医师、医疗机构或第三方服务提供商在时间允许的范围内进行数据分析与处理，在此期间患者应当及时根据病情就诊，这种情形应在术前对患者与监护人进行详细解释说明。是否每个患者都需要签署一个医院/公司的免责声明，医师与医师机构也不应因此顾虑而不向患者常规推荐植入带有远程监测功能的CIED。此外，有少数患者要求持有自己的随访数据，尽管这种行为对患者的临床情况并无益处，但法律上患者拥有持有自己随访数据的权利，建议患者在专业人士的指导下解读这些数据。

3. 隐私问题　这也是非常值得关注的问题。除了要求数据持有者确保数据的安全外，持有患者信息数据的个人或机构是否有支配这些数据的权利？在数据共享时如何保证数据的安全性？由于远程监测技术本身发展的局限性，这些问题目前尚无明确答案，有待未来进一步的研究和讨论明确。

4. 目前尚不能做到远程程控　远程监测与新的移动通信技术相结合是未来发展趋势之一。远程监测可能使患者在家中就能接受诊断和治疗参数的设置改变。但从患者的隐私和安全性及法律层面上，远程监测仍然存在很多问题。无创性远程监测仪器可避免CIED的并发症，也是未来重要的发展方向。另外大量监测数据还需要优化的资料分析系统。

5. 国内普及率仍然很低　CIED远程监测在我国还远未普及。每年植入具有远程监测功能的CIED＜年总植入量的8%，目前国内所有公司总植入带有远程监测功能的CIED数量＜1万台。大多数医师和患者对远程监测没有充分的认识，卫生医疗系统也没有建立CIED远程监测的规范管理，各级医院更没有设置CIED远程监测数据资料分析的岗位，同时缺乏合理的收费管理系统。

6. 如何判断“危急值”　何种情况下通知植入医师或患者，例如所有出现房颤的患者？未及时抗凝出现的脑栓塞如何鉴定，所有的室速事件（包括非持续性室速）？另外，出现危急情况的处理流程尚无统一标准。

我国迫切需要加快CIED远程监测的发展，制定相应的法律法规，以适应逐渐增强的随访需求，使更多患者切实受益。

（梁义秀）

参考文献

[1] Crossley G H, Boyle A, Vitense H, et al. The CONNECT (Clinical Evaluation of Remote Notification to Reduce Time to Clinical Decision) trial: the value of wireless remote monitoring with automatic clinician alerts[J]. J Am Coll Cardiol, 2011, 57(10):

1181–1189.

[2] Crossley G H, Chen J, Choucair W, et al. Clinical benefits of remote versus transtelephonic monitoring of implanted pacemakers[J]. J Am Coll Cardiol, 2009, 54(22): 2012–2019.

[3] Hindricks G, Elsner C, Piorkowski C, et al. Quarterly vs. yearly clinical follow-up of remotely monitored recipients of prophylactic implantable cardioverter-defibrillators: results of the REFORM trial[J]. Eur Heart J, 2014, 35(2): 98–105.

[4] Hindricks G, Taborsky M, Glikson M, et al. Implant-based multiparameter telemonitoring of patients with heart failure (IN-TIME): a randomised controlled trial[J]. Lancet, 2014, 384(9943): 583–590.

[5] Landolina M, Perego G B, Lunati M, et al. Remote monitoring reduces healthcare use and improves quality of care in heart failure patients with implantable defibrillators: the evolution of management strategies of heart failure patients with implantable defibrillators (EVOLVO) study[J]. Circulation, 2012, 125(24): 2985–2992.

[6] Lazarus A. Remote, wireless, ambulatory monitoring of implantable pacemakers, cardioverter defibrillators, and cardiac resynchronization therapy systems: analysis of a worldwide database [J]. Pacing and Clinical Electrophysiology, 2007, 30 Suppl 1: S2–S12.

[7] Mabo P, Victor F, Bazin P, et al. A randomized trial of long-term remote monitoring of pacemaker recipients (the COMPAS trial) [J]. Eur Heart J, 2012, 33(9): 1105–1111.

[8] Saxon L A, Hayes D L, Gilliam F R, et al. Long-term outcome after ICD and CRT implantation and influence of remote device follow-up: the ALTITUDE survival study[J]. Circulation, 2010, 122(23): 2359–2367.

[9] Slotwiner D, Varma N, Akar J G, et al. HRS Expert Consensus Statement on remote interrogation and monitoring for cardiovascular implantable electronic devices[J]. Heart Rhythm, 2015, 12(7): e69–e100.

[10] Varma N, Epstein A E, Irimpen A, et al. Efficacy and safety of automatic remote monitoring for implantable cardioverter-defibrillator follow-up: the Lumos-T Safely Reduces Routine Office Device Follow-up (TRUST) trial[J]. Circulation, 2010, 122(4): 325–332.

[11] Varma N. Automatic remote home monitoring of implantable cardioverter defibrillator lead and generator function: a system that tests itself everyday[J]. Europace. 2013, 15 Suppl 1: i26–i31.

[12] Zanaboni P, Landolina M, Marzegalli M, et al. Cost-utility analysis of the EVOLVO study on remote monitoring for heart failure patients with implantable defibrillators: randomized controlled trial[J]. J Med Internet Res, 2013, 15(5): e106.

[13] 张澍，陈柯萍，黄德嘉，等.心血管植入型电子器械术后随访的专家共识[J]. 中华心律失常学杂志，2012，16(5): 325-329.

[14] Parthiban N, Esterman A, Mahajan R, et al. Remote Monitoring of Implantable Cardioverter-Defibrillators: A Systematic Review and Meta-Analysis of Clinical Outcomes[J]. J Am Coll Cardiol, 2015, 65(24): 2591–2600.

第七章

心血管植入型电子装置的更换问题

CIED是一个有能源的电子装置，必然有能源耗竭的时刻。因此，与其他心脏植入性装置（如支架、封堵器等）不同，CIED的脉冲发生器存在更换的问题。临床上更换脉冲发生器的原因包括：①脉冲发生器电池耗竭，为最常见需要更换的原因。②需要升级（upgrade）或降级（degrade或downgrade），如VVI升级为DDD、ICD或CRTP/CRTD、CRTD降级为CRTP等。由于ICD、CRTP/CRTD近年广泛开展，需要升级的临床情况逐渐增多。③脉冲发生器本身发生故障，由于脉冲发生器内集成电路等在生产、运输和使用过程中遭到破坏（如外力撞击、强电磁场导致的损伤等），比较少见。此外，由于器械感染、患者病情变化等导致不再需要更换新脉冲发生器的临床情况也并非少见。本章就上述临床常见问题做一细化讨论。

第一节 CIED接近更换日期时的随访

当起搏器接近更换日期时，要增加随访频度，至少每3～6个月随访1次，尤其是起搏依赖者。具体随访内容如下。

一、症状

应注意患者原有症状的变化及有无新症状的出现，尤其是针对起搏依赖的患者。当脉冲发生器电池耗竭时，起搏频率会减慢、起搏或感知功能不良、DDD起搏模式会变为VVI模式，可能由此导致患者出现心悸、胸闷等不适。当电池完全耗竭且患者为心室起搏依赖时可能会出现心源性晕厥等。虽然愈来愈少见，但目前临床上仍然能碰到这样的患者。

二、体表心电图

当脉冲发生器电池耗竭时，引起频率减慢（一般磁铁频率或起搏频率下降10％以上）、感知功能丧失（如变为VOO模式）、感知功能不良和某些功能故障，DDD起搏模式会变为VVI模式。此时若为起搏依赖患者，体表心电图可看到起搏频率及起搏模式（如丧失频率应答功能、DDD起搏变为VVI或VOO起搏等）的改变，有助于判断脉冲发生器电池耗竭。

三、磁铁试验

可利用简单的磁铁放置在脉冲发生器上，磁频DOO或VOO时通过观察心电图刺激脉冲频率的变化或计数心率就可得到结果（后者的前提是患者完全依赖起搏器）。以往临床经验认为，如起搏频率或磁铁频率开始下降预示着电池电量下降，当下降到10％时即作为更换指示，但2000年后国内临床使用的起搏器还是应以《起搏装置百科全书》上的建议更换描述为准，如当Medtronic公司产品的磁铁频率下降为65 bpm或St.Jude Medical公司产品的磁铁频率下降到86 bpm时为建议更换日期（图7-1-1）。

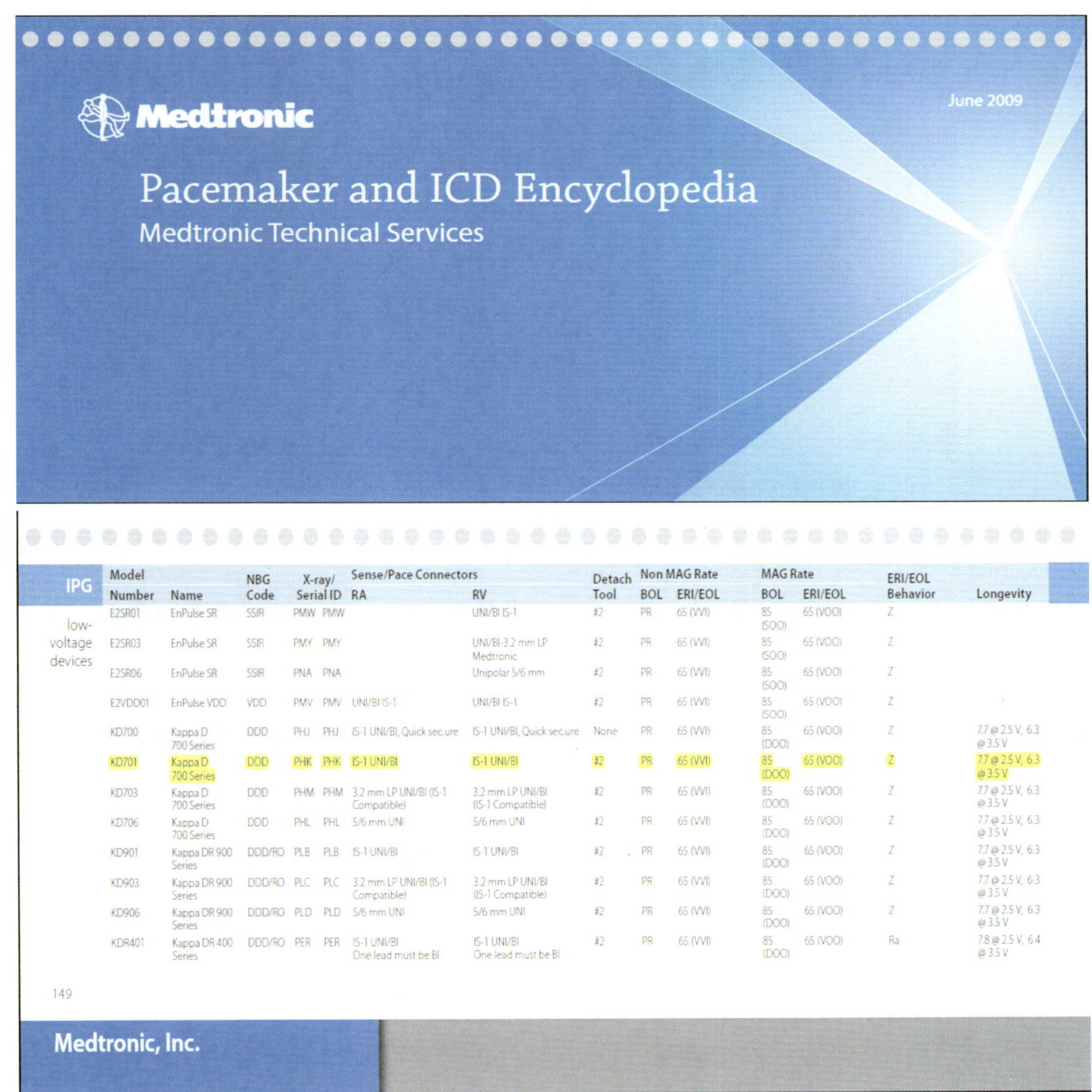

IPG	Model Number	Name	NBG Code	X-ray/	Serial ID	Sense/Pace Connectors RA	RV	Detach Tool	Non MAG Rate BOL	Non MAG Rate ERI/EOL	MAG Rate BOL	MAG Rate ERI/EOL	ERI/EOL Behavior	Longevity
low-voltage devices	E2SR01	EnPulse SR	SSIR	PMW	PMW		UNI/BI IS-1	#2	PR	65 (VVI)	85 (SOO)	65 (VOO)	Z	
	E2SR03	EnPulse SR	SSIR	PMY	PMY		UNI/BI-3.2 mm LP Medtronic	#2	PR	65 (VVI)	85 (SOO)	65 (VOO)	Z	
	E2SR06	EnPulse SR	SSIR	PNA	PNA		Unipolar 5/6 mm	#2	PR	65 (VVI)	85 (SOO)	65 (VOO)	Z	
	E2VDD01	EnPulse VDD	VDD	PMV	PMV	UNI/BI IS-1	UNI/BI IS-1	#2	PR	65 (VVI)	85 (SOO)	65 (VOO)	Z	
	KD700	Kappa D 700 Series	DDD	PHJ	PHJ	IS-1 UNI/BI, Quick sec.ure	IS-1 UNI/BI, Quick sec.ure	None	PR	65 (VVI)	85 (DOO)	65 (VOO)	Z	7.7 @ 2.5 V, 6.3 @ 3.5 V
	KD701	Kappa D 700 Series	DDD	PHK	PHK	IS-1 UNI/BI	IS-1 UNI/BI	#2	PR	65 (VVI)	85 (DOO)	65 (VOO)	Z	7.7 @ 2.5 V, 6.3 @ 3.5 V
	KD703	Kappa D 700 Series	DDD	PHM	PHM	3.2 mm LP UNI/BI (IS-1 Compatible)	3.2 mm LP UNI/BI (IS-1 Compatible)	#2	PR	65 (VVI)	85 (DOO)	65 (VOO)	Z	7.7 @ 2.5 V, 6.3 @ 3.5 V
	KD706	Kappa D 700 Series	DDD	PHL	PHL	5/6 mm UNI	5/6 mm UNI	#2	PR	65 (VVI)	85 (DOO)	65 (VOO)	Z	7.7 @ 2.5 V, 6.3 @ 3.5 V
	KD901	Kappa DR 900 Series	DDD/RO	PLB	PLB	IS-1 UNI/BI	IS-1 UNI/BI	#2	PR	65 (VVI)	85 (DOO)	65 (VOO)	Z	7.7 @ 2.5 V, 6.3 @ 3.5 V
	KD903	Kappa DR 900 Series	DDD/RO	PLC	PLC	3.2 mm LP UNI/BI (IS-1 Compatible)	3.2 mm LP UNI/BI (IS-1 Compatible)	#2	PR	65 (VVI)	85 (DOO)	65 (VOO)	Z	7.7 @ 2.5 V, 6.3 @ 3.5 V
	KD906	Kappa DR 900 Series	DDD/RO	PLD	PLD	5/6 mm UNI	5/6 mm UNI	#2	PR	65 (VVI)	85 (DOO)	65 (VOO)	Z	7.7 @ 2.5 V, 6.3 @ 3.5 V
	KDR401	Kappa DR 400 Series	DDD/RO	PER	PER	IS-1 UNI/BI One lead must be BI	IS-1 UNI/BI One lead must be BI	#2	PR	65 (VVI)	85 (DOO)	65 (VOO)	Ra	7.8 @ 2.5 V, 6.4 @ 3.5 V

149

Medtronic, Inc.

图7-1-1 Medtronic公司的《起搏装置百科全书》

四、程控仪进行的随访程控

这是最准确的判断电池状态的方式。现在的起搏器都能依据当前的起搏器工作参数推算可继续使用的时间。程控仪除了可以评估脉冲发生器电池状态外，尚可评价起搏导线参数，为更换手术做准备。

1. 电池状态　电池耗竭一般有两种独立的状态。

（1）建议更换时间（recommended replacement time, RRT），也称为择期更换指征（ERI）。出现在电池电压（与输出电压不同）降至制造商设定的水平。处于此阶段时，在出现不稳定的起搏或出现系统功能全面障碍前，一般起搏器仍能正常工作3～6个月。应在此阶段安排择期更换起搏器。

（2）电池耗竭期（end of life, EOL），或称为服务末期（end of service, EOS）。如果RRT阶段被错过（通常是由于未及时随访等），起搏器电池电压会继续下降直至到达EOL（图7-1-2）。起搏器功能变得不稳定且不可预知，此时为相对的医疗急症，应迅速将患者收入院并尽早更换起搏器，尤其是起搏器依赖患者。

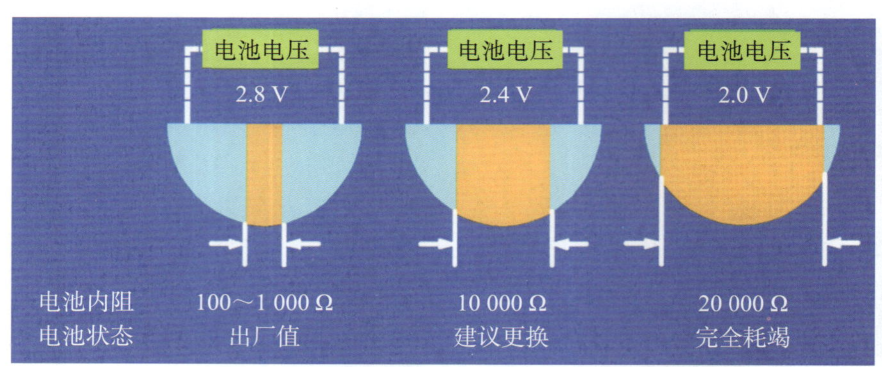

图7-1-2　脉冲发生器出厂值、ERI和EOL时的电池电压和阻抗

另外，由于不断进展的远程随访技术使传统起搏器电池会耗费大量的电能用于定期的数据传输，所以具有远程随访功能的起搏器电池已不再使用传统用于起搏器的锂碘电池，此类产品的电池初始电压及ERI电压方面都会有所不同：如St. Jude Medical公司Accent 2212，初始电压3.2 V，ERI电池电压2.6 V，EOL时电池电压2.5 V。

2. 导线参数　包括感知、起搏阈值和阻抗，尤其是阻抗反映了电极导线的完整性（具体详见下文）。当处于EOL时，无法通过程控仪进行相应参数的测定。只能在更换手术时用起搏系统分析仪（PSA）测量电极导线的参数。

（陈学颖）

第二节　脉冲发生器及导线的更换建议

起搏系统的更换包括脉冲发生器和起搏导线，前者更常见。

一、脉冲发生器的更换建议

起搏器的临床应用已有近60年的历史，随着起搏器植入人数的增加，更换起搏器也随之增加。多数植入中心更换的比例在20%～30%。目前更换起搏器的指征主要有以下几方面。

1. 参照起搏器各厂家规定的质保期　国内DDD（R）、DDD和VVI分别为5年、6年和7年的担保时限明显低于脉冲发生器的实际使用年限，因此按担保期更换对多数患者可能过于积极。原则上更换起搏器的时机应该根据实际随访时的结果而定，待起搏电源即将耗竭时再行更换，既不造成浪费，也能保证患者安全。当然，如患者随访困难、起搏器依赖或超高龄，也可在到达质保期时就更换脉冲发生器以策安全。

2. 起搏器电池耗竭　起搏器电池耗竭的指征：①电池阻抗，起搏器电源耗竭时电池老化，碘化锂（目前所用的起搏器电池均为锂碘电池）形成增多，内阻抗增大，无法提供足够的驱动电流来维持脉冲发生器的正常工作。起搏器内锂碘电池启用时输出电压一般设为2.8 V（±5%），电池电流7.0～15 μA，内部阻抗<1 000 Ω。在电池老化过程中，碘化锂形成逐渐增多，随之内部阻抗增加，电压下降。当电池电压接近2.4 V时，脉冲发生器工作将处于不稳定状态，导致起搏器工作失常。当电压降至2.4 V，电池阻抗升至8 000～10 000 Ω时，为ERI，建议更换起搏器。否则由于电池阻抗的增大，将无法提供足够的驱动电流来维持脉冲发生器的正常工作。当电压下降至<1.8 V时进入耗竭期（EOL），应尽快更换。通常ERI到EOL的时间为半年左右。图7-2-1为St.Jude Medical公司Zephyr XL DR 5826产品使用寿命说明书截图。图7-2-2所示为电池电压到达ERI的程控界面。②起搏频率下降和脉宽延长，随着电池电压和电流下降，将会影响脉冲发生器的正常工作，导致脉冲发生器的输出电压下降、脉冲上升和脉宽延长、输出电流和能量减小，此时首先引起频率减慢（一段磁铁频率或起搏频率下降10%以上）、起搏或感知功能不良和某些功能故障。

起搏频率为60次/分	植入到ERI（年）（平均值）	ERI到EOL（月）（平均值）
2.5 V；500 Ω心房，500 Ω心室	11.7	5.1
3.5 V；500 Ω心房，500 Ω心室	7.2	4.8
2.5 V；750 Ω心房，750 Ω心室	12.1	5.6
3.5 V；750 Ω心房，750 Ω心室	8.8	4.9
2.5 V；1 000 Ω心房，1 000 Ω心室	13.9	6.0
3.5 V；1 000 Ω心房，1 000 Ω心室	9.9	4.9

图7-2-1　起搏器产品使用说明书中的使用年限

Zephyr XL DR 5826型脉冲发生器从植入到EOL的预计时间（100% DDD起搏，Auto Capture关闭，存储EGM关闭）

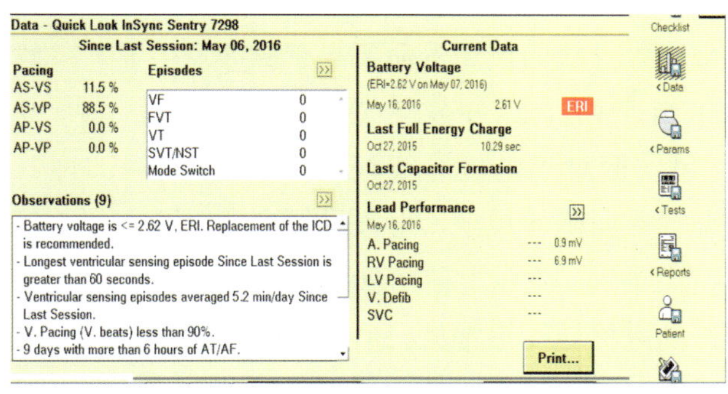

A

chenbolin 3316
Pacemaker Model Medtronic Kappa KD701
Serial Number PHK631525
12/15/16 9:55:02 AM
Medtronic Kappa 700 Software 7.0
Copyright (c) Medtronic, Inc. 1998
Final Report　Page 1

Patient/Device Information

Dependency　Physician Name
Implanted Defibrillator? No　Physician Phone

Pacemaker Model　Kappa　KD701　PHK631525　Implanted　02/13/08 11:37 AM
Atrial Lead　Medtronic　Implanted
Ventricular Lead　Medtronic　Implanted

Pacemaker Status: 12/15/16 9:53:59 AM

Estimated remaining longevity Replace Pacer
Battery Status　Replace Pacer
Voltage　2.62 V
Current　10.99 μA
Impedance　6.605 ohms

Lead Status: 12/15/16 9:53:59 AM

B

图7-2-2　脉冲发生器ERI时的程控界面

A. CRTD；B. 普通起搏器

通常电池耗竭都发生在起搏器使用担保年限后，但提前耗竭在临床上并非少见，主要见于：①保持出厂时设置未更改起搏输出电压，而患者又为100%起搏依赖。目前多数厂家的使用担保年限是依据输出电压2.5 V时计算的，而出厂时由于担心植入人体数周内起搏电压的升高而多将输出电压调高至3.5 V，通常要求患者在术后3个月时应到起搏随访门诊下调输出电压。有些患者由于多种原因术后未到医院随访，或随访时随访人员忘记下调输出电压。目前很多起搏器都具有起搏阈值自动调整功能，不再需要随访时对输出电压进行调整。②由于患者起搏阈值增高，不得已保持高输出电压。这在CRTP/CRTD中比较常见，多是由于左室起搏电极的阈值升高所致，由于多种原因不能重置左室导线。③ICD的频繁电击（不管是适当或不适当电击）或高起搏比例。④由于导线故障导致电池提前耗竭，如导线绝缘层破损，阻抗下降导致“漏电”，电池消耗加速。电池提前耗竭也必须更换脉冲发生器，只是此时需要根据不同的临床情况进行分别处理，可能包括更换电极导线位置或更换新的电极导线等；另外，应根据担保条例及患者的具体问题共同商讨是否赔付等问题。

3. 其他情况　包括：①脉冲发生器故障，罕见，如确定，则需要更换，同时向有关机构上报相关故障信息。②起搏系统的感染，相对常见。此时需要移除原起搏系统（脉冲发生器和导线）并更换为新的脉冲发生器和导线。③起搏器公司的产品召回事件。这些情况绝大多数并非因为电池耗竭问题而需要更换脉冲发生器。

二、起搏导线的更换建议

1. 电极导线故障　由于电极导线在体内随心搏和肢体运动一直处于伸缩弯曲、扭转甚至被挤压状态，因此，电极导线是起搏系统中相对最容易出故障的部分。所以对电极导线完整性的评价是随访中不可或缺的。通常通过测试电极导线阻抗间接了解电极导线的完整性，多数起搏器可以提供电极导线阻抗的趋势图。如导线阻抗过低，提示导线绝缘层有损坏、漏电而短路，导致起搏失败或日后耗电过大而使起搏器电池提前耗竭。如导线阻抗过高，提示导线断裂。图7-2-3所示为电极导线阻抗发生变化的趋势图。另外，必要时可行激发试验来协助判断潜在或间歇出现的电极导线故障。激发试验包括前伸、外展、旋转或挤压囊袋部位，同时进行心电图、事件标记、心内电图及数据的测量监测。电极导线故障可表现为无刺激脉冲、不起搏、间歇起搏或出现感知功能障碍。电极导线故障通常需要重新更换新的起搏电极导线。

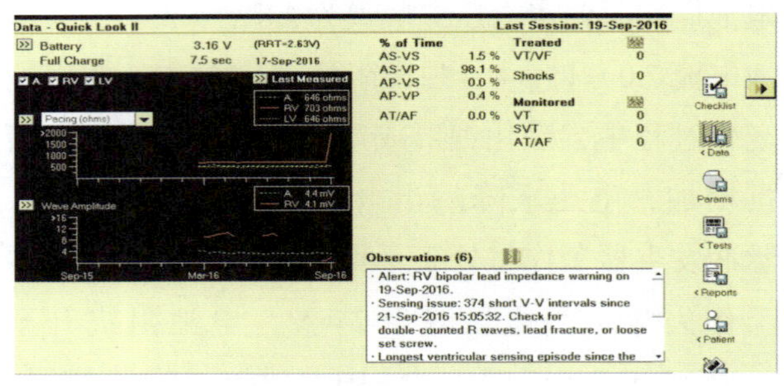

A

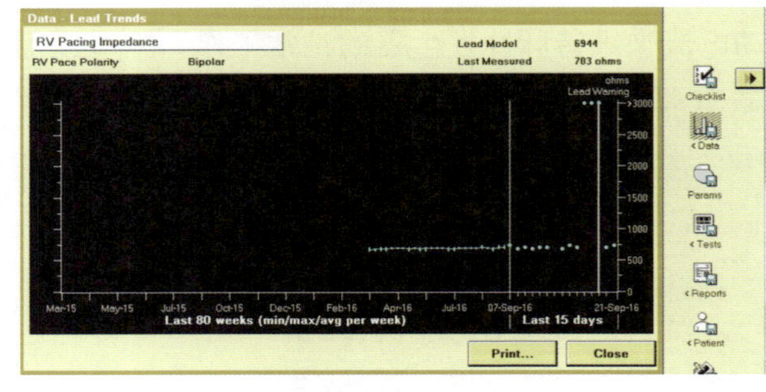

B

图7-2-3　程控界面显示的阻抗趋势图

A. 显示心室阻抗突然持续增加；B. 显示阻抗间歇性突然增加，均提示导线完整性出现问题

2. 更换脉冲发生器时发现导线参数异常　通常电极导线的使用寿命要高于脉冲发生器，一般相当于两个脉冲发生器的使用时间（15～25年）。但对于电极导线到底可以使用多长时间，并没有明确的规定，电极导线也从来没有相关的担保条例。临床上使用20年左右仍然参数表现良好的电极导线很常见，但也能见到未更换的旧导线在新脉冲发生器植入数年内就发生故障而不得不再次手术的案例。

实际上，这是临床上一个比较困惑的问题。更换新导线的弊端：①手术复杂，需要重新穿刺静脉、放置新导线等。②手术并发症增多，重新穿刺可能造成需保留导线（如原来为DDD起搏器，而本次手术只需更换其中一根电极导线时）的损伤、因静脉通路狭窄造成重置新导线不容易通过、今后相关静脉闭塞的风险增加、手术时间延长造成感染机会增多等。③心腔、囊袋内异物增多。通常临床上不拔除废弃的普通起搏导线。新植入的导线会使心腔内异物增多，原囊袋也多需要扩大。④如更换心室导线，则两根心室导线导致三尖瓣反流的概率明显增加。⑤费用增加，包括穿刺鞘和新植入的电极导线。其中，④可能是临床医师最关注的，也是可能导致患者出现临床症状的最主要的弊端。当然，更换新导线的目的是保证患者安全（本次脉冲发生器使用寿命内导线的完整性多能保证）。

一般认为，起搏电极阈值<2.5 V，阻抗在300～1 000 Ω可以继续使用原电极导线。在更换起搏器时，一般符合以下参数可以考虑继续使用原导线：①导线阻抗，应在稳定的脉宽（0.5 ms）和恒定的输出（5.0 V）条件下测定，一般不应超过原阻抗的20%～50%及以下，或在300～1 000 Ω。②起搏阈值，慢性阈值常为初始阈值的2～3倍，一般在2.0～2.5 V及以下。③自主心律R波振幅一般大于4 mV。对于起搏阈值偏高的患者，如果阈值不超过起搏器输出电压的1/3时，使用原导线仍然是安全的。此外，尚需要参考患者的年龄、是否起搏依赖、心房抑或心室起搏依赖和患者/家属意愿等进行综合考虑。

3. 累及起搏系统的感染 包括局部囊袋感染及感染性心内膜炎，此时应清创并移除原脉冲发生器和导线，更换新的脉冲发生器和新的导线，择期在对侧植入。

（陈学颖）

第三节 不再需要更换装置以及升级、降级装置的策略

一、不再需要更换装置的临床情况

临床实践中，通常电池耗竭后都需要更换新的脉冲发生器。但由于患者病情随时间推移的不断变化，个别情况下实际上并不需要更换装置。这些临床情况主要包括在更换时患者曾经罹患的SSS已转变为持续性心房颤动、ICD一级预防患者更换时LVEF已＞35%、部分CRT超反应者和CIED术后发生感染并移除装置后的患者以及终末期患者等。

1. SSS患者已变为持续性心房颤动 临床上1/5～1/4植入心脏起搏器的原因是由于慢快综合征，后者包括两种临床常见问题：①窦缓与阵发性房性快速心律失常并存，而后者引起患者明显症状。由于治疗快速房性心律失常的药物会加重业已存在的窦性心动过缓，因此存在治疗矛盾而植入心脏起搏器。②发作性房性快速心律失常自行终止时窦房结恢复时间太长，并导致患者黑矇或晕厥，这在临床上很常见，这类患者平时窦性心率通常并不慢。

植入心脏起搏器7～8年后，当这些患者需要更换脉冲发生器时，患者的心律失常情况可为下面的一种：①与当初植入起搏器时一样，仍然存在慢快综合征。②因SSS的进展而变得持续心房起搏依赖，而快速房性心律失常或仍存在。③已进展为持续性心房颤动。上述三种转归在临床上都很常见。转归①和②毫无疑问都需要更换新的脉冲发生器，而转归③是否真正需要更换脉冲发生器则值得商榷。

实际上，当进展为持续心房颤动后窦房结已不能再发挥作用，其功能正常与否已不重要，可以看成是“SSS的自愈”，此时房室传导功能才是

决定患者心室率的最重要因素。患者变为持续房颤后存在两种情况：①房室传导功能正常，此时患者的心室率不会再慢。②合并存在AVB，尤其是持续或间歇高度AVB，患者此时的心室率变得慢而不规则（如慢且规则，则为合并三度AVB）。众所周知，房室传导功能正常的持续房颤患者并无植入心脏起搏器的适应证，因此，针对①，患者并无更换新的脉冲发生器的必要。

问题在于针对植入心脏起搏的持续心房颤动患者如何判断患者自身的房室传导功能正常与否？通常建议采取的方法是停用延长房室传导的药物（如地高辛、β受体阻滞剂、钙通道阻滞药或胺碘酮等）3～5个半衰期及下调心室起搏频率（如降至50 bpm）后：①通过程控仪或Holter检查观察心室的起搏比例。②通过Holter检查观察平均的心室率。③通过常规心电图及Holter检查观察患者是否存在间歇或持续的室内传导阻滞（分支或束支阻滞）。由于多数脉冲发生器都不能完全关闭起搏功能（即程控为OOO），而房颤患者由于隐匿性房室传导、迷走神经作用等原因，多会出现长RR间期现象（如2 s左右），因此，除非能将起搏器的起搏功能完全关闭，否则很难出现心室无起搏的情况。尽管如此，根据上述检查结果，临床上还是能够判断出患者房室传导功能正常与否。综合判断的因素包括心室起搏的比例、房颤时的平均心室率、最快的心室率、是否合并室内传导阻滞及患者的年龄等。如患者心室起搏比例很低（例如＜5%）、平均心室率快（例如＞80 bpm）、最快的心室率＞140 bpm、无室内传导阻滞及患者年龄较轻等，多提示患者的自身房室传导功能是正常的。

如判断患者的房室传导功能正常，应与患者及其家属解释由于其病情变化，心室不再需要心脏起搏，目前更换脉冲发生器并非必需的现实病情。由于在SSS患者每年有0.6%～1.9%的房室传导阻滞发生率（Nielsen J C, et al. A comparison of single-lead atrial pacing with dual-chamber pacing in sick sinus syndrome. Eur Heart J, 2011, 32: 686-696.），因此，如决定暂时不更换脉冲发生器，应定期每半年至1年随访一次Holter，及时发现今后可能进展为房室传导阻滞的患者。如果今后真正发生了房室传导阻滞（毕竟多数患者都不会发生真正的高度房室传导阻滞），届时再更换脉冲发生器。

更换可能不再真正需要的脉冲发生器，除了需要支出起搏器的费用、再次手术导致的创伤外，更为重要的是更换脉冲发生器时发生的感染问题。有资料显示，更换时起搏器感染的发生率要比首次植入时高数倍（原因主要是囊袋内纤维钙化组织及皮肤原有的刀口瘢痕等部位缺乏血液供应，血液内的抗体、抗生素等难以到达这些部位），而一旦发生感染，处理非常棘手，包括原植入的导线因时间太久而难以用常规方法拔除等。一旦发生感染性心内膜炎则多会恶化患者的预后。

如果决定不更换脉冲发生器，如何处理现有的起搏系统？有些中心会取出原脉冲发生器，包埋原导线。笔者认为，如决定不更换脉冲发生器，最好不要针对起搏系统做有创的手术操作（取出脉冲发生器或导线），因为即使电池耗竭，脉冲发生器本身在囊袋内长时间的存放也不会给患者带来伤害，但取出脉冲发生器则肯定会给患者带来创伤以及可能由此带来并发症（主要是感染）。可定期复查患者诸如Holter等的变化，如今后的确需要植入起搏器时再选择更换脉冲发生器。另外，或可用程控仪对脉冲发生器进行程控（例如降低起搏频率/降低输出电压/更改起搏模式，如程控为OOO等），或不做任何处理，让起搏器残存的电量自行耗尽，同时向患者及家属解释病情。

在临床实践中，起搏器电池耗竭后不更换的情况并不常见，原因比较复杂。仍然选择更换脉冲发生器的可能理由/原因包括：医师对患者发生持续房颤后原来存在的SSS已无临床意义认识不足、难以向患者解释清楚有关心律失常病情的变化及不更换起搏器的理由和担心今后患者出现房室传导阻滞等。

如果决定更换，应更换何种类型的脉冲发生器？仍然更换为原来的DDD（R）起搏模式的起搏器？发生持续性心房颤动后如原植入的为DDD起搏器，起搏系统会发生如下的工作方式变化：①房颤后由于对房颤波的感知不良，未及时发生模式转换，此时心房发放无效起搏脉冲，后续可能在AVD末触发心室起搏（图7-3-1A）。②发生模式转换，始终以DDI（R）方式工作（图7-3-1B）。③在术后的随访中被医师程控为单腔工作模式（VVI）。无论何种情形，此时DDD起搏器发挥的作用等同于VVI起搏器。因此，如医患双方决定更换脉冲发生器，此时建议更换为VVI/VVI（R）起搏器。术中将原心房导线尾端连接器用套管套住后包埋、固定于原囊袋内（详可参见本节相关部分）。

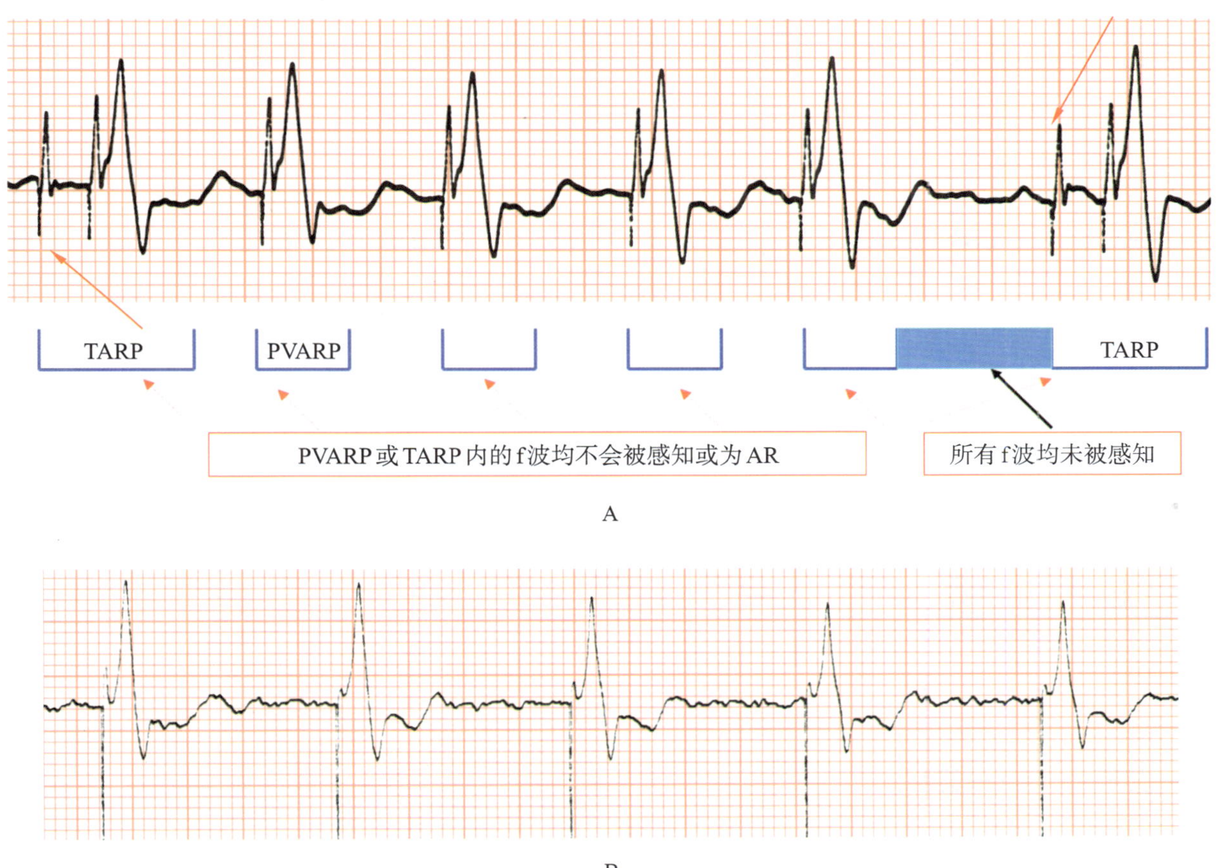

图7-3-1 三度AVB患者发生房颤时DDD起搏心电图

A. 由于对f波的感知不良，未及时发生模式转换，心房发放无效起搏脉冲（红色实心箭头处），并在AVD末触发心室起搏；心室后心房不应期（PVARP）或总心房不应期（TARP）内（红色虚线箭头所示）的f波均不会被感知或为不应期感知（AR）；矩形蓝色区域内（为心房警觉期，此间期内心房电路具有感知功能）所有的f波均未被感知，故在VA间期末发放心房脉冲，并在AVD末释放心室起搏脉冲；B. 起搏器发生模式转换，始终以DDI或VVI方式起搏

2. ICD一级预防患者更换时LVEF已＞35%　近年来ICD一级预防的临床应用逐渐广泛，欧美约占植入ICD总量的75%，我国也已占近50%。但一级预防患者真正发生室性快速心律

失常的比例并不高，因此，多数一级预防患者自植入ICD到下次更换的时间段内并未发生针对快速室性心律失常的治疗事件。针对这些患者，通过程控询问ICD脉冲发生器，如果确定患者未发生过恶性室性心律失常，而在需要更换时患者心脏超声检查LVEF已>35%，此时应该不具备植入ICD的适应证，与患者及家属讲明，可以采取暂不更换的措施。

如果临床上或程控仪调出的数据证实一级预防患者发生了持续性的VT/VF，应该属于ICD二级预防的适应证，此时即使LVEF已>35%，也要更换ICD脉冲发生器。

另外，MADIT-Ⅱ随访8年的研究结果证明，针对心肌梗死的一级预防患者，与非ICD组相比，植入ICD组能够提供持续的心脏保护作用，减少全因死亡率（Goldenberg, et al. Circulation, 2010, 122:1265）。因此，针对缺血性心脏病一级预防患者，在更换时即使未发现治疗的室性快速心律失常事件，也建议更换ICD脉冲发生器。而针对非缺血性心脏病患者，如LVEF已>35%，此时选择不更换脉冲发生器也许是正确的选择。

3. CRT患者心脏结构、功能已恢复正常 植入普通心脏起搏器的病因是缓慢心律失常，而后者几乎是不可逆且随着时间的推移，传导系统本身的病变程度往往是加重的。因此治疗缓慢心律失常的起搏器通常都是需要更换的。而CRT则不同，它针对的人群为心力衰竭患者，本身多无普通心脏起搏的适应证，而心力衰竭病情本身会随着CRT及药物治疗等发生较大的变化。例如针对CRT术后超反应者，在电池耗竭时心功能及心脏超声都已明显好转或接近正常，实际上此时CRT的适应证已经不复存在，可以暂时不考虑更换脉冲发生器，随访病情变化后再做决定。

已有研究发现CRT超反应患者如果关闭双室同步起搏功能，心功能多会恶化，原因在于左束支传导阻滞并未消失，双室不同步现象仍然存在。而患者之所以为CRT超反应，双室的不同步而非心肌病变本身（如心肌瘢痕负荷）可能是导致心力衰竭的较重要因素。因此，针对这类患者通常仍然需要更换CRT脉冲发生器。除非CRT超反应的患者室内传导阻滞已经消失，此时应该不再需要更换双室同步起搏器。

4. 发生感染移除CIED后 植入CIED后一旦发生感染，应该移除整个装置，包括植入的导线和脉冲发生器。按照相关指南《心律植入装置感染与处理的中国专家共识》(2013)，此时应该评价是否需要再次植入起搏系统。由于起搏器发生感染的人群特点，如糖尿病、肾功能不全等疾病并不能纠正，故再次植入CIED后再发感染的可能性仍然高于常人；而一旦感染，感染本身及处理感染的治疗（包括拔除导线可能产生的危险等）存在较大的风险。因此，审慎评价患者是否真正需要CIED是一个负责任的态度，也是相关指南推荐的治疗原则。针对持续性房颤伴偶发的长RR间期、无症状性SSS等，尤其要评价再次植入起搏器的必要性。

5. 患者因其他系统严重疾病而处于终末期 如在建议更换日期时，患者患有终末期的疾病，预期生存期很短，应该与家属充分沟通，尤其是对非心室起搏依赖者，应慎重权衡更换起搏器的性价比及患者对更换手术本身的耐受性。

总之，在以下几种临床情况下应该不需要再次植入CIED，至少是在决定更换的当时：①SSS患者变为持续性心房颤动，而此时患者的房室传导功能正常。②ICD一级预防患者LVEF已>35%，植入的ICD并未发生治疗事件。③CRT患者心脏结构、功能已恢复正常。④因起搏系统感染而拔除整个系统的部分SSS或房颤伴长RR间期的患者。⑤患者因其他系统严重疾病而处于终末期。

二、升级装置的策略

大多数患者在脉冲发生器电池耗竭后直接更换相应的脉冲发生器即可，即原来单腔更换为单腔，原来双腔更换为双腔，以此类推。但在临床上，也有部分患者由于自植入首个起搏器到建议更换的时间时（普通起搏器约8年）病情发生了变化，原有的疾病加重或好转，或出现了新的病症；另外，尚有部分患者经济能力发生改变。因此，在更换脉冲发射器时需要对植入的起搏系统做出适当的调整。脉冲发生器的功能从简单到复杂的更换通常称为升级，相反，则称为降级。相对于升级手术，降级手术在临床上少用。

1. 升级装置的适应证　近年来装置的升级在临床上比较多见，这与医师对生理性起搏认识的提高、ICD预防心脏性猝死的认可、CRT对心力衰竭的确切疗效、植入医师的手术水平及经济水平的提高等有关。常见升级装置的适应证包括：

（1）VVI或DDD升级为VVI（R）或DDD（R）。常见。患者首次植入起搏器时可能并不存在窦房结变时功能不全，但随着患者年龄的增加，窦房结的变时功能逐渐出现障碍，因此，在更换时升级为具有频率应答功能的起搏器。

（2）VVI升级为DDD。常见。高度或三度AVB患者以及SSS患者，在首次植入时由于患者经济原因、植入医师的认识水平及其植入技术所限等原因，当时植入的为VVI起搏器。在更换时由于上述原因不复存在，应升级为相对生理的DDD起搏器。

（3）AAI升级为DDD。较少见。主要原因是植入AAI起搏器的患者很少。由于顾虑今后发生房室传导阻滞及心房颤动的可能，SSS患者选择AAI起搏器约占整个植入起搏器的1%。植入AAI起搏器的患者在需要更换脉冲发生器时，如其房室传导功能已发生问题，或顾虑不远的将来可能会发生AVB，则需要升级为DDD起搏器。

（4）普通起搏器（VVI/DDD）升级为ICD。近年来开始多见。植入普通起搏器后，随着原发心脏疾病的进展，或由于长期右室起搏导致的弊端，有些患者会出现心脏结构和功能的异常。当LVEF＜30%或出现血流动力学不稳定的室性快速心律失常（持续性室性心动过速或心室颤动）时，则应当将原来的普通起搏器升级为ICD以预防心脏性猝死。

（5）单腔ICD升级为双腔ICD。较少用到。实际上，目前指南并没有明确表明在何种情况下应选择单腔ICD或双腔ICD。由于缺乏临床依据以及无相应指南指导，临床上对于单腔和双腔ICD的选择出现了很大差异，有些中心多植入单腔ICD，而另一些中心则多植入双腔ICD。通常认为，如果患者需要双腔起搏治疗或患者伴有室上性心动过速，后者有诱发不适当放电可能性时，可考虑选择双腔ICD治疗。如单腔ICD患者在更换时出现了下述临床情况时，建议更换为双腔ICD：①明确的心房起搏依赖（SSS）或心室起搏依赖（AVB）。②左室流出道梗阻，因为右室心尖部起搏可减轻流出道梗阻，而此时只有植入双腔ICD才能保证心室被起搏。③反复阵发性房性快速心律失常并由此诱发误治疗时。④由心动过缓诱导/长间歇依赖的室性心动过速患者（例如长Q-T间期综合征发生的TDP）。

（6）普通起搏器（VVI/DDD）或ICD升级为CRTP/CRTD。近年来多见。当植入普通起搏器或ICD患者出现下列病情变化时应考虑升级为CRT：①当这些患者心脏功能下降，LVEF＜35%，且自身出现束支传导阻滞，尤其是左束支传导阻滞时。②起搏依赖（心室起搏比例＞40%）患者出现LVEF＜50%时。根据2013年ESC器械治疗指南，前者为CRTP/CRTD的Ⅰa类适应证，后者为Ⅱa类适应证。

（7）CRTP升级为CRTD。相对少见。由于经济等原因，患者首次植入的为CRTP，但术后患者出现恶性室性快速心律失常，为预防心脏性猝死，升级为CRTD。

（8）双室起搏升级为心室多部位起搏。约30%的CRT术后患者对CRT无反应，而针对后者的处理是一个棘手的临床问题。除了加强心力衰竭基本病因治疗（如冠心病患者的血运重建、瓣膜性心脏病针对瓣膜的外科处理等）、强化药物治疗、优化CRT的AV/VV间期、提高CRT的双室起搏比例（例如针对持续性房颤患者的房室结消融等）等措施外，升级为心室多部位起搏是解决CRT无反应的有效方法之一。详可参见第五章第五节。

（9）左室心外膜起搏改为左室心内膜起搏。尽管经心脏静脉行左室心外膜起搏是目前CRT左室起搏的标准方法，但当心外膜起搏无反应或不能成功进行起搏时（参数不理想或不能到达理想的分支静脉等）可以改为左室心内膜起搏。详可参见第五章第五节。

由左室心外膜起搏改为左室心内膜起搏的适应证：①经常规左室心外膜起搏的手术失败，常规CRT的手术失败率约为5%，后者多由于心脏静脉解剖原因（窦口畸形、瓣膜、静脉扭曲、太细和太直导致不能进入分支静脉或固定不可靠等）或心外膜下心肌问题（如心肌纤维化或瘢痕导致左室起搏阈值太高）或PNS等原因导致手术失败。②经左室心外膜起搏后CRT无反应。

（10）ICD或CRTP/CRTD无反应者加用CCM。CCM通过精确的计时间期于心肌细胞的绝对不应期发放高能电信号，它不能引发动作电位，却能够使心肌细胞的收缩力增强。迄今为止，全球大约已有1 500例患者植入了CCM，已有的临床研究初步证明了CCM的安全性及有效性，且已在部分欧洲国家用于心力衰竭的临床治疗。其主要适应证为：①LVEF＜35%而不适合植入CRT者。②CRT术后无反应者。

与其他装置升级治疗不同，加用CCM需要保留原ICD或CRTP/CRTD脉冲发生器，只是在原脉冲发生器的对侧胸壁再植入CCM系统（其他装置升级时多需废弃原来的装置）。

2. 升级装置手术的共同注意事项　升级前后由于植入的装置不同，其手术方法及难易程度不一，因此，需要注意的事项也不尽一致。总的来说，升级手术本身的复杂性远高于初次安装或常规的起搏器更换，主要需注意以下几个方面。

（1）多需要重新植入新的导线。重新植入的导线包括普通的心房/心室导线、ICD除颤导线或左室导线。重新植入导线需要面临的最主要的难点是导线如何自静脉送入心腔，包括外周静脉的寻找和面对静脉血栓致静脉腔狭窄时的处理。

1）外周静脉的寻找。在绝大多数情况下首次植入电极导线时寻找外周静脉不会存在问题，但升级时往往成了最需要关注的关键点。应注意穿刺静脉时必须避免损伤到已经在该静脉内的原有导线，否则会导致原有导线绝缘层的损伤。采取的方法包括以下几种方案：①如原植入导线是通过锁骨下静脉，则可通过分离同侧头静脉送入需要新植入的导线，该方法最稳妥，但并非所有头静脉都能成功植入导线（例如太细或扭曲等原因）。②在原囊袋上方的外侧重新做一1cm左右长度的切口，由此切口穿刺锁骨下静脉或腋静脉（通过触摸的方法使穿刺点离开原导线一定距离），然后做一皮下隧道将新植入的导线拉入原囊袋内。此方法在囊袋明显下坠，起搏器远离锁骨时常被采用。③切开原囊袋取出原脉冲发生器后在囊袋上外侧壁穿刺锁骨下静脉。该方法的优点是只需要一个切口，缺点是比较容易损伤到原来植入的导线；另外，如原囊袋已明显下坠时该方法也不适合。静脉穿刺时空针一定要呈负压吸引状态下进针，以便在穿刺到静脉后避免针头的继续刺入而徒然增加损伤到静脉内原有导线的概率。

2）静脉血栓的问题。有报道植入心脏导线

后形成静脉血栓的比例很高，虽然绝大多数患者并不会出现有明显临床意义的静脉阻塞的症状和体征（如上腔静脉阻塞综合征等）。根据笔者所在中心的经验，升级装置时遇到植入的指引钢丝受阻的情况比较常见（应为静脉血栓形成）。在这种情况下，建议采取的方法如下：①将指引钢丝更换为超滑钢丝，在透视下通过操纵超滑钢丝多能顺利通过受阻的部位而进入上腔静脉。②如①不能奏效，可经穿刺针注射造影剂显影局部的静脉系统；如果能明确穿刺针在静脉系统，建议送入扩张管，自扩张管内注射造影剂显影效果会更好。在静脉显影定位的帮助下，操纵超滑钢丝，多能顺利通过狭窄的锁骨下静脉或无名静脉而进入上腔静脉和右心系统。如果常规的扩张鞘长度不足以到达狭窄静脉处，则可采用长的鞘管（例如植入左室导线的鞘管）通过狭窄静脉处（图7-3-2）。③如果方法①和②均不能使超滑钢丝通过闭塞的静脉，则只能在对侧植入新的导线，废弃原囊袋，而原植入的导线可通过胸部皮下隧道拉至对侧，或弃用原导线，在对侧同时植入另一根新导线。根据笔者经验，方法③极少采用，绝大多数情况下通过方法①或②能够将起搏导线成功送入心脏。

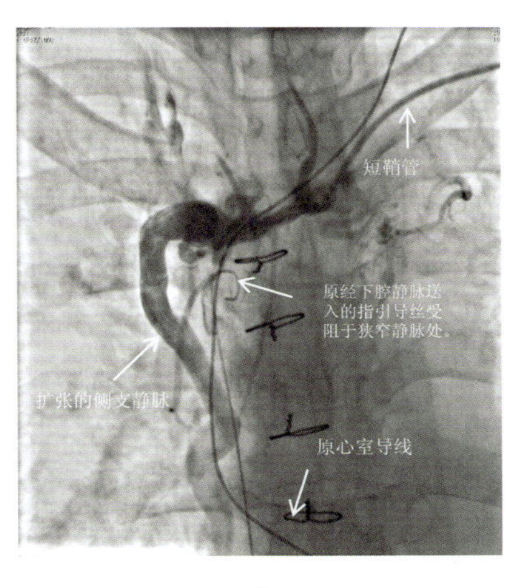

A

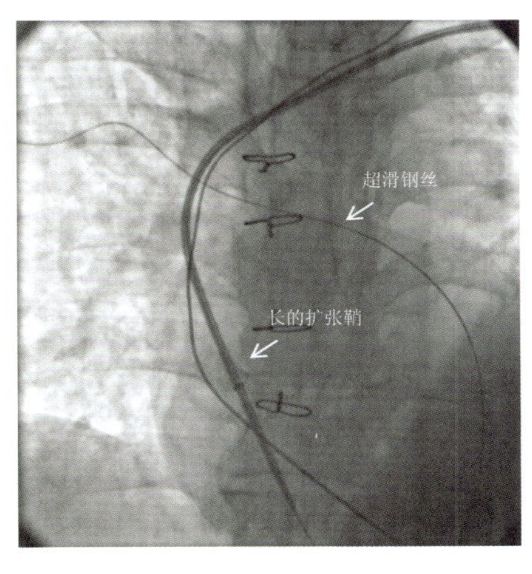

B

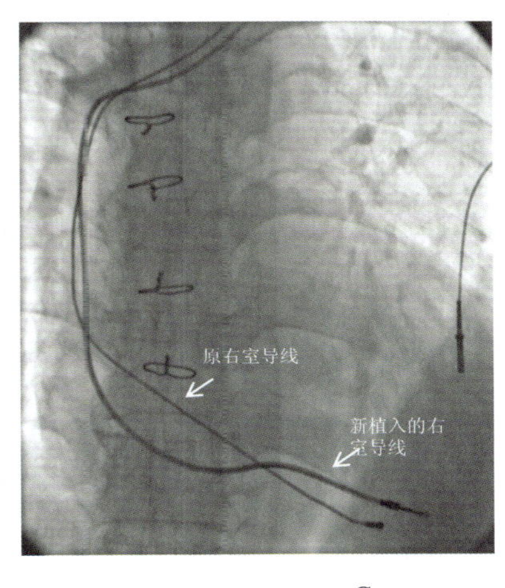

C

图7-3-2 利用长鞘通过静脉狭窄处

A. 术中造影结果显示上腔静脉入口处几近阻塞；B. 利用超滑钢丝通过静脉狭窄处进入右心室和肺动脉，用左室导线的长鞘通过狭窄处；C. 术后胸片，示成功植入新的右室起搏导线。患者29年前因VSD修补术出现三度AVB而植入心脏起搏器。数次更换脉冲发生器。最近电池耗竭，因原电极导线应用时间过长且导线尾端连接器与目前临床上应用的脉冲发生器不能匹配而决定更换新的起搏导线

（2）原导线的处理。通常普通起搏导线的寿命要远高于脉冲发生器，而心腔内导线的数量与相关并发症（如三尖瓣反流、静脉血栓形成等）相关。因此，如术中测试导线的起搏参数正常，尤其是阻抗（反映导线的完整性）正常时，通常会继续选择使用该导线。但在以下情况原导线不能再使用：①当普通起搏升级为带有除颤功能的装置（ICD/CRTD）时，原心室导线只能废弃。②原导线起搏参数不满意时（如起搏依赖患者的起搏阈值太高）。③原导线完整性出现问题，即阻抗过高（反映导线导体断裂）或过低（反映导线绝缘层破损）时。

当决定废弃原导线时，针对原导线的处理有以下几种选择：①用硅胶套（很多起搏器厂家都可以提供）将导线尾端连接器套住，结扎硅胶近端（防止组织液进入后腐蚀尾端连接器金属接头）后固定于原囊袋内。此方法最简单，也最常用。缺点是增加了囊袋内的异物，因此通常须将

原囊袋扩大。②拔除该导线。拔除该导线虽然并非Ⅰ类适应证，但随着国内开展拔除导线中心的增多，不少中心开始拔除这些废弃的导线。优点是减少了腔内的异物，但缺点也是显而易见的，包括费用、因手术时间延长导致感染概率的增加以及拔除本身的并发症等。③离断导线后将残余导线结扎固定于囊袋内。目前仍有少部分中心采用，但笔者建议应避免使用该方法。此处理方法的优点是囊袋内异物减少，但缺点更多，包括手术时间延长（游离囊袋内该导线及处理导线残端本身需要时间）、导体暴露引发的感染问题（导线的导体并非无菌）等，最重要的一点是如果今后需要拔除该导线时，由于导线被人为剪断，并且往往残端很短，增加了拔除导线的难度（包括锁定钢丝不容易进入导体内等）。

（3）如患者为起搏依赖，在升级时可采取下述措施：①在术前降低原脉冲发生器的起搏频率（例如降为40 bpm）或起搏模式（DDD改为VVI以避免心室跟踪），利于自身心脏激动的出现。②如原植入的为DDD起搏器且心室起搏依赖，术中先松解脉冲发生器与心房导线的连接，避免起搏器的房室跟踪（VAT模式）。③术中静脉滴注异丙肾上腺素促进自主心律的出现。④先植入新的导线，用临时心脏起搏器起搏该新导线所到达的心腔，并适当降低此时的起搏频率（利用自身心律的出现），再松开旧脉冲发生器与原导线的连接。笔者所在中心都是采取上述方法，几乎不需要植入临时心脏起搏。不少中心习惯植入临时心脏起搏进行“保驾”，如此一方面延长了手术时间，另一方面造成创伤及费用的增加，多无必要。

（4）术中避免损伤原来的导线。手术的多个步骤都有可能损伤原来的导线，包括切开原囊袋皮肤、分离皮下组织、分离原导线和植入新导线时的静脉穿刺等。上述操作过程中尽量钝性分离，使用刀片或剪刀操作时应小心。

（5）严格无菌操作，尽量避免不必要的手术步骤和测试，尽快结束手术。升级手术导致感染的概率明显高于初次植入时。

（6）通常原囊袋的容积小于需要升级脉冲发生器的大小，因此，多需要扩大原囊袋至适当大小。过程中要避免损伤原来的导线，尽量钝性分离。

3. 不同装置升级手术时的要点

（1）VVI或DDD升级为VVI（R）或DDD（R）。由于频率应答起搏系统的电极导线与无频率应答功能起搏系统的电极导线相同，因此，升级为相应频率应答功能的脉冲发生器时手术并无特殊，用原有的心房、心室导线连接新的具有频率应答功能的脉冲发生器即可。

（2）VVI升级为DDD。此时需要植入新的心房导线。术中注意事项见上文。对于三度AVB患者，升级前患者可能已经适应了缓慢的心率（VVI起搏的60 bpm），当更换为DDD起搏器后，由于心室跟踪较快的窦律，不少患者初始反而有心悸不适的感觉。此时应向患者解释病情，并可酌情短时间内服用β受体阻滞剂，减慢窦率和焦虑症状，心悸症状通常会逐渐消失。

（3）AAI升级为DDD。手术时需要植入新的心室导线。术中注意事项见上文。术后尽量延长AVD或开启房室自动搜索功能或MVP功能，尽量减少右室起搏。

（4）普通起搏器（VVI/DDD）升级为ICD。当存在心脏性猝死高危时应将普通起搏器升级为ICD。除上文的术中注意事项外，需植入心室除颤电极导线并废弃原来的心室起搏导线。原导线的处理原则见上文相关内容。当导线的完整性出现问题（如绝缘层破裂或导体断裂）时，更加倾向于拔除该导线，尤其当明确导线出现问题的部位在除颤线圈附近时，以免今后除颤导线与原导线之间的金属导体产生相互干扰，引发ICD的不适当治疗。而当原导线的完整性、起搏参数，尤其是感知功能良好时，建议保留该导线，以备今后如果新植入的除颤电极导线发生故障时（如常见的R波振幅明显下降并由此导致误治疗时），用原导线代替除颤电极导线的感知功能，避免再次更换除颤导线或新植入一根心室起搏感知导线。

如选择植入单腔ICD，原为DDD起搏器的患者应废弃原心房导线。若植入双腔ICD，则应保留原心房导线（原为DDD起搏器者）或新植入心房导线（原为VVI起搏器者）。

（5）单腔ICD升级为双腔ICD。此时需要重新植入一根心房导线，术中注意不要损伤原心室除颤导线。如心室除颤导线的完整性已出现问题，也应及时更换为新的除颤电极导线。

（6）普通起搏器（VVI/DDD）或ICD升级为CRTP/CRTD。手术的注意事项同上，只是此时必须植入新的左室电极导线。另外，如普通起搏器升级为CRTD时，需再植入新的心室除颤电极导线，而原心室起搏导线需废弃（包埋固定于原囊袋内）。

值得注意的是，当ICD升级为CRTP/CRTD时，术前切记关闭ICD的除颤功能，以免手术操作诱发ICD的误电击。另外，当ICD升级为CRTP时，如确定ICD电极导线完整性好，可继续使用原ICD电极导线（利用其起搏感知功能），不必再植入新的右室起搏感知导线。

（7）CRTP升级为CRTD。此时需要植入新的右室除颤电极导线，废弃原心室普通的起搏感知电极导线。由于CRTD脉冲发生器的体积明显大于CRTP，因此囊袋也需要相应扩大。术后注意个体化设置CRTD的心动过速诊断和治疗参数。

（8）双室起搏升级为心室多部位起搏。心室多部位起搏包括多根导线介导的多部位起搏和一根导线（多极电极）介导的左室多点起搏；前者较早开始应用于临床，后者则新近开始开展。

1）多根导线介导的心室多部位起搏。主要包括以下两种方式：双右室起搏和双左室起搏。前者由分别置于右室心尖部及右室流出道的2根右室导线和1根左室导线组成；而后者由1根右室导线和2根置于不同分支静脉的左室导线组成。显然，多根导线介导的心室多部位起搏手术相对复杂。双右室起搏相对简单，植入的两根右室导线只要充分分开（一根电极位于右室心尖部，一根电极位于右室流出道）即可。双左室起搏对术者有较高的要求，至少是已能熟练进行常规CRT手术者。实际上，它需要左室双静脉内植入双左室电极导线（dual-vein LV pacing），即需要进行两次左室电极植入手术的操作，包括寻找两次冠状窦、两根鞘管同时或先后插入心脏静脉内、分别将两根左室导线植入不同的两个心脏分支静脉和两次撤鞘操作等。通常两根静脉之间要有足够的空间距离，例如一根为侧静脉，则另一根选择后静脉或心大静脉。每次操作都需要避免多根导线之间的相互干扰。双部位双室起搏的手术成功率约85%。

心室多部位起搏可以分为初次植入时就进行多部位心室起搏和针对CRT无反应者升级为心室多部位起搏两种临床情况，后者由于再次静脉穿刺的风险、静脉血栓的形成（CRT术后外周静脉血栓形成的比例更高）和冠状窦口可能发生的粘连等使升级手术更具有挑战性。笔者所在中心也做过多例左室双部位起搏（包括直接左室双部位起搏和CRT无反应者升级左室双部位，如图7-3-3和图5-5-1所示），均为持续房颤患者，手术成功率为100%，多数患者症状改善。

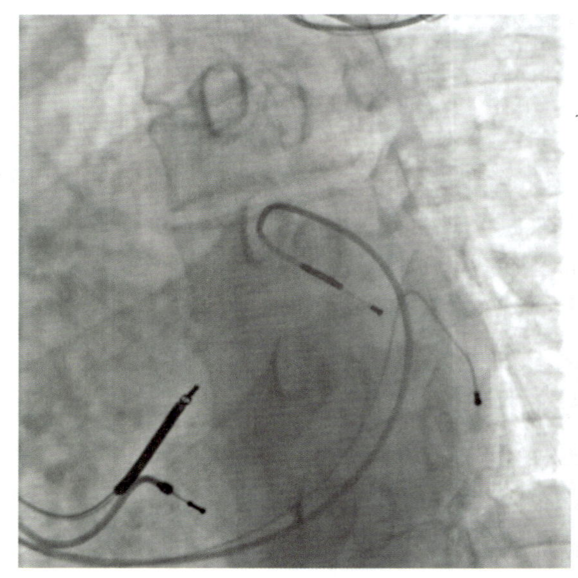

A

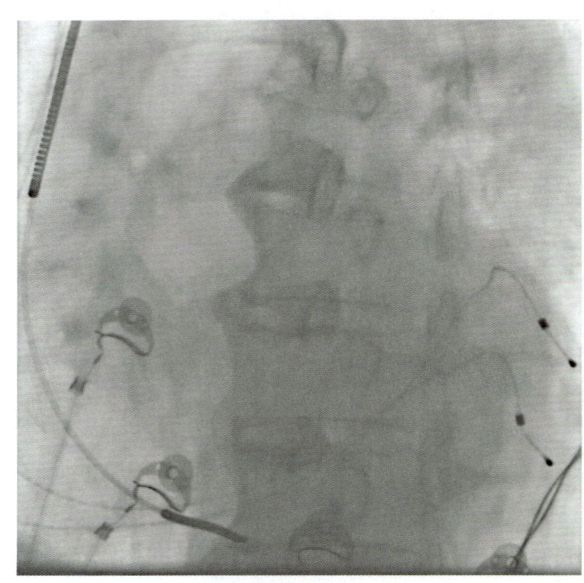

B

图7-3-3 直接左室双部位起搏。两例患者术后LAO 40° X线影像。

A. 同时植入的两根左室导线分别植入侧后静脉和心大静脉；B. 分别植入侧后静脉和后静脉

相对于双右室起搏方式，双左室起搏方式临床疗效的研究较多。总体结果是疗效优于普通的左室单部位起搏，且能改善患者的CRT无反应状态。详可参见第五章第五节相关内容。

2）一根导线（多极电极）介导的左室多点起搏。详可参见第五章第五节。现有的研究多是比较植入四极电极导线和MPP脉冲发生器后开启MPP前、后疗效的差异，少有针对常规CRT无效者升级为MPP的疗效研究（此时需要将常规左室电极导线更换为四极导线，另外还需要更换具有MPP功能的脉冲发生器）。笔者认为，如常规CRT后确实无反应，又恰逢需要更换脉冲发生器时，可以考虑在手术时更换为左室四极导线和新的MPP脉冲发生器，这也许是个体化解决CRT无反应的方法。

目前尚无左室双静脉内双左室起搏与MPP的对比研究。由于试验设计等问题，类似的研究可能将来也不会出现。理论上讲，两者在同一患者的疗效肯定存在差别，毕竟前者两个左室起搏位点的距离会明显大于MPP。随着四极导线的广泛应用，相信多根导线介导的心室多部位起搏的应用会下降，而MPP的应用会增加。

（9）左室心外膜起搏改为左室心内膜起搏。左室导线起搏心内膜的植入途径包括：经主动脉逆行途径、经心尖部途径（剑突下穿刺）、直视下心肌内缝合（外科开胸）、经穿刺室间隔途径和经穿刺房间隔途径。前三种方法由于其弊端（影响主动脉瓣的开启、创伤大等）多而只限于动物试验或临床紧急情况下使用，而后两种方法因其创伤小、可由内科医师自行完成等原因，是目前行心内膜起搏的主要途径，尤其是经房间隔途径。

图5-5-2和图7-3-4所示分别为通过房间隔（笔者所在中心病例）和室间隔途径（安徽省立医院病例）植入左室导线的影像。手术步骤包括穿刺房间隔或室间隔、通过锁骨下静脉途径寻找穿刺的房间隔孔、指引钢丝送入左室、通过指引钢丝送入左室鞘管和沿鞘管内植入左心室主动导线等。

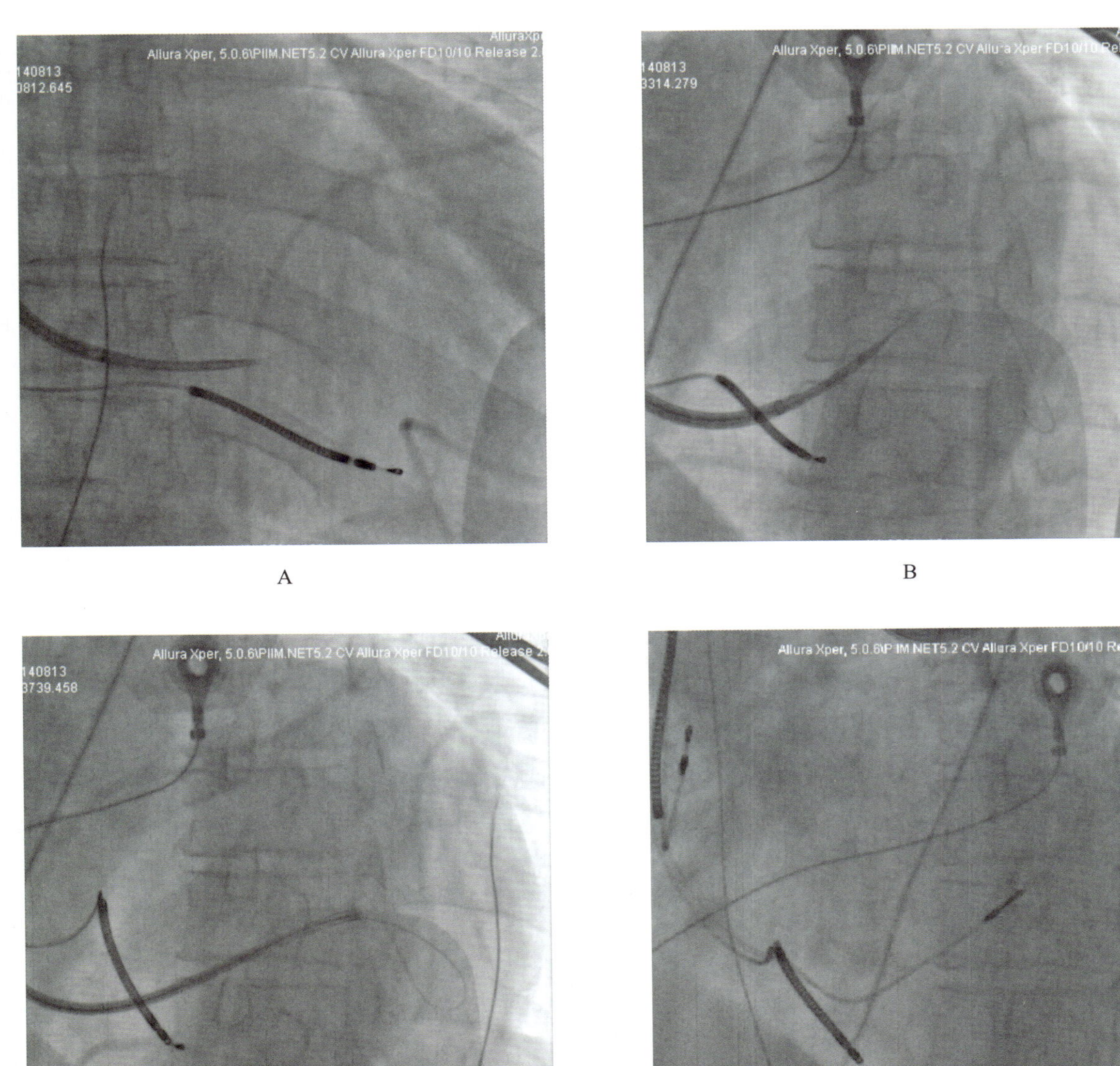

图7-3-4 通过穿刺室间隔途径送入左室心内膜电极导线

A. 应用Agilis鞘（St.Jude Medical公司）作为输送外鞘，间隔穿刺针通过外鞘到达中位室间隔；B. 成功穿刺室间隔，送入导引导丝至左室；C. 撤走Agilis鞘管，在导引导丝指引下，送入左室长鞘至左室内部；D. 术后X线影像，左室导线固定于左室心内膜侧壁

（10） ICD或CRTP/CRTD无反应者加用心肌收缩调节器。通常CRTP/CRTD及ICD植入在左侧（左室导线方便在左侧植入且左侧的DFT低于右侧），因此，加用的CCM多植入在右侧。目前CCM仍需要放置两根右室导线和一根心房导线，心室电极要求都放置在室间隔位置（便于刺激左室心肌），两根电极位置要足够分开（一根在低位，一根在高位）。另外，对于植入了ICD和CRTD的患者，术中应实时测试腔内心电图和标记通道来确保CCM工作时不造成ICD过感知，这一点非常重要，否则会引起ICD脉冲发生器先后记数正常除极波和后续的CCM脉冲，导

致ICD误判为室速或室颤而发生误治疗，术中要测试CCM刺激时ICD及CRTD界面不会误感知到CCM信号。详可参见第五章第五节。

三、降级装置的策略

1. 降级装置的适应证　相对于装置的升级，装置的降级在临床较少用到。主要原因是很多器质性心脏疾病的不可逆性。例如植入普通心脏起搏器最常见的适应证是缓慢心律失常，后者多由于传导系统的退化所致，而退化是不可逆的，且其程度多会进展。另外，作为预防心脏性猝死的ICD和治疗心力衰竭的CRT来说，植入这些装置的患者其心脏结构、功能和电生理的异常很难完全恢复正常，即便植入了这些装置，患者的病理生理和病理解剖方面的异常不可能完全纠正。因此，当脉冲发生器电池耗竭时，通常需要继续更换以使用这些装置。尽管如此，装置在更换时理应降级的临床情况还是存在的。常见的适应证包括：

（1）DDD（R）降级为VVI（R）。首次植入DDD起搏器的患者如果在疾病的发展过程中发生了持续性心房颤动，且医师预计房颤为永久性或医患双方决定不再进行恢复窦律的尝试（消融、电复律及药物等）时，应将原DDD（R）起搏器更换为VVI（R）。当判断患者房室传导功能正常时，甚至可以不必再更换起搏器（详见本节相关内容）。

（2）双腔ICD降级为单腔ICD。随着现代ICD硬件、软件的不断革新和升级以及程控策略的持续优化，心房导线在辅助鉴别室速与室上速方面的优势已经逐渐降低。近年完成的有关单、双腔ICD的比较研究中，两者的不适当治疗发生率并无明显区别。而双腔ICD的不足包括手术相关并发症和费用增加以及脉冲发生器寿命缩短致更换手术次数增加等。在不需要心动过缓起搏的患者中，双腔ICD组由于右室起搏比例的增加，甚至可能导致心力衰竭住院率和死亡率反而比单腔ICD组增加。

笔者认为，至少在以下几种情况下，更换时可以将双腔ICD降级为单腔ICD。

1）持续性心房颤动伴三度AVB。一方面心脏已无普通双腔起搏的适应证；另一方面，这时不再需要鉴别快心室率是否来源于室上性，因为此时心室频率如果增快一定就是室性心动过速（由于三度AVB，心房的快频率不能下传至心室）。相反，如果此时植入双腔ICD，而脉冲发生器又未能及时发生模式转换（例如心房电极未能感知到足够多的低振幅房颤波）或未被程控为VVI起搏方式，则由于间歇心房感知导致的不规则快速心室起搏跟踪反而会导致患者的不适（详可参见本节相关内容），甚或造成误将室性快速心律失常鉴别为室上性快速心律失常的可能。

2）更换时发现心房电路出现问题，包括心房感知P波振幅的显著下降、心房电极导线完整性出现问题等。此时如果维持双腔ICD的工作模式，则更换脉冲发生器时必须再植入新的心房导线。如果此时患者并无起搏适应证，则应考虑由此增加的手术风险（损伤原心室除颤导线、因手术时间延长导致感染机会增加等）及双腔ICD本身获益的局限性，可采取降级为单腔ICD的手术策略。

3）患者经济能力不足/非心房或心室起搏依赖。首次植入双腔ICD，但在建议更换日期时患者出现了上述问题，考虑到患者的具体病情及双腔ICD获益的不确定性，可降级为单腔ICD。

（3）ICD降级为普通心脏起搏器。出现下列临床情况时可以在更换起搏器时将ICD降级为普通心脏起搏器。

1）长间歇依赖性的VT（例如LQTS慢频率依赖性的尖端扭转性室性心动过速），在植入的首个ICD数年内并未发现VT，证实普通心脏起搏即能有效预防VT者。

2）因缓慢心律失常需要植入起搏器时，由于LVEF＜35%选择了ICD（因本身具有ICD的一级预防适应证），但在术后多年内未发现VT/VF事件，且经过药物等治疗后LVEF已＞35%，更换时可以降级为普通心脏起搏器。

3）肥厚型心肌病（伴或不伴流出道梗阻）。高危患者为预防心脏性猝死首次植入ICD，但在更换时已经发生了心脏肥大、扩张，即出现所谓的肥厚型心肌病的扩张相，此时心肌已不再肥厚。如此时不具备ICD的一级（LVEF＜35%）或二级（发生过VT/VF事件）预防适应证，应不再具备植入（更换）ICD的适应证。

（4）CRTD降级为CRTP。初次植入CRTD的患者到更换时LVEF已＞35%。如果在CRTD的整个使用过程中未发现患者存在恶性快速室性心律失常，ICD治疗功能也从未启用，则患者没有ICD的一级或二级预防适应证，此时若更换脉冲发生器，应该将CRTD降级为CRTP。这样做的好处：一方面节省了患者的支出（CRTD比CRTP平均便宜5万元）；另一方面也从此避免了ICD误电击的可能性，后者在临床上并非少见。也有不少研究显示由于左室起搏的非生理性，存在诱发恶性室性心律失常的可能，从这个角度讲，保留除颤功能还是需要的。

（5）CRT超反应者。约20%的CRT术后患者在建议更换时心脏超声指标已完全恢复正常。此时CRT的适应证实际上已不复存在，是否还有必要再次更换新的CRT脉冲发生器？包括笔者所在中心所做临床研究［心脏再同步治疗超反应者停止起搏研究. 中华心律失常学杂志，2016，20（2）：100-104］在内的多个临床研究证实，针对CRT超反应者关闭双室同步起搏功能后心功能会再次出现恶化现象。这是由于患者的左室内/左右心室间的不同步仍然存在，而之所以这些患者为CRT的超反应者，其原因也在于引发这些患者出现心脏结构、功能异常的主要原因就是心脏的不同步，而其本身的心肌病变（如心肌纤维化面积及程度、瘢痕负荷等）并不严重。因此，临床上针对这些患者通常还是需要更换新的脉冲发生器。

当然，如存在以下两种情况，可以暂时不考虑更换新的脉冲发生器：①患者的自身室内传导阻滞已不复存在，QRS波宽度已恢复正常。针对这些患者，如心脏超声检查也未发现存在室内及室间不同步的现象，相信这些患者的确是不再需要CRT治疗。②如果医患双方同意，可以采取暂不更换脉冲发生器的方法，但需要定期随访心功能和心脏超声变化，如出现恶化迹象，再择期更换新的CRT脉冲发生器。

2. 装置降级手术的注意事项　相对于升级，降级手术明显简单。手术的主要注意事项是原废弃导线的处理，原则见本节相关内容。至于原ICD导线，如果将CRTD降级为CRTP或ICD降级为普通起搏器时，只要导线完整性良好，可将ICD导线作为普通的起搏感知导线使用。另外，在开始手术前应将ICD治疗心动过速的功能关闭以免术中诱发误电击。

（宿燕岗）

参 考 文 献

［1］Nielsen J C, Thomsen P E, Højberg S, et al. A comparison of single-lead atrial pacing with dual-chamber pacing in sick sinus syndrome[J]. European Heart Journal, 2011, 32(6): 686-696.

［2］Goldenberg I, Gillespie J, Moss A J, et al. Long-term benefit of primary prevention with an implantable cardioverter-defibrillator: an extended 8-year follow-up study of the Multicenter Automatic Defibrillator Implantation Trial Ⅱ[J]. Circulation, 2010, 122(13): 1265-1271.

[3] 梁义秀，王青青，宿燕岗，等. 心脏再同步治疗超反应者停止起搏研究[J].中华心律失常学杂志，2016，20(2)：100-104.